国家卫生健康委员会"十四五"规划教材

全国高等中医药教育教材

供中药学类专业用

中药鉴定学

第 3 版

中藥

U0284520

主　编　王喜军　吕光华

副主编　杨瑶珺　陈随清　李西林　吴和珍　黄　真

编　委　（按姓氏笔画排序）

王喜军（黑龙江中医药大学）	张　慧（辽宁中医药大学）
付小梅（江西中医药大学）	陈随清（河南中医药大学）
乐　巍（南京中医药大学）	罗　容（首都医科大学）
吕光华（成都中医药大学）	周　涛（贵州中医药大学）
闫　婕（成都中医药大学）	周良云（广东药科大学）
李　硕（甘肃中医药大学）	胡　静（天津中医药大学）
李西林（上海中医药大学）	侯芳洁（河北中医学院）
李宝国（山东中医药大学）	高建平（山西医科大学）
杨冰月（陕西中医药大学）	黄　真（浙江中医药大学）
杨瑶珺（北京中医药大学）	舒晓宏（大连医科大学）
肖冰梅（湖南中医药大学）	谢冬梅（安徽中医药大学）
吴文如（广州中医药大学）	蔡广知（长春中医药大学）
吴和珍（湖北中医药大学）	谭　勇（广西中医药大学）
吴修红（黑龙江中医药大学）	

人民卫生出版社

·北　京·

图书在版编目（CIP）数据

中药鉴定学/王喜军，吕光华主编. —3 版. —北京：人民卫生出版社，2021.12（2023.11重印）

ISBN 978-7-117-31681-1

Ⅰ.①中… Ⅱ.①王…②吕… Ⅲ.①中药鉴定学-高等学校-教材 Ⅳ.①R282.5

中国版本图书馆 CIP 数据核字（2021）第 231188 号

人卫智网	www.ipmph.com	医学教育、学术、考试、健康， 购书智慧智能综合服务平台
人卫官网	www.pmph.com	人卫官方资讯发布平台

中药鉴定学
Zhongyao Jiandingxue
第 3 版

主　　编：王喜军　吕光华
出版发行：人民卫生出版社（中继线 010-59780011）
地　　址：北京市朝阳区潘家园南里 19 号
邮　　编：100021
E - mail：pmph @ pmph. com
购书热线：010-59787592　010-59787584　010-65264830
印　　刷：三河市宏达印刷有限公司
经　　销：新华书店
开　　本：889×1194　1/16　印张：24
字　　数：629 千字
版　　次：2012 年 8 月第 1 版　　2021 年 12 月第 3 版
印　　次：2023 年 11 月第 2 次印刷
标准书号：ISBN 978-7-117-31681-1
定　　价：95.00 元

打击盗版举报电话：010-59787491　E-mail：WQ @ pmph. com
质量问题联系电话：010-59787234　E-mail：zhiliang @ pmph. com

数字增值服务编委会

主　编　王喜军　吕光华

副主编　杨瑶珺　陈随清　李西林　吴和珍　黄　真

编　委　（按姓氏笔画排序）

王喜军（黑龙江中医药大学）　　张　慧（辽宁中医药大学）

付小梅（江西中医药大学）　　陈随清（河南中医药大学）

乐　巍（南京中医药大学）　　罗　容（首都医科大学）

吕光华（成都中医药大学）　　周　涛（贵州中医药大学）

闫　婕（成都中医药大学）　　周良云（广东药科大学）

李　硕（甘肃中医药大学）　　胡　静（天津中医药大学）

李西林（上海中医药大学）　　侯芳洁（河北中医学院）

李宝国（山东中医药大学）　　高建平（山西医科大学）

杨冰月（陕西中医药大学）　　黄　真（浙江中医药大学）

杨瑶珺（北京中医药大学）　　舒晓宏（大连医科大学）

肖冰梅（湖南中医药大学）　　谢冬梅（安徽中医药大学）

吴文如（广州中医药大学）　　蔡广知（长春中医药大学）

吴和珍（湖北中医药大学）　　谭　勇（广西中医药大学）

吴修红（黑龙江中医药大学）

◇◇◇ 修 订 说 明 ◇◇◇

为了更好地贯彻落实《中医药发展战略规划纲要(2016—2030年)》《中共中央国务院关于促进中医药传承创新发展的意见》《教育部 国家卫生健康委 国家中医药管理局关于深化医教协同进一步推动中医药教育改革与高质量发展的实施意见》《关于加快中医药特色发展的若干政策措施》和新时代全国高等学校本科教育工作会议精神,做好第四轮全国高等中医药教育教材建设工作,人民卫生出版社在教育部、国家卫生健康委员会、国家中医药管理局的领导下,在上一轮教材建设的基础上,组织和规划了全国高等中医药教育本科国家卫生健康委员会"十四五"规划教材的编写和修订工作。

为做好新一轮教材的出版工作,人民卫生出版社在教育部高等学校中医学类专业教学指导委员会、中药学类专业教学指导委员会和第三届全国高等中医药教育教材建设指导委员会的大力支持下,先后成立了第四届全国高等中医药教育教材建设指导委员会和相应的教材评审委员会,以指导和组织教材的遴选、评审和修订工作,确保教材编写质量。

根据"十四五"期间高等中医药教育教学改革和高等中医药人才培养目标,在上述工作的基础上,人民卫生出版社规划、确定了第一批中医学、针灸推拿学、中医骨伤科学、中药学、护理学5个专业100种国家卫生健康委员会"十四五"规划教材。教材主编、副主编和编委的遴选按照公开、公平、公正的原则进行。在全国50余所高等院校2 400余位专家和学者申报的基础上,2 000余位申报者经教材建设指导委员会、教材评审委员会审定批准,聘任为主编、副主编、编委。

本套教材的主要特色如下:

1. **立德树人,思政教育** 坚持以文化人,以文载道,以德育人,以德为先。将立德树人深化到各学科、各领域,加强学生理想信念教育,厚植爱国主义情怀,把社会主义核心价值观融入教育教学全过程。根据不同专业人才培养特点和专业能力素质要求,科学合理地设计思政教育内容。教材中有机融入中医药文化元素和思想政治教育元素,形成专业课教学与思政理论教育、课程思政与专业思政紧密结合的教材建设格局。

2. **准确定位,联系实际** 教材的深度和广度符合各专业教学大纲的要求和特定学制、特定对象、特定层次的培养目标,紧扣教学活动和知识结构。以解决目前各院校教材使用中的突出问题为出发点和落脚点,对人才培养体系、课程体系、教材体系进行充分调研和论证,使之更加符合教改实际、适应中医药人才培养要求和社会需求。

3. **夯实基础,整体优化** 以科学严谨的治学态度,对教材体系进行科学设计、整体优化,体现中医药基本理论、基本知识、基本思维、基本技能;教材编写综合考虑学科的分化、交叉,既充分体现不同学科自身特点,又注意各学科之间有机衔接;确保理论体系完善,知识点结合完备,内容精练、完整,概念准确,切合教学实际。

4. **注重衔接,合理区分** 严格界定本科教材与职业教育教材、研究生教材、毕业后教育教材的知识范畴,认真总结、详细讨论现阶段中医药本科各课程的知识和理论框架,使其在教材中得以凸显,既要相互联系,又要在编写思路、框架设计、内容取舍等方面有一定的区分度。

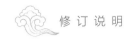

5. **体现传承,突出特色** 本套教材是培养复合型、创新型中医药人才的重要工具,是中医药文明传承的重要载体。传统的中医药文化是国家软实力的重要体现。因此,教材必须遵循中医药传承发展规律,既要反映原汁原味的中医药知识,培养学生的中医思维,又要使学生中西医学融会贯通,既要传承经典,又要创新发挥,体现新版教材"传承精华、守正创新"的特点。

6. **与时俱进,纸数融合** 本套教材新增中医抗疫知识,培养学生的探索精神、创新精神,强化中医药防疫人才培养。同时,教材编写充分体现与时代融合、与现代科技融合、与现代医学融合的特色和理念,将移动互联、网络增值、慕课、翻转课堂等新的教学理念和教学技术、学习方式融入教材建设之中。书中设有随文二维码,通过扫码,学生可对教材的数字增值服务内容进行自主学习。

7. **创新形式,提高效用** 教材在形式上仍将传承上版模块化编写的设计思路,图文并茂、版式精美;内容方面注重提高效用,同时应用问题导入、案例教学、探究教学等教材编写理念,以提高学生的学习兴趣和学习效果。

8. **突出实用,注重技能** 增设技能教材、实验实训内容及相关栏目,适当增加实践教学学时数,增强学生综合运用所学知识的能力和动手能力,体现医学生早临床、多临床、反复临床的特点,使学生好学、临床好用、教师好教。

9. **立足精品,树立标准** 始终坚持具有中国特色的教材建设机制和模式,编委会精心编写,出版社精心审校,全程全员坚持质量控制体系,把打造精品教材作为崇高的历史使命,严把各个环节质量关,力保教材的精品属性,使精品和金课互相促进,通过教材建设推动和深化高等中医药教育教学改革,力争打造国内外高等中医药教育标准化教材。

10. **三点兼顾,有机结合** 以基本知识点作为主体内容,适度增加新进展、新技术、新方法,并与相关部门制订的职业技能鉴定规范和国家执业医师(药师)资格考试有效衔接,使知识点、创新点、执业点三点结合;紧密联系临床和科研实际情况,避免理论与实践脱节、教学与临床脱节。

本轮教材的修订编写,教育部、国家卫生健康委员会、国家中医药管理局有关领导和教育部高等学校中医学类专业教学指导委员会、中药学类专业教学指导委员会等相关专家给予了大力支持和指导,得到了全国各医药卫生院校和部分医院、科研机构领导、专家和教师的积极支持和参与,在此,对有关单位和个人表示衷心的感谢!希望各院校在教学使用中,以及在探索课程体系、课程标准和教材建设与改革的进程中,及时提出宝贵意见或建议,以便不断修订和完善,为下一轮教材的修订工作奠定坚实的基础。

人民卫生出版社

2021 年 3 月

◇◇ 前　言 ◇◇

中药鉴定学是中药学及其相关专业的专业课。它是在继承药材学中的鉴别经验和使用经验的基础上，借鉴西方生药学技术，运用现代生物学及化学的理论和方法，解决天然来源药材的真实性、有效性、安全性的鉴定问题，并通过药材的品种、质量和质量变化规律，解决药材新资源发现与药材规范化生产等可持续发展的理论与实践问题。

纵观我国中药鉴定学的历史发展，是一部药材学的发展史。它是伴随本草的发展和西方生药学的引进而形成并发展的。从成书于秦汉时期的《神农本草经》药材鉴定知识的萌芽，经历了唐代《新修本草》等各家的深化和发展，以及《本草纲目》鉴别和使用经验的集大成，使传统的药材学呈现雏形；此后的《植物名实图考》更使植物的鉴别及分类知识系统化。近代西方生药学知识的引入，使药材学进入了内容完善与技术成熟阶段，奠定了现代中药鉴定学学科的发展基础。依据中药鉴定学学科的发展脉络，结合学科的任务及中药鉴定学教学大纲的要求，本书在参照现行《中药鉴定学》教材的编写模式基础上，重新梳理了学科的结构，使其讲述的内容能为今天中药现代化和国际发展的目标服务。

该书的总论以中药与中药鉴定学的关系为起点，从中药学的历史发展入手，介绍药材的真实性鉴定、药材的有效性鉴定、药材的安全性鉴定、药材的品种质量变化规律与质量调控，以及药材资源与可持续发展等理论与方法，形成了较新的中药鉴定学知识框架。

本书的各论介绍常用重点中药的系统鉴定理论和方法，以数码成像技术制备的药材原色图片及药材显微图片来反映其生药的形状及组织结构特征，使生药的真实性鉴定更形象化和具体化；同时，重点介绍与质量相关的药材化学成分，理化鉴定以色谱分析为主，增强其实用性。在前版基础上，本版增加了学习目标、思政元素、复习思考题，以及知识拓展、知识链接、模拟试卷等数字增值内容，便于学生在学习过程中掌握重点并对自己的学习效果进行检测。

本书编写分工：王喜军负责总论部分的撰写、全书统稿，参加编委有吴修红；杨瑶珺、吴和珍负责根及根茎类中药的编写和统稿，参加编委有付小梅、高建平、胡静、李硕、乐巍、杨冰月；李西林负责茎木类中药、皮类中药、叶类中药、花类中药的编写和统稿，参加编委有李宝国、谭勇、吴文如；陈随清负责果实及种子类中药的编写和统稿，参加编委有张慧、周良云、罗容；吕光华负责全草类中药、藻菌地衣类中药、树脂类中药、其他类中药的编写和统稿，参加编委有舒晓宏、侯芳洁、周涛、闫捷；黄真负责动物类中药、矿物类中药的编写和统稿，参加编委有肖冰梅、谢冬梅、蔡广知。

本书在编写过程中参考了大量同类书刊并借鉴了同行们的经验，同时还得到人民卫生出版社、编者所在单位及同事和广大读者的大力支持、帮助和鼓励，在此一并表示衷心的感谢！我们本着负责的原则，虽然对内容进行了反复的推敲、修改，但限于我们的水平、能力和经验，书中难免有疏漏和不足之处，恳请使用本书的师生和广大读者提出宝贵批评和意见。

编者
2021 年 3 月

◇◇◇ 目　录 ◇◇◇

上篇　总　论

下篇　各　论

上 篇

总　论

PPT 课件

◇◇◇ 第一章 ◇◇◇

绪　论

> **学习目标**
>
> 1. 掌握中药和中药鉴定学的概念及内涵,明确中药鉴定的对象;中药鉴定学任务;中药鉴定学产生和发展过程中的代表性著作。
> 2. 熟悉中药鉴定学的形成和发展过程。
> 3. 了解中药的分类。

中药鉴定学是中药学专业以及其他相关专业的专业课。通过学习,使学生掌握中药的真伪鉴定及品质评价的方法,以及根据中药材的质量变化规律进行药材生产过程质量控制,实现中药材生产质量优化及标准化;并在此基础上熟悉寻找和发现中药材新资源及实现药材资源可持续发展的途径。

第一节　中药与中药鉴定学

一、中药及其分类与命名

（一）中药的概念

中药(traditional Chinese medicines,TCMs)是指在传统中医理论指导下应用的药物统称,包括中药材、中药饮片及中成药。

广义的中药除传统中药外,包括民间药(folk medicine)或草药(herbal medicine)、民族药(national medicine),以及由境外引进的植物药(phytomedicine),如穿心莲、水飞蓟等。这些药物依其自然属性均属天然来源,又统称天然药物(natural medicine),亦为中药资源的组成部分,也为中药鉴定的研究对象。

（二）中药的分类

中药依据其属性、功能及来源等可分成若干类别。

《神农本草经》是现存最早的本草著作,按药物功能、毒性和用药目的将中药分为上、中、下三品,"上药一百二十种为君,主养命以应天,无毒,多服、久服不伤人,欲轻身益气,不老延年者,本上经;中药一百二十种为臣,主养性以应人,无毒有毒,斟酌其宜,欲遏病补虚羸者,本中经;下药一百二十五种为佐使,主治病以应地,多毒,不可久服,欲除寒热邪气,破积聚愈疾者,本下经"。《本草经集注》按药物自然属性分为玉石、草、木、果、菜、米食、有名未用等七类,每类又各分为上、中、下三品。

《本草纲目》将药物分为水、火、土、石、草、谷、菜、果、木、器、虫、鳞、介、禽、兽、人等16部,又把各部的药物按其生态及性质分为60类,如把草部分为山草、芳草、湿草、毒草、蔓草、水草、石草、苔、杂草等,并把亲缘关系相近的植物排列在一起。

现代药材学、中药鉴定学及生药学等相关专业的教材或著作使用的分类方法多为按药用部位分类、按化学成分分类及按自然系统分类等方法;中药学专业的教材或著作按中医功效分类;中药辞典等工具书则按中药中文名首字笔画顺序分类等,如《中华人民共和国药典》《中药大辞典》《中药志》等专著均按中药中文名的笔画顺序,以字典形式编排,这是一种最简单的编排法,便于查阅。

（三）中药的命名

中药的拉丁名是国际上通用的名称,便于国际间的交流与合作。

中药的拉丁名通常由两部分组成,第一部分有多种形式:①原植(动)物的属名(第二格),如黄芩 Scutellariae Radix(原植物 *Scutellaria baicalensis* Geotgi),牛黄 Bovis Calculus(原动物 *Bo staurus domesticus*);②原植(动)物的种名(第二格),如颠茄 Belladonnae Herba(原植物 *Atropa belladonna* L.);③兼用原植(动)物的属名和种名(第二格),用以区别同属其他来源的生药,如青蒿 Artemisiae Annuae Herba、茵陈 Artemisiae Scoporiae Herba;④原植物(第二格)和其他附加词,用以说明具体的性质或状态,如熟地黄 Rehmanniae Radix Praeparata,鹿茸 Cervi Cornu Pantotrichum。第二部分是药用部位的名称,用第一格表示,常见的有:根 Radix、根茎 Rhizoma、茎 Caulis、木材 Lignum、枝 Ramulus、树皮 Cortex、叶 Folium、花 Flos、花粉 Pollen、果实 Fructus、果皮 Pericarpium、种子 Semen、全草 Herba、树脂 Resina、分泌物 Venenum 等。

有些中药的拉丁名中没有药用部位的名称,直接用原植(动)物的属名或种名。例如:①某些菌藻类中药,如海藻 Sargassum(属名)、茯苓 Poria(属名);②由完整动物制成的中药,如斑蝥 Mylabris(属名)、蛤蚧 Gecko(种名);③动植物的干燥分泌物、汁液等无组织的中药,如麝香 Moschus(属名)、芦荟 Aloe(属名)。有些中药的拉丁名采用原产地的土名或俗名,如阿片 Opium、五倍子 Galla Chinensis。

矿物类中药的拉丁名,一般采用原矿物拉丁名,如朱砂 Cinnabaris、雄黄 Realgar。

有时省去药用部位的名称,只用属名(第一格)。如洋地黄 Digitalis、薄荷叶 Mentha、黄连 Coptis。

二、中药鉴定学的内涵及任务

据《中国中药资源志要》记载,目前现有中药资源总数 12 807 种,其中植物药 11 146 种,动物药 1 581 种,矿物药 80 种。而在《神农本草经》中收载中药材 365 种,《本草纲目》中收载中药材 1 892 种,《中药大辞典》记载中药材 5 767 种,《中国常用中药材》记载 138 种,《中华人民共和国药典》2020 年版一部收载中药品种 2 711 种。上述中药材数量的变化,也伴随着药材品种的演变、质量的变异、品种的混乱及资源的濒危等情况,且日趋复杂,导致中药的临床疗效及中成药质量不稳定,在国际市场竞争力下降。因此,必须对中药品种及质量进行鉴定和评价,并探讨寻找新中药资源的途径,保证中药材品种的准确、质量的稳定及资源的可持续发展。

中药鉴定学(science for identifying and evaluating Chinese medicine)是研究中药的来源、品种、质量、质量变化规律及中药资源可持续发展的应用科学。作为中药学学科中的一门应用科学,它是在继承传统中药鉴别及使用经验的基础上,运用现代生物学及化学的理论和方法,解决中药的真实性、有效性、安全性等中药质量和质量变化规律,以及中药新资源发现及

笔记栏

中药材规范化生产等可持续发展的理论与实践问题。中药鉴定的对象是中药及其相关产品,包括中药材、中药饮片以及中成药。中药鉴定学的任务包括考证和整理中药品种、鉴定中药的真伪、评价和控制中药质量,寻找并扩大新药资源。

第二节　中药鉴定学的产生和发展

在成书于秦、汉时期的最早的药物学专著《神农本草经》中,就记载有关中药鉴别的知识,经唐代《新修本草》的完善和发展,《本草纲目》则集中药鉴别知识、使用经验及理论大成。从秦汉至现代,中药鉴定学经历了萌芽阶段、形成阶段及内容完善与技术成熟阶段等发展过程,也奠定了中药鉴定学科未来发展的基础。

一、萌芽阶段

《史记·补三皇本纪》所载"神农……始尝百草,始有医药",以及《淮南子·修务训》"神农……尝百草之滋味……一日而遇七十毒"的记载,均体现了辨识知识的萌芽。

《神农本草经》中载药 365 种,分上、中、下三品,在《序录》中记载"有毒无毒,阴干曝干,采治时月生熟,土地所出,真伪陈新,并各有法",已提出对药物的产地、采集时间、采集方法的要求,并明确提出了真伪的差别。其中 88 种药物项下所载内容与鉴别有关,如人参辨形"如人形者有神"(图 1-1),丹参、黄连、紫草、白及等辨色,木香、败酱、甘草、苦瓜、酸枣、细辛等辨别气味等知识,已标志着鉴定药材方式方法的雏形。

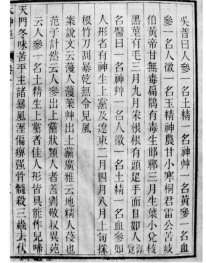

图 1-1　《神农本草经中》关于人参的描述

二、性状记述阶段

在魏《吴普本草》记载的药物中,40 余种中药有性状记述,其中"钟乳……聚溜汁所成,如乳汁,黄白色,空中相通"的记述已经趋于规范。

梁代陶弘景《本草经集注》,载药 730 种;该书以《神农本草经》和《名医别录》为基础合辑而成。全书按药物的自然属性分类,分为玉石、草木、虫兽、果、菜、米食、有名未用七类,奠定了后世按药物性质分类的基础。该书还对药物的产地、采收、形态、鉴别等均有论述,个别药材还记载了火烧试验、对光照视的鉴别方法。如对《神农本草经》中"术"的鉴别,认为术有两种,"白术叶大有毛而作桠,根甜而少膏……;赤术叶细无桠,根小苦而多膏";硝石"强烧之,紫青烟起……云是真消石也";云母"向日视之,色青白多黑";朱砂以"光色如云母,可析者良"等,已经出现了真伪鉴别方法和优劣评价相关的论述。

唐代由苏敬等编撰的《新修本草》(又称《唐本草》)是我国最早的国家药典,也是世界上最早的由国家颁布的药品法典,成书于 659 年,载药 850 种,新增药物 114 种。该书有较多基原考证的记述,并附有药图 25 卷、图经 7 卷,在本草史上第一次出现了图文鉴定方法,为后世本草图文兼备的基础。

继《新修本草》之后,陈藏器编辑了《本草拾遗》(739年),增补了《新修本草》,收载《新修本草》未载药物692种,各药均有性味、功效、生长环境、形态及产地的描述,尤其还增加了混淆品种考证,丰富了形态学鉴定和品种鉴定知识。

后蜀韩保昇以《新修本草》为基础,著有《蜀本草》(935年)。该书对药物的性味、形态、产地等均增补了新内容,所绘图形比较精细,使药图更加逼真。

宋代开宝年间,刘翰、马志等在唐代本草的基础上撰成《开宝新详定本草》(973年),后又重加详定,称《开宝重定本草》,简称《开宝本草》。此时由于药物品种越趋繁多,现有的本草和图经已不能满足鉴别的需要,至嘉祐年间,掌禹锡等在此基础上又编辑《嘉祐补注神农本草》,简称《嘉祐补注本草》或《嘉祐本草》(1057—1061年),新增药物99种;苏颂等校注药物品种及图说,又编成《图经本草》,共21卷,对药物的产地、形态、用途等均详加说明,为本草史上药图的专著,也成为后世本草图说的范本。

北宋后期,蜀医唐慎微将《嘉祐补注本草》和《图经本草》校订增补,编成本草与图经合一的《经史证类备急本草》(1108年),简称《证类本草》。在大观及政和年间,曾由政府派人修订,于书名上冠以年号,作为官书来刊行,以后遂简称《大观本草》《政和本草》等。此书内容丰富,图文并茂,共31卷,载药1748种,新增药物500余种。该书的质量远远超过以前的本草著作,为我国现存最早、最完整的本草,也是中药鉴定学发展史上图文有机结合的典范。

三、鉴别知识条理化阶段

在本草史上,对中药鉴定学贡献最大的是明代的《本草品汇精要》和《本草纲目》。此时期的本草著作使中药鉴定的理论进入条理化和系统化阶段。

明弘治年间,太医刘文泰编著出版了《本草品汇精要》(1505年)。全书42卷,载药1815种,并附有彩色图谱。分别以名、苗、用、色、味等逐条记述与鉴别有关的内容,形成了现代形、色、气、味及作用等性状鉴定的雏形。该书第一次引入了彩色药材及药用植物图谱,开创了中药原色鉴定的先河(图1-2)。

明万历年间,李时珍参阅了经史百家著作和历代本草著作800余种,历经30年实地考察,编写成历史上的本草巨著《本草纲目》(1578年)。该书52卷,载药1892种,其中新增药物374种,附方11000余条。该书以药物自然属性为分类基础,每药标名为纲,列事为目,名称统一,结构严谨。该书将许多同科同属的植物排列在一起,如

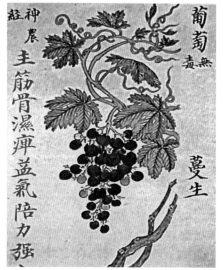

图1-2 《本草品汇精要》中收载的葡萄植物图

第14卷所载药物高良姜、豆蔻、缩砂密、益智子等同归属于芳草类。从现代植物分类学角度分析,上述植物都属姜科植物,与自然分类相符。同时,该书不仅继承了唐、宋本草著作图文并茂的优点,而且将有关鉴定内容归于“集解”项下,使之条理化。如丹参“处处山中有之,一枝五叶,叶如野苏而尖,青色皱毛。小花成穗如蛾形,中有细子。其根皮丹而肉紫”。在“集解”项中,李时珍收录了很多现已失传的古代本草对药物鉴别的记载,如对樟脑的记载为“状似龙脑,白色如雪,樟树脂膏也”,并介绍了加热升华精制樟脑的方法。书中记载的很多方法仍然是目前中药材加工和鉴定的主要依据。

笔记栏

《本草纲目》对世界医药学的贡献

《本草纲目》是我国明代医药学家李时珍历经 27 年编写而成的 190 余万字的医药学巨著。该著作收纳诸家本草所收药物 1 518 种,在前人基础上增收药物 374 种,共计 1 892 种,其中植物 1 195 种;共辑录古代药学家和民间单方 11 096 则;书前附药物形态图 1 100 余幅。该著作吸收了历代本草著作的精华,尽可能地纠正了以前的错误,补充了不足,并有很多重要发现和突破,是直到 16 世纪为止中国最系统、最完整、最科学的一部医药学著作。

李时珍打破了自《神农本草经》以来,沿袭了一千多年的上、中、下三品分类法,把药物分为水、火、土、金石、草、谷、菜、果、木、服器、虫、鳞、介、禽、兽、人共 16 部,包括 60 类。每药标正名为纲,纲之下列目,纲目清晰。书中还系统地记述了各种药物的知识,包括校正、释名、集解、正误、修治、气味、主治、发明、附方等项,从药物的历史、形态到功能、方剂等,叙述甚详,丰富了本草学的知识。

《本草纲目》不仅为中国药物学的发展作出了重大贡献,而且对世界医药学、植物学、动物学、矿物学、化学的发展也产生了深远的影响;先后被译成日、法、德、英、拉丁、俄、朝鲜等 10 余种文字在国外出版。书中首创了按药物自然属性逐级分类的纲目体系。这种分类方法是现代生物分类学的重要方法之一,比现代植物分类学创始人林奈的《自然系统》早了一个半世纪,被誉为"东方医药巨典"。达尔文在其著作中多次引用《本草纲目》,称其为"古代中国百科全书"。20 世纪 50 年代,李时珍的肖像与哥白尼、牛顿、居里夫人、达尔文、开普勒等 60 位世界科学巨匠的肖像放置于莫斯科大学的大礼堂。2011 年 5 月,金陵版《本草纲目》入选世界记忆名录。

明代陈嘉谟编撰的《本草蒙筌》(刊于 1565 年)已开始注重药物产地和采制方法,指出产地与药物品质的关系和不同药用部位采集的一般规律。书中对商售中药的掺伪作假亦有考查,如"茅苍乱人参、木通混防己"等。而此时,李中立所著《本草原始》着重药材的性状描述,并绘有图形。

清代吴其濬编撰的《植物名实图考》和《植物名实图考长编》,既是植物学方面科学价值较高的名著,也是研究药用植物的重要典籍。《植物名实图考》收载植物 1 714 种,对每种植物的形态、产地、性味、用途叙述颇详,并附有较精确的插图(图1-3)。而《植物名实图考长编》摘录了大量古代文献资料,载有植物 838 种,为近代药用植物的考证研究提供了宝贵的史料,使本草中药物的鉴定真正进入了专业化时代。

四、中药鉴定学形成阶段

1840 年鸦片战争以后,国外药学大量传入我国,西方生药学的思想和研究方法对我国本草学学者产生了较大影响。此前,我国学者主要以传统形态学方法研究中药材,至此开始引入了现代的化学鉴定等方法。20 世

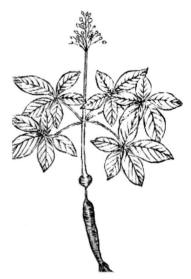

图1-3 《植物名实图考》中人参的墨线图

纪初，曹炳章著《增订伪药条辨》(1927 年)，对 110 种中药的产地、形态、气味、主治等方面作了真伪对比；丁福保著《中药浅说》(1933 年)，引进了化学鉴定方法，从化学实验角度分析和解释中药。1934 年，赵燏黄、徐伯鋆等编著了我国第一本《生药学》上编，叶三多于 1937 年编写了《生药学》下编。上、下两编《生药学》的内容，均着重介绍国外生药学书籍中收载的或供西医应用的生药，对常用中药材则收载较少。但它引进了现代鉴定药材的理论和方法，对后来应用"生药学"领域的现代鉴定知识和技术，整理研究中药材的品种和质量，促进中药鉴定学科的建立起到了先导作用。

1956 年开始，国家相继成立了 5 所中医学院，1959 年起各学校相继成立了中药系，设立了中药专业，主要培养学生辨识中药、采集中药、种植中药及使用中药的能力。为此，中药学、药材学及制剂学成为主干课程。1960 年，由南京药学院(现中国药科大学)编著出版的《药材学》，收载常用中药材 634 种，附录收录 160 余种。该书改变了过去以国外生药为主的结构，着重对国内常用的药材进行论述。书中收录的药材均较详细地记载了来源、栽培生产、加工炮制、性状和/或显微鉴别、化学成分、效用等内容。在此期间，中国医学科学院药物研究所等单位编写了《中药志》(第 1 版，4 册，1959—1961 年)，也对常用中药材的来源、品种及采收加工、鉴别和使用等进行了详细的论述。

1964 年，在全国中医药院校中开设了具有中医药特色的中药材鉴定学，取代了药材学，后改为中药鉴定学，自此"中药鉴定学"名称正式确立。根据中药专业的培养目标和要求，中药鉴定学被确定为专业课之一，至此中药鉴定学课程可谓真正形成。而后，中国中医研究院中药研究所(现中国中医科学院中药研究所)等编辑出版了《全国中草药汇编》，江苏新医学院(现南京医科大学)等单位编辑出版了《中药大辞典》等著作，这些著作推动了中药鉴定学的完善和发展。

五、内容完善与技术成熟阶段

20 世纪 70 年代以前，中药鉴定的核心技术和方法是性状鉴别，依靠感官对中药材的品种进行鉴别，通过形、色、味及规格进行质量辨析。

20 世纪 80 年代起，显微鉴别方法引入中药鉴定中，并得到了广泛应用。如贵重药材麝香、牛黄、羚羊角、人参、天麻、川贝的粉末鉴别；多来源黄连根茎的组织鉴别；多来源大青叶的组织结构及粉末显微特征的比较等。尤其是以 25 味药材组成的石斛夜光丸为代表的大处方中成药显微鉴定的实施，使中成药丸剂鉴定实现了质的飞跃。徐国钧著《中药材粉末显微鉴定》，使显微鉴定方法成为中药鉴定的基本方法之一。

电子显微镜的问世，使细胞结构的观察水平取得了巨大突破，特别是扫描电镜，由于具有很大的景深，显示出观察特征的三维立体结构，用于观察种子表面的细微结构，叶、花冠的表皮细胞及角质层纹理、毛茸的形态，花粉粒的形状、纹饰及孔沟等，使鉴定特征更为明显。中药青葙子与其类似品的扫描电镜观察，放大 7 000 倍可见青葙(*Celosia argentea* L.)种子的表皮细胞具格纹，且密布不规则的沟纹凹陷；鸡冠花(*Celosia cristata* L.)种子，表皮细胞具格纹，但有较疏的不规则瘤状凸起和凹点。

20 世纪 80 年代中期，现代分析仪器及手段的应用成为中药鉴定的主要研究内容。紫外光谱、红外光谱、原子吸收光谱、气相色谱、气相色谱质谱联用仪、薄层色谱、高效液相色谱、蛋白电泳等方法的应用，使中药理化鉴定的理论及方法得到了完善，中药品种鉴定和内在品质质量分析成为中药鉴定的重点领域。如薄层扫描法测定黄芩(*Scutellaria baicalensis* Georgi)、黏毛黄芩(*Scutellaria viscidula* Bge.)、甘肃黄芩(*Scutellaria rehderiana* Diels)根中黄芩苷(baicalin)和汉黄芩苷(wogonoside)的总含量。高效液相色谱法测定 15 种丹参类生药中丹参酮Ⅱ$_A$和隐丹参酮的含量,评价多种市售丹参的质量等。中成药也开始通过主要成分或有效成分的含量测定进行质量控制,如用薄层扫描法测定三黄片,以及香连丸等14种中成药中小檗碱的含量;高效液相色谱法评价和鉴定冠心苏合丸等。

20世纪90年代,随着生物技术的发展,在分子水平上鉴定中药真伪优劣,以及以创新和保护中药资源为特色和目标的分子鉴定已应运而生,而且各种先进的技术和方法得到了应用和发展,中药鉴定方法和技术取得了令人瞩目的进步。如DNA分子遗传标记技术、中药指纹图谱技术等,已广泛地用于中药材的品种鉴定。尤其是中药指纹图谱技术已成为能够体现中医药特点的中药鉴别及质量分析的共性关键技术,鉴定方法进入体现中药功能和成分的成熟阶段。

在此期间,《新华本草纲要》1~3册(1988—1991年),《中药辞海》1~4册(1993—1998年),《中华本草》(1999年),《新编中药志》1~4册(2002年),《现代生药学》(2006年)的出版,以及相关高水平研究论文的发表,使中药鉴定学的内容得到完善。中药鉴定学从基于终端市场的以真伪鉴别为核心的学科内涵,逐渐过渡到以注重中药材内在质量及质量控制为基本出发点,以关注中药资源的可持续发展为核心任务的学科。中药鉴定学已逐步成为在中医理论和使用经验指导下的现代药材学。

六、中药鉴定学的科学研究阶段

中药鉴定学主要研究中药材的品种、质量、质量变化规律及中药材资源的可持续发展的理论及应用问题。20世纪80年代开始,人们开始研究中药材的真伪鉴别的方法和技术,其主要的技术手段为显微鉴别和简单的化学定性研究及薄层色谱方法;20世纪90年代初,引入了高效液相色谱及气相色谱的方法鉴定和评价中药材及其制成品;20世纪90年代后期,开始关注中药材的生产和可持续发展,从质量变化规律入手,解决质量控制和评价的方法问题。现阶段中药鉴定学科的研究重点和思路如下:

1. 利用中药血清药物化学和代谢组学的方法,深入研究阐明中药有效成分及代谢途径,建立以体内直接作用物质为质量标记成分来评价中药质量的方法和技术,同时也为有效利用现有药材资源,发现新用途,发现先导化合物提供技术支撑。

2. 通过分子生物学和中药化学联用的方法,评价中药种质资源的质量,优选、优化及抚育优良中药材种质,保证中药材的可持续发展。

3. 利用系统生物学的方法,阐明植物或动物终端代谢产物与功能蛋白组和功能基因组的关系,寻找和发现促进有效成分积累的有效途径。

4. 利用系统生物学的手段,解决基原鉴定、道地性评价、安全性评价等方面存在的理论与技术脱节的问题。

复习思考题

1. 简述中药鉴定学的内涵及任务。
2. 简述中药及中药鉴定学的概念。
3. 简述中药鉴定的对象。

第二章

中药真实性鉴定

> **学习目标**
>
> 1. 掌握中药鉴定的意义、鉴定依据以及鉴定的一般程序,本草考证的意义及一般方法,经典的中药真实性鉴定内容及方法。
> 2. 熟悉现代中药真实性鉴定技术。
> 3. 了解现代真实性鉴定技术的操作过程。

中药真实性鉴定即中药基原或品种的真实性鉴定。"真"即正品,凡是国家药品标准所收载的品种均为正品;"伪"即伪品,凡是不符合国家药品标准规定的品种,以及以非药品冒充或者以他种药材冒充正品的均为伪品。中药经历了由《神农本草经》《新修本草》到《本草纲目》,直到今天的《中华本草》《新编中药志》等过程,数量大幅度增加,品种产生了较大的变化。由于本草原始记载的模糊性、地区用药习惯的差异性、类同品及代用品和民间药的不可控性,加之基原植物形态相近给药农带来的辨识困难等因素,使中药的同名异物、同物异名、一药多基原及伪品等现象普遍存在。尤其是对一些贵细药材的人为造伪现象,使得中药的真伪鉴定在一定时期内成为中药鉴定学科的核心任务。

中药真实性鉴定是鉴定中药材的基原,包括原植物、原动物及原矿物,鉴定结果是确定基原植物、动物及矿物的学名。每种中药材均有其特定的基原植物(动物/矿物),其学名是指拉丁学名,如北五味子药材的基原植物为木兰科植物 *Schisandra chinensis* (Turcz.) Baill.,其果实经加工为药材北五味子;龙胆药材的基原植物有 4 种,即龙胆科植物 *Gentiana scabra* Bge.(龙胆)、*Gentiana triflora* Pall.(三花龙胆)、*Gentiana manshurica* Kitag.(条叶龙胆)或 *Gentiana rigescens* Franch.(坚龙胆),4 种植物的根及根茎经加工均作药材龙胆入药。

中药鉴定要依据中药标准而进行。中药标准是对中药的品质要求和检验方法所作的技术规定,是中药生产、供应、使用,检验部门遵循的法定依据。国家药品标准包括《中华人民共和国药典》和《中华人民共和国卫生部药品标准》(简称《部颁药品标准》),地方药品标准是省、市、自治区药品标准。

中药鉴定的程序一般包括样品受理与取样、鉴定、结果、异议和仲裁等步骤。

1. **样品受理与取样** 按照药品标准规定的取样原则抽取样品。取样必须满足样品代表性、均匀性和留样保存的需要。

(1) 取样原则:①取样前,应注意品名、产地、规格、等级及包件式样是否一致,检查包装的完整性、清洁程度以及有无水迹、霉变或其他物质污染等,作详细记录。②药材总包件数在 100 件以下的,随机取样 5 件;100~1 000 件,按 5% 取样;超过 1 000 件的,超过部分按 1% 取样;不足 5 件的,逐件取样;贵重药材,不论包件多少均逐件取样。③对破碎、粉末状或大小 1cm 以内的药材,可用采样器(探子)抽取样品,每一包件至少在不同部位抽取 2~3 份样

笔记栏

品,包件少的抽取总量应不少于实验用量的 3 倍;包件多的,每一包件的取样量一般药材 100~500g;粉末状药材 25g;贵重药材 5~10g。④个体大的药材,在包件不同部位分别抽取。

(2) 取样方法:所取样品混合拌匀,即为总样品。用四分法或其他适当方法抽取供检验用样品。供检验用样品的数量不少于实验所需用量的 3 倍,即 1/3 供分析鉴定用,另 1/3 供复核用,其余 1/3 留样保存,保存期至少 1 年。

2. 鉴定 鉴定前应明确检品来源等自然属性,根据检测要求,选择不同的鉴定方法进行鉴定,并对实验数据进行详细记录。

鉴定的方法有来源(原植、动、矿物)鉴定、性状鉴定、显微鉴定和理化鉴定等。鉴定的内容包括真实性鉴定、质量优劣评价及安全性检查。真实性鉴定即中药的基原或品种的真实性鉴定。"真"即正品,凡是国家药品标准所收载的品种均为正品;"伪"即伪品,凡是不符合国家药品标准规定的品种,以及以非药品冒充或者以他种药材冒充正品的均为伪品。质量优劣评价包括纯度检查(如杂质、水分、灰分等)和品质优良度评价(如浸出物、指标成分的含量测定等)。"优"是指符合国家药品标准规定的各项指标的中药;"劣"是指不符合国家药品标准规定的各项指标的中药。安全性检查包括内源性有害物质检查和外源性有害物质检查。

3. 结果(检验报告书) 鉴定完毕后,填写检验报告单,包括处理意见及该检品鉴定的法定依据等内容,并将记录本、样品及检验报告书由其他人员审核;检验结果经复查后,抄送有关部门备案。

4. 异议与仲裁。

第一节 本草考证与中药真实性

本草考证是中药真实性鉴定的基础,它是通过对某一具体中药的原始本草记载及品种衍变过程的本草文献研究,以及药材原始产区的基本使用情况的实地考察,从多基原药材、代用品或地区习惯用药中确定本草正品来源,为中药品种鉴定提供基本依据。

一、本草考证的意义

本草考证是通过历代本草文献研究,结合当今药材市场调查鉴定,核实古今用药品种的延续与变迁,考订出传统药用正品和法定正品,使古为今用,以达到正本清源,辨明是非,澄清混乱,保证用药安全和有效的目的。

二、本草考证的方法

中药混淆品种的产生是一种历史现象,这就要求本草考证工作者除具备现代科学知识之外,必须精通古代本草的内容。本草考证的一般方法如下。

1. 本草文献考证 在中药品种本草考证方面,通过对古代本草著作如《神农本草经》《新修本草》《证类本草》《本草纲目》《本草品汇精要》《植物名实图考》等主要本草著作中的相关文献进行分析,通过对中药名称、原植物的描述,通过对药用部位及用药习惯、功能及临床应用等情况进行详细分析,将现代植物分类和本草知识相结合,有针对性地对本草药用植物进行考证,确定其分类学地位,初步确定某一药物或植物的中文名及拉丁学名。在考证时,除主流本草专著之外,应该注意充分发挥支流本草如《图经本草》《本草纲目拾遗》《生草药性备要》《履巉岩本草》《宝庆本草折衷》《本草原始》《滇南本草》及地方志等乡土文献的作用。同时,本草考证应遵循一般科学研究的基本方法,注重追踪本学科最新进展,检索与之相关的基本工具书和专著,如《中药大辞典》《中药材品种论述》《全国中草药汇编》《新华本草纲要》《中药辞海》《中华本草》及《新编中药志》等书籍。

2. 实地考察　通过对中药的原始记载产地,开展深入的考访,在民间寻找到名称、疗效和形容近似的药物,结合文献进一步确认该中药的本草基原,尤其是用药习惯、应用实践及基原植物的核准等,均须通过实地考察才能确认,从而弥补文献记载的缺失。在本草发展过程中,不仅品种方面存在着同名异物的问题,同时也存在同物异位(药用部位)的问题;在药物品种、炮制、入药部位、用药分量、道地药材品种核实等工作方面,均需通过系统的实地考察来完成。

3. 现代药学实验及临床验证　本草正品的确定还需通过成分化学、药效学及临床验证才能最终解决问题。例如白前与白薇,原是两类疗效不同的中药,白前是镇咳药,白薇是解热药。长期以来,不少地区将白前与白薇的名实倒置,相互颠倒错用,虽经生态、形态实地调查,证明鉴别白前、白薇的正确术语为鹅管白前,龙胆白薇;空白前,实白薇;水白前,山白薇;甜白前,苦白薇;反之则误。通过化学、药理实验,证明柳叶白前[*Cynanchum stauntonii*（Decne.）Schltr. ex Lévl.]和芫花叶白前[*Cynanchum glaucescens*（Decne.）Hand.-Mazz.]具有明显的镇咳作用,是传统药用白前的正品;而白薇(*Cynanchum atratum* Bunge)具有解热作用,是传统药用白薇的正品。茵陈蒿,本草讲究的是"正月茵陈二月蒿,三月茵陈当柴烧",即使用幼嫩的苗入药,而日本等东南亚国家却使用花序入药。经有效成分研究,表明幼苗中利胆有效成分茵陈色原酮(capillarisin)的含量高,而在带花的茎枝中,具保肝利胆作用的蒿香豆素(scoparone)的含量高。为此,现行版《中华人民共和国药典》将幼苗称为绵茵陈,将带花的茎枝称为花茵陈。

三、本草考证与中药品种

中药品种本草考证的成果体现在《中药志》《药材学》《中国常用中药材》及《中华人民共和国药典》等书籍的出版或颁布。上述文献中收载的品种必须是经过考证确认的,《中华人民共和国药典》的品种尤其如此。谢宗万所著《中药材品种论述》《中药品种理论研究》及《中药品种新理论的研究》等书籍和相关论文,使本草考证与中药品种研究由散在的经验变得有规律可循。中药材的品种研究把植物分类、实地考察和传统本草考证相结合,使品种的本草考证达到了系统理论和具体实践相结合的境界,其品种考证的结果直接保证了中药用药品种的准确。

1. 考证品种,正本清源　由于各地用药品种和习惯的差异,导致中药同名异物和同物异名现象,进而导致中药材来源混乱,严重地影响了中药的疗效及其安全性。如木通有 3 个不同的来源,木通科的木通[*Akebia quinata*（Thunb.）Decne.]、毛茛科川木通即小木通(*Clematis armandii* Franch.)或绣球藤(*Clematis montana* Buch.-Ham)、马兜铃科的关木通(*Aristolochia manshuriensis* Kom.)的干燥藤茎都统称木通,正是这 3 种木通的兴衰变化,演绎出木通从"无毒"到"有毒"的"故事"。曾经,除了云、贵、川以外,大部分地区使用的中药木通主要是关木通。据考证,"此木通非彼木通",曾经市场常见、临床常用的关木通与《神农本草经》等古籍中所记载的木通虽同名为"木通",但并非一物。关木通属马兜铃科,其所含的马兜铃酸经研究证明可能引起人体肾损害,属"有毒"类中药。而《神农本草经》中所记载的木通为木通科的木通,其性无毒。

唐代《新修本草》首次记载了百合的特征,"一种叶大茎长,根粗花白,宜入药用",应是正品。但宋代的《本草衍义》中却将一种具紫色珠芽的种类即卷丹作百合的正品。直到现

笔记栏

在,百合原植物还存在分歧,有的品种还需通过实际调查,认真加以考证。

2. 辨析来源,解决争议 通过本草考证,解决一药多基原,且在正品认识上存在异议的问题。大青叶在华东习用十字花科植物菘蓝(*Isatis indigotica* Fort.)的叶;东北习用蓼科植物蓼蓝(*Polygonum tinctorium* Ait.)的叶;华南和四川地区习用爵床科植物马蓝[*Strobilanthes cusia*(Nees)O. Ktze.]的叶;江西、湖南、贵州、甘肃习用马鞭草科植物大青(*Clerodendrum cyrtophyllum* Turcz.)的叶。经考证,本草正品大青叶应为十字花科植物菘蓝(*Isatis indigotca* Fort.)的叶。

3. 正视历史,考证源流 始载于《名医别录》的白附子,历代本草均为毛茛科植物黄花乌头(*Aconitum coreanum* Rap.)的块根,而近代全国绝大部分地区用天南星科植物独角莲(*Typhonium giganteum* Engl.)的块根作白附子用,而且两者疗效迥异。处方使用白附子应依据方剂的原创时代而斟酌选用。

第二节 真实性鉴定的经典方法

本草考证是确定中药正品名称的过程,应用感官的、物理的或化学的方法进行中药材的品种鉴定,是中药真实性鉴定的经典途径。依据《中华人民共和国药典》《中华人民共和国卫生部药品标准》及各省、直辖市及自治区药品标准(地方标准),按照药品标准规定的取样原则,取样必须满足样品代表性、均匀性和留样保存的需要。中药鉴定实施者接受检品后,应明确检品来源等自然属性,包括申报的品名、产地、规格、等级、包件式样、包装的完整性、清洁程度以及有无水迹、霉变或其他物质污染等相关问题,还包括抽检和送检单位、送检时间、数量等内容,并对实验数据进行详细记录。鉴定完毕后,填写检验报告单,包括处理意见及该检品鉴定的法定依据等内容,并将记录本、样品及检验报告书由其他人员审核,检验结果经复查后,抄送有关部门备案。

一、基原鉴定

基原鉴定又称来源鉴定,它是应用植(动、矿)物的分类学知识,对中药的来源进行鉴定,确定其学名以保证物种正确的过程。以原植物鉴定为例,其鉴定步骤包括如下内容。

1. 观察植物形态 对具有较完整植物体的检品,观察其根、茎、叶、花、果实等器官的形态,可借助放大镜或立体显微镜观察微小的特征。对不完整的检品,除对特征十分突出的品种可以鉴定外,须追究其原植物,必要时到产地进行调查,采集实物,对照鉴定。

2. 核对文献 根据观察到的形态特征和检品的产地、别名、效用等线索,可查阅《中华人民共和国药典》及全国性或地方性的中草药书籍和图鉴,加以分析对照。在核对文献时,首先应查考植物分类方面的著作,其次再查阅有关论述中药品种方面的书籍,如《植物志》《动物志》《中国药用植物志》《中国高等植物图鉴》《中药大辞典》《中药材品种论述》《全国中草药汇编》《新华本草纲要》《中药辞海》《中华本草》及《新编中药志》等书籍。由于各文献对同一种植物形态记述有不一致的情况,必要时须进一步查阅原始文献,以便正确鉴定。原始文献指第一次发现该种(新种)植物的作者,描述其特征,予以初次定名的文献。

3. 核对标本 在初步确定检品来源科、属、种名的前提下,可以到权威专业植物标本馆核对已定学名的该科属植物标本。在核对标本时,要注意同种植物在不同生长期的形态差异,需要参考更多的标本才能使鉴定的学名准确。必要时核对模式标本,即发表新种时被描述的植物标本。

二、性状鉴定

性状鉴定属于经典的经验鉴别方法的范畴,指通过眼看、手触、鼻闻、口尝、水试、火试等途径,观察药材的外观性状特征来鉴别药材的方法。性状鉴定的内容包括:①形状:每种药材的形状一般比较固定,均具有特异性的鉴别特征;②大小:药材的大小指长短、粗细、厚薄;③颜色:每种药材有其特有的颜色,色泽变化与药材质量直接相关;④表面特征:指药材表面的纹理,光滑还是粗糙,有无皮孔或毛茸等附属物;⑤质地:指药材的软硬、坚韧、疏松、致密、黏性或粉性等特征;⑥折断面:指药材折断时断面的形态特征及折断时产生的现象,如易折断或不易折断,折断时有无粉尘散落等;⑦气:有些药材有特殊的香气或臭气,可作为该药材的鉴别点之一,对香/臭气不明显的药材,可切碎后或用热水浸泡后再闻;⑧味:是药材实际的口尝滋味,是药材中所含化学成分的直接反映;⑨水试:是利用药材在水中或遇水发生沉浮、溶解及颜色、透明度、膨胀性、旋转性、黏性、酸碱性变化等特殊现象鉴别药材的方法,此类特征与药材组织构造或所含化学成分有关;⑩火试:有些药材用火烧之,能产生特殊的气味、颜色、烟雾、闪光和响声等现象,可作为鉴别手段之一。

三、显微鉴定

显微鉴定是指利用显微镜,通过观察药材的组织构造、细胞形态以及内含物特征,进行药材品种鉴定的方法。当通过药材的外形不易鉴定品种或药材破碎或呈粉末状时,此法更为常用。

（一）显微制片方法

1. 横切或纵切片　选取药材适当部位切成 $10\sim20\mu m$ 的薄片,用乙酸甘油试液、水合氯醛试液或其他试液处理后观察。对于根、根茎、茎藤、皮、叶类等,一般制作横切片观察,必要时制备纵切片;果实、种子类须作横切片及纵切片;木类须观察三维切片(横切片、径向纵切片及切向纵切片)。组织切片的方法有徒手切片法、滑走切片法、石蜡切片法、冰冻切片法等。

2. 解离组织片　利用化学试剂使植物组织中各细胞之间的细胞间质溶解,使细胞分离,从而观察细胞的完整形态,尤其是纤维、导管、管胞、石细胞等细胞彼此不易分离的组织。如样品中薄壁组织占大部分,木化组织少或分散存在,用氢氧化钾法;如样品中坚硬木化组织较多或集成群束,用硝铬酸法或氯酸钾法。

3. 表面制片　鉴定叶、花、果实、种子、全草等类药材,可取叶片、萼片、花冠、果皮、种皮制成表面片,加适宜试液,观察各部位的表皮特征。

4. 粉末制片　粉末药材可选用甘油乙酸试液(斯氏液)、水合氯醛试液或其他适当试液处理后观察。为使细胞、组织能观察清楚,须用水合氯醛液透化,使淀粉粒、蛋白质、叶绿素、树脂、挥发油等溶解,并使已收缩的细胞膨胀。

5. 花粉粒与孢子制片　取花粉、花药(或小的花朵)或孢子囊群(干燥样品浸于冰醋酸中软化),用玻璃棒捣碎,离心,取沉淀加新鲜配制的醋酐与硫酸(9∶1)的混合液 $1\sim3ml$,置水浴上加热 $2\sim3$ 分钟,离心,取沉淀,用水洗涤 2 次,加 50% 甘油与 1% 苯酚 $3\sim4$ 滴,用品红甘油胶封藏观察。

6. 矿物药的显微鉴定　可粉碎成细粉观察或进行磨片观察。对透明矿物可磨成薄片,在偏光显微镜下,根据光透射到矿物晶体内部所发生的折射、反射、干涉等现象进行鉴定;对不透明矿物可磨成光片,在矿相显微镜下,根据光在磨光面上反射时所产生的现象,观察测定反射力、反射色、偏光图等进行鉴定。

（二）细胞内含物鉴定和细胞壁性质检查

1. 细胞内含物鉴定 细胞内含物是指细胞中营养物质与代谢产物的总称。通过观察细胞内含物，可以辅助鉴定药材品种。观察中药组织切片或粉末中的内含物时，一般用乙酸甘油试液或蒸馏水装片观察淀粉粒，并利用偏振光显微镜观察未糊化淀粉粒的偏光现象；用甘油装片观察糊粉粒，加入碘试液，显棕色或黄棕色，加入硝酸汞试液显砖红色；用水合氯醛液装片，不加热立即观察菊糖；观察草酸钙结晶，在装片时加入硫酸溶液逐渐溶解，并析出针状硫酸钙结晶；观察碳酸钙（钟乳体），在装片时加入稀盐酸溶解，同时有气泡产生；观察硅质，装片时加硫酸不溶解；观察黏液细胞，装片时加入钌红试液显红色；观察脂肪油、挥发油或树脂，装片时加苏丹Ⅲ试液呈橘红色、红色或紫红色，加乙醇时脂肪油不溶解，挥发油则溶解。

2. 细胞壁性质检查 木质化细胞壁加间苯三酚试液 1～2 滴，稍放置，加盐酸 1 滴，依木化程度不同，显红色或紫红色；木栓化或角质化细胞壁加苏丹Ⅲ试液，稍放置或微热，呈橘红色至红色；纤维素细胞壁加氯化锌碘试液或先加碘试液再加硫酸，溶液显蓝色或紫色；硅质化细胞壁加硫酸无变化。

（三）显微测量

观察细胞和内含物时，常需要测量其直径、长短（以 μm 计算），作为鉴定依据之一。测量可用目镜测微尺进行。先将目镜测微尺用载台测微尺标化，计算出每一小格的微米数，应用时将测得目的物的小格数，乘以每一小格的微米数，即得被测定物的大小。测量微细物体时宜在高倍镜下进行，因在高倍镜下目镜测微尺的每一格的微米数较少，测得的结果比较准确，而测量较大物体时可在低倍镜下进行。

四、理化鉴定

利用物理的、化学的或仪器分析的方法，鉴定中药的真实性、纯度和评价品质优劣的过程，统称理化鉴定。常用的理化鉴定方法如下。

（一）物理常数的测定

包括相对密度、旋光度、折光率、硬度、黏稠度、沸点、凝固点、熔点等的测定。

（二）常规测定及检查

1. 水分测定 水分测定的方法包括卡尔·费歇尔滴定法、烘干法、甲苯法、减压干燥法和气相色谱法。卡尔·费歇尔滴定法是利用碘在吡啶和甲醇溶液中氧化二氧化硫时需要定量的水参加反应的原理来测定样品中的水分含量，适用于任何可溶解于卡尔·费歇尔试剂但不与其反应的药材水分测定，含热不稳定类成分的中药可用此法；烘干法适用于不含挥发性成分的中药；甲苯法适用于含挥发性成分的中药；减压干燥法适用于含有挥发性成分的贵重中药；气相色谱法适用于各类药材的水分含量测定。

2. 灰分测定 各种中药材的灰分应在一定范围以内，故所测灰分含量高于正常范围时，有可能在加工或运输储存等环节中有其他无机物污染或掺杂。有些中药材的总灰分本身差异较大，特别是组织中含草酸钙较多的中药，如大黄的生理灰分变化较大，生理灰分反映不出实际纯度，需测其酸不溶性灰分，即加 10% 盐酸处理，得到不溶于 10% 盐酸的灰分，使总灰分中的钙盐等溶去，而泥土、砂石等主要是硅酸盐，因不溶解而残留。这样就能较精确地反映中药的质量。除酸不溶性灰分外，亦可测定硫酸化灰分，即样品在炽灼前加一定浓度的硫酸适量处理，然后升温至 600℃，灼烧灰化后测得的灰分。

3. 膨胀度检查 膨胀度系指按干燥品计算，每 1g 药品在水或其他规定的溶剂中，在一定的时间与温度条件下膨胀后所占有的体积毫升数。主要用于含黏液质、胶质和半纤维素类的药材。

4. 酸败度测定　指油脂或含油脂的种子类药材,在贮藏过程中发生复杂的化学变化,产生游离脂肪酸、过氧化物和低分子醛类、酮类等分解产物,因而出现特异臭味,影响药材的感观性质和内在质量。通过酸值、羰基值或过氧化值的测定,控制含油脂种子类药材的酸败程度。

5. 有害物质检查　即有机农药、黄曲霉毒素、重金属及砷盐的检查。

（1）有机农药的检测:有机氯类农药中滴滴涕(总 DDT)和六六六(总 BHC)是使用时间最久、数量最多的农药。尽管有机氯农药已被禁用,但是由于它们在土壤或生物体中长时间残留和蓄积,中药材中的有机氯农药残留量仍然是限量检查的必需内容。《中华人民共和国药典》规定使用气相色谱-电子捕获检测联用法(GC-ECD)测定中药中有机氯农药残留量,并对人参、甘草、西洋参、红参、黄芪几种药材规定了最高允许量。

有机磷农药残留量的检测使用薄层-酶抑制法。原理:胆碱酯酶能使 β-乙酸萘酯水解产生乙酸与 β-萘酚,β-萘酚能与固蓝 B 盐形成偶氮色素,呈紫色反应。如果胆碱酯酶被抑制,则不能产生颜色反应,故在喷有酶液的薄层板上的紫色背景下,出现酶抑制白色斑点。某些有机磷农药,如美曲膦酯等,对胆碱酯酶具有抑制作用,在已展开的含农药薄层板上,其农药斑点部位因酶的活性被抑制,基质未被水解,呈色反应阴性,在紫色薄层板上有机磷农药残留斑点位置呈无色或白色斑点。根据斑点大小,经扫描检测有机磷农药的残留量。

（2）黄曲霉毒素检查:检测方法主要是根据黄曲霉毒素中毒性最大的成分黄曲霉毒素 B_1、黄曲霉毒素 B_2 和黄曲霉毒素 G_1、黄曲霉毒素 G_2 能溶于三氯甲烷、甲醇,而不溶于己烷、乙醚和石油醚的性质,提取制备样品及标准品作对照溶液,以薄层色谱法分析,在紫外光灯下(365nm)观察,黄曲霉毒素类成分呈蓝色或黄绿色荧光斑点,根据斑点大小进行定量。

（3）重金属检查:重金属是指在实验条件下能与硫代乙酰胺或硫化钠作用显色的金属杂质,如铅。《中华人民共和国药典》收载重金属、砷盐限量及其他金属盐检查的中药主要是矿物药类,如石膏含重金属不得过百万分之十;少数挥发油,如薄荷油含重金属不得过百万分之十;个别加工品,如阿胶含重金属不得过百万分之三十。重金属限度根据国内现有资料一般制订多在百万分之二十以下。

（4）砷盐检查:《中华人民共和国药典》用古蔡试砷法或二乙基二硫代氨基甲酸银法两种方法。二法中取标准砷溶液 2ml(相当于 2μg 的 As)所产生的颜色为最适宜。通过改变供试品的取用量调整其溶液颜色,与标准砷溶液(2μg 的 As)所产生的颜色比较,可得到供试品含砷的限量。《中华人民共和国药典》规定玄明粉含砷盐不得过百万分之二十;芒硝含砷盐不得过百万分之十;石膏含砷盐不得过百万分之二;阿胶含砷盐不得过百万分之三。

砷盐限度一般不得过百万分之十,一般低于百万分之二可不列入检查之中。

（三）显微化学反应法

将中药粉末、切片或浸出液置于载玻片上,滴加某种试剂使产生沉淀、结晶或特殊颜色,通过显微镜观察反应结果对药材进行品种鉴定的方法,称显微化学反应法。

1. 切片或粉末显微化学定性　将药材切片或粉末置载玻片上,滴加相关试剂,加盖玻片,稍放置,在显微镜下观察产生的结晶、沉淀或颜色。例如:黄连粉末置载玻片上滴加稀盐酸,镜检可见针簇状小檗碱盐酸盐结晶,或滴加30%硝酸,可见针状小檗碱硝酸盐结晶;丁香切片滴加3%氢氧化钠溶液,镜检可见油室内针状丁香油酚钠结晶;肉桂粉末加三氯甲烷2~3滴,略浸渍,速加2%盐酸苯肼1滴,镜检可见黄色针状或杆状结晶。

2. 浸出液显微化学定性　取药材粗粉加适当溶剂浸提,将浸出液置载玻片上,滴加相关试剂,加盖玻片,稍放置,在显微镜下观察反应结果。例如:槟榔粉末0.5g,加水3~4ml及稀硫酸 1 滴,微热数分钟,取滤液于载玻片上,加碘化铋钾试液 1 滴,即发生混浊,放置后可见石榴红色球形或方形结晶。

3. 成分显微化学定位试验　利用显微组织构造并结合化学反应,确定化学成分在中药组织构造中的存在部位,称显微化学定位试验。如北柴胡横切片加 1 滴无水乙醇-浓硫酸液(1∶1),在显微镜下可见木栓层,栓内层和皮层显黄绿色-蓝绿色,表明柴胡皂苷存在于以上显色部位。

（四）微量升华

利用中药中所含的某些化学成分在一定温度下能升华的性质,获得升华物,在显微镜下观察其结晶形状、颜色及特有化学反应,作为中药鉴别特征。例如:大黄粉末升华物呈黄色针状(低温时)、枝状和羽状(高温时)结晶,加碱液结晶则显红色,结晶消失,确证其为蒽醌类成分。

（五）荧光分析

利用中药中所含的某些化学成分,在紫外光或自然光下能产生一定颜色荧光的性质进行中药的鉴别。用荧光法鉴别药材时,须将样品置紫外光灯下约 10cm 处观察荧光现象。紫外光波长为 365nm,如用短波 254~265nm 时,应加以说明。

1. 饮片、粉末或浸出物直接观察　例如:黄连饮片在紫外光灯下显金黄色荧光,木质部尤为显著,说明小檗碱集中分布在木质部;浙贝母粉末在紫外光灯下显亮淡绿色荧光;秦皮的水浸出液在自然光下显碧蓝色荧光。

2. 用酸、碱或其他化学方法处理后观察　例如:芦荟水溶液与硼砂共热,与所含芦荟素起反应后显黄绿色荧光;枳壳乙醇浸出液滴在滤纸上,干后喷 0.5% 乙酸镁甲醇溶液,烘干显淡蓝色荧光。

（六）色谱法

色谱法又称层析法,是一种物理或物理化学分离分析方法,也是中药化学成分分离和鉴别的重要方法之一。利用色谱法可进行药材及制剂的定性鉴别及有效成分的含量测定,以及中药指纹图谱的建立。

（七）光谱法（分光光度法）

该方法是通过测定被测样品在特定波长的吸收度,对该物质进行定性和定量分析,包括紫外分光光度法、可见分光光度法、红外分光光度法、原子吸收分光光度法。目前,中药中微量元素的测定方法还有原子发射光谱、中子活化分析、离子发射光谱、等离子体吸收光谱、X射线荧光光谱、X射线能量色散分析、荧光光谱、X射线衍射等方法。

（八）色谱-光谱联用仪分析法

色谱技术分离能力强、分析速度快,是复杂混合物分析的首选技术,但在对未知物定性方面往往难以给出可靠信息。光谱技术如质谱（MS）、红外光谱（IR）和核磁共振波谱（NMR）等,具有很强的鉴定未知物结构的能力,却不具有分离能力,因而对复杂混合物无能为力。将色谱及光谱技术联合起来,不仅能获得更多的信息,而且可能产生单一分析技术所无法得到的新的信息。因此,对于中药的多成分复杂体系,联用技术将成为通用而适用的定性及定量分析技术。目前,在中药鉴定中,常用的联用技术有气相色谱-质谱（GC-MS）、气相色谱-红外光谱（GC-IR）、高效液相色谱-质谱（HPLC-MS）、超高效液相色谱（UPLC-MS）及高效液相色谱-核磁共振波谱（HPLC-NMR）等,尤其是气相色谱-质谱联用,充分发挥了气相色谱的高分离效能和质谱的高鉴别能力的特点,已得到广泛的应用。如辛夷、细辛、牡荆叶、土鳖虫、红娘子等含挥发性成分的中药分析,均能分析出 10 种至数十种单一成分和其含量。对 9 种辛夷的挥发油成分分析,共鉴定出 69 种化合物,分别测出了它们的含量。

（九）含量测定

测定对象主要为药效物质基础及有毒成分。在药效物质基础不清楚或缺少有效的含量测定方法的情况下，可对中药中的总成分如总黄酮、总生物碱、总皂苷、总蒽醌等进行含量测定；含挥发油成分的中药可测定挥发油含量。亦可通过测定浸出物的含量衡量中药的内在质量。测定方法包括容量法、重量法、分光光度法、气相色谱法、高效液相色谱法、薄层扫描法、薄层-分光光度法等。

第三节 真实性鉴定的现代技术

随着现代数码技术、分子生物学技术及系统生物学技术的发展，中药真实性鉴定也进入了现代技术领域。数码成像技术的发展，使中药原植物及药材的原色鉴定已实现了近于图像传真、复制和扫描的逼真与完美程度，能清晰地展现原植物和药材固有形态或性状特征；显微成像技术使中药材的内部结构和粉末特征以近于100%的真实度展现给检验者；DNA分子遗传标记技术的发展，使中药种质的鉴定和评价成为可能，能从遗传物质的角度准确地鉴定药材的基原；色谱技术及色谱与波谱联用技术，如 HPLC、HPCE、UPLC 及 HPLC-MS 或 HPLC-MS/MS、UPLC-MS/MS 等技术的进步，实现了通过指纹图谱全面反映中药的化学信息，系统而有效地控制样品的真实性；代谢组学技术使从小分子代谢产物的组成及积累轨迹变化的角度快速而准确地鉴定中药品种成为可能。上述技术引入中药鉴定领域，使中药鉴定学的手段或技术水平与国际接轨。

一、指纹图谱技术

中药材指纹图谱是指中药材经适当处理后，采用一定的分析手段，得到的能够反映中药中整体化学或生物信息，标定中药材整体特性的共有峰的色谱、光谱及分子生物图谱。中药指纹图谱是一种综合的、可量化的鉴定手段，它建立在中药成分系统分析的基础上，通过指纹图谱的特征性表征，能有效地鉴别样品的真伪或产地；也可通过指纹图谱主要特征峰的面积及其相对比例确定，来控制样品的质量。

按测定手段不同，中药指纹图谱分为化学（成分）指纹图谱和生物指纹图谱。化学（成分）指纹图谱多运用色谱、光谱技术测定，包括色谱指纹图及光谱指纹图；而中药生物指纹图谱则包括中药基因组学指纹图谱、中药蛋白组学指纹图谱。目前，以薄层色谱（TLC）指纹图谱、高效液相色谱（HPLC）指纹图谱、气相色谱（GC）指纹图谱、高速逆流色谱（HSCCC）指纹图谱等色谱指纹图谱和 DNA 指纹图谱较为常用。

1. 中药指纹图谱的技术要求

（1）样品的来源及数量：供试品的取样参照现行版《中华人民共和国药典》规定的方法取样，保证供试品的代表性和均一性。由于中药来源广泛，所含化学成分种类及数量受到产地、采制等环节的影响，因此，为了确保指纹图谱的系统性，必须进行具有广泛代表性的样品收集，尤其是不同产地、不同采收加工方式的样品收集，只有实现了样品的代表性，才能保证建立的指纹图谱的有效性。一般要求不少于 10 批样品的收集数量，而且要有翔实的记录，必须明确样品来源的详细信息，动、植物药材须明确品种、药用部位、产地、采收期、产地加工和炮制方法；矿物药另须明确矿物的类、族、主要成分等。

（2）指纹图谱的采集：采用高效液相色谱法和气相色谱法制定指纹图谱，其指纹图谱的记录时间一般为 1 小时；采用薄层扫描法制定指纹图谱，必须提供从原点至溶剂前沿的图谱;采用光谱方法制定指纹图谱,必须按各种光谱的相应规定提供全谱。对于化学成分类型复杂的品种,必要时可建立多张指纹图谱。根据 10 批次以上供试品的检测结果所给出的相关参数,制定指纹图谱。

(3) 共有指纹峰的标定:标定共有峰时,应选择 10 批以上供试品中都出现的色谱峰作为共有峰,峰面积不能太小,以免由于仪器检测灵敏度的变化而使该峰丢失。非共有峰的标定,应根据 10 批供试品检测结果,标定不能在每批供试品中都出现的色谱峰作为非共有峰。采用色谱方法制定的指纹图谱,必须根据参照物的保留时间,计算各指纹峰的相对保留时间。光谱法采用波长或波数标定指纹峰。

(4) 共有指纹峰面积的比值:以对照品作为参照物的指纹图谱,以参照物峰面积作为 1,计算各共有峰面积与参照物峰面积的比值;以样品中固有成分作为参照物的指纹图谱,则以其中某一个峰面积相对较大且较稳定的共有峰的面积作为 1,计算其他各指纹峰面积的比值。各共有峰的面积比值必须相对固定。

中药材供试品图谱中各共有峰面积的比值与指纹图谱各共有峰面积的比值比较,单峰面积占总峰面积 $\geq 20\%$ 的共有峰,其差值不得大于 $\pm 20\%$;单峰面积占总峰面积 $\geq 10\%$ 而 $<20\%$ 的共有峰,其差值不得大于 $\pm 25\%$;单峰面积占总峰面积 $<10\%$ 的共有峰,峰面积比值不作要求,但必须标定相对保留时间。未达基线分离的共有峰,应计算该组峰的总峰面积作为峰面积,同时标定该组各峰的相对保留时间。

(5) 特征指纹峰:特征指纹是指由一系列特征指纹峰所组成的固定峰群,实现了从多组分的角度反映中药内在特征的目的,为中药的品种鉴定,特别是同属不同种或含有相同有效成分的不同种中药的鉴别,提供了更多、更细致的信息和依据。特征指纹峰的确立,要求所有操作步骤规范化,应按优化的提取分离方法制备供试品溶液。

2. 指纹图谱的辨识 将供试品的图谱与指纹图谱进行直观的比较,并经手工计算量化参数;求出样品之间的相似度,或经计算机处理比较指纹图谱的相关性。

指纹图谱的辨识应注意指纹特征的整体性,一个品种的指纹图谱是由多个具有指纹意义的峰组成的完整图谱,各有指纹意义的峰位置(保留时间或比移值)、大小或高低(积分面积或峰高)、各峰之间相对比例是指纹图谱的综合参数,辨识比较时须从整体的角度考虑,注意各有意义的峰的相互的依存关系。有的品种,特别是中药复方制剂,必要时需要两张以上的指纹图谱。

指纹图谱的相似性应从两方面考虑,一是色谱的整体"面貌",即有指纹意义的峰的数目、峰的位置和顺序、各峰之间的大致比例等是否相似,以判断样品的真实性;二是样品与对照样品或"标准图谱"之间,或不同批次样品指纹图谱之间总积分值作量化比较,应符合有关规定。指纹图谱相似度的判读也可通过计算机指纹图谱相似度评价软件进行。

二、DNA 分子标记技术

ER-2-1
知识链接:
中药 DNA
鉴定

DNA 分子标记(DNA molecular marker)或称遗传标记(genetic marker),是指能反映生物个体或种群间基因组中某种差异特征的 DNA 片段。这种 DNA 片段是由基因组 DNA 经限制性内切酶切割和/或 PCR 扩增,和/或分子杂交后在电泳胶上或杂交膜上检测到的。

DNA 分子标记技术也称 DNA 分子诊断技术,是检测 DNA 分子由于缺失、插入、易位、倒位、重排,或由于存在长短与排列不一的重复序列等机制,而产生的多态性的技术。DNA 分子标记技术分为 3 类:第 1 类是以电泳技术和分子杂交技术为核心的分子标记技术,其代表性技术为限制性片段长度多态性(restriction fragment length polymorphism,RFLP)和 DNA 指纹分析(DNA fingerprinting),前者主要以低拷贝序列为探针进行分子杂交,后者主要以重复序列［包括串联重复序列（如卫星 DNA、小卫星 DNA 和微卫星 DNA）］和散布重复序列（如转座子、逆转座子）为探针进行分子杂交。第 2 类是以电泳技术和 PCR 技术为核心的分子标记技术,其代表性技术为随机扩增多态性 DNA（random amplified polymorphic DNA,RAPD）、简单重复序列（simple sequence repeat,SSR;或称 simple sequence length polymorphism,SSLP,或称 sequence-tagged microsatellite site,STMS）和扩增片段长度多态性（amplified restriction fragment length polymorphism,AFLP）。第 3 类是以 DNA 序列为核心的分子标记技术,其代表性技术为内转录间隔区（internal transcribed spacer,ITS）测序分析技术。

药用植物是中药材的主要来源。DNA 分子标记技术可用于中药品种鉴定及种质资源评价。它可从分子水平刻画中药材主流品种及其种属的遗传背景差异,为中药品种标准化提供先进、可行的方法和稳定、可靠的标准,进而为中药质量标准规范化奠定坚实的基础。这种方法比形态、组织和化学水平的检测更具有特征性和专属性。

（一）评价中药材种质资源

王喜军等收集了 10 种北五味子种质资源,采用 ISSR 分子标记法对各产地样品进行 PCR 扩增（图 2-1）,将扩增结果以软件 POPGEN32 分析,采用 MEGA 软件构建了北五味子的亲缘关系聚类图。利用 11 个引物扩增检测到 82 个多态性位点,以 Shannon 指数和 Nei 指数估算北五味子的遗传变异程度,其中 Nei 指数的变化范围在 0.147 6~0.228 4,Shannon 指数变化范围在 0.218 2~0.339 0。从二级聚类结果发现:黑龙江省神树林场、九连林场和柳河林场产的北五味子聚为第 1 类;黑龙江省呼玛县、吉林省汪清县产的北五味子聚为第 2 类;辽宁省南芬地区、黑龙江省七台河产的北五味子聚为第 3 类;黑龙江省虎林县、五常县和尚志县产的北五味子聚为第 4 类。表明北五味子［*Schisandra chinensis*（Turcz.）Baill.］保存着丰富的遗传多样性,具有较高的适应生存能力和进化潜能,对保持生态系统的稳定性和多样性具有重要意义。

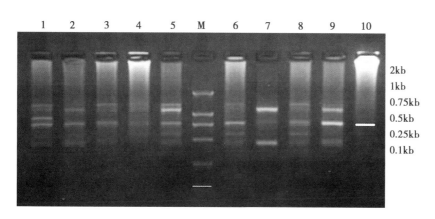

图 2-1 北五味子的 ISSR 引物 UBC823 的扩增结果

1. 呼玛 2. 五常 3. 柳河 4. 南芬 5. 九连 6. Marker 7. 虎林 8. 尚志
9. 汪清 10. 神树 11. 七台河 M. DL2000 DNA ladder

（二）鉴定中药基原及中药材品种

金成庸等对茵陈基原植物茵陈蒿的代用品韩茵陈及其同名植物白莲蒿进行鉴定,测定了 rDNA ITS 序列;序列之间的差异显示韩茵陈与白莲蒿应为两种植物,尽管与茵陈蒿存在密切的亲缘关系,但具有显著差异。

黄璐琦等应用 RAPD 技术对来源于 13 种 3 变种的天花粉及其类似品进行鉴别研究,用 8 个引物分别扩增得到清晰、稳定的条带共计 83 条,并采用聚类分析方法分析结果,将天花粉正品与类似品有效地分成 3 大类。其结果为天花粉及相关药材的鉴别提供了新的方法。

（三）辨识药材的道地性

党荣理等对新疆产草麻黄、中麻黄、膜果麻黄和木贼麻黄的 RAPD 图谱进行研究,结果发现,不含有效成分的膜果麻黄图谱与前三者相差最大,这说明药效成分与基因图谱之间存在一定相关性,为该类药材的道地性评价提供了分子依据。

周延清等对地黄 8 个品种 2 个品系的遗传关系进行研究,结果发现,由 17 条引物构建的图谱可以有效鉴别各个样品,其中有 2 条引物能单独区别 10 个样品。

三、植物代谢组学技术

代谢组学(metabonomics,metabolomics)是对某一生物或细胞在一特定生理时期内所有低分子量代谢产物同时进行定性和定量分析的一门新学科。植物代谢组学是以植物为研究对象的代谢组学,是对植物抽提物中代谢物进行高通量、无偏差全面分析的技术。它研究不同物种、不同基因类型或不同生态类型的植物在不同生长时期或受某种刺激干扰前后的所有小分子代谢产物,对其进行定性、定量分析,并找出代谢变化的规律。

（一）植物代谢组学应用技术

色谱与质谱联用技术是目前植物代谢组学研究广泛应用的技术,如 GC-MS、HPLC-QT-OF、HPLC-ESI-MS、HILIC-ESI-MS、HPLC-PDA-ESI-MS/MS、UPLC-ESI-MS、LC-NMR 等。目前,高分辨核磁共振氢谱(^{1}H-NMR)被认为是代谢组学研究最有力的分析手段之一,因为它不需要对样品进行过多的前处理,也不需要预先选择设定各种测量参数,就可以得到代谢物的信号轮廓;傅里叶变换红外光谱质谱联用(FTIR-MS)最近也被应用于植物代谢组学分析。傅里叶变换红外光谱(FTIR)主要测定样品中各成分的功能基团和高极性键的振动,因为特定的化学结构有特定的吸收频率,通过测定实验样品的红外吸收频率和强度,可以辨别出各成分。FTIR-MS 具有扫描速度快、光通量大、高分辨率、高信噪比及测定光谱范围宽的特点。

（二）研究方法

代谢组学分析流程包括样品制备、代谢物成分分析鉴定和数据分析与解释。由于药用植物中代谢物的种类繁多,而目前可用的成分检测和数据分析方法又多种多样,所以根据研究对象不同,采用的样品制备、分离鉴定手段及数据分析方法各不相同。

1. 样品制备　样品制备分为组织取样、匀浆、抽提、保存和样品预处理等步骤。代谢产物通常用水或有机溶剂分别提取,提取液经固相微萃取、固相萃取及亲和色谱等方法预处理后备用。

由于药用植物代谢物中很多物质不稳定,稍受干扰结构就会发生改变,目前尚无适合所有代谢物的抽提方法,只能根据所要分析的代谢物特性及使用的鉴定手段选择合适的提取方法,需对提取过程中的抽提时间、温度、溶剂成分和质量等因素进行筛选和考察。

2. 成分分析鉴定　对样品中所有代谢物进行分析鉴定是植物代谢组学研究的关键步骤。代谢组学分析对象的大小、数量、官能团、挥发性、带电性、电迁移率、极性以及其他物理化学参数差异颇大,需对其进行无偏向的全面分析,单一的分离分析手段往往难以保证。色谱、质谱、核磁共振、红外光谱、库仑分析、紫外吸收、荧光散射、发射性检测和光散射等分离分析手段及其多维联用组合技术是分析的主要手段。一般根据样品的特性和实验目的,选择适当的分析方法。

Fiehn 等利用 GC-MS 通过代谢组学对模式植物拟南芥的叶子提取物进行了研究,定量分析了 326 种化合物并确定了其中部分化合物的结构。LC-MS 中目前应用较广的是高效液相色谱和质谱联用(HPLC-MS)。Fiehn 还利用 HPLC-MS 检测笋瓜(*Cucurbita maxima* 'Gelber Zentner')的叶柄和叶片抽提物,检测到了超过 400 种代谢物,有 90 种被定性,其中大部分是氨基酸、糖和糖苷。Huhman 和 Sumner 在紫花苜蓿（*Medicago sativa*, Polish Variety Kleszczewska）和蒺藜状苜蓿（*Medicago truncatula*）中各鉴定出 15 种和 27 种皂角苷，并在紫花苜蓿中找到了 2 种新的乙二酸皂角苷。

3. 数据分析与解释　对获得的海量的样品分析数据进行相应的整合处理是代谢组学研究中的关键环节,可应用模式识别和多维统计分析等方法从这些大量的数据中获得有用的信息,从而使数据降维,使它们更易于可视化和分类。目前,常用的数据处理技术有多元回归（multiple regression）、判别分析（discriminant analysis）、主成分分析（principal component analysis）、聚类分析（hierarchical cluster analysis）、因素分析（factor analysis）和经典分析（canonical analysis）等。

同时,应充分利用网上数据库联结代谢组学与其他系统生物学分支的关系。目前,最成熟的数据库是关于模式植物拟南芥的 The *Arabidopsis* Information Resource（TAIR）, https://www. arabidopsis. org。

（三）植物代谢组学的应用

通过不同药用植物的代谢产物研究,可以对药材及其基原进行代谢指纹分析和鉴定;通过研究不同基因型植物的代谢物,可以发现与活性成分相关的新功能基因,促进转基因药用植物的研究;通过研究不同生态环境下药用植物的代谢产物,了解植物的区域性分布,能确定中药材的道地性;通过研究植物在受到某种因素（内部或外界）刺激之后特定的应激变化产生代谢物的变化规律,可以指导从植物中定向培养中药有效成分。

1. 建立代谢指纹图谱　代谢组学应用的高灵敏度、高通量检测技术,同时对众多代谢物进行定性定量分析,较为全面地研究药用植物不同时期或不同部位代谢物种类与含量变化,并通过这些变化推测相应的代谢途径和代谢网络,区分不同的植物基原。

Kim 对 3 种麻黄属（*Ephedra*）植物进行氢谱指纹图谱分析,通过主成分分析找到了它们之间的代谢物差异,证明指纹图谱分析是区分药材基原,实现全面质量控制的新工具。

Murch 采用 HPLC-MS 对黄芩（*Scutellaria baicalensis*）代谢成分进行研究,发现了 2 000 个成分,并对其中的 781 个成分进行鉴定,从而为筛选、评价优良品种建立了筛选模型。

2. 鉴定中药材品种　中药为复杂成分体系,应用代谢组学技术对其进行全面质量分析评价,可以归属为中药指纹图谱技术。针对中药材进行众多小分子代谢物的指纹图谱研究,建立系统的测定方法和全面的指标控制参数,并借助数学模型表征中药的特性,表达品种的质量。

刺五加为五加科植物刺五加[*Acanthopanax senticosus*（Rupr. et Maxim. ）Harms]的干燥根和根茎或茎,所含主要有效成分有香豆素类、木脂素类、甾体类、三萜类、糖类、一些酚性物及有机酸等。刺五加叶中含有大量的黄酮和皂苷类化合物,具有广泛的药理活性。刺五加为两性花,在野外调查中发现,该种群具有花丝长度不同的 3 种植株类型（长花丝、短花丝和中花丝类型）,但中花丝资源很少。王喜军借助代谢组学的理论方法,以 UPLC-ESI-HDMS 分析系统为核心手段,研究不同长花丝类型和两种不同性状短花丝类型刺五加叶的代谢组变化,分析其代谢轮廓差异（图 2-2）,运用 MarkerLynx XS 软件对数据提取和标准化处理后,进行 PCA、PLS、OPLS 模式分析（图 2-3~图 2-5）,同时借助 TOF-MS 方法测定化合物的精确质量,得到测定误差范围内的相应化合物的元素组成,通过分子式或分子质量检索化合物数据库,得到可能的化合物结构,再结合 MS/MS 数据筛选出最有可能的化合物。结果表征了 13 个生物标记物,解析其结构类型涉及黄酮、香豆素、皂苷、有机酸等,涵盖了刺五加中大部分结构类型;结合植物生物化学阐明其代谢途径及作用,从代谢组学角度阐释了刺五加不同性状间的差异,阐明了不同性状类型刺五加药材品种间的品质差异。

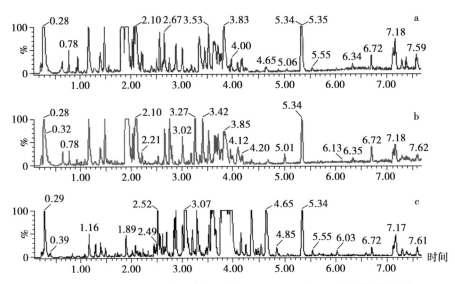

图 2-2 不同性状刺五加叶甲醇提取液 UPLC-HDMS BPI 轮廓图（ESI-）
a. 长花丝刺五加　b. 短花丝刺五加　c. 短梗五加
正离子模式 UPLC-Q-TOF/MS BPI 轮廓图（连续 8 天）

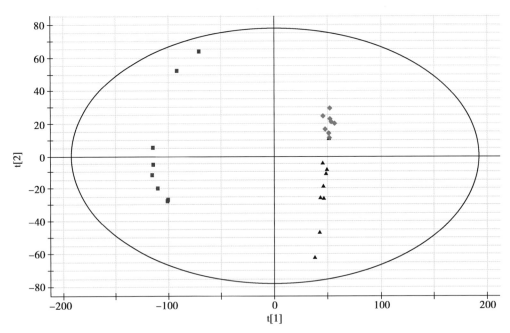

图 2-3 不同性状刺五加叶代谢产物 PCA 分析的 Score plot
▲ 长花丝刺五加　◆ 短花丝刺五加　■ 短梗五加

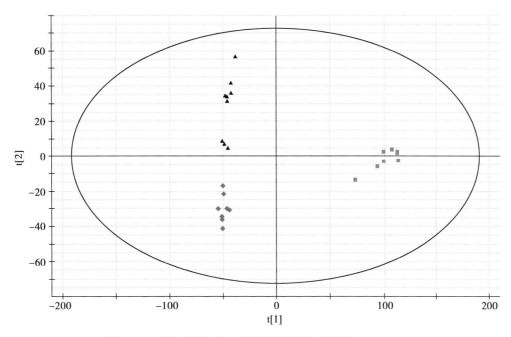

图 2-4 不同性状刺五加叶代谢产物 PLS 分析的 Score plot
▲ 长花丝刺五加 ◆ 短花丝刺五加 ■ 短梗五加

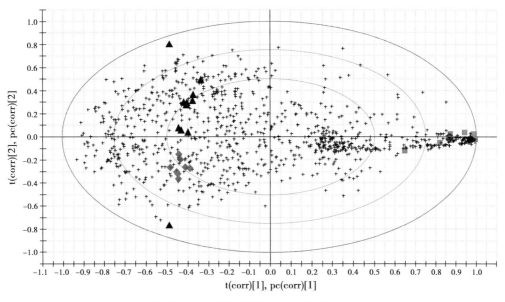

图 2-5 不同性状刺五加叶代谢产物 PLS 分析的 Loadings Bi plot
▲ 长花丝刺五加 ◆ 短花丝刺五加 ■ 短梗五加

复习思考题

1. 简述本草考证的意义。
2. 简述中药粉末制片时水合氯醛透化的目的。
3. 简述微量升华的概念,并举例说明。

03章PPT

PPT 课件

◆◆◆ 第三章 ◆◆◆

中药有效性鉴定

第一节　中药有效性与药效物质基础

　　中药有效性是由药效物质基础决定的。药效物质基础是中药所含的化学成分,即有效成分(effective compound)、活性成分(active compound)及相关成分(related compound)。有效成分是指能体现中药某一特定经典临床疗效的化学成分;活性成分是指具有某种生物活性但该活性与中药传统的临床疗效无关或无相关性;相关成分是与有效成分或活性成分伴存的能够影响其吸收、分布、代谢和排泄的化学成分。由于在不同方剂中的配伍影响,同一化学成分在不同组方中所表现的作用不同,既可以是有效成分,也可能是相关成分,甚至可能是无效成分。

　　中药有效性鉴定的关键在于药效物质基础确定及建立相应的含量控制的方法。所以,中药有效性的鉴定包括中药药效物质基础的确定、中药药效物质基础分析方法的建立,以及在此基础上中药质量标准的制订等内容。

一、有效性评价方法

　　中药有效性的评价方法主要有药效检测法、生物效价法、药代动力学与药效学结合法(PK-PD)等。其中,药效检测法更具有普遍性,具体研究时,要根据中药的主治、参考功效,选择试验方法,首选具有中药特点的动物模型,根据中药成分的复杂程度选择整体或离体试验,在指标的选取上要尽量选择特异性强、敏感度高的指标。生物效价检测是利用生物体包括整体动物、离体组织、器官、细胞、微生物等评估药物生物活性的研究方法。它以药物的药理作用为基础,以生物统计为工具,运用特定的实验设计,在一定条件下比较供试品和相当的标准品或对照品所产生的特定反应,通过对反应剂量间比例的运算,测得供试品的效价。PK-PD从找出浓度-效应-时间三维关系入手,进行中药药动学研究,在阐明药物作用机制、活性化合物的筛选、提示剂型改革方向、指导制订临床用药方案等方面发挥了重要作用。

二、药效物质基础的表征及鉴定

（一）药效物质基础的确定

中药药效物质基础的确定是有效性鉴定的关键。常用的确定有效成分的技术与方法有活性导向分离法、高通量筛选法、生物色谱法及血清药物化学方法等。

1. 活性导向分离法 活性导向分离法（bioassay-guided separation）是指在活性测试体系的指导下分离化学成分的一种方法。活性测试体系是指药物有效性在生物体上的表达。活性导向分离将活性测试与化学成分分离方法有效结合，减少分离的盲目性和分离过程中活性成分的丢失，是寻找活性成分或先导化合物的经典方法。

（1）活性测试体系的建立：应用药理学方法建立实验动物模型或生物模型，确定活性测试的指标，用于指导活性部位或活性成分的分离。如以皮质激素建立大鼠肾虚模型，以链脲佐菌素（streptozocin，STZ）建立大鼠糖尿病模型，以 α-异硫氰酸萘酯（alpha-naphthyl isothiocyanate，ANIT）建立胆汁淤积型大鼠肝损伤模型，以及肝损伤细胞模型、成骨细胞模型等，用于补肾有效成分、治疗糖尿病有效成分、保肝有效成分及促骨细胞生长有效成分等的导向分离。

（2）活性分离方法的研究：在建立适于指导目标活性物质追踪的生物活性测试体系的基础上，根据中药所含化学成分的性质对其进行分离。

1）粗分离：将中药的提取液如水煎液，依次用极性不同的溶剂萃取而得到相应的萃取部位；或用不同极性的有机溶剂直接提取而得到萃取部位；或用大孔吸附树脂、离子交换树脂、葡聚糖凝胶分离得到各部位。得到的各部位用活性测试体系进行测试，其中显示生物活性的粗分离部位称之为有效部位。

2）精分离

A. 经典柱色谱方法：系指将粗分离得到的有效部位装入分离柱中，用洗脱剂洗脱进行分离，反复的柱色谱分离最终可以得到单体化合物。每次分离所得的组分均需经过活性测试。对追踪分离得到的单体化合物，根据理化性质和波谱数据确定化合物的结构，最后对结构明确的化合物再进行活性测试，确定活性单体。

B. 制备液相色谱分离：制备液相色谱分离可从混合物中得到纯物质。由于制备色谱进样品量大，色谱柱的分离负荷加大，色谱柱长度和直径一般为 20cm×1cm，并使用较多的流动相；制备色谱柱处理的样品多，柱子易受污染，可利用萃取、过滤、结晶、固相萃取等简单的分离方法除掉杂质。

利用制备液相色谱分离得到的化合物再进行活性测试。

2. 高通量筛选法 高通量筛选（high throughput screening，HTS）是一种新的筛选有效成分的方法。它以分子水平和细胞水平的筛选模型为基础，以微板形式作为实验工具载体，以灵敏、快速的检测仪器采集实验数据，以计算机对实验获得的数据进行分析处理，在同一时间内对数以千万计的样品进行检测。

HTS 分析过程的基本操作包括加样、稀释、转移、混合、洗板、温孵、检测。自动化工作站与一种或多种检测仪器连接，可以自动进行检测并采集储存数据，完成整个试验过程。在检测方法方面，除经典的放射性配基结合试验外，通常采用酶联免疫吸附测定（enzyme linked immunosorbent assay，ELISA）、临近闪烁分析（scintilation proximity assay）、时间分辨荧光（time resolved fluorescence）和荧光关联谱（fluorescence correlation spectroscopy）等。

常用的高通量筛选模型包括细胞模型、受体模型及酶分子模型。此外，基因芯片技术是 HTS 方法之一。基因芯片（gene chip）又称 DNA 芯片、DNA 微阵列（DNA microarray），是采用原位合成或显微打印技术,将数以万计的 DNA 探针固化于支持物表面而形成的二维 DNA 探针阵列。其可在短时间内分析大量的生物分子,从而快速、准确地获取样品中的生物信息,筛选活性成分。

3. 生物色谱法　生物色谱法(biochromatography)是将酶、受体和传输蛋白等生物大分子或靶体甚至细胞固着于色谱担体上,作为一种生物活性填料用于液相色谱,形成一种能够模拟药物与生物大分子、靶体或细胞相互作用的色谱系统,利用被分析物与生物大分子间特异性的相互作用,分离、纯化化合物,并可测定其生化参数。

仿生物膜色谱法(artificial biomembrane chromatography)也属于生物色谱法的范畴。它是以模拟生物膜的脂质双层结构的脂质体、蛋黄卵磷脂、大豆卵磷脂等为固定相,分离酶或蛋白质;或在仿生物膜中嵌入各种配基,以实现特定的色谱分离。

例如,根据不同药物成分与人血清白蛋白(human serum albumin,HSA)结合力的差异,应用 HSA 分子生物色谱分析中药活性成分。在相同的色谱条件下,用 HSA 柱分别分离了 4 种单味中药——当归、黄芪、川芎和赤芍的水提取液,发现当归、黄芪谱图中各有 4 个明显的与 HSA 结合力强的保留组分;赤芍谱图中有 2 个保留组分;川芎谱图中有 3 个保留组分。

知识拓展:
中医方证代
谢组学

4. 中药血清药物化学方法　中药的经典给药途径为口服给药,其所含成分必须吸收后才能发挥作用,而有的成分需经代谢后才能被吸收或产生活性。因而,通过口服给药后,分析中药血清中的移行成分,确定中药及复方的体内直接作用物质,能够准确地研究并确定中药及复方的药效物质基础。

中药血清药物化学(serum pharmaceutical chemistry of TCMs)是以经典的药物化学研究手段和方法为基础,多种现代技术综合运用,分析鉴定口服中药后血清中移行成分,研究其药效相关性,阐明其体内过程,确定中药药效物质基础的应用科学。

(1)中药血清药物化学的主要内容及方法

1)口服样品的成分分析及品质评价:建立给药样品的全成分指纹图谱,表征给药样品中所含原形成分,测定主要成分含量,控制给药样品质量稳定和均一。

2)实验动物选择:依据样品中所含成分性质及动物对药物作用的选择性,选择与人体对此类化合物代谢行为相同或相似的动物,最大限度地模拟药物在人体的代谢过程。

3)给药方案制订:采用两种给药方案相结合进行给药。传统方式:给药剂量、次数、途径均按照原方药经典的记载和规定进行;现代方式:提高给药剂量,连续多次给药,或以主要成分的"稳态浓度"为指导,确定给药剂量和给药时限。

4)采血时间及方式确定:末次给药后 0.5~12 小时以内,分次由门静脉及下腔静脉采血,通过在线检测而确定最适采血时间。

5)含药血清样品处理:依据药物成分的性质,选用固相微萃取法、固相萃取法、溶剂萃取法、热水浴法、沉淀蛋白法及超滤法等方法,处理及净化含药血清样品,最大限度地富集血清中的药物成分,除去干扰成分,减少基质效应。

6)血清样品分析方法建立:依据药物成分的性质,选用高效液相色谱、液相色谱-质谱联用、气相色谱、气相色谱-质谱联用、毛细管电泳色谱等现代分析方法,建立血清色谱指纹图,通过标准药材、标准物质的相关色谱及光谱数据表征,鉴定血中移行成分及其代谢产物。

7)血中移行成分的制备:运用现代分析色谱,结合制备色谱技术及膜分离技术等,富集并纯化中药血清中移行成分或其存在于药材中的前体化合物,为药效相关性分析及药动学研究提供样品。

8)血中移行成分与中药传统疗效相关性的研究:选择适宜的动物模型、细胞模型及基因或蛋白等靶点,进行药效相关性研究,确定有效成分。

（2）中药血清药物化学的应用

1）指导中药质量标准中指标成分的选择：通过中药血清药物化学研究，可以确定中药的体内直接作用物质。以主要的体内直接作用物质为指标，通过高效液相色谱、气相色谱及高效毛细管电泳等分析技术，建立反映中药及复方整体化学信息的血清色谱指纹图，以及主要血清移行成分的同时定量方法，从而建立能够被国际社会接受的中药及复方的质量控制体系。

2）指导指纹图谱中共有峰的确定：药材的指纹图谱受产区的大环境、具体药材的小环境、采收时间、干燥方法等多种因素的影响，变异性较大，如果共有指纹峰的数量确定较多，将限制某些产区药材的应用；相反地，如果确定较少，将造成劣质药材的混入。因此，必须科学地确定指纹图谱的共有峰。口服中药后，含药血清的指纹图谱中，除内源性物质或外源性物质的代谢产物外，中药中的原形成分应该是有用成分，或者说是此类药材中应该共同拥有的物质，是其必备的物质基础。以代表此类成分的吸收峰为指标，指导体外药材指纹图谱的共有峰的确定，使指纹图谱的制定达到既控制质量又不制约发展的目的。

3）指导中药有效组分的确定：中药口服后，血清中的成分为中药的体内直接作用物质，以其为线索或以血清色谱指纹图为指导，从药材或复方中定向地分离制备进入体内的直接作用物质或血中代谢产物的前体，可以得到有效成分或有效组分。以此为基础进行中药创新药物设计，将是中药新药发现的有效途径，基于体内直接作用物质的中药新药研究，将是未来基于中医临床经验创新药物的设计理念。

例如，刺五加的血清药物化学研究。用 Wistar 雄性大鼠，体重（180±20）g。按照 15ml/kg 的剂量灌胃给予刺五加提取物，60 分钟后经肝门静脉取血 5ml，在 7 000r/min 条件下离心 15 分钟，取血清样品 1ml，置具塞试管中，按每 0.4ml 血清加入 10μl 磷酸酸化，涡旋混匀 30 秒，缓慢通过已活化的固相萃取柱，先用 1ml 5%乙腈洗脱，弃去洗脱液，再用 2ml 乙腈洗脱，洗脱液以氮气流吹干，残渣用 500μl 流动相溶解，溶液经 0.45μm 微孔滤膜滤过，滤液备用。色谱条件为：Diamonsil™ RP C_{18} 色谱柱（200mm×4.6mm，5μm）；Diamonsil™ C_{18} 保护柱（10mm×4.6mm，5μm）；检测波长 220nm；流动相：A：乙腈，B：0.1%磷酸水溶液梯度洗脱流程；流速 1.0ml/min；进样量 20μl；柱温 40℃。在此条件下，血清中检测到 19 个化合物。经与刺五加提取物的体外指纹图（图 3-1）进行比较，在 19 个化合物中，11 个为刺五加提取物中的原形成分，8 个为代谢产物。进一步与标准化合物的色谱行为及光谱数据比较，6 个原形化合物（5 号峰、10 号峰、11 号峰、13 号峰、16 号峰和 17 号峰）被分别鉴定为原儿茶酸（protocatechuic acid）、紫丁香苷（syringin）、绿原酸（chlorogenic acid）、咖啡酸（caffeic acid）、刺五加苷 D（eleutheroside D）及异秦皮啶（isofraxidin），3 个代谢产物为刺五加苷 B 代谢产生。

（二）对药效物质基础进行定量分析

中药有效性鉴定的重要方面是对药效物质基础进行定量分析。此过程包括样品处理方法与定量分析方法。

1. 样品处理方法

（1）样品的粉碎：样品粉碎的目的：①促进样品中的被测成分溶出和提取速率；②保证样品均一和代表性，提高测定结果的可信度。

粉碎样品时，尽量避免设备磨损等原因造成的样品污染及成分的损失。在样品过筛时，通不过筛孔的颗粒，须反复粉碎或碾磨，使其全部通过筛孔，以保证样品的代表性。粉碎设备主要包括粉碎机、研钵等，脏器等组织样品可用匀浆机进行组织匀浆。

（2）样品的提取：根据样品中被测组分的性质，选用适宜的溶剂和提取方法进行提取，

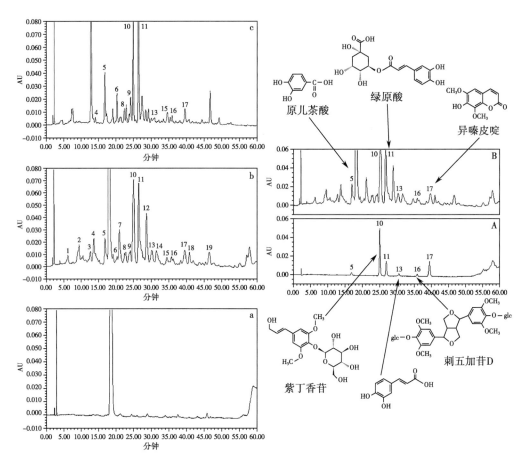

图 3-1 口服刺五加提取物后，大鼠血清 HPLC 色谱指纹图及其主要峰的标定
a. 空白血清样品　b. 刺五加提取物　c. 口服刺五加后血清样品　A、B. 与标准品色谱峰比较鉴别

定量量取样品溶液并进行必要的分离纯化处理，使被测组分富集后，进行含量测定。常用的提取方法包括冷浸法、回流提取法、连续回流提取法、超声提取法等。此外，还有二氧化碳超临界萃取技术、微波辅助提取技术、半仿生提取技术、酶法提取技术等提取方法，也逐渐被应用于样品的制备。

（3）样品的分离净化：由于中药中所含成分复杂，被测成分的伴存物质较多，或由于被测成分含量较低等原因，须对提取后的样品进行净化和富集。根据样品中被测成分和干扰物质的理化性质、存在形式及浓度范围等，选择适宜的纯化方法。目前，常用方法有液-液萃取、固相萃取、固相微萃取及柱切换技术等。

1）液-液萃取（liquid-liquid extraction，LLE）：该法是基于样品中待测成分与干扰成分在互不相溶的两种溶剂中的分配系数不同而实现样品的纯化。在萃取过程中，水相的 pH 是重要参数，并与萃取溶剂种类及溶剂与水相的体积比值相关。该法操作简单、快速、经济实用，但有时会产生乳化现象及被测成分的损失。

2）固相萃取（solid phase extraction，SPE）：该法是基于液相色谱分离原理建立的分离纯化方法。与 LLE 相比，该法的优点是：无乳化现象，提取回收率高，可超过90%；样品用量少，重现性好；纯化速度快，采用动态的柱操作，实现操作的自动化；能满足 GC、HPLC、RIA、MS、NMR 及 UV/VIS 等多种分析方法对样品制备的要求。

在实际纯化过程中，当含有待测成分的样品溶液通过 SPE 柱时，由于受到"吸附""分配""离子交换"或其他亲和力作用，待测成分或杂质被保留在固定相上，用适当溶剂分别洗脱杂质和待测成分。洗脱方式有两种,一种是待测成分比杂质与固定相之间的亲和力更强,因而被保留,用一种溶剂先将杂质洗脱掉,然后用另一种对待测成分亲和力更强的溶剂洗脱待测成分;另一种是杂质较待测成分与固定相之间亲和力更强,则待测成分被直接洗脱。SPE 的基本步骤包括固定相活化、上样、淋洗和洗脱 4 个环节(图 3-2)。目前,商家已生产出"真空集合管"或"自动离心式样品萃取器",能同时分析操作 8~10 个微型柱。

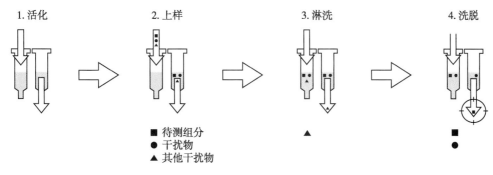

图 3-2 固相萃取纯化样品的基本步骤

3) 固相微萃取(solid phase micro-extraction,SPME):固相微萃取是在固相萃取的基础上发展起来的一种新型样品预处理方法。该法基于待测成分在萃取涂层与样品之间的吸附或溶解-解吸平衡而建立起来的集萃取、浓缩、进样功能于一体的技术。其装置简单、易于操作、样品用量小、选择性好、灵敏度高、重现性好、无需溶剂或仅需极少量溶剂即可完成分析。

4) 柱切换技术(column switching technique):柱切换技术是色谱分析中处理复杂样品的一种方法,是指用切换阀改变流动相走向和流动相系统,从而使洗脱液在一特定时间内,从预处理柱进入到分析柱的在线固相分离技术。常用长 3~5cm,填以粒径 25~40μm 填料的预处理柱,选择一个低溶剂强度的预处理流动相使样品净化、富集;切换阀启动后,分析流动相将成分带入分析柱分离与测定;测定结束后,仪器自动恢复准备下次进样,严格按预先设定的程序执行。采用此法能够实现样品预处理的自动化,常与 HPLC 和 LC-MS/MS 仪器联用。

2. 定量分析方法

(1) 分光光度定量分析:紫外-可见分光光度法(ultraviolet-visible spectrometry)是通过被测定物质在特定波长处光的吸收度,对其进行定性和定量的分析方法。中药中有紫外吸收或有一定颜色的成分,在一定浓度范围内,其溶液的吸收度符合朗伯-比尔定律,均可用此法进行分析。本法适用于大类成分的含量测定,如总黄酮、总蒽醌、总生物碱等。

测定时将样品溶液、空白对照溶液装入石英池中,在规定的吸收波长处测试吸收度。一般吸收度在 0.3~0.7 之间的误差较小,当溶液 pH 对测得结果有影响时,应将样品溶液和对照品溶液的 pH 调成一致。

样品中被测成分的含量通常用标准曲线法计算。标准曲线法即从待测物质的吸收光谱图上选定某一最大吸收波长,用一系列不同浓度的标准溶液在该波长处分别测得它们的吸光度,用吸光度对浓度作图。若待测物质对光的吸收符合朗伯-比尔定律,应得到一条通过原点的直线,即标准曲线。在同样条件下测定样品溶液的吸光度,按标准曲线的回归方程计算样品溶液的浓度。

(2) 薄层色谱扫描法(thin layer chromatography scanning,TLCS):将样品溶液点于薄层板上,在展开缸内用展开剂展开,使样品溶液所含成分分离,用一定波长的光照射在薄层板上,对薄层色谱中可吸收紫外光或可见光的斑点,或经激发后能发射出荧光的斑点进行扫描,将扫描得到的图谱及积分数据用于鉴别、检查或含量测定。测定时,可根据不同薄层扫描仪的结构特点,按照规定方式扫描测定,一般选择反射方式,采用吸收法或荧光法。通常含量测定应使用市售预制薄层板。

（3）高效液相色谱法（high performance liquid chromatography，HPLC）：高效液相色谱法具有分离效能高、分析速度快、重现性好、准确度和灵敏度高等优点,应用范围之广,是其他分析仪器所不能比拟的。本法已成为中药有效成分含量测定的首选方法。高效液相色谱法的主要方法学问题包括以下几点。

1）色谱柱的优选：最常用的色谱柱填充剂为化学键合硅胶。反相色谱系统使用非极性填充剂,以十八烷基硅烷键合硅胶最为常用,辛基硅烷键合硅胶和其他类型的硅烷键合硅胶,如氰基硅烷键合相和氨基硅烷键合相等也有使用；正相色谱系统使用极性填充剂,常用的填充剂为硅胶等；离子交换填充剂用于离子交换色谱；凝胶或高分子多孔微球等填充剂用于分子排阻色谱等；手性键合填充剂用于对映异构体的拆分分析。

2）检测器的选择及检测条件的优化：常用的检测器有紫外检测器（UVD）、二极管阵列检测器（DAD）、荧光检测器（FLD）、示差检测器（PID）等,以及液相与质谱联用（HPLC-MS/MS）。不同的检测器对流动相的要求不同,其检测参数不同,应根据样品的性质进行参数优化。

3）流动相选择：可采用等度洗脱或梯度洗脱的溶剂组成作为流动相系统。由于 C_{18} 链在水相环境中不易保持伸展状态,故对于十八烷基硅烷键合硅胶为固定相的反相色谱系统,流动相中有机溶剂的比例通常应不低于 5%,否则 C_{18} 链的随机卷曲将导致组分保留值变化,造成色谱系统不稳定。

4）系统适用性试验：色谱系统的适用性试验通常包括理论板数、分离度、重复性和拖尾因子等 4 个指标。其中,分离度和重复性是系统适用性试验中更具实用意义的参数。

5）测定方法：包括内标法加校正因子、外标法及面积归一化法。内标法多用于体内样品分析,它是一种间接或相对的校准方法。在分析测定样品中某组分含量时,加入一种内标物质以校准和消除由于操作条件的波动而对分析结果产生的影响,只要测定内标物和待测组分的峰面积与相对响应值,即可求出待测组分在样品中的含量。外标法是用待测组分的纯品作对照物质,以对照物质和样品中待测组分的响应信号相比较进行定量的方法。面积归一化法主要通过计算被测组分的峰面积占所有检出组分总峰面积的比例,确定被测组分相对含量。

（4）气相色谱法（gas chromatography，GC）：气相色谱法主要用于测定中药中挥发油及其他挥发性组分的含量,也可通过衍生化法或应用特殊色谱柱分析不易挥发的成分。

（5）高效毛细管电泳（high performance capillary electrophoresis，HPCE）：高效毛细管电泳是以毛细管为分离通道、以高压直流电场为驱动力,在毛细管中按其淌度或分配系数的不同而进行高效、快速分离的新型"液相色谱"技术。该技术使分析科学得以从微升水平进入纳升水平,并使单细胞分析乃至单分子分析成为可能,适合复杂样品的分离和分析。

（6）毛细管电色谱法（capillary electrochromatography，CEC）：毛细管电色谱法是综合了毛细管电泳（capillary electrophoresis，CE）和高效液相色谱（HPLC）的优势而发展起来的新型高效电分离微柱液相色谱技术。CEC 一般采用熔融的石英毛细管柱,在柱内填充或管壁键合固定相,用高压直流电源（或外加一定的压力）代替高压泵,产生电渗流（electroosmotic flow，EOF）代替压力驱动流动相,溶质依据它们在流动相与固定相中的分配系数的不同和自身电泳淌度的差异得到分离,因而既能分离中性物质又能分离带电组分。

第二节　中药有效性与中药质量标准

一、药效物质基础与质量标记成分

药效物质基础是指中药含有的能够表达药物临床疗效的化学成分总称,包括有效成分、活性成分及相关成分。在对药材进行有效性评价和质量控制时,所选取的用于控制药物质量的一种或一类物质称质量标记成分。但由于中药成分的复杂性和方剂配伍等方面的影响,以及检测手段的限制,质量标记成分不一定是中药的有效成分。

二、质量标记成分与质量标准

中药质量主要指中药材、饮片及中成药品质,包括外观品质和内在品质,质量标准及控制中药品质的技术方法和规范,在保证中药的真实性和安全性的前提下,实现有效性。由于质量标记成分不一定是有效成分,因此是直接或间接反映中药质量。

质量标准是国家对药品质量及检验方法所作的技术规定,是药品生产、经营、使用、检验和监督管理部门共同遵循的法定依据。

质量稳定并达到国家标准的中药材及其饮片是临床用药安全有效的前提,也是中成药质量稳定的先决条件。因此,制订科学规范的中药材质量标准,有效控制药材生产过程及产品的质量,才能确保中药的有效性。

中药质量标准包括以下两大类:

1. 法定标准

（1）国家标准:包括《中华人民共和国药典》和《中华人民共和国卫生部药品标准》,后者简称《部颁药品标准》。国家标准是对产品的最低要求。国家标准收载的产品生产都必须符合国家标准。

（2）地方标准:省、市、自治区药品标准。

对新药而言,批准的标准从一类到五类,都有 2 年试行期,试行期过后,可转为部颁药品标准。

2. 企业标准　药品生产企业自己制定的内控标准。企业的标准属于内控标准,方法尚不够成熟,但能起到某种质控作用;企业的标准往往高于法定标准要求,项目比国家标准多,限度比国家标准高。

三、质量标准内容及技术要求

（一）质量标准的内容

质量标准包括名称、来源、性状、鉴别、检查、浸出物测定、含量测定、炮制、性味与归经、功能与主治、用法与用量、注意及贮藏等项。质量标准的书写格式,参照现行版《中华人民共和国药典》。

1. 名称　药材的汉语拼音名称及药材拉丁学名,后者按中药材拉丁学名的命名原则命名。

2. 来源　包括原植（动）物的科名、植（动）物的中文名、拉丁学名、药用部位、采收季节和产地加工等。矿物药包括该矿物的类、族、矿石名或岩石名、主要成分及产地加工。

3. 性状　包括药材的形态、大小、色泽、表面、质地、断面、气味等特征。

4. 鉴别 包括经验鉴别、显微鉴别、一般理化鉴别、色谱鉴别和光谱鉴别等。选用方法要求专属、灵敏、快速、简便。

5. 检查 水分、灰分、酸不溶性灰分及重金属等,按药典方法进行检查。

6. 浸出物测定 参照《中华人民共和国药典》附录浸出物测定要求,结合用药习惯、药材质地及已知的化学成分类别等选定适宜的溶剂,测定其浸出物含量以控制质量。浸出物含量限(幅)度指标应根据实测数据制订,并以药材的干品计算。

7. 含量测定 对有效成分、毒性成分明确,或明确反映内在质量指标成分的药材,均应建立含量测定。

8. 加工炮制 根据用药需要,需进行炮制的品种,应制订合理的加工炮制工艺,明确辅料用量和炮制品的质量要求。

9. 功能与主治,用法与用量,禁忌、注意事项及贮藏等。

对中药制剂而言,必须在处方固定和原料(净药材、饮片、提取物)质量、制备工艺稳定的前提下,方可拟订质量标准草案。质量标准应确实反映和控制最终产品质量。质量标准的内容一般包括"名称、汉语拼音、处方、制法、性状、鉴别、检查、浸出物、含量测定、功能与主治、用法与用量、注意、规格、贮藏、有效期"等项目。

(二)质量标准的技术要求

技术要求主要是指质量标准起草说明的内容,对质量标准中各项内容提出具体要求。目的在于说明制订质量标准中各项目的理由,规定各项目指标的依据、技术条件和注意事项等,既要有理论解释,又要有实践工作的总结及试验数据。具体内容要求如下。

1. 名称、汉语拼音、拉丁名 阐明确定该名称的理由与依据。一般按《中药命名原则》制订。

2. 来源

(1)提供有关该药材的原植(动、矿)物鉴定详细资料,以及原植(动)物的形态描述、生态环境、生长特性、产地及分布。引种或野生变家养的植(动)物药材,应有与原种(野生)的植(动)物对比的资料。

(2)确定该药用部位的理由及试验研究资料。

(3)确定该药材最佳采收季节及产地加工方法的研究资料。

在来源中不列小标题,科名不附拉丁名,拉丁学名不加括号。拉丁学名的属名第一个字母大写,种名小写,定名人第一个字母大写,如缩写须加缩写点。动物、昆虫定名人不缩写。采收季节和产地加工应简明扼要,不写详细过程。例如白头翁:本品为毛茛科植物白头翁 *Pulsatilla chinensis*(Bge.)Regel 的干燥根。春、秋二季采挖,除去泥沙,干燥。

药材如为同属或不同属的多来源植(动)物时,把质量好、产量大、使用面广的排在前面。如为两个种,学名之间加"或"字连接;两个种以上的,前几个用"、"号连接,最后两个之间用"或"字连接。属名应写全名,不缩写。例如甘草:本品为豆科植物甘草 *Glycyrrhiza uralensis* Fisch、胀果甘草 *Glycyrrhiza inflata* Bat. 或光果甘草 *Glycyrrhiza glabra* L. 的干燥根或根茎。春、秋二季采挖,除去须根,晒干。

3. 性状 说明性状描述的依据,药材标本的来源及性状描述中其他需要说明的问题。药材由于来源、产地加工不同,其性状各有特点。药材的大小、色泽变化往往与质量有很大关系。因此,根据药材的性状特征可以初步鉴定其真伪或优劣,将其规定在质量标准中,可作为外观鉴定的依据。对于油脂类药材,其溶解度、相对密度、折光率、酸值、皂化值、碘值、酯值均列于性状项下。

4. 鉴别 说明选用各项鉴别的依据并提供全部试验研究资料,包括显微鉴别的组织、粉末特征及其墨线图或显微照片(注明扩大倍数)、理化鉴别的依据和试验结果,或光谱鉴别试验可选择的条件和图谱,以及色谱的彩色照片或彩色扫描图。色谱鉴别用的对照品及对照药材应符合"中药新药质量标准用对照品研究的技术要求"。

（1）经验鉴别:对药材的某些特征,采用直观方法进行鉴别,是一种简单可行的鉴别方法。如青黛烧灼产生紫红色的火焰,海金沙点燃发出轻微爆鸣声及明亮火焰,牛黄能将指甲染黄的"挂甲"试验等。但这些直观鉴别方法必须与易混淆品进行比较,确定其专属性后方可收载。

（2）显微鉴别:在外形相似不易鉴别时,可利用内部构造特征的显微观察进行鉴别;粉末状或破碎药材可进行粉末的显微组织观察鉴别;对新发现中药材和引种的药材,可以通过组织结构的观察,研究组织特征和其引种栽培药材的组织变异情况,在质量标准正文中应突出主体、易见显微特征的描述。

（3）一般理化鉴别:由于理化鉴别如呈色反应、沉淀反应、荧光反应等一般均属功能团的鉴别反应,凡有相同功能团的成分,均可能呈正反应,专属性不强,加之众多成分可能产生的干扰,也影响反应的准确性。初步的鉴别结果,一般情况下不宜作为质量标准中的最终鉴别项目,只有文献报道该类成分在此药材中确实存在或有试验依据,经过比较研究确证无干扰,并有一定的特征性和重现性的结果时,设为理化鉴别才有意义。

（4）色谱鉴别:色谱鉴别是利用薄层色谱、气相色谱或液相色谱对中药进行鉴别的方法。

薄层色谱鉴别可以一个或几个有效成分为鉴别特征。如果有效成分尚不明确,可选具有特征斑点的薄层色谱图与对照药材的图谱进行比较,加以鉴别。起草说明材料中,必须提供方法学的验证材料,说明方法的可靠性。操作条件力求规范化,如选用化学对照品作对照,应选择两种以上性质不同的展开剂展开,供试品中与对照品相应的斑点必须有相同的层析行为,以免误判,再从中选取条件较好的展开剂列入质量标准中。如用对照药材作对照,需使用标有学名的药材,并需注意同一药材不同品种色谱的差异。

在制订标准时,药材需选用不同的展开剂比较,对照品和对照药材的要求应符合有关规定。薄层鉴别项目要求在起草说明中附薄层色谱的图片,并应尽量附薄层色谱的照片。

在其他手段无法鉴别时,也可采用气相色谱及液相色谱建立指纹图谱,用于中药材鉴别。

（5）光谱鉴别:在中药材鉴别时,对一个总的提取物而言,其紫外光谱或红外光谱的专属性均很差,多数药材的提取物在 270～280nm 均可能有最大吸收,所以不能构成某一药材的鉴别特征,或特征性不强。在一般情况下,光谱直接用于鉴别的不多。在特定的情况下,在类似品或掺伪品对比研究的基础上,能构成鉴别特征的,也可应用。

5. 检查　说明各检查项目的理由及其试验数据,阐明确定该检查项目限度指标的意义及依据。药材质量标准中,【检查】部分是指药材中可能混入的一些杂质以及与药品质量有关的项目。各类药材的检查项目要求如下。

（1）植物类中药检查:根据中药材的具体情况制订对质量有影响的检查项目,如杂质、水分、总灰分、酸不溶性灰分、膨胀度、水不溶物、重金属、砷盐、吸收度、色度等。如可能混有其他有害物质,应酌情检查,如农药残留量等,但在起草说明中须提供检测方法及积累数据,作为审评时参考,确有必要时,可列入标准中,作为控制质量的依据。

（2）油脂类中药检查:油脂类中药多由植物种子或其他部位经压榨或提取制备而得。此类中药提取过程中多需要接触金属容器,可考虑重金属检查。某些油脂类中药掺杂廉价油脂或其他有害物质,必须予以重视,并应列检查项目。

（3）动物类中药检查:动物类药材含较多水分,易霉坏变质,故多规定水分检查。一些动物类药物在生产或贮存过程中,可能会产生一些带有腐败气的碱性物质,影响安全性与有效性,可以规定挥发性碱性(挥发性盐基氮)物质的限量检查,可参阅《中华人民共和国药典》阿胶检查方法。其他如总灰分、重金属、砷盐杂质等检查,可根据具体情况而定。

（4）矿物类中药检查:矿物类中药虽然经精制,但仍易夹有杂质及有害物质,必须进行检查并规定限度。如检查重金属、砷盐、镁盐、铁盐、锌盐、干燥失重等项目。应根据具体情况考虑收载哪些项目。检查方法可参阅《中华人民共和国药典》有关品种正文和附录以及有关资料。

（5）有关检查项目的说明

1）杂质:可按现行版《中华人民共和国药典》附录中杂质检查法检查。为了保证药品质量,有的药材需规定药用部分的比例。例如穿心莲规定穿心莲叶不得少于30%。

2）灰分:灰分有总灰分及酸不溶性灰分,对测定药材品质颇为重要。根据药材的具体情况,可规定其中1项或2项。对易夹杂泥沙的药材,或加工处理和炮制时也不易除去泥沙的药材,应规定总灰分。对一些药材表面用人工涂抹的无机物质(并非泥沙),如石灰、硫酸钙等应除外。同一药材来源不同,其总灰分含量也会悬殊。因此,需多产地(或多购进地)的产品进行测定后,再订出总灰分限度。对不易夹杂泥沙或未经涂抹而产品加工比较光洁的药材,可不规定总灰分检查。生理灰分高的或差异大的药材,可规定酸不溶性灰分。

3）水分:一般对容易吸湿发霉变质、酸败的药材应规定水分检查。水分限度制订应考虑南北气候、温度、湿度差异以及药材包装、贮运的实际情况。

4）酸败度:酸败是指油脂、含油脂的种子类药材或动物类药材,在贮藏过程中,与空气、光线接触,发生复杂的化学变化,产生特异的刺激气味,即产生低分子化合物醛类、酮类和游离脂肪酸,从而影响了药材的感观和内在质量。本检查项目系通过酸值、羰基值或过氧化值的测定,以控制含油脂种子类的酸败程度。酸败度限度制订要与种子药材外观性状与经验鉴别结合起来,上述各值与种子泛油程度具有明显相关性的才能制订限度。

5）重金属:系指在实验条件下能与硫代乙酰胺作用显色的金属。重金属离子有多种,由于在药品生产中遇到铅的机会较多,且铅易积蓄中毒,故检查时以铅为代表。

重金属测定时以 Pb 计算20μg(相当于标准铅溶液2ml)时,加入硫代乙酰胺或硫化钠溶液后,所显的浅黄褐色适用于目视法观察比较,小于10μg 或大于30μg 时,显色太浅或太深,均不利于区别。

中药本身往往有色或其他原因而对测定有干扰,需经有机破坏,可按现行版《中华人民共和国药典》附录中重金属项下操作。

重金属限度根据国内现有资料,一般制订多在百万分之二十以下。

6）砷盐:用古蔡试砷法或二乙基二硫代氨基甲酸银法两种方法测定。此二法中取标准砷溶液2ml(相当于2μg 的 As)所产生的色为最适宜,要求得到供试品含砷的限量,需改变供试品的取用量来与标准砷溶液(2μg 的 As)所产生的颜色比较,否则影响比色的正确性。

砷盐限度一般不得过百万分之十。一般低于百万分之二可不列入检查之中。

7）其他项目:对某些药材炮制是否得当应做检查,可考虑用提取后比色法或薄层色谱法,例如制川乌、制草乌、附子,如果炮制不当,则含有毒的酯类生物碱会引起中毒,故需检查并规定限度。

检查中规定有限度指标的品种,要有足够的具有代表性的数据,至少累积10批样品的数据,并参考国内外资料,提出切实可行的限度指标。

（6）浸出物测定:说明溶剂选择依据及测定方法研究的试验资料和确定该浸出物限量

指标的依据。

某些药材确实无法建立含量测定项,但试验证明其浸出物的指标能明显区别药材的质量优劣时,则可结合用药习惯、药材质地及已知化学成分类别等,选定适宜的溶剂,测定其浸出物量,但须具有针对性和控制质量的意义。一般要用不同溶剂测试,例如某药材含水溶性及脂溶性有效成分,可用水、乙醇或乙醚作溶剂以测浸出物量,经试验比较。标准正文中可收载较为适宜的浸出物,并提供选择所用溶剂的依据,提供多产地样品实测数据来制订限量指标(以干燥品计),在申报时,必须累积至少 10 批 20 个样品的数据。

(7)含量测定:应阐明含量测定方法的原理;确定该测定方法的方法学考察资料和相关图谱(包括测定方法的线性关系、精密度、重现性、稳定性试验及回收率试验等);阐明确定该含量限度的意义及依据(至少应有 10 批样品 20 个数据)。含量测定用的对照品及对照药材应符合"中药新药质量标准用对照品研究的技术要求"。

1)含量测定项目有效成分清楚的可进行针对性定量;有效成分尚不清楚而化学上大类成分清楚的,可对总成分如总黄酮、总生物碱、总皂苷进行测定;含挥发油成分的,可测定挥发油含量。

2)含量测定方法:含量测定方法很多,常用的如经典分析方法(容量法、重量法)、分光光度法(包括比色法)、气相色谱法、高效液相色谱法、薄层-分光光度法、薄层扫描法,以及其他理化检测方法和生物碱测定法等。

3)测定方法考察:可以引用《中华人民共和国药典》或文献收载的与该药相同成分的测定方法,但因品种不同,与自行建立的新方法一样都必须进行方法学考察研究。一般考察项目包括提取条件、分离与纯化方法、测定条件、线性关系、方法的稳定性、方法的重复性、回收率。

4)含量限(幅)度的制订:可根据传统鉴别经验,将药材样品依质量优劣顺序排列,如所测成分含量高低与之相应,则把含量较低但仍可药用者取为下限。如无传统鉴别经验,或测得值与经验鉴别不相关,则可根据样品检测实际情况规定,留有余地,作为暂行限度,至少测得 3 批样品数据。必须注意的是,含量限度的制订应有足够的具代表性样品数据为基础,申报时必须累积至少 10 批样品的数据。

中药含量限度规定的方式,有的可规定含量幅度。如《部颁药品标准》中对进口西洋参规定人参总皂苷为 5.0%~10.0%。毒剧药必须规定幅度,如马钱子中含士的宁为 1.20%~2.20%。在保证药物成分对临床安全和疗效稳定的情况下,含量测定也可用限度表示,如《中华人民共和国药典》2020 年版规定牡丹皮含丹皮酚不得少于 1.2%。

(8)炮制:说明炮制药味的目的及炮制工艺制订的依据。

(9)性味与归经、功能与主治:应符合"新药(中药材)申报资料项目"有关临床资料的要求。

四、中药质量标准的研究

研究建立高效、准确的中药有效成分及疗效评价方法,从而形成科学、合理、符合中药特点的质量标准评价体系是中药发展的必然要求。随着先进监测手段的不断引入,许多方法如化学方法、显微方法、生物模式等都用于中药质量标准的研究。目前,中药质量标准的研究方法主要有:

1. 质量标记成分测定法 即对中药中的单一成分或某几类成分提取后,通过 HPLC、GC、TLC、MS 以及联用技术检测其含量来衡量药材质量的方法。该方法应用较普遍,药典中各中药的质量标准都属于该种方法。

2. 对照谱图法　主要包括薄层图谱、特征图谱与指纹图谱。

（1）薄层图谱：是将检测药物与对照药材按照相同的方法进行提取、展开后，比较两者的 TLC 图谱来鉴别中药的方法。在对中药进行鉴别时，按照完善的薄层图谱应该能最大程度地把中药中的主要成分直观表现出来，更好地发挥其定性鉴别作用。

（2）特征图谱：是指对于一个中药品种或其提取物，共用的具有特征性的一类或几类成分的色谱或光谱图，在标准的构建中可以用于定性鉴别。如人参茎叶总皂苷、人参总皂苷、山楂叶提取物、连翘提取物、肿节风浸膏、茵陈提取物、满山红油等提取物，都有其特异性的鉴别图谱。

（3）指纹图谱：是指某些中药材或中药制剂经适当处理后，采用一定的分析手段，得到的能够标示其化学特征的色谱图或光谱图。中药指纹图谱是一种综合的、可量化的鉴定手段，它建立在中药化学成分系统研究的基础上，主要用于评价中药材以及中药制剂半成品质量的真实性、优良性和稳定性。"整体性"和"模糊性"为其显著特点。

3. 近红外光谱法（NIRS）　近红外光谱是可见光谱与中红外光谱之间的一段谱区，波长范围在 780～2 526nm，是有机分子振动的倍频或合频能对特定波段电磁波产生吸收而形成的谱带。利用中药的近红外光谱能快速检测并同时测定多种成分，是一种绿色分析技术。它无污染，样品不需预处理，现已成功用于中药鉴定、中药成分含量测定、中药质量评价和中药制药过程的在线控制。

4. 拉曼光谱法　拉曼光谱是一种发展迅速的绿色分析技术。它能给出分子内部信息，有效地反映单一或混合体系的结构特征，并直接进行检测，可用于中药材鉴别和中成药质量控制。

5. 一测多评法　指在含量测定时，采用一个对照品，同时对多个成分进行含量测定。其他成分通过相对保留时间及对照药材（或对照提取物）的特征图谱确认色谱峰，进而根据相对转换因子计算其他色谱峰的含量。

6. 代谢组学技术　该方法是效仿基因组学和蛋白质组学的研究思想，对生物体内所有代谢物进行定量分析，并寻找代谢物与生理病理变化的相对关系的研究方式，是系统生物学的组成部分。基于代谢组学的中药现代化研究，符合中医药理论的整体观、辨证观和动态观，便于阐明中药"多组分"对复杂生物系统"多靶点、整体调节"作用的科学内涵。代谢组学研究的分析技术主要有[1]H-NMR、UPLC-MS 和 GC-MS 三种。

复习思考题

1. 简述中药质量标准的内容。
2. 简述中药血清药物化学的概念及应用。

第四章

中药安全性鉴定

> ## 学习目标
>
> 1. 掌握中药毒性成分的概念,中药内源性及外源性毒性成分的定义和种类,中药毒性成分的分析方法及适用范围。
> 2. 熟悉经典的中药安全性评价方法。
> 3. 了解现代中药安全性评价方法。

中药的安全性、真实性及有效性在中药鉴定中具有同等重要的意义。长期以来,中药凭借长期临床安全有效的应用经验作为安全性的保证,缺乏对中药安全性的深入研究,缺乏对毒性及毒性物质、毒性机制的深入认识,更缺乏安全性鉴定和评价的方法。上述状况导致中药在使用过程中毒性、不良反应等不安全事件频发,使中药的临床疗效大打折扣,社会认可度低下,严重地限制了中药现代化和国际化进程。为此,必须建立中药有毒成分分析方法,建立有效的安全性评价技术,借鉴国际认可并接受的毒理学研究模式,对中药的原料和终端产品安全性进行有效评价。

第一节　中药安全性鉴定技术与方法

一、经典的安全性鉴定方法

（一）有毒成分及毒理研究方法

从中药中提取、分离毒性成分,进行相关毒性试验。已知的有毒成分有川乌、草乌、附子、天雄、雪上一枝蒿等药材中含有的乌头碱,雷公藤和昆明山海棠含有的雷公藤碱,马钱子中含有的士的宁,曼陀罗、洋金花中的莨菪碱,苦楝子中的苦楝碱,麻黄中的麻黄碱,光慈菇、山慈菇中的秋水仙碱等,均可利用经典的毒理学研究方法,即急性毒性试验、亚急性毒性试验和长期毒性试验等方法评价其安全性。

（二）中药毒动学研究方法

中药毒动学是运用药动学的原理和方法,定量地研究毒性剂量下中药在动物体内的吸收、分布、代谢、排泄过程和特点,进而探讨中药毒性发生和发展的规律性的一门科学。毒动学研究的目的在于:①描述毒性试验中药物的全身暴露和剂量与时间的关系;②描述重复给药的暴露延长对代谢过程的影响,包括对代谢酶的影响;③解释药物在毒性试验中的毒理学发现或改变;④评价药物在不同种属、性别、年龄、身体状态如疾病或怀孕时的毒性反应,支持非临床毒性研究的动物种属选择和用药方案的建立;⑤分析动物实验中药毒性表现对临床安全性评价的价值,如药物蓄积引起的肝毒性或肾损害,可为后续中药安全性评价提供信息。在中药安全性研究的各项试验中,均可进行毒动学研究,如急性毒性试验、长期毒性试验、生殖毒性试验、致癌性试验。毒动学研究已成为中药安全性评价的重要手段之一。

二、现代中药安全性鉴定方法

2001 年,英国科学家 Jeremy Nicholson 博士利用代谢组学(metabonomics)方法开展药物毒性早期筛选、预测的研究;2006 年完善了基于 LC/MS 联用系统的药物毒理代谢组学研究方法。代谢组学的核心在于定量地测定由病理、生理刺激或遗传变异诱导的与时间相关的多参数生物代谢应答,对所有低分子量代谢产物同时进行定性和定量分析,利用模式识别的方法确定生物标记物,将代谢应答与体内生物事件关联,从而获得有关其发生的位点、途径和作用强弱的信息。

代谢组学主要以超高效液相-质谱联用系统(UPLC-MS)、高效液相-质谱联用系统(HPLC-MS)为技术支撑,结合现代多种数据挖掘方法、生物信息学和谱学分析理论,对中药毒性进行全景式研究,揭示有毒中药干预健康生物体后,其毒性发生过程中生物体固有代谢网络(组、群、谱)时效和时量变化,通过 Makerlynx 系统,确定能够表征每种有毒中药机体毒性发生和发展的内源性生物标记物;同时,通过毒性发生过程中体内药物成分的时效及时量变化,利用 Metabolynx 系统阐明与毒性标记物轨迹变化相关的外源性毒性成分及动力学。代谢组学的研究结果不仅可评价中药的安全性,还可指导中药毒性之解毒方法的建立。在有毒中药代谢组学研究结果的基础上,借助生物信息学方法还原生物标记物的相关联生物事件,阐明毒性的靶器官和致毒机制,并以相关生物标记物的发生、发展和回调为视窗,结合中医方剂配伍理论,在不消减有毒中药临床有效性及效应强度的基础上,找到能够解其毒性的有效配伍药对或有效配伍组合,建立一种完善的有毒中药致毒机制研究和有效解毒的理论与方法。

三、中药安全性及其鉴定方法的研究

引起中药安全性问题的主要原因有中药品种及自身成分问题,中药不合理用药,中药在生产、加工、贮存、销售等过程中引起的质量问题,中药及其制剂不良反应的临床和实验研究不足等。依据影响中药安全性物质的分类方式,中药的安全性评价方法可以分为毒理学试验方法和物理、化学试验方法两大类。中药毒理学研究分为临床前中药毒理学研究、临床中药毒理学研究和中药上市后不良反应监测。临床前中药毒理学研究主要是利用实验生物学等手段,对实验动物进行体内或体外,从整体到器官、细胞和基因等多层次上的毒理学试验,联系中药毒性反应、毒性程度、毒害发展过程等;临床中药毒理学研究主要是进一步对预期适应证患者的安全进行监测;中药上市后不良反应监测是对已上市的中药进行安全性方面的监管。物理、化学试验方法主要包括毛细管气相色谱法(CGC)、气相-红外光谱法(GC-FTIR)、气相色谱法(GC)、薄层色谱法、免疫亲和柱荧光色谱法、高效液相色谱法、比色法、原子吸收分光光度法(AAS)、原子荧光法、示差脉冲阳极溶出伏安法、电感耦合等离子发射光谱法(ICP-AES)、古蔡试砷法、二乙基二硫代氨基甲酸银比色法(Ag-DDC)、X-射线荧光光谱法(XFS)、中子活化分析法(NAA)、示波极谱法、酸蒸馏碘滴定法、离子色谱法等。一些新技术也广泛用于中药安全性的鉴定,如代谢组学技术、毒理基因组学技术、DNA 条形码技术等。

第二节 安全性与中药毒性成分

一、中药有毒成分的分类

中药有毒成分是影响中药安全性的物质基础,包括内源性有毒成分及外源性有毒成分。内源性有毒成分指中药材自身含有的具有心毒性、肝毒性、肾毒性等脏器毒性成分,以及过敏性物质等化学成分;外源性有毒成分主要是中药材或中成药生产、加工及储藏过程中污染产生的,如有机农药残留、黄曲霉毒素、有害重金属、砷盐等。

（一）中药内源性有毒成分

中药内源性有毒成分种类很多,但主要包括肝毒性成分、肾毒性成分以及心毒性成分。

1. 肝毒性成分 中药中导致肝损伤的毒性物质主要为生物碱、苷、毒蛋白、萜、内酯以及重金属等成分,如雷公藤含有的雷公藤碱,黄药子含有的薯蓣皂苷,薯蓣含有的毒性皂苷等。在毒性化合物中,吡咯里西啶生物碱(pyrrolizidine alkaloid)是最重要的植物性肝毒性成分,其毒性源于体内的代谢产物——吡咯,能迅速与酶、蛋白等结合而引起毒性反应。

常用的含肝毒性成分的中药有款冬、佩兰、猪屎豆、黄药子、天花粉、番泻叶、何首乌等;临床上毒性表现为急性肝细胞损害、胆汁淤积、血管损害、慢性肝炎伴纤维化、肝硬化、暴发性肝衰竭或肝肿瘤等各种病理变化。停药后,多数肝损害是可逆的。

2. 肾毒性成分 引起肾损伤的中药主要来源于马兜铃科含有马兜铃酸类成分的中药及含此类药材的中成药。上述药材的主要毒性成分是马兜铃酸Ⅰ。常用的含肾毒性成分的中药有马兜铃、青木香、天仙藤、关木通、寻骨风、广防己和朱砂根等。临床和动物实验研究表明,马兜铃酸Ⅰ主要引起急性肾小管上皮细胞损伤。

3. 心毒性成分 引起心毒性的成分主要是乌头碱类成分和强心苷类成分。来源于毛茛科乌头属(*Aconitum*)的乌头类药材均含有乌头碱,中药附子及其炮制品因炮制后乌头碱水解而使毒性降低。为此,附子类药材需检查乌头碱的水解程度及残余量。

（二）中药外源性有毒成分

外源性有毒成分包括重金属及对人体有害的砷、汞、铅、镉、铜、铝等元素,以及有机氯类、有机磷和拟除虫菊酯类等农药残留。其主要来源于外界环境条件如土壤、大气、水、化肥及农药等因素,同时与植物本身的遗传特性和对该类元素的富集能力等有关。此外,中药外源性有毒成分还有黄曲霉毒素及二氧化硫。黄曲霉毒素是由黄曲霉、寄生曲霉产生的一类代谢产物,目前已分离鉴定出多种,分为 AFB_1 与 AFG_1 两大类,其基本结构均是二呋喃香豆素衍生物。二氧化硫是为了漂白药材及杀菌而用硫黄熏蒸的加工过程所造成的污染。

二、中药毒性成分的鉴定

中药毒性成分的鉴定需要在毒理学研究的基础上,再根据产生原因分别采用相应的鉴定方法。毒理学研究主要利用实验生物学等手段,对实验动物进行体内或体外,从整体到器官、细胞和基因等多层次上的毒理学试验,以此来确定毒性反应是由哪类或哪种成分产生,再借助理化方法对成分进行鉴定。内源性毒性成分可以采用 HPLC-MS、GC-MS 等理化鉴定方法,以及代谢组学等新方法进行鉴定;重金属和有害元素可以采用比色法、原子荧光法、原子吸收分光光度法(AAS)、电感耦合等离子发射光谱法(ICP-AES)、电感耦合等离子体质谱技术、高效液相色谱法、酶抑制法、免疫分析法等;农药残留主要采用气相色谱法;黄曲霉毒素等有害物质采用酶联免疫吸附法、薄层色谱法、微柱筛选法和高效液相色谱法。

三、中药毒性成分分析方法

（一）内源性有毒成分的分析

对于内源性毒性成分的分析,采用理化鉴定中使用的中药成分鉴别及含量测定方法,如高效液相色谱法、气相色谱法、高效毛细管电泳法,以及液相色谱及气相色谱与质谱联用技术和方法等。

（二）重金属和有害元素的分析

中药中重金属和有害元素的分析方法主要有原子吸收分光光度法和电感耦合等离子体质谱法。

1. 原子吸收分光光度法（atomic absorption spectrophotometry,AAS） 原子吸收分光光度法可对呈原子状态的金属元素和部分非金属元素进行测定。其原理系由待测元素灯发出的特征谱线通过供试品经原子化产生原子蒸气时,被蒸气中待测元素的基态原子所吸收,通过测定辐射光强度减弱的程度,求出供试品中待测元素的含量。原子吸收一般遵循分光光度法的吸收定律,通过比较标准品溶液和供试品溶液的吸光度,求得供试品中待测元素的含量。

此法适用于测定中药中的铅、镉、砷、汞、铜的含量。

2. 电感耦合等离子体质谱法（inductively coupled plasma-mass spectroscopy,ICP-MS） 电感耦合等离子体质谱法是将被测物质用电感耦合等离子体离子化后,按离子的质荷比分离,测量各种离子谱峰强度的一种分析方法。等离子电离部分由进样系统、雾化器、雾化室、石英炬管、进样锥组成,质谱仪部分由四级杆分析器和检测器等部件组成。样品由雾化器雾化后,由载气携带从等离子体焰炬中央穿过,迅速被蒸发电离并通过离子引出接口或采样锥导入到质量分析器被检测。由于样品在极高温度下完全蒸发和解离,电离的百分比高,因此几乎对所有元素均有较高的检测灵敏度,可用于测定中药中的铅、镉、砷、汞、铜等多种元素的含量。

（三）农药残留量的分析

农药残留量的分析包括有机氯类农药残留量测定、有机磷农药残留量测定和拟除虫菊酯类农药残留量测定,其方法主要是气相色谱法。具体方法和色谱条件参照现行版《中华人民共和国药典》收录的通则。

（四）中药中其他有害成分的分析

中药中黄曲霉毒素的测定主要有高效液相色谱法、高效液相串联质谱法、酶联免疫吸附法、薄层色谱法、微柱筛选法等;二氧化硫残留物的测定方法有酸碱滴定法、气相色谱法、离子色谱法。

复习思考题

1. 简述中药内源性及外源性毒性成分的定义和内容。
2. 简述代谢组学的核心。
3. 简述毒动学研究的目的。

第五章

中药材质量变化规律与质量调控

📝 **学习目标**

1. 掌握中药材质量变化规律及其影响因素,中药最适采收期的确定方法,中药产地加工的目的及主要方法。
2. 熟悉中药材 GAP 实施的目的及核心内容。
3. 了解中药材 GAP 的内容。

第一节　中药材质量变化规律

药材的质量主要取决于其中所含有的成分种类及含量。优质中药材应该有效成分含量高而有毒成分含量相对较低。由于上述成分均为植物生理过程中的次生代谢产物,其积累过程受多种因素的影响,其中有物种本身的因素,也有物种生长生活的环境因素。此外,由于生产加工等人为因素的影响,致使同种药材的活性成分存在很大的差异,从而影响药材质量的稳定性和均一性。

一、种质资源与药材质量

植物种质是指决定生物遗传性状,并将其遗传信息从亲代传给后代的遗传物质的总体。遗传物质是决定植物或生物能否产生生物活性物质的前提。

药材主要来源于植物和动物不同种属的生物体。所谓的种就是形态学上个别的,遗传上固定的生物类群。种群的个体之间遗传物质的极大相似性,决定着其物种形态、生物学特性、体内的生理代谢行为等性状的相同或相似,使种群内个体间遗传物质的相似程度处于一种相对的稳定状态。但是,由于复杂的环境作用,其遗传物质也会不断地发生改变而产生变异,个体之间也会出现一定的差异,从而造成种质的差异。因此,同一物种由于遗传物质的差异导致其活性成分积累的变化。例如,不同产地蛇床子的种子尽管在同一地区种植,但是蛇床子药材的形态和发育期都有显著差异,化学指纹图和主成分含量也存在极显著的不同,蛇床素的含量在 0.1~0.2mg/g,线型呋喃香豆素含量在 0.413~7.625mg/g。因此,将蛇床子可分为肇东型、句容型和大荔型。将不同产地的板蓝根种子种植于同一地块,其药理活性相差几倍。对多基原药材,不同物种对药材的质量影响更大。例如,柴胡药材来源于北柴胡(*Bupleurum chinense* DC.)和狭叶柴胡(*Bupleurum scorzonerifolium* Willd.),前者皂苷类成分是后者的 2~3 倍,后者挥发油的含量是前者的 2~3 倍。

二、环境因子与药材质量

生态环境对药材质量影响的问题在历代本草中均有记述。《晏子春秋》所载"橘生淮南则为橘,生于淮北则为枳,叶徒相似,其实味不同。所以然者何? 水土异也",即说明环境的作用。因此,药材成分的含量是物种的遗传物质与其生长的环境共同作用的结果,即遗传学中所说的"表现型=基因型+环境"。

药用植物的活性成分是植物的次生代谢物质,而次生代谢物质在植物与环境的关系协调方面充当着重要角色。当环境对植物生长发育不利时,产生的次生代谢产物能提高植物自身保护和生存竞争能力。在物种生长发育需要的温度、光照、水分、养分等最适条件以外的次分布区,往往是受某些或某个因子的限制而导致生长发育不良,这种不利条件往往促进次生代谢产物的形成。任何限制植物生长的因素大于光合作用影响,都会促进次生代谢产物的形成。例如,刺五加随光照的增强,茎中丁香苷的含量增加;风沙大的环境条件促使檀香和巴戟天活性成分的含量积累加速。可见,不同环境直接影响药用植物的生长发育,影响药材的成分含量,导致药材质量的地域差异,随着时间的延续,逐渐形成了"道地药材"。

道地药材最通俗的理解,就是指特定产区的优质正品药材。"道"是古代中国相当于现代省区一级的行政区划单位,"地"是"道"以下的具体产地。例如,四大怀药是指古代怀庆府地区(今河南武陟、沁阳等地)出产的地黄、山药、牛膝、菊花这四味中药,是河南省的道地药材。

三、生长发育与药材质量

药用植物的生长发育期不同,药用部位中成分含量差异较大,应根据基原植物生长发育期确定药材采收期。例如,龙胆、柴胡在花期有效成分含量较高;川贝母在鳞茎未开裂时采收的生物碱含量比开裂时高50%左右,西贝素含量高100%。

多年生药用植物或动物,不同生长年限的药材其质量亦存在较大差异。对多年生药用植物既要考虑生长期,又要考虑生长年限。大多数根类药材随着生产年限的增加,产量和有效成分也同时增加,如1~4年西洋参产量和总皂苷的含量随生长年限的增长而增加;有些药材有效成分的含量与药材产量的增长规律表现互为相反,如柴胡1年生药材虽然产量较小,但柴胡皂苷的含量高于进入生殖生长的2年生或野生柴胡药材。

四、栽培技术与药材质量

栽培技术的实质是对生态环境某种或某些因素的进一步强化,或是通过现代生物技术人为干扰植物的正常代谢,使植物产生更多的次生代谢物质,提高药用部位中成分的含量,从而影响药材质量。栽培技术对中药材的质量影响主要有以下几方面。

1. 遗传育种 多倍体通常有较高含量的药用活性成分。曼陀罗多倍体生物碱含量是原植物的2倍;怀牛膝四倍体中蜕皮激素比原植物高10余倍;丹参四倍体的3种丹参酮含量比原植物分别提高53.16%、70.48%和203.26%。

2. 中耕 中耕能增加土壤的通气性,促进植物的生长发育,也可增加某些药材的活性成分含量,如垄栽甘草的甘草酸含量在各发育阶段均高于平播甘草的甘草酸含量。

3. 光照 光照是植物生长发育的基本条件,在适宜范围内,增加光照可显著提高产量,一般也可以提高苷类化合物的含量。

4. 水分 水分是植物生长不可缺少的条件。产区降雨量对某些药材的活性成分含量也有重要影响。如缬草在干旱的条件下挥发油的含量较高;麻黄在雨季生物碱含量急剧下降,而在干燥的秋季又上升到最高值。

5. 肥料 氮是生物碱的重要组成元素,适当增加氮肥的施用可以提高生物碱的含量;增加磷钾肥的供应,有助于碳水化合物的合成与运输,可适当提高苷类化合物的含量。对贝母、黄芩、乌拉尔甘草、人参、黄连、毛地黄、蛔蒿、白豆蔻、阳春砂仁、圆叶千金藤等无机肥料的研究证明,在栽培过程中,适当施用无机肥料,在增加产量的基础上,可以提高药物有效成分的含量。

6. 微量元素　作为酶的活化剂,微量元素对植物的生长及有效成分含量的提高起着重要的作用。0.1%$MnSO_4$ 可以提高益母草产量 43.6%,使其生物碱含量由 1.77% 提高到 2.15%;锌肥可提高党参多糖含量 15.5%;稀土元素可使 6 年生人参皂苷(主要为二醇型)提高 64.1%;Mg^{2+} 对杜仲内主要的 6 种活性成分的合成和积累均有促进作用。

7. 激素或生长调节剂　激素也是化学调控的重要内容。乙烯能够提高安息香的脂产量;赤霉素、增产宝等可使延胡索中生物碱由 0.972% 分别提高到 1.213% 和 1.771%;激素连续刺激檀香 2 年,10 年生植株挥发油的含量即可达到 25 年植株的水平,且成分相似;用次生代谢增强剂可使祁白芷中氧化前胡素、异欧前胡素、欧前胡素含量均有提高,且大幅度提高了产量。

第二节　中药材质量调控

针对药材质量的变化规律,在确定种质资源及规范的栽培方法的基础上,严格执行《中药材生产质量管理规范》(GAP),建立基于药效物质基础积累规律的最适采收期、加工方法以及存储养护的条件,以控制和保证药材质量。

一、种质资源优化与抚育

物种的遗传物质是影响生药质量的重要因素之一,不同物种,同一物种的不同品种及类型,其化学成分都存在明显差异。对养殖、栽培或野生采集的药用动植物应准确地鉴定其物种(包括亚种、变种或品种、中文名及拉丁学名等),并实行检验和检疫制度,以保证质量和防止病虫害和杂草的传播。由于不同品种种质上的差异,生产出的药材在质量、产量、性状、最适宜种植地区等方面会有所不同。因此,药材生产必须正确地鉴定物种,防止伪劣种子、菌种和繁殖材料及种质混杂,保证种质纯正。异地种子应实施检验和检疫制度,以保证质量和防止病虫害及杂草的传播,确保种植质量,增加产量。

二、繁殖环境及生态调控

同一中药在繁衍过程中,由于自然环境的变化和人类的干预,在群体内会发生遗传变异,使同一物种的个体间产生差异。若该药材品种为最优品种,则对这种变异加以控制,保持中药物种的稳定;若出现的变异符合育种目标,则可以加以利用。繁殖过程中可以通过对繁殖环境和生态因子的调控对其进行控制。种子、菌种和繁殖材料在生产、储运过程中应实行检验和检疫制度,以保证质量和防止病虫害及杂草的传播;防止伪劣种子、菌种和繁殖材料的交易与传播;海拔、温度、光照、水分、无机盐等环境因子要与药材道地产区保持一致。在建设良种繁育基地的建设上,还应考虑选择在种子工作基础好、技术水平相对高、自然隔离条件好、交通方便的地方。

三、病害防治及田间管理

病害严重影响着中药材的质量和产量,有时甚至会导致完全绝产。中药病虫害的发生、发展与流行取决于寄主、病原和虫原及环境因素三者之间的相互关系。因此,在进行中药的

笔记栏

病害防治时,首先要对主要病虫害种类、发生规律及危害程度进行调查,包括危害中药材生长的主要病虫害的种类、生活习性及发生规律的调查;病虫害的病原或虫害;对中药材的危害情况如受害率、感病率、病情指数的测定等。

中药材病虫害的防治应坚持"预防为主,综合防治"的原则。综合防治是从生物与环境的整体观点出发,本着预防为主的指导思想和安全、有效、经济、简便的原则,因地制宜,合理运用农业的、生物的、化学的、物理的方法及其他有效的生态手段,把病虫害的危害控制在经济阈值以下,以达到提高经济效益、生态效益和社会效益的目的。

在中药材病虫害防治的各项措施的应用中,要做到既控制病虫的危害,又要不降低中药材的品质,避免农药残留及其他污染物对中药材的污染。应重点加强自然防治和生物防治为主的无污染新技术的研究。如必须使用化学农药则应选择高效、低毒、低残留的农药品种,合理使用农药,把农药使用量压低到最低水平,使中药材及其加工品中的农药残留量低于联合国粮食及农业组织(FAO)、世界卫生组织(WHO)或我国规定的允许标准。

四、采收期的选择

历代本草中均强调采收对中药材质量的重要性。"三月茵陈四月蒿,五月六月当柴烧"的谚语,道出了采收时节对中药材质量的影响。

(一)中药材采收的一般原则

1. 根及根茎类 一般在植物生长停止,花叶凋谢的休眠期,或在春季萌发前采集。但也有例外,如明党参在春天采集较好。

2. 茎木类 一般在秋、冬两季采收。有些木类药材全年可采,如苏木等。

3. 皮类 一般在春、夏之交,易于剥离。少数皮类药材于秋、冬两季采收,如川楝皮、肉桂等,此时有效成分含量较高。根皮通常在秋季采收,挖根后剥取,或趁鲜抽去木心;有些干皮的采收,可结合林木的采伐来进行。

4. 叶类和全草 多在植物生长旺盛期,开花前或果实未成熟前采收,如艾叶、臭梧桐叶等。少数药材宜在秋、冬时节采收,如桑叶等。

5. 花类 一般不宜在花完全盛开后采收,开放过久几近衰败的花朵,不仅影响药材的颜色和气味,而且有效成分的含量也会显著下降。

6. 果实种子类 一般果实多在成熟或将成熟时采收;有的采收未成熟的幼果,如枳实、青皮等。种子类药材须在果实成熟时采收,如牵牛子、决明子等。

7. 藻、菌、地衣类 不同的药用部位,采收情况也不一样。如茯苓在立秋后采收,质量较好;马勃宜在子实体刚成熟时采收,过迟则孢子散落;冬虫夏草在夏初子座出土、孢子未发散时采挖;海藻在夏、秋两季采捞;松萝全年均可采收。

8. 动物药类 动物药大多数均可全年采收。但对于昆虫类药材,必须掌握其孵化发育活动季节。以卵鞘入药的,如桑螵蛸,应在3月中旬前收集,过时虫卵孵化成虫而影响药效。以成虫入药的,均应在活动期捕捉,如土鳖虫等。有翅昆虫,可在清晨露水未干时捕捉,以防逃飞,如红娘子等。两栖动物如中国林蛙,则于秋末当其进入"冬眠期"时捕捉;鹿茸需在清明后适时采取,过时则骨化。对于动物的生理病理产物,应在屠宰时注意收集。

9. 矿物药类 没有季节限制,全年可挖。

(二)最适采收期的确定方法

药用植物的最适采收期既要体现中药材的质量,又要体现药材的产量。有效成分积累高峰与药用部位生物产量一致,药材在产量最高和质量最佳时采收;有效成分积累高峰与药用部位生物产量不一致时,以有效成分总量得率作为确定适宜采收期的判断指标,有效成分总量值最大时即为适宜采收期。

有效成分总量＝药材产量/单位面积×有效成分含量（％）。利用绘制含量与产量曲线图，由质量和产量曲线图的相交点直接找到适宜采收期（图5-1）。

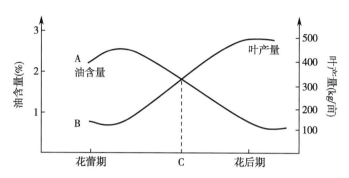

图5-1　薄荷不同生长期叶的产量及挥发油含量结合曲线

有些中草药中，除含有效成分外，尚含毒性成分，确定其适宜采收期时应充分考虑该因素。应选择产量高、有效成分含量高，但有毒成分含量低时为采收期。

五、加工方法的优化

（一）产地加工

为保证药材质量，便于临床用药调剂，消除或降低毒性，减少刺激性或其他副作用，便于运输、储藏、保管，以及有利于药材商品标准化，必须对原药材进行加工处理。

中药除鲜生地、鲜石斛、鲜芦根等少数药材鲜用外，采收后直接在产地进行加工。其加工方法主要有：

1. 拣　将采收的新鲜药材中的杂物及非药用部分拣去，或是将药材拣选出来。
2. 洗　药材在采集后，表面多少附有泥沙，要洗净后才能供药用。
3. 漂　用水溶去部分有毒成分。
4. 切片　较大的根及根茎类、坚硬的藤木类和肉质的果实类药材，大多趁鲜切成块、片。
5. 去壳　种子类药材，一般把果实采收后，晒干去壳，取出种子。
6. 蒸、煮、烫　含黏液质、淀粉或糖分多的药材，须先经蒸、煮或烫处理。
7. 发汗　有些药材在加工过程中用微火烘至半干或微煮、蒸后，堆置起来发热，使其内部水分往外溢，变软、变色、增加香味或减少刺激性，有利于干燥。这种方法习称"发汗"。

（二）干燥

干燥的目的是及时除去药材中的大量水分，避免发霉、虫蛀以及药效物质基础的分解和破坏，有利于贮藏，保证药材质量。在除去水分的前提下，必须保证药效物质基础的稳定性。

1. 干燥的方法　药材的常用干燥方法有阳干法、阴干法和烘干法。

阳干法是利用阳光直接晒干。这是一种最简便、经济的干燥方法。注意含挥发油的药材及所含成分受日光照射后易变色、变质者，不宜用此法。

阴干法是将药材放置于通风的室内或荫棚下，使水分自然蒸发，主要适用于芳香花类、叶类及全草类药材。烘干法是将药材放入烘箱中加热干燥的方法。该方法可不受天气的限制，但须注意富含淀粉的药材如欲保持粉性，烘干温度须慢慢升高，以防新鲜药材遇高热后淀粉粒发生糊化。药材的干燥温度常因所含成分而异。一般含苷类和生物碱药材的干燥温度为50~60℃，可抑制所含酶的作用而避免成分的分解；含维生素C的多汁果实，可用70~90℃迅速干燥，不能立即干燥时应进行冷藏；含挥发油的药材一般不宜超过35℃。

《中华人民共和国药典》规定：凡烘干、阳干、阴干均可的,一般用"干燥"表示;不宜用较高温度烘干的,则用"阳干"或"低温干燥"表示(一般不超过 60℃);烘干、阳干均不适宜的,用"阴干"或"晾干"表示;少数药材需短时间干燥,则用"曝晒"或"及时干燥"表示。

2. 干燥的一般原则

（1）根及根茎类中药:一般于采挖后经过挑选,洗净泥土,除去毛须后立即干燥;有的需刮去外皮后干燥,使色泽洁白,如沙参等;有的质地坚硬者需趁鲜切片或刨开,而后干燥,如天花粉等;有的需抽去木心后干燥,如远志;有的富含黏液质或淀粉粒,需开水稍烫或蒸后干燥,如天麻、百部等。

（2）皮类中药:一般在采后修切成一定大小后晒干;或加工成单筒或双筒后晒干,如厚朴;或先削去栓皮后晒干,如关黄柏、牡丹皮。

（3）叶类及全草类中药:含挥发油较多的,采后放在通风处阴干;全草类一般先行捆扎,使成一定的重量或体积,而后干燥,如薄荷。

（4）花类中药:一般是直接晒干或烘干,干燥时须注意花的完整性及保持色泽鲜艳。

（5）果实类中药:一般采后直接干燥;有的药材须经烘烤、烟熏等加工过程,如乌梅;或经切割加工后干燥,如枳实、枳壳等。

（6）种子类中药:通常采收果实后去果皮取种子,或直接采收种子后干燥;也有将果实干燥贮存,使有效成分不致散失,用时取种子入药,如豆蔻。

六、贮藏及养护调控

中药材在贮存保管中,因受环境和自然条件等因素的影响,常会发生霉变、虫蛀、变色、泛油及酸败等现象,导致药材变质,影响或失去疗效。因此,必须建立适宜的贮藏和保管条件,以保证药材的质量。

（一）常见的变质现象

1. 虫蛀　主要原因是药材在采收中受到污染,而干燥时未能将虫卵消灭,带入贮藏的地方,或者是贮藏的地方和容器本身不清洁,内有害虫附存。药材害虫的发育和蔓延情况,取决于库内的温度、空气相对湿度以及药材的成分和含水量。应根据害虫的种类及其生长条件,建立有效的防治措施。

2. 霉变　大气中存在着大量的霉菌孢子,散落在药材表面上,在适当的温度、湿度、药材含水量以及适宜的环境及足够的营养条件下,即萌发为菌丝,分泌酵素,溶蚀药材的内部组织,使之腐坏变质,失去药效。

3. 变色　色泽是药材品质的标志之一。如药材贮存不当,可使色泽改变,导致变质。

4. 走油　又称"泛油",是指某些药材的油质泛出药材表面,或因药材受潮、变色、变质后表面泛出油样物质。药材"走油",除油质成分损失外,常与药材的变质现象有关。

5. 风化　有些矿物药容易风化失水,使药物外形改变,成分流失,功效减弱。

6. 其他　某些药材所含特殊成分,在贮藏过程中容易挥散、自然分解或起化学变化而降低疗效,如樟脑、冰片、绵马贯众等,以及荆芥、薄荷等含挥发油类的药材。

（二）中药材的贮藏保管和变质防治

1. 仓库管理　应有严格的日常管理制度,保持经常性的检查,保证库房干燥、清洁、通风。要注意外界温度、湿度的变化,及时采取有效措施调节室内温度和湿度。药材入库前应详细检查有无虫蛀、发霉等现象,凡有问题的包件都应进行适当的处理。贮藏方法和条件可根据药材本身的特性分类保管。

2. 霉变的防治　预防药材霉烂的最彻底方法,就是使霉菌在药材上不能生长,其次就是消灭寄附在药材上的霉菌,使它们不再传播。保管贮存要合理掌握"发陈贮新"和"先进先出"的原则。

3. 虫害的防治　虫害的防治措施可分为物理和化学两类方法。前者包括太阳曝晒、烘烤、低温冷藏、密封法等。后者主要对贮存的药材在塑料帐密封下,用低剂量的磷化铝熏蒸,结合低氧法进行;或探索试用低毒高效的新杀虫剂。

（三）贮藏保管的现代技术

1. 气调贮藏　即"气调养护"。其原理是调节库内的气体成分,充氮或二氧化碳而降低氧气,在短时间内,使库内充满98%以上的氮气或二氧化碳,而氧气留存不到2%,致使害虫缺氧窒息而死,达到很好的杀虫灭菌效果。一般防霉防虫,含氧量控制在8%以下即可。该法的优点是可保持药材原有的品质,既杀虫又无化学杀虫剂的残留,不影响人体健康,成本低,是一种科学而经济的方法。

2. 除氧剂密封贮藏　应用除氧剂养护中药是继真空包装、充气包装之后发展起来的一项技术。它的主要作用原理是利用其本身与贮藏系统内的氧气产生化学反应,生成一种稳定的氧化物,将氧气去掉,以达到保存药材品质的目的。

3. 核辐射灭菌技术　核辐射保藏中药材具有方法简便、成本低、杀菌效果好、便于贮存等优点。实验证明,钴射线有很强的灭菌能力,对中药材粉末、饮片进行杀虫灭菌处理均可收到较好的效果。γ射线用于中成药灭菌十分理想。低剂量照射药品后,含菌量可达到国家标准;高剂量照射药品后,可达到彻底灭菌。

七、执行《中药材生产质量管理规范》

为了保证中药材的生产质量,我国于2002年6月1日正式施行《中药材生产质量管理规范》（GAP）,其核心是药材生产过程的质量调控管理。

1. 产地生态环境调控　药材生产基地的选择应体现区域性、安全性和可操作性。

大气、土壤和灌溉水是中药材生长的基本环境条件。良好的生长条件可以保证中药材免受有毒有害物质的污染,从而降低或消除中药材不应有的毒副作用,增加药材的安全性。药材基地的选择也要考虑当地的人文、经济、投资、供水等条件,使生产具有可操作性。

2. 种质及繁殖材料的调控　物种的遗传物质是影响中药材质量的重要因素之一,不同物种、同一物种的不同品种及类型,其化学成分都存在明显差异。因此,药材生产必须正确地鉴定物种,防止伪劣种子、菌种和繁殖材料及种质混杂,保证种质纯正。异地种子应实施检验和检疫制度,以保证质量和防止病虫害及杂草的传播,确保种植质量,增加产量。

3. 栽培与养殖管理

（1）药用植物栽培管理:应根据药用植物的营养特点及土壤的供肥能力,确定施肥种类、时间和数量。施用肥料的种类以有机肥为主,以保证养分的持续供应和土壤的长期通气性,在发育阶段可有限度地使用化学肥料,促进生长。

湿度条件是影响产量的重要因素,同时也影响着活性成分积累及病虫害的发生。因此,要合理灌溉和排水。

打顶、摘蕾等措施可保证光合作用产物的有效积累,提高产量,对糖类、苷类等产物的积累通常具有促进作用。光合作用是绿色植物的本质,是形成产量的最基本条件;整枝修剪、覆盖遮阴等栽培措施是调整光照,提高产量和质量的最基本和最有效的措施。

控制高毒、高残留农药以及重金属农药的使用,降低中药材中农药残留量,减少污染,提高质量。

（2）药用动物养殖管理:动物的养殖一般密度较高,养殖环境应保持清洁卫生,否则易

笔记栏

导致病原微生物的滋生和病害的蔓延。建立消毒制度等病害预防措施,可保证动物健康生长,并降低病死率。禁止将中毒、感染疫病的动物入药。

4. 采收与产地加工管理 野生或半野生药用动植物的采集应坚持"最大持续产量"原则,不仅要保护药材资源,也是对物种及遗传多样性的保护。采收时需综合考虑采收期、采收年限对药材产量和质量的影响。

杂质、混入的有害物质、腐烂变质的部位直接影响药材的质量或药材的使用。采收、清洗、切制、修整、干燥等加工环节是保证药材纯净的关键环节。不同药材要采用不同的加工工艺。

5. 包装贮存与运输管理 每批药材的包装应有品名、规格、产地、批号、重量、包装工号、包装日期等内容,为临床使用药材质量的稳定性提供保证,实现药材质量的可追踪性。

包装材料应无污染、清洁、干燥、无破损,避免药材二次污染,保证质量;毒性、麻醉性、贵细药材应使用特殊包装,并应贴上相应标记;药材批量运输时,不应与其他有毒、有害、易串味物质混装。

通风、干燥、低温、避光是防止药材发霉、虫蛀、走油等变质现象的主要条件。应加强管理,保证药材质量,同时加强鼠害防治。

复习思考题

1. 简述中药材加工的意义。
2. 简述药材适宜采收期及其确定方法。
3. 简述药材干燥的目的。

第六章

中药材资源与可持续利用

PPT 课件

✎ 学习目标

1. 掌握中药资源概念及现状,发现中药新资源的途径和方法。
2. 熟悉影响中药资源可持续的因素,中药资源的保护。
3. 了解中药资源保护方法。

第一节　中药材资源

"资源"是指可供利用的天然物质资源和能量资源。中药资源包括植物药资源、动物药资源和矿物药资源。广义的中药资源,还包括栽培和饲养的药用植物和动物,以及利用生物技术繁殖的生物个体和活性有效物质。药用植物和药用动物为生物资源,属于可再生性资源;药用矿物为非再生性资源。

一、中药材资源的现状

我国幅员辽阔,蕴藏着极其丰富的天然药物资源。全国中药资源普查表明,我国现有生药达 12 807 种,其中药用植物 11 146 种,占 87%;药用动物 1 581 种,占 12%;矿物类药 80 种,不足 1%。植物药中,藻类、菌类、地衣类低等植物有 457 种;苔藓类、蕨类、种子植物类高等植物有 10 687 种。其中,裸子植物 10 科 27 属 124 种,双子叶植物 179 科 1 597 属 8 632 种,单子叶植物 33 科 348 属 1 432 种。被子植物中种类超过 100 种的科有 33 个,如菊科、豆科、唇形科、毛茛科、蔷薇科、伞形科、玄参科、大戟科、罂粟科、五加科、百合科、兰科等。

据资料分析,我国中药材产区中,以四川省所产种类最多,居全国第 1 位,有 500 余种;浙江省位居第 2,产 400 余种;河南、安徽和湖北 3 省均产 300~400 种。

近年来,随着中药资源的调查与研究,发现了大量新的药用资源及某些进口药材的国产资源,如胡黄连、龙血血竭、云南马钱、白花树、白木香等。

二、影响中药资源可持续的因素

1. 不合理采收,资源管理不规范　长期以来,由于对合理开发和利用中药资源认识不足,导致一些地区不同程度地出现对中药资源进行掠夺式过度采收或捕猎;另外,环境污染减弱了中药资源的再生,造成了资源下降或枯竭,许多种类趋于衰退或濒临灭绝,一些优良种质正在逐渐消失。如 20 世纪 80 年代后期,由于不合理采挖,甘草资源比 50 年代减少 60%,造成草原退化,甘草生长的生态环境被破坏,致使出现逐年递减的局面。

2. 栽培技术不规范,规模化程度低　一些道地药材,由于需求量很大,虽然一再扩增种植面积,还是不能完全满足市场需要。如东北龙胆(*Gentiana scabra* Bunge)野生资源在逐年下降,虽然开展了人工种植,但缺乏成熟的技术规范,病害大面积发生,规模化生产受限,而且质量低于野生品,致使龙胆长期处于供小于求的局面。"十五"以后,国家开展了道地药材的规范化种植及基地建设,建立了龙胆 GAP 指导下的 SOP,使龙胆的生产从原始的粗放型走向规范化,质量远远高出野生品,实现了大面积种植。

3. 历史的或自然的原因 原有野生资源有限,产量居低不长。有些药材如牛黄、麝香,本来产量就小,更显得供不应求。

4. 珍稀濒危物种,资源有效利用与保护相矛盾 有些品种是国际、国内公布的珍稀濒危动、植物品种,必须保护和尽快寻找代用品,如麝香、熊胆、羚羊角等。因此,保护药用动物、植物资源和保护其他资源一样,具有十分重要的意义。

第二节　发现中药新资源的途径和方法

一、从古代本草中挖掘中药资源

我国现存本草著作中记载的药物近 3 000 种,它是中药科学继承和发展的基础。中药资源的发现和利用,必须结合对本草著作的挖掘整理,从而寻找新的资源。常用中药威灵仙是治疗关节炎的良药,大多数地方皆以毛茛科植物威灵仙(*Clematis chinensis* Osbeck)为威灵仙的正品药材。经考证,明代以前的威灵仙是以玄参科植物草本威灵仙[*Veronicastrum sibiricum*(L.)Pennell]为主,经现代药效学研究证实,其具有良好的抗风湿作用。中药血竭一直以来依靠进口,而在明代《滇南本草》中载有"木血竭",经考证发现,木血竭为百合科植物剑叶龙血树[*Dracaena cochinchinensis*(Lour.)S. C. Chen]木质部所含的树脂,即今天市场上的"龙血血竭"。

关木通与《神农本草经》等古籍中所记载的木通虽同名为"木通",但并非一物。关木通属马兜铃科,所含马兜铃酸经研究证明可能引起人体肾损害,属"有毒"类中药。而《神农本草经》中所记载的木通为木通科的木通[*Akebia quinata*(Thunb.)Decne.]。《中华人民共和国药典》2002 年增补本中,将木通科木通增为新品种,代替"龙胆泻肝丸"中的关木通。

二、从民间用药经验及民族药中寻找中药新资源

我国是一个多民族国家,地域十分广阔,各民族千百年来积累的独特传统医药经验是发现中药新资源的源泉。

越橘(*Vaccinium vitis-idaea* L.)为大兴安岭的野生植物,当地民间用其泡水饮用,治疗气管炎等呼吸道疾病。经药效试验证明,其确有良好的抗病毒、抗炎、止咳平喘作用,从而为急、慢性呼吸系统感染的治疗提供了新资源。

民族医药的《四部医典》《蒙医医典》及《藏药志》等记载的药材,有些用法和中医有所不同,如诃子、山楂、余甘子、蛤蚧、狼舌、雕粪等,均具有进一步开发价值。

三、根据生物的亲缘关系寻找中药新资源

在麦冬的资源调查和商品鉴定中,除《中华人民共和国药典》品种麦冬[*Ophiopogon japonicus*(Thunb.)Ker-Gawl.]为主流商品外,湖北麦冬[*Liriope spicata*(Thunb.)Lour. var. *prolifera* Y. T. Ma]和短葶山麦冬[*Liriope muscari*(Decne)Baily]产量大,活性成分多糖和皂苷的含量与麦冬相近,且其抗缺氧和免疫功能与麦冬相同或更优,故该品种以山麦冬品名首次列入 1995

年版《中华人民共和国药典》。

四、以化学成分为线索寻找中药新资源

麝鼠(*Ondatra zibethica* L.)雄性腺内囊的分泌物中含有麝香酮,与天然麝香的化学成分、药理作用相似,可能成为麝香的代用品,称麝鼠香。

在抗肿瘤药的药理筛选中,发现唐松草新碱具有较好的抗肿瘤活性,据此从 10 种东北产唐松草属植物里,发现展枝唐松草(*Thalictrum squarrosum* Steph. ex Willd.)根中唐松草新碱(thalidasine)含量最高,达 1.36%。现唐松草新碱的制剂已用于临床。

五、扩大药用部位,增加新品种

在中医中药传统经验的应用中,药用植物往往仅某一个部位入药,但经研究发现,同一种药用植物的其他部位也含有类似的药用成分和相同的药理作用。如人参用其根部,但人参的茎、叶、花蕾、果实、种子均含有与根近似的皂苷类,且功效近似。目前,从 2000 年版《中华人民共和国药典》开始,人参叶已列入国家标准。中药杜仲为杜仲科植物杜仲(*Eucommia ulmoides* Oliv.)的干燥树皮。据研究,杜仲叶所含成分的药理作用以及临床应用,与杜仲皮相似,部分地区以 2 倍量的杜仲叶代替杜仲皮用于临床。

第三节　中药资源的保护

一、中药资源保护对象

中药资源的保护重点是具有重要医疗作用和经济价值的珍贵、稀有和濒危品种,以及根据当前中药材产销情况,需要重点保护的名贵或大宗中药材野生资源,如山参、银杏、刺五加等。

《中国珍稀濒危保护植物名录》收载濒危植物 398 种,包括药用植物 168 种,其中稀有种 38 种、渐危种 84 种、濒危种 46 种。国务院颁布的《野生药材资源保护管理条例》将保护等级分为三级:一级是濒临绝灭状态的稀有珍贵野生药材物种,共 4 种,包括猫科动物虎、豹、赛加羚羊和梅花鹿;二级是分布区域缩小、资源处于衰竭状态的重要野生药材物种,共 42 种;三级是资源严重减少和主要常用的野生药材物种,共 76 种。

二、建立和完善药用植(动)物自然保护区

中药资源的保护方法一般分为就地保护、异地保护和离体保护 3 种方法。

根据中药资源保护的性质和目的,可将中药资源就地保护分为 3 种类型,即中药资源综合研究保护区、中药资源珍稀濒危物种保护区和中药资源生产性保护区。前两类一般不允许进行开发或旅游活动,后一类可开发使用。

1. 中药资源综合研究保护区　这类保护区为中药资源绝对保护区,要求选择未受或少受人为活动干扰的、中药资源丰富的地区建立,其目的在于保持天然生态系统和丰富的药用种质资源,供科研和监测用。

2. 中药资源珍稀濒危物种保护区　这类保护区是针对珍贵、稀少、濒临灭绝的重要药用物种而建立的绝对保护区。该区可在具有原始生态系统条件下或已开发的地区设置,保护手段除自然维护外,可结合人工种、养,借以扩大野生种群,恢复和发展中药资源。

3. 中药资源生产性保护区　这类保护区既可以在一定程度上维护自然生态系统,又能

笔记栏

提供部分中药材产品,在达到保护中药资源的基础上合理开发、利用中药资源,实行合理控制、限量采猎、发展资源的保护原则。

三、野生濒危药用资源的引种与驯化

药用植物的引种驯化,就是通过人工培育,使野生植物(动物)变为家栽植物(家养动物),使外地植物(动物)变为本地植物(动物)的过程。但引种和驯化是紧密相关又有区别的两个概念。引种是指原产地与栽培地自然条件基本相似,或由于引种的植物(动物)适应范围广,以至于并不需要改变它的遗传性就能够适应新的环境条件。驯化是指原地区与栽培地的自然条件差异较大,或由于物种适应范围较窄,只有通过遗传措施改变植物(动物)的遗传性,才能使植物(动物)在新的环境条件中正常生长。

四、中药材资源的保护与发展

由于过去对中药资源的无序开发,导致大面积植被被毁,生态环境恶化,野生资源逐年减少,中药资源加速枯竭,中药资源面临可持续发展危机和生物多样性受到破坏的挑战,给自然环境造成巨大压力。

基于此,国家颁布了《中国植物红皮书》《中国珍稀濒危保护植物名录》《野生药材资源保护管理条例》《国家重点保护野生动物名录》等文件。目前,已被列入保护的野生植物达300余种,其中一半以上为药用植物。

但由于中药的需求量日趋增加,加重了中药材资源与需求的矛盾,药用动植物资源的保护与开发的矛盾已成为行业发展的主要制约因素。国家《中药现代化发展纲要》指出:"在充分利用资源的同时,保护资源和环境,保护生物多样性和生态平衡。特别要注意对濒危和紧缺中药材资源的修复和再生,防止流失、退化和灭绝,保障中药资源的可持续利用和中药产业的可持续发展。"中药资源保护和利用的协调可持续发展,保护和利用相辅相成,相互促进。加强和开展濒危动植物的系统研究和保护,既保证中医药事业的稳定健康发展,又保证自然环境生态的平衡。主要从以下几方面入手。

1. 大力发展名贵、大宗中药材的栽培。

2. 野生抚育 野生抚育不仅可以扩大中药资源的数量,减少资源的破坏,促进中药材可持续发展,同时还可以保证生物多样性,保存更多的种质资源。

3. 中药材药用部位的综合利用 有些药用植物多部位具有药用价值,而传统中只利用某一药用部位,浪费了一定的资源。如刺五加传统的药用部位是根及根茎,通过研究,其地上茎的活性成分含量几乎与地下部分相同,现已被《中华人民共和国药典》收载。

4. 生物培养技术 通过组织培养等生物技术获取中药的有效成分。如虫草菌丝发酵物作为冬虫夏草的替代产品;某种紫杉共生菌可以产生紫杉醇类化合物。

5. 珍稀濒危动物代用品的研究 积极寻找环保、高效的动植物药替代品是十分迫切和极其重要的,同时也是缓解市场供求和扩大药源的有效方法。如成功地用塞隆骨(仓鼠科动物高原鼢鼠的骨骼)代替虎骨,黄羊角代用羚羊角。

6. 开展全民教育 持久地对公众开展人和自然和谐发展观念的教育,提高全民族自觉保护和文明利用野生动植物资源的素质。

复习思考题

1. 简述中药资源的内涵。
2. 简述中药资源可持续发展的影响因素。
3. 简述药用资源引种与驯化的概念。

下　篇

各　论

第七章

根及根茎类中药

学习目标

1. 掌握根及根茎类重点中药如绵马贯众、细辛、大黄、何首乌、牛膝、附子等的来源、性状鉴别与显微鉴别特征、主要活性成分,道地药材的主产地。

2. 熟悉根及根茎类常用中药的理化鉴定方法。

3. 了解根及根茎类常用中药的浸出物、含量测定方法,以及性味功能等内容。

第一节 概 述

根及根茎类中药是指以植物的根(radix)及根茎(rhizoma)为入药部位的中药。根及根茎是植物的两种不同器官,具有不同的外形和构造,但均属于地下部分,并且许多中药同时具有根和根茎两部分,两者互有联系。因此,将根及根茎类中药并入一章叙述。

一、根类中药

(一)性状鉴别

根类中药是指药用部位为根,或以根为主、带有部分根茎的中药。根无节和节间之分,一般无芽和叶。

1. 形状 多为圆柱形、长圆锥形或纺锤形等。双子叶植物根一般为直根系,主根发达,侧根较小,主根常为圆柱形、圆锥形或纺锤形。如甘草呈圆柱形,白芷呈圆锥形,何首乌呈纺锤形;少数双子叶植物的主根不发达,为须根系,多数细长的须根簇生于根茎上,如龙胆等。单子叶植物根一般为须根系,须根常膨大成块根,呈纺锤形,如麦冬等。

2. 表面 常有纹理、横纹或纵纹。双子叶植物根常有栓皮及皮孔,较粗糙。单子叶植物根无栓皮、皮孔,较光滑。根顶端有时带有根茎或茎基,根茎俗称"芦头",茎痕俗称"芦碗",如人参等。

3. 质地和断面 质地因品种而异,质重坚实或体轻松泡;折断面呈粉性或纤维性、角质状等。双子叶植物根横断面具形成层环纹;环内的木质部较发达,中央无髓部,自中心向外有放射状纹理,木部尤为明显。单子叶植物根横断面具内皮层环纹,皮部宽广,中柱较小;中央有髓部,无放射状纹理。观察时应注意根的断面有无分泌组织的斑点散布,如伞形科当归等含有黄棕色油点;并应注意少数双子叶植物根断面是否具异型构造,如商陆的罗盘纹、何首乌的云锦花纹等。

(二)显微鉴别

显微观察横切面的组织构造,可根据维管束类型、形成层有无等,区分双子叶与单子叶植物的根。观察时应注意分泌组织、厚壁组织以及细胞内含物的类型、分布。有的具分泌组织，如党参等有乳管；人参等有树脂道；木香、当归等有油室；细辛等有油细胞。有的含草酸钙结晶，如大黄等含簇晶；麦冬等含针晶；牛膝等含砂晶；甘草等含方晶，并形成晶纤维。有的含大量淀粉粒，如葛根（甘葛藤）；有的含菊糖，不含淀粉粒，如桔梗等。有的具厚壁组织，如石细胞、韧皮纤维或木纤维等。

1. 双子叶植物根　一般均具次生构造。最外层多为周皮，由木栓层、木栓形成层及栓内层组成。木栓形成层多发生于中柱鞘部位，形成周皮后原有的表皮及皮层细胞均已死亡脱落；栓内层通常为数列薄壁细胞，排列较疏松。有的栓内层比较发达，又名"次生皮层"。少数根类中药的次生构造不发达，无周皮而有表皮，如龙胆等；或表皮死亡脱落后，外皮层细胞的细胞壁增厚并栓化，起保护作用，称"后生表皮"，如细辛等；或由皮层的外部细胞木栓化起保护作用，称"后生皮层"，如川乌等。次生构造不发达者，其内皮层均较明显。

双子叶植物根的维管束一般为无限外韧型，由初生韧皮部、次生韧皮部、形成层、次生木质部和初生木质部组成。初生韧皮部细胞大多颓废，次生韧皮部包括筛管、伴胞、韧皮薄壁细胞、韧皮纤维等，并有韧皮射线；形成层连续成环，或束间形成层不明显；次生木质部占根的大部分，由导管、管胞、木薄壁细胞或木纤维组成，木射线较明显；初生木质部位于中央，分为几束，呈星角状，束的数目多为二至六束，又称二至六原型，如牛膝为二原型。双子叶植物根一般无髓，少数次生构造不发达的根，初生木质部未分化到中心，中央为薄壁组织区域，形成明显的髓部，如龙胆等。

双子叶植物根大多为正常构造，少数为异常构造，主要有下列几种类型。

（1）同心多环维管束（concentric polycyclic vascular stand）：指在正常维管组织外围形成若干同心环状排列的异型维管束。它是在正常维管束形成后，由中柱鞘细胞分裂产生薄壁组织，从中发生新的形成层环，并形成第一轮同心环维管束，以后随着外方薄壁细胞继续分裂，又相继形成第二轮、第三轮等同心环维管束，如此构成同心多环维管束的异常构造，如牛膝、商陆等。

（2）皮层维管束（cortical vascular bundle）：指在正常维管组织外围的薄壁组织中产生新的附加维管柱（auxiliary stele），形成异常构造。它是在正常维管束形成后，在韧皮部外侧由中柱鞘衍生的薄壁组织细胞分裂产生异常形成层，形成异常的复合维管束或单个外韧型维管束，如何首乌。

（3）内涵韧皮部（included phloem）：又称木间韧皮部，指在次生木质部中包埋有次生韧皮部。它是形成层活动不规则的结果，在次生生长的某阶段，形成层异常地向外、向内均产生韧皮部，其后活动又恢复正常，于是异常产生的韧皮部就被包埋在次生木质部中，如茄科华山参等。有的内涵韧皮部连接成环层而成环状木间韧皮部，如秦艽根。

（4）木间木栓（interxylary cork）：又称内涵周皮，是在次生木质部内形成木栓带。通常是由次生木质部的薄壁组织细胞栓化形成，如黄芩老根中央的木栓环。有的木间木栓环包围部分韧皮部和木质部，把维管柱分隔成几个束，如甘松根。

此外，还有木质部中心具异型复合维管束，即木质部中心部位有异型复合维管束，三生形成层环的外方为木质部、内方为韧皮部，如广防己等。分离维管束，即在形成层内外侧产生异常的复合维管束或单个外韧型维管束，如川乌等。

2. 单子叶植物根　一般均具初生构造。最外层通常为一列表皮细胞，无木栓层，有的细胞分化为根毛，细胞外壁一般无角质层。少数根的表皮细胞分裂为多层细胞，细胞壁木栓化，形成根被，如麦冬等。皮层宽厚，占根的大部分，通常可分为外皮层、皮层薄壁组织和内皮层。外皮层为一层排列紧密、整齐的细胞；皮层细胞排列疏松；内皮层为一层排列紧密、整齐的细胞,有的可见凯氏点或凯氏带。有的内皮层细胞壁全部增厚木化,少数不增厚的内皮层细胞称"通道细胞",如麦冬。有的内皮层细胞外切向壁及两侧壁均增厚,呈马蹄型。

中柱较小,最外为中柱鞘,维管束为辐射型,韧皮部与木质部相间排列,呈辐射状,无形成层。髓部通常明显。

二、根茎类中药

(一)性状鉴别

根茎类中药指以地下茎,或以带有少许根部的地下茎入药的中药,包括根状茎、块茎、球茎及鳞茎等。

1. 形状、表面 根状茎多呈结节状圆柱形,常具分枝、纺锤形、不规则团块状或拳形团块;表面节和节间明显,单子叶植物尤为明显,节上常有退化的鳞片状或膜质状小叶或叶痕,有顶芽和腋芽或芽痕;顶端常残存茎基或茎痕,侧面和下面有细长的不定根或根痕。蕨类植物根茎常有鳞片或密生棕黄色鳞毛。块茎呈不规则块状或类球形,肉质肥大;表面具短的节间,节上具芽及退化的鳞片状叶或已脱落,如天麻等。球茎呈球形或扁球形,肉质肥大;表面具明显的节和缩短的节间,节上有较大的膜质鳞叶,顶芽发达,如荸荠等。鳞茎呈球形或扁球形,地下茎缩短呈扁平皿状,称鳞茎盘,上面有肉质肥厚的鳞叶和顶芽,基部有不定根或不定根痕,如川贝母等。有的兰科植物茎的下部膨大,称假鳞茎。

2. 横断面 应注意区分双子叶植物与单子叶植物的根茎。一般来说,双子叶植物根茎横断面可见形成层环,木部有明显的放射状纹理,中央有明显的髓部。单子叶植物根茎通常可见内皮层环纹,无形成层环,皮层及中柱均有维管束小点散布,髓部不明显。另外,还应注意根茎的断面有无分泌组织的斑点散布,如油点等。注意少数双子叶植物根茎横断面有异常构造,如大黄的星点。

(二)显微鉴别

显微观察横切面的组织构造,可根据维管束类型和排列形式,区分双子叶植物、单子叶植物、蕨类植物的根茎。观察时应注意分泌组织、厚壁组织以及细胞内含物的类型、分布。根茎常有分泌组织存在,如川芎、苍术等有油室;石菖蒲、干姜等有油细胞;半夏、白及等有黏液细胞,内含针晶束。厚壁组织是一个重要的鉴别特征,如苍术木栓层中有石细胞带,黄连(味连)皮层及中柱鞘部位有石细胞。常含淀粉粒,特别是块茎、鳞茎含众多淀粉粒,为重要鉴别特征;有的含菊糖而无淀粉粒,如苍术等。

1. 双子叶植物根茎 一般均具次生构造。外表常有木栓层,少数有表皮或鳞叶,如木栓形成层发生在皮层外方,则初生皮层仍然存在,如黄连等;有些根茎仅由栓内层细胞构成次生皮层。皮层中有根迹维管束或叶迹维管束斜向通过,皮层内侧有的具纤维或石细胞,内皮层多不明显。维管束多为外韧型,成环状排列,束间被髓射线分隔。韧皮部外方有的具厚壁组织,如初生韧皮纤维(或称中柱鞘纤维)和石细胞群,常排成不连续的环。中央有髓部。

双子叶植物根茎大多为正常构造,少数为异常构造,主要有下列几种类型。

(1)髓部维管束(medullary bundle):指位于根茎髓部的维管束,其韧皮部和木质部的位置与外部正常维管束相反,即木质部在外方,韧皮部在内侧。如大黄的髓部有许多星点状的异型维管束。

(2)内生韧皮部(internal phloem):又称木内韧皮部,指位于初生木质部内侧的初生韧皮部,有的与木质部内侧密切接触,构成正常的双韧型维管束,如茄科、葫芦科植物等;有的在髓部周围形成彼此分离的韧皮部束,如白薇、白前等。内生韧皮部存在的位置和形成均与内涵韧皮部不同。

（3）木间木栓（interxylary cork）：在次生木质部内形成木栓环带，如甘松根茎中的木间木栓环包围一部分韧皮部和木质部，把维管柱分隔成数个束。

此外，还有皮层维管束，如落新妇根茎皮层有单个外韧型维管束，其形成不同于根迹或叶迹维管束；内生维管束，即当内生韧皮部形成后，在其外方产生新的形成层，向外产生次生木质部，向内产生次生韧皮部，形成环髓周围的具初生韧皮部、次生韧皮部、异常形成层、初生木质部、次生木质部的维管束，如蓼科植物等。

2. 单子叶植物根茎　一般均具初生构造。外表通常为一列表皮细胞，少数根茎皮层外部细胞木栓化，形成后生皮层，代替表皮起保护作用，如藜芦等；有的皮层外侧细胞形成木栓组织，如生姜。皮层宽广，常有叶迹维管束散在；内皮层大多明显，具凯氏带。中柱中有多数维管束散布，维管束大多为有限外韧型或周木型，如石菖蒲；有的中柱不明显，即内皮层不明显，有限外韧型维管束散在，如天麻等。无明显髓部。

鳞茎的肉质鳞叶组织构造类似于单子叶植物叶，表皮有气孔，无毛茸。

3. 蕨类植物根茎　外表通常为一层表皮细胞，下为数层厚壁细胞构成的下皮层（hypodermis），其内为基本薄壁组织。一般具网状中柱（dictyostele），由断续环状排列的周韧型维管束组成，每一维管束外围有内皮层，网状中柱的单个维管束又称分体中柱（meristele），如绵马贯众等。分体中柱的形状、数目和排列方式是鉴定品种的重要依据。有的根茎具双韧管状中柱，即木质部排成环圈，其内外两侧均有韧皮部及内皮层环，中央有髓部，如狗脊等。有的根茎具外韧管状中柱，即木质部排成环圈，其外侧有韧皮部及内皮层环，中央有髓部，如阴地蕨等。有的根茎具原生中柱，即木质部居中，韧皮部环绕，形成周韧型维管束，外侧有内皮层环，如紫萁贯众等。蕨类植物根茎的木质部一般无导管而有管胞，管胞大多为梯纹。在基本组织的细胞间隙中，有的具间隙腺毛，如绵马贯众。

第二节　常用中药材

狗脊

（Gouji；Cibotii Rhizoma）

为蚌壳蕨科植物金毛狗脊 *Cibotium barometz*（L.）J. Sm. 的干燥根茎。主产于福建、四川、湖北、贵州等省。秋、冬二季采挖，除去泥沙，干燥；或去硬根、叶柄及金黄色茸毛，切厚片，干燥，为"生狗脊片"；蒸后晒至六七成干，切厚片，干燥，为"熟狗脊片"。呈不规则的长块状，表面深棕色，残留金黄色茸毛，上面有数个红棕色的木质叶柄，下面残存黑色细根；质坚硬，不易折断。气微，味淡、微涩。生狗脊片呈不规则长条形或圆形，切面浅棕色，较平滑，近外皮1~4mm处有1条棕黄色隆起的木质部环纹或条纹（双韧管状中柱），边缘不整齐，偶有金黄色茸毛残留；质脆，易折断，有粉性。熟狗脊片呈黑棕色，质坚硬。主要含绵马酚（aspidinol）、原儿茶酸（protocatechuic acid）及原儿茶醛等。性温，味苦、甘。祛风湿，补肝肾，强腰膝。

绵马贯众

Mianmaguanzhong

Dryopteridis Crassirhizomatis Rhizoma

【基原】鳞毛蕨科植物粗茎鳞毛蕨 *Dryopteris crassirhizoma* Nakai 的干燥根茎及叶柄残基。主产于黑龙江、吉林、辽宁三省。秋季采挖，削去叶柄及须根，除去泥沙，晒干。

【性状鉴别】呈长倒卵形，略弯曲，上端钝圆或截形，下端较尖，有的纵剖为两半，长7~

20cm，直径 4～8cm。表面黄棕色至黑褐色，密被排列整齐的叶柄残基及鳞片，并有弯曲的须根。叶柄残基呈扁圆形，长 3～5cm，直径 0.5～1.0cm；表面有纵棱线，质硬而脆，断面略平坦，棕色，有黄白色维管束小点 5～13 个，环列。根茎质坚硬，断面略平坦，深绿色至棕色，维管束点状黄白色长圆形，5～13 个，环列。气特异，味初淡而微涩，后渐苦、辛。（图 7-1）

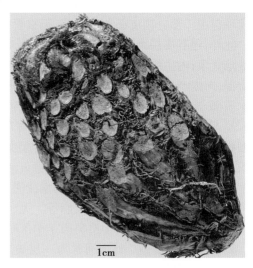

图 7-1 绵马贯众药材图

【显微鉴别】叶柄基部横切面：①表皮为 1 列外壁增厚的小形细胞，常脱落。②下皮为 10 余列多角形厚壁细胞，棕色至褐色。③基本组织细胞排列疏松，细胞间隙中有单细胞的间隙腺毛，头部呈球形或梨形，内含棕色分泌物。④分体中柱 5～13 个，环列；维管束周韧型，中央木质部管胞多角形，周围为韧皮部，其外为 1～2 列中柱鞘薄壁细胞，最外层为 1 列扁小的内皮层细胞，凯氏点明显。⑤薄壁细胞中含棕色物和淀粉粒。（图 7-2）

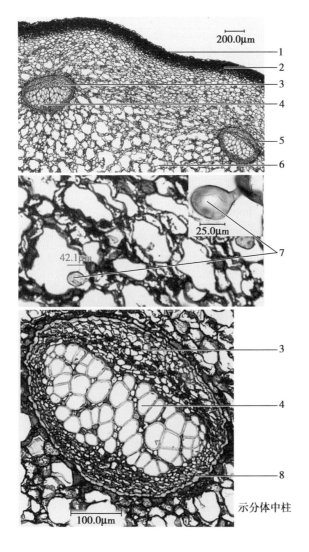

图 7-2 绵马贯众（叶柄基部）横切面详图
1. 表皮 2. 下皮 3. 韧皮部 4. 木质部 5. 分体中柱 6. 基本组织 7. 间隙腺毛 8. 内皮层

示分体中柱

粉末:红棕色。①间隙腺毛单细胞,头部呈球形或梨形,内含棕色分泌物。②管胞主要为梯纹。③下皮纤维成束或单个散在,可见稀疏斜纹孔。④薄壁组织细胞间隙大,壁稍厚,部分呈连珠状,纹孔散布不均匀。⑤内皮层细胞呈不规则长方形,壁薄,微波状或弯曲。⑥淀粉粒较多,单粒圆形、椭圆形或广卵形,脐点及层纹不明显。(图7-3)

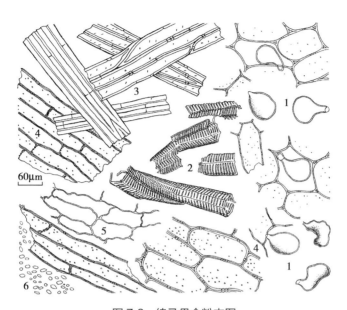

图7-3 绵马贯众粉末图
1.间隙腺毛 2.管胞 3.下皮纤维 4.薄壁组织 5.内皮层细胞 6.淀粉粒

【主要成分】 主要含间苯三酚类衍生物,如绵马贯众素(dryocrassin)、绵马精(filmarone),其性质不稳定,易缓慢分解产生绵马酸类(filicic acids)、黄绵马酸类(flavaspidic acids)、白绵马素类(albaspidins)及去甲绵马素类(desaspidins)。此外,尚含黄酮、三萜及挥发油等。三萜类有里白烯(diploptene)、9(11)-羊齿烯[9(11)-fernene]、铁线蕨酮(adiantone)及29-何帕醇(29-hopanol)等。

【理化鉴别】 粉末环己烷超声提取液作为供试品溶液。以绵马贯众对照药材作对照,按薄层色谱法,用硅胶G薄层板,以正己烷-三氯甲烷-甲醇(30∶15∶1)为展开剂,以0.3%坚牢蓝BB盐的稀乙醇溶液显色。供试品色谱中,在与对照药材色谱相应的位置上,显相同颜色的斑点。

【含量测定】 按醇溶性浸出物测定法热浸法测定,用稀乙醇作溶剂,含醇溶性浸出物不得少于25.0%。

【功效、应用及现代研究】 性微寒,味苦;有小毒。清热解毒,驱虫。用于虫积腹痛,疮疡。绵马贯众具有抗菌、抗病毒、驱虫、抗肿瘤、止血、抗疟等作用;间苯三酚类衍生物为驱虫、抗肿瘤及抑菌的主要活性成分,其中绵马精杀虫能力最强;挥发油亦有驱虫活性。

骨碎补

(Gusuibu;Drynariae Rhizoma)

为水龙骨科植物槲蕨 *Drynaria fortunei*(Kunze)J. Sm. 的干燥根茎。主产于湖北、浙江、广西、四川等地。全年均可采挖,除去泥沙,干燥,或再燎去茸毛(鳞片)。呈扁平长条状,多弯曲,有分枝;表面密被深棕色至暗棕色细小鳞片,柔软如毛,经火燎者呈棕褐色或暗褐色,两侧及上表面均具突起或凹下的圆形叶痕,少数有叶柄残基及须根残留。体轻,质脆,易折断,断面红棕色,有多数黄色点状分体中柱,排列成环。气微,味淡、微涩。主要含柚皮苷(naringin)、橙皮苷(hesperidin)等。性温,味苦。疗伤止痛,补肾强骨。

细辛
Xixin
Asari Radix et Rhizoma

知识链接:
细辛药用部
位变化

【基原】马兜铃科植物北细辛 *Asarum heterotropoides* Fr. Schmidt var. *mandshuricum*(Maxim.)Kitag.、汉城细辛 *Asarum sieboldii* Miq. var. *seoulense* Nakai 或华细辛 *Asarum sieboldii* Miq. 的干燥根及根茎。前二种主产于东北,习称"辽细辛";后一种主产于陕西、湖北、江西、山东、安徽等省。夏季果熟期或初秋采挖,除净地上部分和泥沙,阴干。

【性状鉴别】

1. 北细辛 常卷曲成团。根茎横生呈不规则圆柱状,具短分枝,长 1~10cm,直径 0.2~0.4cm;表面灰棕色,粗糙,有环形的节,节间长 0.2~0.3cm,分枝顶端有碗状的茎痕。根细长,密生于节上,长 10~20cm,直径 0.1cm;表面灰黄色,平滑或具纵皱纹,有须根及须根痕;质脆,易折断,断面平坦,黄白色或白色。气辛香,味辛辣、麻舌。(图7-4)

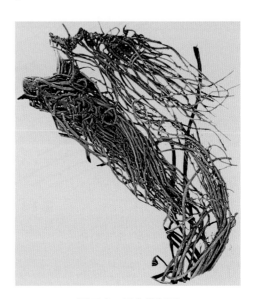

图7-4 细辛药材图

2. 汉城细辛 根茎直径 0.1~0.5cm,节间长 0.1~1cm。

3. 华细辛 根茎长 5~20cm,直径 0.1~0.2cm,节间长 0.2~1cm。气味较弱。

【显微鉴别】北细辛根横切面:①后生表皮为 1 列类长方形细胞,其外侧常残留表皮细胞。②皮层宽,有众多油细胞散在;内皮层明显,可见凯氏点。③中柱鞘细胞 1~2 层。④维管束次生组织不发达,初生木质部通常三原型,稀二原型或四原型,形成层隐约可见,其外侧有韧皮部细胞。⑤薄壁细胞含淀粉粒。(图7-5)

粉末:淡黄灰色。①根下皮表面观细胞呈类方形、壁薄,波状弯曲,其间布有油细胞。②根茎表皮表面观细胞呈类长方形,垂周壁连珠状增厚,其间有油细胞。③油细胞长圆形,含草酸钙砂晶。④草酸钙砂晶细小,常偏集于细胞一侧。⑤多为网纹、梯纹导管。⑥淀粉粒众多,单粒或复粒。⑦石细胞少数。(图7-6)

【主要成分】主要含挥发油。油中的主要成分为甲基丁香酚(methyl eugenol)、黄樟醚(safrole)、榄香脂素(elemicin)、细辛醚(asaricin)等。此外,尚含木脂素及硝基菲类化合物,如细辛脂素(asarinin)、马兜铃酸(aristolochic acid)Ⅰ等。

目前,质量评价的主要指标成分为挥发油、细辛脂素及马兜铃酸Ⅰ。

【理化鉴别】粉末加甲醇超声处理,滤过,滤液蒸干;残渣再加甲醇溶解,作为供试品溶液。以细辛对照药材及细辛脂素对照品作对照,按薄层色谱法,用硅胶 G 板,以石油醚(60~90℃)-乙酸乙酯(3∶1)为展开剂,1%香草醛硫酸溶液显色。供试品色谱中,在与对照药材色谱和对照品色谱相应的位置上,显相同颜色的斑点。

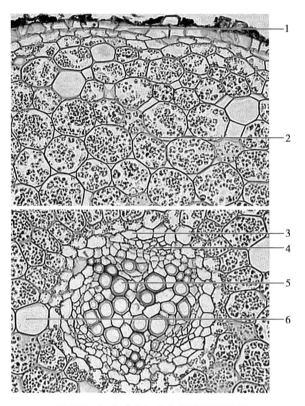

图7-5　细辛（北细辛）根横切面详图
1.后生表皮　2.皮层　3.内皮层　4.韧皮部　5.木质部
6.油细胞

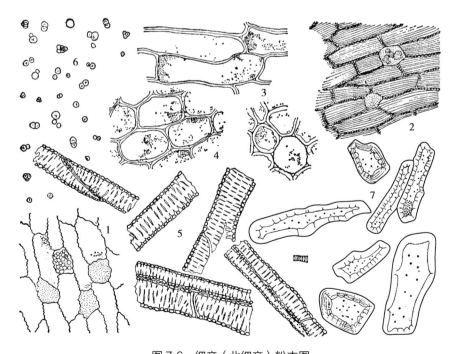

图7-6　细辛（北细辛）粉末图
1.根下皮　2.根茎表皮　3.油细胞　4.草酸钙砂晶　5.导管　6.淀粉粒　7.石细胞

笔记栏

【含量测定】按高效液相色谱法测定,含马兜铃酸Ⅰ($C_{17}H_{11}O_7N$)不得过0.001%。按醇溶性浸出物测定法热浸法测定,用乙醇作溶剂,含醇溶性浸出物不得少于9.0%。按挥发油测定法测定,含挥发油不得少于2.0%(ml/g);按高效液相色谱法测定,含细辛脂素($C_{20}H_{18}O_6$)不得少于0.050%。

【功效、应用及现代研究】性温,味辛;有小毒。解表散寒,祛风止痛,通窍,温肺化饮。用于风寒感冒、头痛、牙痛、鼻塞流涕、鼻鼽、鼻渊、风湿痹痛、痰饮喘咳。细辛挥发油具有解热镇痛、抗炎、局部麻醉、抗菌、平喘、祛痰、免疫抑制及抗变态反应等作用。

大黄

Dahuang

Rhei Radix et Rhizoma

知识链接:
大黄原植物
鉴定

【基原】蓼科植物掌叶大黄 *Rheum palmatum* L.、唐古特大黄 *Rheum tanguticum* Maxim. ex Balf. 或药用大黄 *Rheum officinale* Baill. 的干燥根及根茎。掌叶大黄主产于甘肃、青海、西藏、四川等地,多栽培,产量大;唐古特大黄主产于青海、甘肃、西藏等地,多野生;药用大黄主产于四川、贵州、云南、湖北等省,栽培或野生,产量少。秋末茎叶枯萎或次春发芽前采挖,除去细根,刮去外皮(忌用铁器),切瓣或段,绳穿成串干燥或直接干燥。

【性状鉴别】呈类圆柱形、圆锥形、卵圆形或不规则块状,长3~17cm,直径3~10cm。除尽外皮者表面黄棕色至红棕色,有的可见类白色网状纹理,习称"锦纹",残留的外皮棕褐色,多具绳孔及粗皱纹。质坚实,有的中心稍松软,断面淡红棕色或黄棕色,显颗粒性;根茎髓部宽广,有星点(异型维管束)环列或散在;根木质部发达,具放射状纹理,形成层环明显,无星点。气清香,味苦而微涩,嚼之粘牙,有沙粒感,唾液染成黄色。(图7-7)

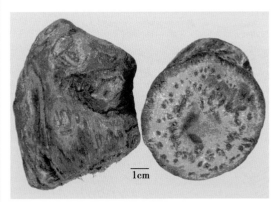
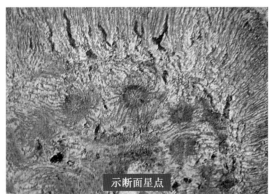

示断面星点

图7-7　大黄药材图

【显微鉴别】根茎横切面:①木栓层及皮层大多已除去。②韧皮部筛管群明显,薄壁组织发达。③形成层成环。④木质部射线较密,宽2~4列细胞,内含棕色物;导管非木化,常1至数个相聚,稀疏排列。⑤髓部宽广,异型维管束环列或散在,形成层成环,外侧为木质部,内侧为韧皮部,射线呈星状射出,韧皮部中有黏液腔,内含红棕色物质。⑥薄壁细胞含草酸钙簇晶及多数淀粉粒。(图7-8)

根横切面无髓,余同根茎。

粉末:黄棕色。①草酸钙簇晶大而多,直径20~160μm,有的至190μm。②导管多为网

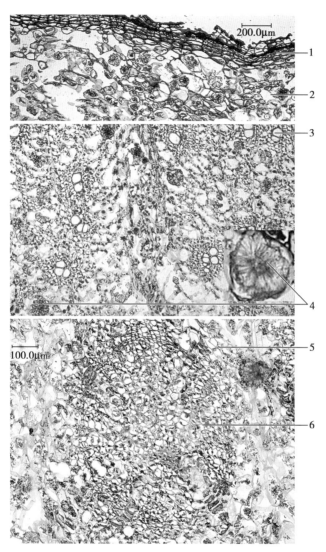

图 7-8 大黄（掌叶大黄）根茎横切面详图
1. 木栓层 2. 皮层 3. 木质部 4. 草酸钙簇晶 5. 髓部 6. 异型
维管束

纹，并有具缘纹孔、螺纹及环纹导管，非木化。③淀粉粒甚多，单粒或复粒。（图 7-9）

【主要成分】 主要含蒽醌类衍生物。游离蒽醌有大黄酸（rhein）、大黄素（emodin）、大黄酚（chrysophanol）、芦荟大黄素（aloe-emodin）、大黄素甲醚（physcion）；结合蒽醌主要有番泻苷（sennoside）A、番泻苷 B、番泻苷 C、番泻苷 D、番泻苷 E、番泻苷 F、大黄酚-1-葡萄糖苷、大黄素甲醚-8-葡萄糖苷、大黄素-1-葡萄糖苷、大黄素-8-葡萄糖苷、芦荟大黄素-8-葡萄糖苷、大黄酸-8-葡萄糖苷等。此外，尚含鞣质、有机酸、挥发油等。

目前，质量评价的主要指标成分为大黄酚、大黄素、芦荟大黄素、大黄酸及大黄素甲醚。

【理化鉴别】

（1）取粉末少量，进行微量升华，可见菱状针晶或羽状结晶，加碱液呈红色。

（2）粉末用甲醇浸提，滤过，滤液蒸干；残渣加水溶解，盐酸酸化，乙醚萃取，蒸干；残渣加三氯甲烷溶解，作为供试品溶液。以大黄对照药材和大黄酸对照品作对照，按薄层色谱法，用硅胶 H 板，以石油醚（30~60℃）-甲酸乙酯-甲酸（15∶5∶1）的上层溶液为展开剂，置紫外光灯（365nm）下检视。供试品色谱中，在与对照药材色谱相应的位置上，显相同的 5 个橙

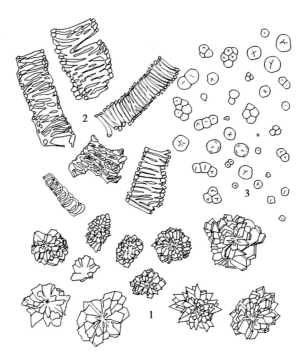

图 7-9 大黄粉末图
1. 草酸钙簇晶　2. 导管　3. 淀粉粒

黄色荧光主斑点;在与对照品色谱相应的位置上,显相同的橙黄色荧光斑点,置氨蒸气中熏后,斑点变为红色。

(3) 取粉末甲醇超声提取液作为供试品溶液。以土大黄苷对照品作对照。按薄层色谱法,用聚酰胺薄膜,以甲苯-甲酸乙酯-丙酮-甲醇-甲酸(30∶5∶5∶20∶0.1)为展开剂,置紫外光灯(365nm)下检视。供试品色谱中,在与对照品色谱相应的位置上,不得显相同的亮蓝色荧光斑点(检查土大黄苷)。

【含量测定】按水溶性浸出物测定法热浸法测定,含水溶性浸出物不得少于 25.0%。按高效液相色谱法测定,含总蒽醌和游离蒽醌以芦荟大黄素($C_{15}H_{10}O_5$)、大黄酸($C_{15}H_8O_6$)、大黄素($C_{15}H_{10}O_5$)、大黄酚($C_{15}H_{10}O_4$)和大黄素甲醚($C_{16}H_{12}O_5$)的总量计,分别不得少于1.5%和0.20%。

【功效、应用及现代研究】性寒,味苦。泻下攻积,清热泻火,凉血解毒,逐瘀通经,利湿退黄。用于实热积滞便秘,血热吐衄,目赤咽肿,痈肿疔疮,肠痈腹痛,瘀血经闭,产后瘀阻,跌打损伤,湿热痢疾,黄疸尿赤,淋证,水肿;外治烧烫伤。大黄具有利胆保肝、抗病原微生物、抗感染、解热、止血、抗肿瘤、抗动脉粥样硬化、利尿、免疫调节等作用。结合蒽醌有较强的泻下作用,以番泻苷 B 等双蒽酮苷作用最强;游离蒽醌有较强的抗菌作用,以大黄酸、大黄素及芦荟大黄素作用最强;大黄素具有抗肿瘤作用;大黄鞣质有增加血小板,促进血液凝固等止血作用。

拳参

(Quanshen;Bistortae Rhizoma)

为蓼科植物拳参 *Polygonum bistorta* L. 的干燥根茎。主产于华北、西北、山东、江苏等地。春初发芽时或秋季茎叶将枯萎时采挖,除去泥沙,晒干,去须根。呈扁长条形或扁圆柱形,弯曲,有的对卷弯曲,两端略尖,或一端渐细;表面紫褐色或紫黑色,粗糙,一面隆起,一面稍平坦或略具凹槽;全体密具粗环纹,有残留须根或根痕。质硬,断面浅棕红色或棕红色,维管束呈黄白色点状,排列成环。气微,味苦、涩。主要含鞣质、酚酸类等。性微寒,味苦、涩。清热解毒,消肿,止血。

虎杖

（Huzhang;Polygoni Cuspidati Rhizoma et Radix）

为蓼科植物虎杖 *Polygonum cuspidatum* Sieb. et Zucc. 的干燥根茎及根。主产于江苏、浙江、安徽、广西等地。春、秋二季采挖,除去须根,洗净,趁鲜切短段或厚片,晒干。多为圆柱形短段或不规则厚片,外皮棕褐色,有纵皱纹及须根痕。横切面皮部较薄,木部宽广,棕黄色,射线放射状,皮部与木部较易分离。根茎髓中有隔或呈空洞状。质坚硬。气微,味微苦、涩。含游离蒽醌及其苷类、芪类化合物及鞣质等,如大黄素、大黄素甲醚、大黄酚、虎杖苷等。性微寒,味微苦。利湿退黄,清热解毒,散瘀止痛,止咳化痰。

何首乌

Heshouwu

Polygoni Multiflori Radix

【基原】蓼科植物何首乌 *Polygonum multiflorum* Thunb. 的干燥块根。主产于河南、湖北、广东、贵州等省。秋、冬二季叶枯萎时采挖,削去两端,洗净,个大的切成块,干燥。

【性状鉴别】呈团块状或不规则纺锤形,长6~15cm,直径4~12cm。表面红棕色或红褐色,皱缩不平,有浅沟,并有横长皮孔样突起及细根痕。体重,质坚实,不易折断,断面浅黄棕色或浅红棕色,显粉性,皮部有 4~11 个类圆形异型维管束环列,形成"云锦状花纹",中央木部较大,有的呈木心。气微,味微苦而甘涩。（图 7-10）

【显微鉴别】块根横切面:①木栓层为数列细胞,充满棕色物。②韧皮部较宽,散有类圆形异型维管束 4~11 个,为外韧型,导管稀少。③根的中央形成层成环;木质部导管较少,周围有管胞及少数木纤维。④薄壁细胞含草酸钙簇晶及淀粉粒。（图 7-11）

粉末:黄棕色。①草酸钙簇晶较多,直径 10~80(160)μm,偶见簇晶与较大的方形结晶

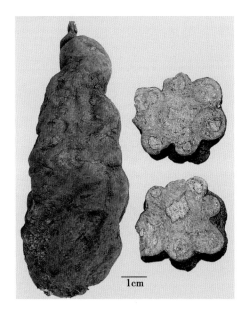

图 7-10　何首乌药材图

合生。②主要为具缘纹孔导管。③淀粉粒单粒或复粒。④棕色细胞类圆形或椭圆形,壁稍厚,胞腔内充满棕色物质,并含淀粉粒;棕色块散在。⑤木栓细胞类多角形,壁薄,内含棕色物。（图 7-12）

【主要成分】主要含蒽醌类化合物,如大黄酚、大黄素、大黄素甲醚、大黄酸、大黄酚蒽酮(chrysophanol anthrone)等。并含芪类化合物,如 2,3,5,4′-四羟基二苯乙烯-2-*O*-β-*D*-葡萄糖苷(2,3,5,4′-tetrahydroxystilbene-2-*O*-β-*D*-glucoside)。此外,尚含卵磷脂(lecithin)等。

目前,质量评价的主要指标成分为 2,3,5,4′-四羟基二苯乙烯-2-*O*-β-*D*-葡萄糖苷及结合蒽醌(大黄素、大黄素甲醚的总量)。

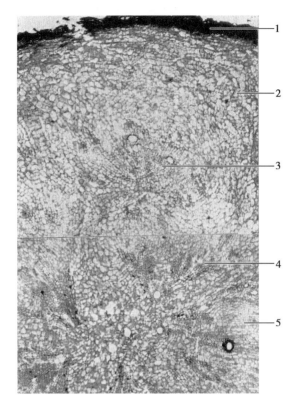

图 7-11　何首乌块根横切面详图
1. 木栓层　2. 韧皮部　3. 异型维管束　4. 木质部　5. 形成层

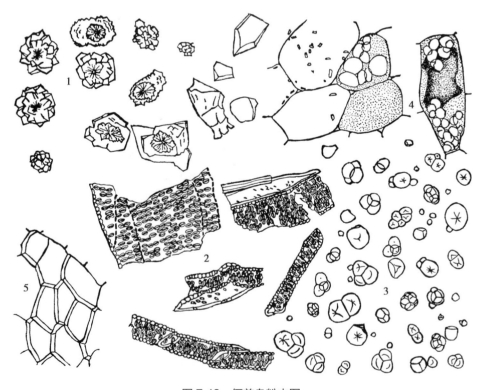

图 7-12　何首乌粉末图
1. 草酸钙簇晶　2. 导管　3. 淀粉粒　4. 棕色细胞及棕色块　5. 木栓细胞

【理化鉴别】粉末乙醇回流提取液,浓缩后作为供试品溶液。以何首乌对照药材作对照,按薄层色谱法,用硅胶 H 板,以三氯甲烷-甲醇(7∶3)、三氯甲烷-甲醇(20∶1)为展开剂,二次展开,置紫外光灯(365nm)下检视。供试品色谱中,在与对照药材色谱相应的位置上,显相同颜色的荧光斑点。

【含量测定】按高效液相色谱法测定,含 2,3,5,4′-四羟基二苯乙烯-2-O-β-D-葡萄糖苷($C_{20}H_{22}O_9$)不得少于 1.0%;含结合蒽醌以大黄素($C_{15}H_{10}O_5$)和大黄素甲醚($C_{16}H_{12}O_5$)的总量计,不得少于 0.10%。

【功效、应用及现代研究】性微温,味苦、甘、涩。解毒,消痈,截疟,润肠通便。用于疮痈,瘰疬,风疹瘙痒,肠燥便秘。何首乌具有改善学习记忆力、降血脂、促进骨髓造血、抗氧化、抗骨质疏松、抗炎、抗肿瘤、抗抑郁、镇痛等作用。二苯乙烯苷等芪类化合物具有抗衰老,提高免疫功能,防止动脉硬化及保肝作用;卵磷脂及铁具有促进血细胞新生和发育作用。

【附药】

1. 首乌藤(夜交藤)(Shouwuteng,Polygoni Multiflori Caulis)　为蓼科植物何首乌 *Polygonum multiflorum* Thunb. 的干燥藤茎。秋、冬二季采割,除去残叶,捆成把或趁鲜切段,干燥。呈长圆柱形,稍扭曲,具分枝,长短不一。表面紫红色或紫褐色,粗糙,具扭曲的纵皱纹,节部略膨大,有侧枝痕,外皮菲薄,可剥离。质脆,易折断,断面皮部紫红色,木部黄白色或淡棕色,导管孔明显,髓部疏松,类白色。气微,味微苦涩。主要含蒽醌类化合物,目前质量评价的主要指标成分为 2,3,5,4′-四羟基二苯乙烯-2-O-β-D-葡萄糖苷。性平,味甘。养血安神,祛风通络。用于失眠多梦,血虚身痛,风湿痹痛,皮肤瘙痒。

2. 制何首乌(Zhiheshouwu,Polygoni Multiflori Radix Praeparata)　为何首乌的炮制加工品。呈不规则皱缩状的块片。表面黑褐色或棕褐色,凹凸不平。质坚硬,断面角质样,棕褐色或黑色。气微,味微甘而苦涩。主要含蒽醌类化合物,目前质量评价的主要指标成分为 2,3,5,4′-四羟基二苯乙烯-2-O-β-D-葡萄糖苷和游离蒽醌。性微温,味苦、甘、涩。补肝肾,益精血,乌须发,强筋骨,化浊降脂。用于血虚萎黄,眩晕耳鸣,须发早白,腰膝酸软,肢体麻木,崩漏带下,高脂血症。

牛膝

Niuxi

Achyranthis Bidentatae Radix

【基原】苋科植物牛膝 *Achyranthes bidentata* Bl. 的干燥根。主产于河南武陟、沁阳等地,习称"怀牛膝",为"四大怀药"之一。冬季茎叶枯萎时采挖,除去须根及泥沙,捆成小把,晒至干皱后,将顶端切齐,晒干。

【性状鉴别】呈细长圆柱形,挺直或稍弯曲,长 15~70cm,直径 0.4~1cm。表面灰黄色或淡棕色,有微扭曲的细纵皱纹、排列稀疏的侧根痕和横长皮孔样的突起。质硬脆,易折断,受潮则变软。断面平坦,淡棕色,略呈角质样而油润,中心维管束木部较大,黄白色,其外周散有多数黄白色维管束小点,断续排列成 2~4 轮。气微,味微甜而稍苦涩。(图 7-13)

【显微鉴别】根横切面:①木栓层为数列扁平细胞。②皮层较窄。③异型维管束外韧型,断续排列成 2~4 轮;最外轮维管束较小,有的仅 1 至数个导管;形成层断续成环;向内维管束较大,木质部主要由导管及木纤维组成。④中央有正常维管束,初生木质部二原型。⑤薄壁细胞含草酸钙砂晶。(图 7-14)

粉末:土黄色。①木纤维较长,壁微木化,胞腔大,具单斜纹孔。②导管网纹、单纹孔或具缘纹孔。③薄壁细胞含草酸钙砂晶。④木薄壁细胞长方形,微木化,有的具单纹孔或网纹

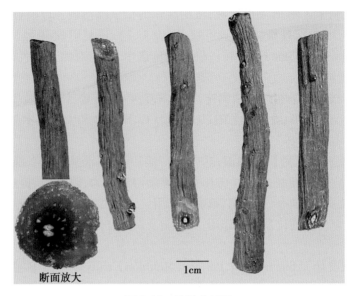

图 7-13 牛膝药材图

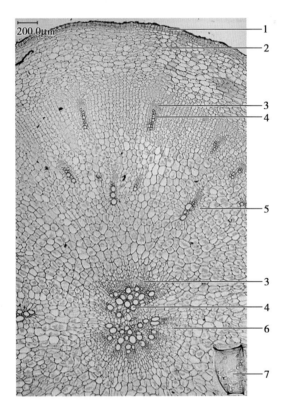

图 7-14 牛膝根横切面详图
1.木栓层 2.皮层 3.韧皮部 4.木质部 5.异
常维管束 6.正常维管束 7.草酸钙砂晶

增厚。⑤木栓细胞类长方形,淡黄色。(图7-15)

【主要成分】含甾酮类成分,如β-蜕皮甾酮(β-ecdysterone)、牛膝甾酮(inokosterone)、红
苋甾酮(rubrosterone)等。并含多种皂苷类成分,以齐墩果酸型三萜皂苷为主,如人参皂苷
Ro(ginsenoside Ro)。此外,尚含多糖、黄酮、生物碱等。

目前,质量评价的主要指标成分为β-蜕皮甾酮。

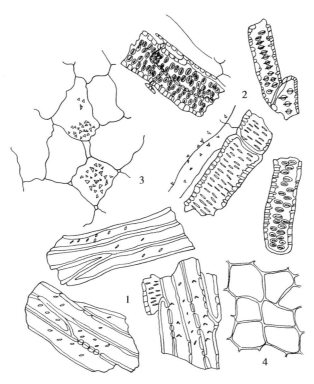

图 7-15　牛膝粉末图
1. 木纤维　2. 导管　3. 草酸钙砂晶　4. 木栓细胞

【理化鉴别】粉末甲醇回流提取液,蒸干;残渣水溶解后,上 D101 型大孔吸附树脂柱,依次用水、20%乙醇、80%乙醇洗脱,收集 80%乙醇洗脱液,蒸干;残渣加 80%甲醇溶解,作为供试品溶液。以牛膝对照药材及 β-蜕皮甾酮、对照品作对照,按薄层色谱法,用硅胶 G 板,以三氯甲烷-甲醇-水-甲酸(7∶3∶0.5∶0.05)为展开剂,5%香草醛硫酸溶液显色。供试品色谱中,在与对照药材色谱及对照品色谱相应的位置上,显相同颜色的斑点。

【含量测定】按二氧化硫残留量测定法测定,二氧化硫残留量不得过 400mg/kg。按醇溶性浸出物测定法热浸法测定,用水饱和正丁醇作溶剂,含醇溶性浸出物不得少于 6.5%。按高效液相色谱法测定,含 β-蜕皮甾酮($C_{27}H_{44}O_7$)不得少于 0.030%。

【功效、应用及现代研究】性平,味苦、甘、酸。逐瘀通经,补肝肾,强筋骨,利尿通淋,引血下行。用于经闭,痛经,腰膝酸痛,筋骨无力,淋证,水肿,头痛,眩晕,牙痛,口疮,吐血,衄血。牛膝具有增强免疫、抗衰老、抗病毒、抗肿瘤、抗炎和镇痛、兴奋子宫及抗生育、抗凝血、抗骨质疏松等作用;牛膝甾酮类成分具有较强的促进蛋白质合成作用。

川牛膝

(Chuanniuxi;Cyathulae Radix)

为苋科植物川牛膝 *Cyathula officinalis* Kuan 的干燥根。主产于四川、重庆、贵州等地。秋、冬二季采挖,除去芦头、须根及泥沙,烘或晒至半干,堆放回润,再烘干或晒干。呈近圆柱形,微扭曲,向下略细或有少数分枝,表面黄棕色或灰褐色,具纵皱纹、支根痕和多数横长的皮孔样突起。质韧,不易折断,断面浅黄色或棕黄色,维管束点状,排列成数轮同心环。气微,味甜。主要含甾酮类化合物,如杯苋甾酮(cyasterone)、异杯苋甾酮(isocyasterone)、红苋甾酮(rubrosterone)等。性平,味甘、微苦。逐瘀通经,通利关节,利尿通淋。

商陆

（Shanglu；Phytolaccae Radix）

为商陆科植物商陆 *Phytolacca acinosa* Roxb. 或垂序商陆 *Phytolacca americana* L. 的干燥根。商陆主产于河南、湖北、安徽等省；垂序商陆产于山东、浙江、江西等省。秋季至次春采挖，除去须根及泥沙，切成块或片，晒干或阴干。为横切或纵切的不规则块片，外皮灰黄色或灰棕色；横切片弯曲不平，边缘皱缩，切面浅黄棕色或黄白色，木部隆起，形成数个突起的同心性环轮，习称"罗盘纹"；纵切片弯曲或卷曲，木部呈平行条状突起。质硬。气微，味稍甜，久嚼麻舌。含三萜皂苷及其苷元，主要为商陆皂苷（phytolaccasaponin）A～Q 及商陆皂苷元等。性寒，味苦；有毒。逐水消肿，通利二便；外用解毒散结。

银柴胡

（Yinchaihu；Stellariae Radix）

为石竹科植物银柴胡 *Stellaria dichotoma* L. var. *lanceolata* Bge. 的干燥根。主产于宁夏、甘肃、陕西、内蒙古等地。春、夏间植株萌发或秋后茎叶枯萎时采挖；栽培品于种植后第三年9月中旬或第四年4月中旬采挖，除去残茎、须根及泥沙，晒干。呈类圆柱形，偶有分枝，表面浅棕黄色至浅棕色，有扭曲的纵皱纹及支根痕，多具孔穴状或盘状凹陷，习称"砂眼"，从砂眼处折断可见棕色裂隙中有细砂散出；根头部略膨大，有密集的呈疣状突起的芽苞、茎或根茎的残基，习称"珍珠盘"。质硬而脆，易折断，断面不平坦，较疏松，有裂隙，皮部甚薄，木部有黄、白色相间的放射状纹理。气微，味甘。栽培品有分枝，下部多扭曲，表面浅棕黄色或浅黄棕色，纵皱纹细腻明显，细支根痕多呈点状凹陷，几无砂眼；根头部有多数疣状突起。折断面质地较紧密，几无裂隙，略显粉性；木部放射状纹理不甚明显。味微甜。含甾醇、黄酮、环肽及挥发油等，如银柴胡环肽、汉黄芩素等。性微寒，味甘。清虚热，除疳热。

太子参

（Taizishen；Pseudostellariae Radix）

为石竹科植物孩儿参 *Pseudostellaria heterophylla*（Miq.）Pax ex Pax et Hoffm. 的干燥块根。主产于江苏、福建、贵州、安徽等省。夏季茎叶大部分枯萎时采挖，洗净，除去须根，置沸水中略烫后晒干或直接晒干。呈细长纺锤形或细长条形，稍弯曲，表面灰黄色至黄棕色，较光滑，微有纵皱纹，凹陷处有须根痕，顶端有茎痕。质硬而脆，断面平坦，淡黄白色，角质样；或类白色，有粉性。气微，味微甘。含环肽、皂苷及挥发油等，如太子参环肽 A、B（heterophyllin A、B）及太子参皂苷 A（pseudostellarinoside A）等。性平，味甘、微苦。益气健脾，生津润肺。

威灵仙

（Weilingxian；Clematidis Radix et Rhizoma）

为毛茛科植物威灵仙 *Clematis chinensis* Osbeck、棉团铁线莲 *Clematis hexapetala* Pall. 或东北铁线莲 *Clematis manshurica* Rupr. 的干燥根及根茎。威灵仙主产于江苏、安徽、浙江等省。棉团铁线莲及东北铁线莲主产于东北。秋季采挖，除去泥沙，晒干。威灵仙：根茎呈柱状，表面淡棕黄色，顶端残留茎基；质较坚韧，断面纤维性；下侧着生多数细根。根呈细长圆柱形，稍弯曲，表面黑褐色，有细纵纹，有的皮部脱落，露出黄白色木部；质硬脆，易折断，断面皮部较宽广，木部淡黄色，略呈方形，皮部与木部之间常有裂隙。气微，味淡。棉团铁线莲：根茎呈短柱状,表面棕褐色至棕黑色;断面木部圆形。味咸。东北铁线莲:根茎呈柱状,根较密集,表面棕黑色;断面木部近圆形。味辛辣。含多种三萜类皂苷及其苷元,如威灵仙次皂苷(prosapogenin)、原白头翁素(protoanemonin)、齐墩果酸及常春藤皂苷元等。性温,味辛、咸。祛风湿,通经络。

川乌
(Chuanwu;Aconiti Radix)

为毛茛科植物乌头 *Aconitum carmichaelii* Debx. 的干燥母根。主产于四川、陕西等省。6月下旬至8月上旬采挖,除去子根、须根及泥沙,晒干。呈不规则的圆锥形,稍弯曲,顶端常有残茎,中部多向一侧膨大;表面棕褐色或灰棕色,皱缩,有小瘤状侧根及子根脱离后的痕迹。质坚实,断面类白色或浅灰黄色,形成层环纹呈多角形。气微,味辛辣、麻舌。含生物碱,主要为双酯型二萜类生物碱,如乌头碱(aconitine)、新乌头碱(mesaconitine)、次乌头碱(hypaconitine)等。性热,味辛、苦;有大毒。祛风除湿,温经止痛。

草乌
(Caowu;Aconiti Kusnezoffii Radix)

为毛茛科植物北乌头 *Aconitum kusnezoffii* Reichb. 的干燥块根。野生,主产于东北、华北各地。秋季茎叶枯萎时采挖,除去须根和泥沙,干燥。呈不规则长圆锥形,略弯曲,顶端常有残茎和少数不定根残基,有的顶端一侧有一枯萎的芽,一侧有一圆形或扁圆形不定根残基;表面灰褐色或黑棕褐色,皱缩,有纵皱纹、点状须根痕和数个瘤状侧根。质硬,断面灰白色或暗灰色,有裂隙,形成层环纹多角形或类圆形,髓部较大或中空。气微,味辛辣、麻舌。主要含双酯型二萜类生物碱,如乌头碱、新乌头碱、次乌头碱等。性热,味辛、苦;有大毒。祛风除湿,温经止痛。

附子
Fuzi
Aconiti Lateralis Radix Praeparata

【基原】毛茛科植物乌头 *Aconitum carmichaelii* Debx. 子根的加工品。主产于四川、陕西等地,为栽培品;以四川江油产者质量最优,为道地药材,习称"川附子"。6月下旬至8月上旬采挖,除去母根、须根及泥沙,习称"泥附子",加工成下列规格:①盐附子:选择个大、均匀的泥附子,洗净,浸入食用胆巴的水溶液中过夜,再加食盐,继续浸泡,每日取出晒晾,并逐渐延长晒晾时间,直至附子表面出现大量结晶盐粒(盐霜)、体质变硬为止。②黑顺片:取泥附子,按大小分别洗净,浸入食用胆巴的水溶液中数日,连同浸液煮至透心,捞出,水漂,纵切成厚约0.5cm的片,再用水浸漂,用调色液使附片染成浓茶色,取出,蒸至出现油面、光泽后,烘至半干,再晒干或继续烘干。③白附片:选择大小均匀的泥附子,洗净,浸入食用胆巴的水溶液中数日,连同浸液煮至透心,捞出,剥去外皮,纵切成厚约0.3cm的片,用水浸漂,取出,蒸透,晒干。

【性状鉴别】

1. 盐附子 呈圆锥形,长4~7cm,直径3~5cm。表面灰黑色,被盐霜,顶端有凹陷的芽痕,周围有瘤状突起的支根或支根痕。体重,横切面灰褐色,可见充满盐霜的小空隙及多角形形成层环纹,环纹内侧导管束排列不整齐。气微,味咸而麻,刺舌。(图7-16)

2. 黑顺片 为纵切片,上宽下窄,长1.7~5cm,宽0.9~3cm,厚0.2~0.5cm。外皮黑褐

色,切面暗黄色,油润具光泽,半透明状,并有纵向导管束。质硬而脆,断面角质样。气微,味淡。(图7-16)

3. 白附片　无外皮,黄白色,半透明,厚约0.3cm。(图7-16)

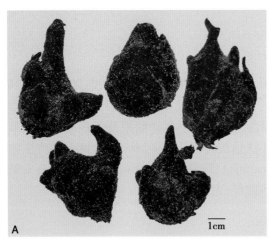
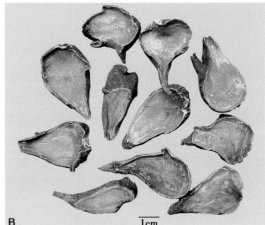
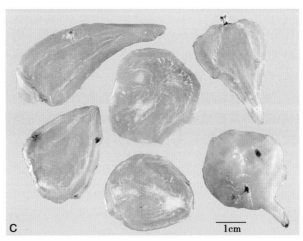

图 7-16　附子药材图
A.盐附子　B.黑顺片　C.白附片

【显微鉴别】子根横切面:①后生皮层为棕色木栓化细胞。②皮层薄壁组织偶见石细胞,类长方形,胞腔较大;内皮层细胞较小。③韧皮部宽广,散有筛管群。④形成层类多角形。⑤木质部于形成层角隅处较发达,导管多单列或略呈"V"字形排列。⑥髓部明显。⑦薄壁细胞充满淀粉粒。(图7-17)

粉末:黄白色。①后生皮层细胞棕色,有的壁呈瘤状增厚,突入细胞腔。②石细胞类长方形,壁厚者层纹明显,纹孔较稀疏。③导管主要为具缘纹孔,末端平截或短尖,穿孔位于端壁或侧壁。④淀粉粒多数,单粒或复粒;制附片淀粉粒已糊化。(图7-18)

【主要成分】主要含双酯型二萜类生物碱。附子因系加工品,原来生品中剧毒的双酯类生物碱,在加工过程中易水解,失去1分子乙酸,生成毒性较小的单酯类生物碱如苯甲酰乌头原碱(benzoylaconine)、苯甲酰新乌头原碱(benzoylmesaconine)及苯甲酰次乌头原碱(benzoylhypaconine)。如进一步水解,又失去1分子苯甲酸,生成毒性更小的胺醇类生物碱如乌头原碱(aconine)、新乌头原碱(mesaconine)及次乌头原碱(hypaconine)。盐附子尚含少量的乌头碱(aconitine)、新乌头碱(mesaconitine)及次乌头碱(hypaconitine)。黑顺片、白附片

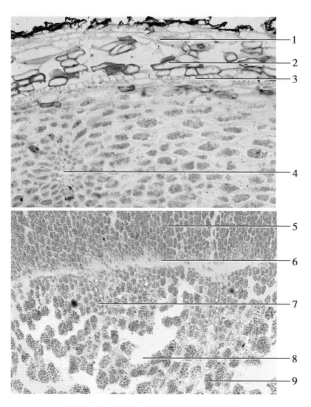

图 7-17　附子（子根）横切面详图

1. 后生皮层　2. 石细胞　3. 内皮层　4. 筛管群　5. 韧皮部　6. 形成层　7. 导管　8. 髓部　9. 淀粉粒

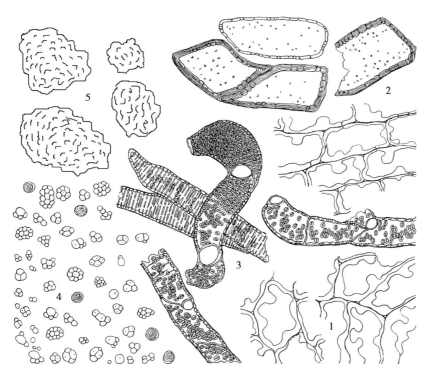

图 7-18　附子粉末图

1. 后生皮层细胞　2. 石细胞　3. 导管　4. 淀粉粒　5. 含糊化淀粉粒细胞及碎片（制附片）

中双酯类生物碱的含量甚微。此外,尚含氯化棍掌碱(coryneine chloride)、去甲猪毛菜碱(salsolinol)及消旋去甲乌药碱(dl-demethylcoclaurine)等。

目前,质量评价的主要指标成分为苯甲酰新乌头原碱、苯甲酰乌头原碱及苯甲酰次乌头原碱。

【理化鉴别】粉末加氨液润湿,加乙醚超声处理,滤液挥干,残渣加二氯甲烷溶解作为供试品溶液。以苯甲酰新乌头原碱、苯甲酰乌头原碱、苯甲酰次乌头原碱、新乌头碱、乌头碱及次乌头碱对照品作对照,按薄层色谱法,用硅胶 G 板,以正己烷-乙酸乙酯-甲醇(6.4∶3.6∶1)为展开剂,稀碘化铋钾溶液显色。供试品色谱中,盐附子在与新乌头碱、乌头碱及次乌头碱对照品色谱相应的位置上,显相同颜色的斑点;黑顺片或白附片在与苯甲酰新乌头原碱、苯甲酰乌头原碱、苯甲酰次乌头原碱对照品色谱相应的位置上,显相同颜色的斑点。

【含量测定】按高效液相色谱法测定,含双酯型生物碱以新乌头碱($C_{33}H_{45}NO_{11}$)、次乌头碱($C_{33}H_{45}NO_{10}$)和乌头碱($C_{34}H_{47}NO_{11}$)的总量计,不得过 0.020%;含苯甲酰新乌头原碱($C_{31}H_{43}NO_{10}$)、苯甲酰乌头原碱($C_{32}H_{45}NO_{10}$)和苯甲酰次乌头原碱($C_{31}H_{43}NO_9$)的总量,不得少于 0.010%。

【功效、应用及现代研究】性大热,味辛、甘;有毒。回阳救逆,补火助阳,散寒止痛。用于亡阳虚脱,肢冷脉微,心阳不足,胸痹心痛,虚寒吐泻,脘腹冷痛,肾阳虚衰,阳痿宫冷,阴寒水肿,阳虚外感,寒湿痹痛。附子具有强心、升压、改善心律失常、扩张血管、改善心肌缺血、镇痛、抗炎、抗肿瘤、抗抑郁、抗癫痫、抗惊厥、抗痴呆、免疫调节、局麻等作用;乌头类生物碱有镇痛、抗炎及局麻作用,新乌头碱为镇痛的主要活性成分;氯化棍掌碱、去甲猪毛菜碱及消旋去甲乌药碱有强心作用。

白头翁

(Baitouweng;Pulsatillae Radix)

为毛茛科植物白头翁 *Pulsatilla chinensis*(Bge.)Regel 的干燥根。主产于东北、华北、华东等地。春、秋二季采挖,除去泥沙,干燥。根呈类圆柱形或圆锥形,稍扭曲,表面黄棕色或棕褐色,具不规则纵皱纹或纵沟,皮部易脱落,露出黄色木部,有的有网状裂纹或裂隙,近根头处常有朽状凹洞。根头部稍膨大,有白色茸毛,有的可见鞘状叶柄残基。质硬而脆,断面皮部黄白色或淡黄棕色,木部淡黄色。气微,味微苦涩。含三萜皂苷、原白头翁素(protoanemonin)及白头翁素(anemonin)等;三萜皂苷主要为白头翁皂苷(pulchinenoside)A、B、C、B_4等。性寒,味苦。清热解毒,凉血止痢。

白芍

Baishao

Paeoniae Radix Alba

【基原】毛茛科植物芍药 *Paeonia lactiflora* Pall. 的干燥根。主产于浙江、安徽、四川等省,商品分别习称"杭白芍""亳白芍""川白芍",均为栽培品,以安徽产者量大。夏、秋二季采挖,洗净,除去头尾及细根,置沸水中煮后除去外皮或去皮后再煮,晒干。

【性状鉴别】根呈圆柱形,平直或稍弯曲,两端平截,长 5~18cm,直径 1~2.5cm。表面类白色或淡红棕色,光洁或有纵皱纹及细根痕,偶有残存的棕褐色外皮。质坚实,不易折断,断面较平坦,类白色或微带棕红色,形成层环明显,射线放射状。气微,味微苦、酸。(图 7-19)

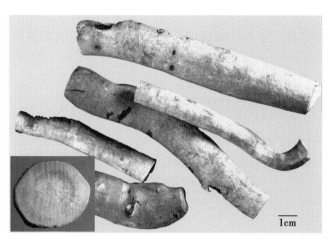

图 7-19　白芍药材图

【显微鉴别】　根横切面：①木栓层细胞偶有残存。②残存的皮层细胞切向延长。③韧皮部主要由薄壁细胞组成。④形成层环微波状弯曲。⑤木质部束窄，导管群放射状排列，导管旁有少数木纤维，木射线宽，10 至数十列细胞。⑥薄壁细胞含草酸钙簇晶，并含糊化淀粉粒团块。（图 7-20）

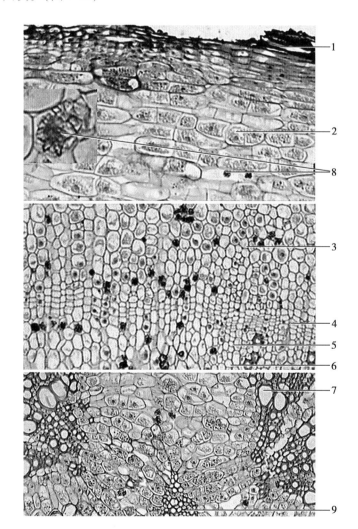

图 7-20　白芍根横切面详图
1. 木栓层　2. 皮层　3. 韧皮部
4. 形成层　5. 射线　6. 木质部
7. 导管　8. 草酸钙簇晶　9. 木纤维

粉末:黄白色。①糊化淀粉团块甚多。②草酸钙簇晶存在于薄壁细胞中,常排列成行,或一个细胞中含数个簇晶。③木纤维长梭形,壁厚,微木化,具大的圆形纹孔。④具缘纹孔及网纹导管。(图7-21)

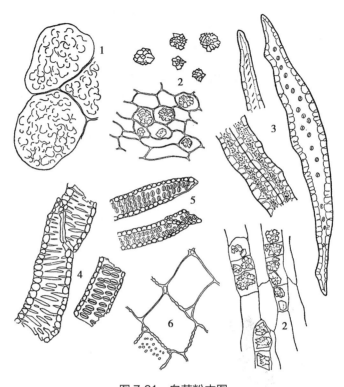

图7-21　白芍粉末图
1. 含糊化淀粉粒的薄壁细胞　2. 草酸钙簇晶　3. 木纤维　4. 导管　5. 管胞　6. 薄壁细胞

　　【主要成分】含单萜及其苷类,如芍药苷(paeoniflorin)、羟基芍药苷(oxypaeoniflorin)、芍药内酯苷(albiflorin)、苯甲酰芍药苷(benzoylpaeoniflorin)等。此外,尚含三萜、黄酮、鞣质、多糖等。

　　目前,质量评价的主要指标成分为芍药苷。

　　【理化鉴别】粉末加乙醇提取,提取液蒸干,残渣加乙醇溶解,作为供试品溶液。以芍药苷对照品作对照,按薄层色谱法,用硅胶G板,以三氯甲烷-乙酸乙酯-甲醇-甲酸(40∶5∶10∶0.2)为展开剂,5%香草醛硫酸溶液显色。供试品色谱中,在与对照品色谱相应的位置上,显相同的蓝紫色斑点。

　　【含量测定】按原子吸收分光光度法或电感耦合等离子体质谱法测定,含铅不得过5mg/kg;镉不得过1mg/kg;砷不得过2mg/kg;汞不得过0.2mg/kg;铜不得过20mg/kg。按二氧化硫残留量测定法测定,二氧化硫残留量不得过400mg/kg。按水溶性浸出物测定法热浸法测定,含水溶性浸出物不得少于22.0%。按高效液相色谱法测定,含芍药苷($C_{23}H_{28}O_{11}$)不得少于1.6%。

　　【功效、应用及现代研究】性微寒,味苦、酸。养血调经,敛阴止汗,柔肝止痛,平抑肝阳。用于血虚萎黄,月经不调,自汗,盗汗,胁痛,腹痛,四肢挛痛,头痛眩晕。白芍具有解热、解痉、镇痛、镇静、抗炎、抑制血小板聚集及抗消化道溃疡等作用;白芍总苷有明显镇痛、镇静、抗惊厥、保肝作用。此外,芍药内酯苷、芍药苷均有补血作用,且芍药内酯苷作用更强。

赤芍

（Chishao；Paeoniae Radix Rubra）

为毛茛科植物芍药 *Paeonia lactiflora* Pall. 或川赤芍 *Paeonia veitchii* Lynch 的干燥根。多为野生。芍药主产于内蒙古、东北、河北、陕西等地；川赤芍主产于四川、甘肃、陕西、青海等省。春、秋二季采挖，除去根茎、须根及泥沙，晒干。呈圆柱形，稍弯曲，表面棕褐色，粗糙，有纵沟及皱纹，并有须根痕及横长的皮孔样突起，有的外皮易脱落。质硬而脆，易折断，断面粉白色或粉红色，皮部窄，木部放射状纹理明显，有的有裂隙。气微香，味微苦、酸涩。主要含芍药苷（paeoniflorin）。性微寒，味苦。清热凉血，散瘀止痛。

黄连

Huanglian

Coptidis Rhizoma

【基原】　毛茛科植物黄连 *Coptis chinensis* Franch.、三角叶黄连 *Coptis deltoidea* C. Y. Cheng et Hsiao 或云连 *Coptis teeta* Wall. 的干燥根茎，分别习称"味连""雅连""云连"。味连主产于重庆石柱县、湖北利川，四川雅安、峨眉，主要为栽培品，系商品主流。雅连主产于四川洪雅、峨眉等地，为栽培品，少量野生。云连主产于云南怒江州、保山等地，原系野生，现有栽培。秋季采挖，除去须根及泥沙，干燥，撞去残留须根（撞笼）。

【性状鉴别】

1. 味连　多集聚成簇，常弯曲，形如鸡爪，单枝根茎长 3~6cm，直径 0.3~0.8cm。表面灰黄色或黄褐色，粗糙，有不规则结节状隆起、须根及须根残基；有的节间表面平滑如茎秆，习称"过桥"。上部多残留褐色鳞叶，顶端常留有残余的茎或叶柄。质硬，断面不整齐，皮部橙红色或暗棕色，木部鲜黄色或橙黄色，呈放射状排列，髓部有的中空。气微，味极苦。（图 7-22）

2. 雅连　多为单枝，略呈圆柱形，微弯曲，长 4~8cm，直径 0.5~1cm。"过桥"较长。顶端有少许残茎。（图 7-22）

3. 云连　多为单枝，弯曲呈钩状，较细小。"过桥"较短。（图 7-22）

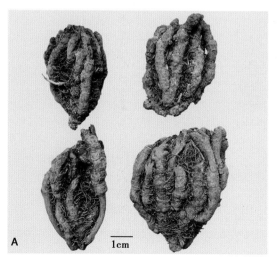
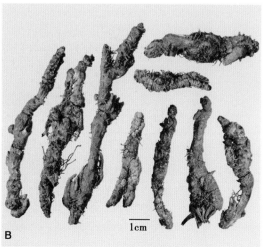

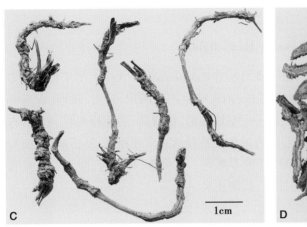
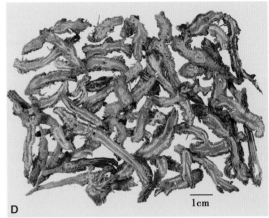

图 7-22 黄连药材图
A.味连 B.雅连 C.云连 D.饮片

【显微鉴别】

1. 根茎横切面

（1）味连：①木栓层为数列细胞,其外有表皮,常脱落。②皮层较宽,石细胞单个或成群散在,黄色,有根迹维管束。③中柱鞘纤维成束,木化,或伴有少数石细胞,均显黄色。④维管束外韧型,环列,束间形成层不明显;木质部细胞均木化;木纤维较发达。射线宽窄不一。⑤髓部均为薄壁组织,无石细胞。（图 7-23）

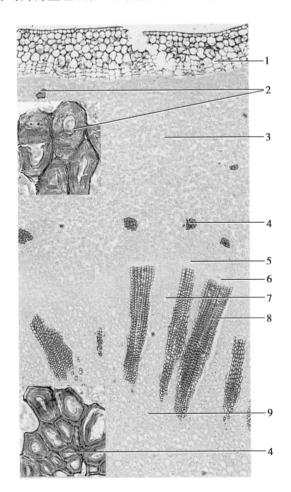

图 7-23 黄连（味连）根茎横切面详图
1.木栓层 2.石细胞 3.皮层 4.中柱鞘纤维 5.韧皮部 6.形成层 7.射线 8.木质部 9.髓部

（2）雅连：髓部有石细胞。（图7-24）

（3）云连：皮层、中柱鞘及髓部均无石细胞。

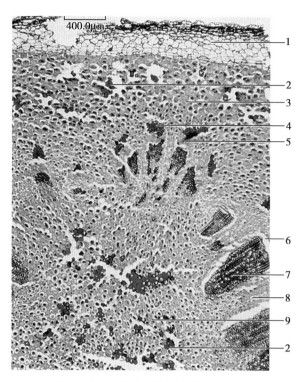

图7-24 黄连（雅连）根横切面详图
1. 木栓层　2. 石细胞　3. 皮层　4. 中柱鞘纤维　5. 韧皮
部　6. 形成层　7. 木质部　8. 木射线　9. 髓部

2. 粉末　黄棕色或黄色。

（1）味连：①石细胞类方形、类圆形或近多角形，黄色，壁厚，壁孔明显。②中柱鞘纤维黄色，纺锤形或梭形，壁厚。③木纤维较细长，壁较薄，有稀疏点状纹孔。④木薄壁细胞类长方形或不规则形，壁稍厚，有纹孔。⑤鳞叶表皮细胞绿黄色或黄棕色，细胞长方形或长多角形，壁微波状弯曲，或作连珠状增厚。⑥网纹或孔纹导管。⑦淀粉粒多单粒。（图7-25）

（2）雅连：石细胞较多。

（3）云连：无石细胞。

【主要成分】均含多种异喹啉类生物碱，主要为小檗碱（berberine），其次为黄连碱（coptisine）、甲基黄连碱（worenine）、表小檗碱（epiberberine）、巴马汀（palmatine）、药根碱（jatrorrhizine）等。此外，尚含酚酸类成分如阿魏酸、绿原酸、3,4-二羟基苯乙醇葡萄糖苷、3-羧基-4-羟基苯氧葡萄糖苷及2,3,4-三羟基苯丙酸等。

目前，质量评价的主要指标成分为小檗碱、表小檗碱、黄连碱及巴马汀。

【理化鉴别】

（1）根茎横断面在紫外光灯（365nm）下可见木质部显金黄色荧光。

（2）取粉末或薄切片置载玻片上，加95%乙醇溶液1~2滴及30%硝酸溶液1滴或稀盐酸1滴，加盖玻片放置片刻，镜检，有黄色针状或针簇状结晶析出，加热后结晶溶解并显红色。

（3）粉末甲醇提取液作为供试品溶液。以黄连对照药材及盐酸小檗碱对照品作对照，按薄层色谱法，用硅胶G板，以环己烷-乙酸乙酯-异丙醇-甲醇-水-三乙胺（3∶3.5∶1∶1.5∶

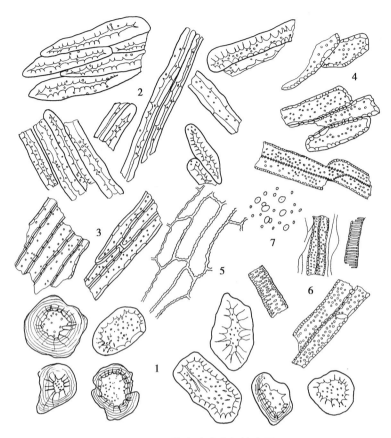

图 7-25　黄连（味连）粉末图
1. 石细胞　2. 中柱鞘纤维　3. 木纤维　4. 木薄壁细胞　5. 鳞叶表皮细胞
6. 导管　7. 淀粉粒

0.5:1）为展开剂,置浓氨试液饱和的展开缸内展开,置紫外光灯（365nm）下检视。供试品色谱中,在与对照药材色谱相应的位置上,显 4 个以上相同颜色的荧光斑点;在与对照品色谱相应的位置上,显相同颜色的荧光斑点。

【含量测定】按醇溶性浸出物测定法热浸法测定,用稀乙醇作溶剂,含醇溶性浸出物不得少于 15.0%。按高效液相色谱法测定,以盐酸小檗碱计,味连含小檗碱（$C_{20}H_{17}NO_4$）、表小檗碱（$C_{20}H_{17}NO_4$）、黄连碱（$C_{19}H_{13}NO_4$）和巴马汀（$C_{21}H_{21}NO_4$）分别不得少于 5.5%、0.8%、1.6% 和 1.5%;雅连含小檗碱不得少于 4.5%;云连含小檗碱不得少于 7.0%。

【功效、应用及现代研究】性寒,味苦。清热燥湿,泻火解毒。用于湿热痞满,呕吐吞酸,泻痢,黄疸,高热神昏,心火亢盛,心烦不寐,心悸不宁,血热吐衄,目赤,牙痛,消渴,痈肿疔疮;外治湿疹,湿疮,耳道流脓。黄连具有抗菌、抗病毒、抗原虫、抗炎、抗溃疡、抗腹泻等作用,其活性成分主要为小檗碱。此外,小檗碱还具有增加冠状动脉血流量、降低血压、利胆等作用;还能促进不孕女性排卵、提高受孕率和活产率,治疗不孕症。

升麻

（Shengma；Cimicifugae Rhizoma）

为毛茛科植物大三叶升麻 *Cimicifuga heracleifolia* Kom.、兴安升麻 *Cimicifuga dahurica*（Turcz.）Maxim. 或升麻 *Cimicifuga foetida* L. 的干燥根茎,分别习称关升麻、北升麻及西升麻。大三叶升麻主产于辽宁、吉林和黑龙江;兴安升麻主产于河北、山西、内蒙古;升麻主产于四川、青海、陕西。秋季采挖,除去泥沙,晒至须根干时,燎去或除去须根,晒干。为不规则的长形块状,多分枝,呈结节状。表面黑褐色或棕褐色,粗糙不平,有坚硬的细须根残留,上面有数个圆形空洞的茎基痕,洞内壁显网状沟纹;下面凹凸不平,具须根痕。体轻,质坚硬,不易折断,断面不平坦,有裂隙,纤维性,黄绿色或淡黄白色。气微,味微苦而涩。主要含阿魏酸(ferulic acid)、异阿魏酸(isoferulic acid)、咖啡酸及多种甾萜类成分,如升麻醇(cimigenol)等。性微寒,味辛、微甘。发汗透疹,清热解毒,升举阳气。

防己

(Fangji;Stephaniae Tetrandrae Radix)

为防己科植物粉防己 *Stephania tetrandra* S. Moore. 的干燥根。主产于浙江、江西、安徽、湖北、湖南等省。秋季采挖,洗净,刮去粗皮,晒至半干,切段,个大者再纵切,干燥。呈不规则圆柱形、半圆柱形或块状,多弯曲,表面淡灰黄色,在弯曲处常有深陷横沟而呈结节状的瘤块样,形似猪大肠。体重,质坚实,断面平坦,灰白色,富粉性,有排列稀疏的放射状纹理,习称"车轮纹"。气微,味苦。含多种异喹啉类生物碱,主要为粉防己碱(汉防己甲素,tetrandrine)、防己诺林碱(汉防己乙素,fangchinoline)和轮环藤酚碱(cyclanoline)。性寒,味苦。祛风止痛,利水消肿。

北豆根

(Beidougen;Menispermi Rhizoma)

为防己科植物蝙蝠葛 *Menispermum dauricum* DC. 的干燥根茎。主产于东北、河北、山东、山西等地。春、秋二季采挖,除去须根及泥沙,干燥。呈细长圆柱形,弯曲,有分枝。表面黄棕色至暗棕色,多有弯曲的细根,并可见突起的根痕及纵皱纹,外皮易剥落。质韧,不易折断,断面不整齐,纤维细,木部淡黄色,呈放射状排列,中心有髓。气微,味苦。含多种生物碱,如蝙蝠葛碱(北豆根碱,dauricine)、蝙蝠葛苏林碱(daurisoline)。性寒,味苦;有小毒。清热解毒,祛风止痛。

乌药

(Wuyao;Linderae Radix)

为樟科植物乌药 *Lindera aggregata* (Sims) Kosterm. 的干燥块根。主产于浙江、湖南、江西、安徽等省。全年均可采挖,除去细根,洗净,趁鲜切片,晒干,或直接晒干。多呈纺锤状,略弯曲,有的中部收缩成连珠状,称"乌药珠"。表面黄棕色或黄褐色,有纵皱纹及稀疏的细根痕。质坚硬,切面黄白色或淡黄棕色,射线放射状,可见年轮环纹,中心颜色较深。气香,味微苦、辛,有清凉感。主要含挥发油、倍半萜及其内酯、生物碱成分,如乌药醇(linderene)、乌药醚(linderoxide)、乌药内酯(linderalactone)、乌药醚内酯(linderane)、香樟烯(lindestrene)、去甲异波尔定(norisoboldine)等。性温,味辛。行气止痛,温肾散寒。

延胡索

Yanhusuo

Corydalis Rhizoma

【基原】罂粟科植物延胡索 *Corydalis yanhusuo* W. T. Wang 的干燥块茎。主产于浙江东阳、磐安,陕西汉中。夏初茎叶枯萎时采挖,除去须根,洗净,置沸水中煮或蒸至恰无白心时,取出,晒干。

【性状鉴别】呈不规则扁球形,直径 0.5~1.5cm。表面黄色或黄褐色,有不规则网状皱纹。顶端有略凹陷的茎痕,底部常有疙瘩状凸起。质硬而脆,断面黄色,角质样,有蜡样光泽。气微,味苦。(图 7-26)

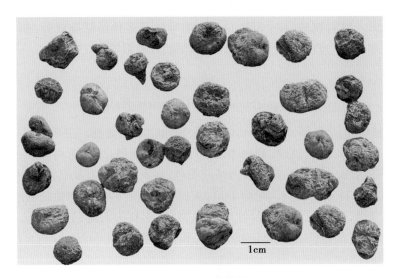

图 7-26 延胡索药材图

【显微鉴别】粉末:绿黄色。①石细胞类多角形或长圆形,壁较厚,纹孔细密。②下皮厚壁细胞绿黄色,多角形、类方形或长条形,壁稍弯曲,木化,有的成连珠状增厚,纹孔细密。③多为螺纹导管。④薄壁细胞中充满糊化淀粉团块。(图 7-27)

【主要成分】含多种生物碱,主要有延胡索甲素(corydaline,即紫堇碱)、延胡索乙素

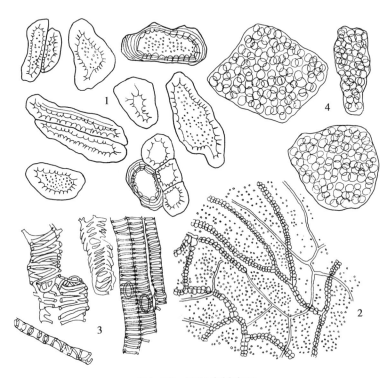

图 7-27 延胡索粉末图
1.石细胞 2.下皮厚壁细胞 3.导管 4.含糊化淀粉粒的薄壁细胞

(tetrahydropalmatine,即罗通定)、延胡索丙素(protopine,即原阿片碱)及延胡索丁素(tetra-hydrocoptisine)等。

目前,质量评价的主要指标成分为延胡索乙素。

【理化鉴别】粉末甲醇超声提取液蒸干,残渣加水溶解,加浓氨试液调至碱性,用乙醚振摇提取,醚提取液蒸干,残渣加甲醇溶解,作为供试品溶液。以延胡索对照药材及延胡索乙素对照品作对照,按薄层色谱法,用硅胶G板,以甲苯-丙酮(9∶2)为展开剂,碘熏,置紫外光灯(365nm)下检视。供试品色谱中,在与对照药材和对照品色谱相应的位置上,显相同颜色的荧光斑点。

【含量测定】按黄曲霉毒素测定法测定,每1 000g含黄曲霉毒素 B$_1$ 不得过 5μg,含黄曲霉毒素 G$_2$、黄曲霉毒素 G$_1$、黄曲霉毒素 B$_2$、黄曲霉毒素 B$_1$ 的总量不得过 10μg。按醇溶性浸出物测定法热浸法测定,用稀乙醇作溶剂,含醇溶性浸出物不得少于 13.0%。按高效液相色谱法测定,含延胡索乙素($C_{21}H_{25}NO_4$)不得少于 0.050%。

【功效、应用及现代研究】性温,味辛、苦。活血,行气,止痛。用于胸胁、脘腹疼痛,胸痹心痛,经闭痛经,产后瘀阻,跌仆肿痛。延胡索具有镇静、镇痛、抗炎、抗心肌缺血、抑制血小板聚集、抗肿瘤、抗溃疡及对内分泌系统的影响等作用。延胡索总生物碱具有较强的镇痛作用,以延胡索乙素作用最强;另有增加冠状动脉血流量,减慢心率,降压作用。延胡索乙素还有抗心律失常、促进促肾上腺皮质激素分泌等作用。

板蓝根
Banlangen
Isatidis Radix

【基原】十字花科植物菘蓝 *Isatis indigotica* Fort. 的干燥根。主产于河北、江苏、河南、安徽等地。秋季采挖,除去泥沙,晒干。

【性状鉴别】呈圆柱形,稍扭曲,长 10～20cm,直径 0.5～1cm。表面淡灰黄色或淡棕黄色,有纵皱纹、横长皮孔样突起及支根痕。根头部略膨大,可见暗绿色或暗棕色轮状排列的叶柄残基和密集的疣状突起。体实,质略软,断面皮部黄白色,木部黄色。气微,味微甜而后苦涩。(图 7-28)

【显微鉴别】根横切面:①木栓层为数列细胞。②皮层较窄。③韧皮部宽广,射线明显。④形成层成环。⑤木质部导管黄色,类圆形,直径约至80μm,有木纤维束。⑥薄壁细胞含淀粉粒。(图 7-29)

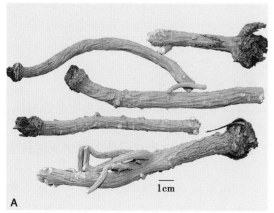 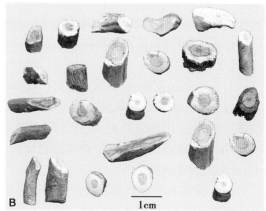

图 7-28　板蓝根药材图
A. 药材　B. 饮片

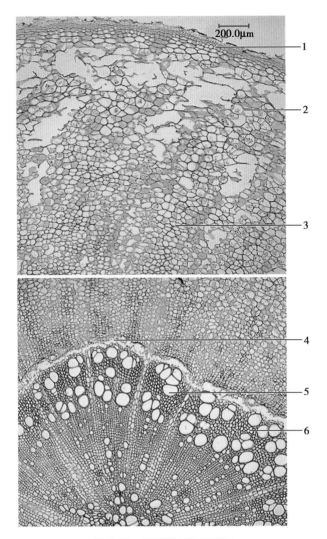

图 7-29　板蓝根横切面详图

1. 木栓层　2. 皮层　3. 韧皮部　4. 形成层　5. 导管　6. 木纤维

【主要成分】含多种生物碱,如靛玉红(indirubin)、靛蓝(indigo)等。含芥子苷,如原告依春(progoitrin)、表原告依春(epiprogoitrin)及主要降解产物(R,S)-告依春[(R,S)-goitrin]。此外,尚含木脂素、核苷、有机酸、氨基酸、多糖等。

目前,质量评价的主要指标成分为(R,S)-告依春。

【理化鉴别】

(1) 取本品水煎液,置紫外光灯(365nm)下观察,显蓝色荧光。

(2) 粉末稀乙醇提取液作为供试品溶液。以板蓝根对照药材及精氨酸对照品作对照,按薄层色谱法,用硅胶 G 板,以正丁醇-冰乙酸-水(19∶5∶5)为展开剂,喷以茚三酮试液,在105℃加热至斑点显色清晰。供试品色谱中,在与对照药材色谱和对照品色谱相应的位置上,显相同颜色的斑点。

(3) 粉末80%甲醇提取液作为供试品溶液。以板蓝根对照药材及(R,S)-告依春对照品作对照,按薄层色谱法,用硅胶 GF_{254} 板,以石油醚(60~90℃)-乙酸乙酯(1∶1)为展开剂,置紫外光灯(254nm)下检视。供试品色谱中,在与对照药材色谱和对照品色谱相应的位置上,显相同颜色的斑点。

【含量测定】按醇溶性浸出物测定法热浸法测定,用45%乙醇溶液作溶剂,含醇溶性浸出物不得少于25.0%。按高效液相色谱法测定,含(R,S)-告依春(C₅H₇NOS)不得少于0.020%。

【功效、应用及现代研究】性寒,味苦。清热解毒,凉血利咽。用于温疫时毒,发热咽痛,温毒发斑,痄腮,烂喉丹痧,大头瘟疫,丹毒,痈肿。板蓝根及其提取物具有增强机体免疫力、保肝、抗菌、抗炎、抗肿瘤、抗内毒素、抗氧化、调血脂、抑制血小板聚集等作用。板蓝根多糖可显著提高机体免疫功能;(R,S)-告依春具有较强的抗病毒活性。

常山

(Changshan;Dichroae Radix)

为虎耳草科植物常山 *Dichroa febrifuga* Lour. 的干燥根。主产于四川、贵州等省。秋季采挖,除去须根,洗净,晒干。呈圆柱形,常弯曲扭转,或有分枝。表面棕黄色,具细纵纹,外皮易剥落,剥落处露出淡黄色木部。质坚硬,不易折断,折断时有粉尘飞扬;横切面黄白色,射线类白色,呈放射状。气微,味苦。含多种生物碱,主要为常山碱甲、乙、丙(α、β、γ-dichroine)。性寒,味苦、辛;有毒。涌吐痰涎,截疟。

地榆

(Diyu;Sanguisorbae Radix)

为蔷薇科植物地榆 *Sanguisorba officinalis* L. 及长叶地榆 *Sanguisorba officinalis* L. var. *longifolia* (Bert.) Yü et Li 的干燥根,后者习称"绵地榆"。地榆主产于东北及内蒙古、山西、陕西等地;长叶地榆主产于安徽、浙江、江苏、江西等省。春季将发芽时或秋季植株枯萎后采挖,除去须根,洗净,干燥,或趁鲜切片,干燥。地榆呈不规则纺锤形或圆柱形,稍弯曲。表面灰褐色至暗棕色,粗糙,有皱纹。质硬,断面较平坦,粉红色或淡黄色,木部略呈放射状排列。气微,味微苦涩。绵地榆呈长圆柱形,稍弯曲,着生于短粗的根茎上;表面红棕色或棕紫色,有细纵纹。质坚韧,断面黄棕色或红棕色,皮部有多数黄白色或黄棕色棉状纤维。气微,味微苦涩。主要含鞣质,如地榆素(sanguiin)H₁~H₆、没食子酸(gallic acid)。性微寒,味苦、酸、涩。凉血止血,解毒敛疮。

苦参

(Kushen;Sophorae Flavescentis Radix)

为豆科植物苦参 *Sophora flavescens* Ait. 的干燥根。主产于山西、河南、河北等省。春、秋两季采挖,除去根头和小细根,洗净,干燥;或趁鲜切片,干燥。呈长圆柱形,下部常有分枝,表面灰棕色或棕黄色,具纵皱纹及横长皮孔样突起,外皮薄,多破裂反卷,易剥落,剥落处显黄色,光滑。质硬,不易折断,断面纤维性;切面黄白色,皮部与木部分层明显,具放射状纹理及裂隙,有的具异型维管束呈同心性环列或不规则散在。气微,味极苦。含20余种生物碱,主要为苦参碱(matrine)及氧化苦参碱(oxymatrine)。性寒,味苦。清热燥湿,杀虫,利尿。

山豆根

(Shandougen;Sophorae Tonkinensis Radix et Rhizoma)

为豆科植物越南槐 *Sophora tonkinensis* Gagnep. 的干燥根及根茎。主产于广东、广西,习称"广豆根"。秋季采挖,除去杂质,洗净,干燥。根茎呈不规则结节状,顶端常残存茎基,其下着生根数条。根呈长圆柱形,常有分枝,长短不等。表面棕色至棕褐色,有不规则的纵皱纹及横长皮孔样突起。质坚硬,难折断,断面皮部浅棕色,木部淡黄色。有豆腥气,味极苦。含多种生物碱,主要为苦参碱及氧化苦参碱。性寒,味苦;有毒。清热解毒,消肿利咽。

葛根

(Gegen；Puerariae Lobatae Radix)

为豆科植物野葛 *Pueraria lobata*(Willd.)Ohwi 的干燥根,习称野葛。主产于湖南、河南、广东、浙江等省。秋、冬二季采挖,趁鲜切成厚片或小块;干燥。呈纵切的长方形厚片或小方块。外皮淡棕色,有纵皱纹,粗糙。切面黄白色至淡黄棕色,有的纹理明显。质韧,纤维性强。气微,味微甜。主要含异黄酮,如葛根素(puerarin)、大豆苷元(daidzein)、大豆苷(daidzin)。性凉,味甘、辛。解肌退热,生津止渴,透疹,升阳止泻,通经活络,解酒毒。

甘草

Gancao

Glycyrrhizae Radix et Rhizoma

【基原】 豆科植物甘草 *Glycyrrhiza uralensis* Fisch.、胀果甘草 *Glycyrrhiza inflata* Bat. 或光果甘草 *Glycyrrhiza glabra* L. 的干燥根及根茎。甘草主产于内蒙古、甘肃、新疆等地,以内蒙古鄂尔多斯的杭锦旗一带、巴彦淖尔的磴口及甘肃、宁夏一带所产品质最优;胀果甘草和光果甘草主产于新疆、甘肃等地,胀果甘草已有人工栽培。春、秋二季采挖,以秋季采收为佳。切去茎基、幼芽、支根及须根,晒干;亦有将外面红棕色栓皮刮去者,称"粉甘草"。

【性状鉴别】

1. 甘草 根呈圆柱形,长 25～100cm,直径 0.6～3.5cm。外皮松紧不一,表面红棕色或灰棕色,具显著的纵皱纹、沟纹及稀疏的细根痕,皮孔横长。质坚实而重,断面略显纤维性,黄白色,粉性,具明显的形成层环纹及放射状纹理,有的有裂隙。根茎呈圆柱形,表面有芽痕,断面中央有髓。气微,味甜而特殊。(图 7-30)

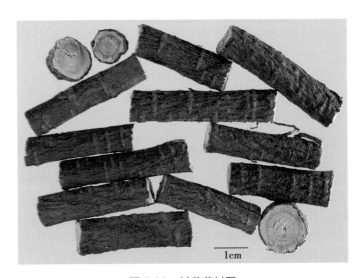

图 7-30 甘草药材图

2. 胀果甘草 根及根茎木质粗壮,有的分枝,外皮粗糙,多灰棕色或灰褐色。质坚硬,木质纤维多,粉性小。根茎不定芽多而粗大。

3. 光果甘草 根及根茎质地比较坚实,有的分枝,外皮不粗糙,多灰棕色,皮孔细而不明显。

【显微特征】根横切面:①木栓层为数列棕色细胞。②皮层较窄。③韧皮部射线宽广,多弯曲,常现裂隙;纤维多成束,其周围薄壁细胞常含草酸钙方晶,形成晶鞘纤维;筛管群常因压缩而变形。④束间形成层不明显。⑤木质部射线宽 3～5 列细胞;导管较多;木纤维成束,亦形成晶鞘纤维。⑥薄壁细胞含淀粉粒,少数细胞含棕色块状物。(图 7-31)

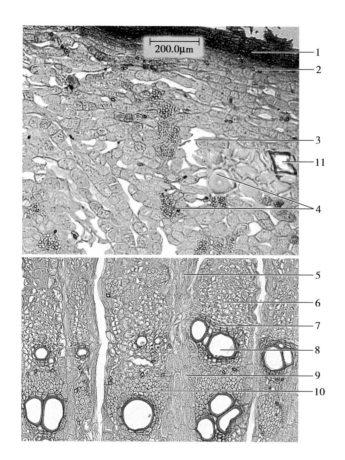

图 7-31　甘草根横切面详图
1. 木栓层　2. 皮层　3. 裂隙
4. 韧皮纤维束　5. 韧皮射线
6. 韧皮部　7. 形成层　8. 导管
9. 木射线　10. 木纤维束　11. 草
酸钙方晶

　　粉末:淡棕黄色。①纤维成束,壁厚,微木化,周围薄壁细胞含草酸钙方晶,形成晶纤维。②具缘纹孔导管较大,稀有网纹导管。③草酸钙方晶多见。④木栓细胞多角形,红棕色,微木化。(图 7-32)

　　【主要成分】主要含三萜皂苷及黄酮。三萜皂苷有甘草甜素(glycyrrhizin),乌拉尔甘草皂苷(uralsaponin)A、B 等。甘草甜素为甘草的甜味成分,主要系甘草酸(glycyrrhizic acid)的钾、钙盐。甘草酸水解后产生 18β-甘草次酸(18β-glycyrrhetic acid)。黄酮有甘草苷(liquiritin)、甘草苷元(liquiritigenin)、异甘草苷(isoliquiritin)、异甘草苷元(isoliquiritigenin)、刺芒柄花素(formononetin)等。此外,尚含香豆素、生物碱及多糖等。

　　目前,质量评价的主要指标成分为甘草酸和甘草苷。

　　【理化鉴别】粉末用乙醚提取后,药渣再用甲醇加热回流,滤过,滤液蒸干;残渣加水溶解,用正丁醇萃取,合并正丁醇液,水洗后蒸干;残渣加甲醇溶解,作为供试品溶液。以甘草对照药材及甘草酸单铵盐对照品作对照,按薄层色谱法,用 1%氢氧化钠溶液制备的硅胶 G 板,以乙酸乙酯-甲酸-冰乙酸-水(15:1:1:2)为展开剂,10%硫酸乙醇溶液显色,置紫外光灯(365nm)下检视。供试品色谱中,在与对照药材色谱相应的位置上,显相同颜色的荧光斑点;在与对照品色谱相应的位置上,显相同的橙黄色荧光斑点。

　　【含量测定】按原子吸收分光光度法或电感耦合等离子体质谱法测定,含铅不得过 5mg/kg;镉不得过 1mg/kg;砷不得过 2mg/kg;汞不得过 0.2mg/kg;铜不得过 20mg/kg。按农药残留量测定法测定,五氯硝基苯不得过 0.1mg/kg。按高效液相色谱法测定,含甘草酸($C_{42}H_{62}O_{16}$)不得少于 2.0%,含甘草苷($C_{21}H_{22}O_9$)不得少于 0.50%。

　　【功效、应用及现代研究】性平,味甘。补脾益气,清热解毒,祛痰止咳,缓急止痛,调和

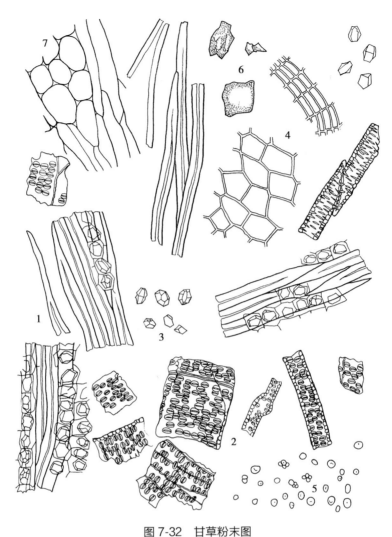

图 7-32 甘草粉末图

1. 纤维及晶纤维　2. 导管　3. 草酸钙方晶　4. 木栓细胞　5. 淀粉粒　6. 色素块　7. 射线细胞

诸药。用于脾胃虚弱,倦怠乏力,心悸气短,咳嗽痰多,脘腹、四肢挛急疼痛,痈肿疮毒,缓解药物毒性、烈性。甘草具有调节机体免疫、抗变态反应、镇咳、祛痰、抗消化性溃疡、抗炎、抗病毒、抗心律失常、肾上腺皮质激素样等作用;甘草甜素具有解毒、抗炎、抗癌、抑制艾滋病病毒复制等作用;甘草苷类具有解痉、抗溃疡作用。

黄芪

Huangqi

Astragali Radix

【基原】豆科植物蒙古黄芪 *Astragalus membranaceus*（Fisch.）Bge. var. *mongholicus*（Bge.）Hsiao 或膜荚黄芪 *Astragalus membranaceus*（Fisch.）Bge. 的干燥根。主产于山西、内蒙古、黑龙江、甘肃等地。产于山西绵山者,习称"绵芪"或"西黄芪";产于黑龙江、内蒙古者,习称"北黄芪"。以栽培的蒙古黄芪质量为佳。春、秋二季采挖,除去须根及根头,晒干。

【性状鉴别】根呈圆柱形,有的有分枝,上端较粗,长 30~90cm,直径 1~3.5cm。表面淡棕黄色或淡棕褐色,有明显的纵皱纹及纵沟。质硬而韧,不易折断,断面纤维性,并显粉性,皮部黄白色,木部淡黄色,有放射状纹理及裂隙,习称"菊花心";老根中心偶呈枯朽状,黑褐色或呈空洞。气微,味微甜,嚼之微有豆腥味。(图7-33)

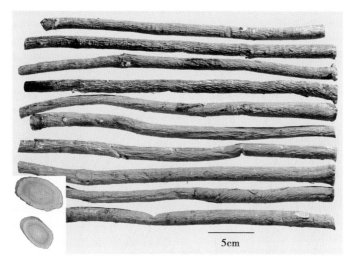

图7-33 黄芪药材图

【显微鉴别】 根横切面:①木栓层细胞数列,栓内层为3~5列厚角细胞,切向延长。②韧皮部纤维束与筛管群交替排列;近栓内层处有的可见石细胞及管状木栓组织;韧皮射线外侧弯曲,有裂隙。③形成层成环。④木质部导管单个散在或2~3个相聚,木纤维成束,木射线明显,射线中有单个或2~4个成群的石细胞。⑤薄壁细胞含淀粉粒。(图7-34)

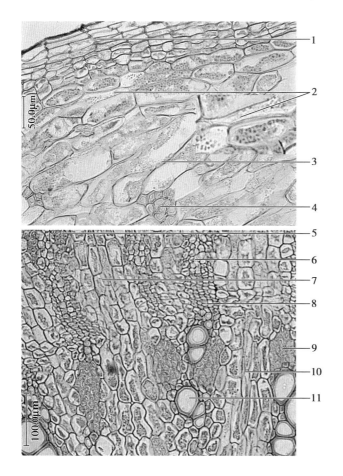

图7-34 黄芪根横切面详图
1. 木栓层 2. 石细胞 3. 皮层
4. 皮层纤维束 5. 韧皮纤维束
6. 韧皮部 7. 韧皮射线 8. 形成
层 9. 木纤维束 10. 木射线
11. 木质部(示导管)

粉末:黄白色。①纤维成束或散离,壁极厚,表面有纵裂纹,初生壁常与次生壁分离,两端常断裂成须状。②具缘纹孔导管,具缘纹孔排列紧密。③木栓细胞多角形,垂周壁薄,有的细波状弯曲。④石细胞少见,长方形、类圆形或不规则状,壁较厚。⑤淀粉粒单粒或复粒。(图 7-35)

图 7-35 黄芪粉末图
1.纤维 2.导管 3.木栓细胞 4.石细胞 5.淀粉粒

【主要成分】 主要含三萜皂苷、黄酮及多糖。三萜皂苷有黄芪皂苷(astragaloside)Ⅰ~Ⅶ,其中黄芪皂苷Ⅳ(即黄芪甲苷)为主要成分。黄酮有芒柄花黄素(formononetin)、毛蕊异黄酮(calycosin)及其葡萄糖苷、7,3′-二羟基-4′,5′-二甲氧基异黄烷等。多糖有黄芪多糖(astragalan)Ⅰ、Ⅱ、Ⅲ。此外,尚含 γ-氨基丁酸、硒等。

目前,质量评价的主要指标成分为黄芪甲苷及毛蕊异黄酮葡萄糖苷。

【理化鉴定】 粉末用甲醇回流提取,滤液加于中性氧化铝柱上,用40%甲醇洗脱,洗脱液蒸干;加水溶解,用水饱和的正丁醇萃取,正丁醇液蒸干;残渣加甲醇溶解,作为供试品液。以黄芪对照药材及黄芪甲苷对照品作对照,按薄层色谱法,用硅胶 G 板,以三氯甲烷-甲醇-水(13:7:2)的下层溶液为展开剂,10%硫酸乙醇溶液显色,分别置日光及紫外光灯(365nm)下检视。供试品色谱中,在与对照品色谱相应的位置上,日光下显相同的棕褐色斑点;紫外光灯(365nm)下显相同的橙黄色荧光斑点。

【含量测定】按原子吸收分光光度法或电感耦合等离子体质谱法测定,含铅不得过5mg/kg;镉不得过1mg/kg;砷不得过2mg/kg;汞不得过0.2mg/kg;铜不得过20mg/kg。按农药残留量测定法测定,五氯硝基苯不得过0.1mg/kg。按水溶性浸出物测定法冷浸法测定,含水溶性浸出物不得少于17.0%。按高效液相色谱法测定,含黄芪甲苷($C_{41}H_{68}O_{14}$)不得少于0.080%;毛蕊异黄酮葡萄糖苷($C_{22}H_{22}O_{10}$)不得少于0.020%。

【功效、应用及现代研究】性微温,味甘。补气升阳,固表止汗,利水消肿,生津养血,行滞通痹,托毒排脓,敛疮生肌。用于气虚乏力,食少便溏,中气下陷,久泻脱肛,便血崩漏,表虚自汗,气虚水肿,内热消渴,血虚萎黄,半身不遂,痹痛麻木,痈疽难溃,久溃不敛。黄芪具有调节免疫功能、促进机体代谢、改善心功能、降压、保肝、调节血糖等作用;黄芪多糖有明显的抗疲劳、抗肿瘤、增强机体耐缺氧及应激能力的作用;黄芪提取物具有抗脑缺血作用。

远志

(Yuanzhi;Polygalae Radix)

为远志科植物远志 *Polygala tenuifolia* Willd. 或卵叶远志 *Polygala sibirica* L. 的干燥根。主产于山西、陕西、吉林、河南等省。春、秋两季采挖,除去须根及泥土,晒干;或除去木心(木质部)后晒干,称"远志肉"。呈圆柱形,略弯曲。表面灰黄色至灰棕色,有较密并深陷的横皱纹、纵皱纹及裂纹。老根的横皱纹较密更深陷,略呈结节状。质硬而脆,易折断,断面皮部棕黄色,木部黄白色,皮部易与木部剥离。气微,味苦、微辛,嚼之有刺喉感。主要含三萜皂苷、𠮿酮、寡糖酯类。三萜皂苷主要为远志皂苷(onjisaponin)A~G、细叶远志素(tenuifolin)等;𠮿酮主要为远志𠮿酮Ⅲ(polygalaxanthoen Ⅲ)等;寡糖酯类主要为3,6′-二芥子酰基蔗糖(3,6′-disinapoylsucrose)等。性温,味苦、辛。安神益智,交通心肾,祛痰,消肿。

甘遂

(Gansui;Kansui Radix)

为大戟科植物甘遂 *Euphorbia kansui* T. N. Liou ex T. P. Wang 的干燥块根。主产于陕西、山西、河南等省。春季开花前或秋末茎叶枯萎后采挖,撞去外皮,晒干。呈椭圆形、长圆柱形或连珠形。表面类白色或黄白色,凹陷处有棕色外皮残留。质脆,易折断,断面粉性,白色,木部微显放射状纹理;长圆柱状者纤维性较强。气微,味微甘而辣。有持久的刺激性。含大戟二烯醇(euphol)、γ-大戟甾醇(γ-euphorbol)、甘遂甾醇(tirucallol)、α-大戟甾醇等。性寒,味苦;有毒。泻水逐饮,消肿散结。

白蔹

(Bailian;Ampelopsis Radix)

为葡萄科植物白蔹 *Ampelopsis japonica*(Thunb.)Makino 的干燥块根。主产于河南、安徽、江西、湖北等省。春、秋二季采挖,除去泥沙及细根,切成纵瓣或斜片,晒干。纵瓣呈长圆形或近纺锤形,切面周边常向内卷曲,中部有一突起的棱线;外皮红棕色或红褐色,有纵皱纹、细横纹及横长皮孔,易层层脱落,脱落处呈淡红棕色。斜片呈卵圆形,切面类白色或浅红棕色,可见放射状纹理,周边较厚,微翘起或略弯曲。体轻,质硬脆,易折断,折断时有粉尘飞出。气微,味甘。含黏液质、淀粉等。性微寒,味苦。清热解毒,消痈散结,敛疮生肌。

人参

Renshen

Ginseng Radix et Rhizoma

【基原】五加科植物人参 *Panax ginseng* C. A. Mey. 的干燥根及根茎。主产于东北地区。主要为栽培品，习称"园参"；野生品甚少，习称"山参"；播种在山林野生状态下自然生长的称"林下山参"，习称"籽海"。园参多于秋季采挖，洗净，晒干或烘干，称"生晒参"；洗净，蒸制后晒干或烘干，称"红参"。

【性状鉴别】

1. 生晒参 主根呈纺锤形或圆柱形，长 3~15cm，直径 1~2cm。表面灰黄色，上部或全体有疏浅断续的粗横纹及明显的纵皱纹，下部有支根 2~3 条，着生多数细长的须根，须根上有不明显的细小疣状突起，习称"珍珠疙瘩"。根茎（芦头）长 1~4cm，直径 0.3~1.5cm，多拘挛而弯曲，具不定根（艼）和稀疏的凹窝状茎痕（芦碗）。质较硬，断面淡黄白色，显粉性，形成层环纹棕黄色，皮部有黄棕色小点及放射状裂隙。香气特异，味微苦、甘。（图 7-36）

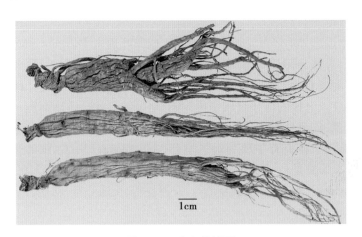

图 7-36 人参药材图

2. 红参 表面棕红色，半透明，上部偶有不透明的灰黄色斑块，习称"黄马褂"；具纵沟、皱纹及细根痕；下部有 2~3 条扭曲交叉的支根。质硬脆，断面平坦，角质样。

【显微鉴别】根横切面：①木栓层为数列细胞，皮层窄。②韧皮部有树脂道散在，内含黄色分泌物。③形成层成环。④木质部导管多单个散在，或数个相聚，径向稀疏排列成放射状；木射线宽广。⑤薄壁细胞含草酸钙簇晶。（图 7-37）

粉末：淡黄白色（生晒参）或红棕色（红参）。①树脂道碎片易见，内含黄色块状分泌物。②草酸钙簇晶直径 20~68μm，棱角锐尖。③导管多网纹或梯纹。④木栓细胞表面观类方形或多角形，壁细波状弯曲。⑤淀粉粒众多，单粒类球形，复粒由 2~6 个分粒组成（红参中淀粉粒已糊化）。（图 7-38）

【主要成分】主要含三萜皂苷。根据苷元的不同，分为原人参二醇型、原人参三醇型及齐墩果烷型。原人参二醇型皂苷有人参皂苷（ginsenoside）Ra_1、Ra_2、Ra_3、Rb_1、Rb_2、Rc、Rd、Rg_3，西洋参皂苷（quinguenoside）R_1、Rc，丙二酰基人参皂苷（malonyl-ginsenoside）Rb_1、Rc、Rd 等；原人参三醇型皂苷有人参皂苷 Re、Rf、Rg_1、Rg_2、Rh_1、20-葡萄糖人参皂苷 Rf（20-glucoginsenoside Rf），三七皂苷 R_1（notoginsenoside R_1）等；齐墩果烷型皂苷有人参皂苷 Ro。此外，尚含挥发油、人参多糖等。挥发油中主要为 β-榄香烯（β-elemene）、人参炔醇（panaxynol）及多炔环氧物人参醇（panaxydol）等。

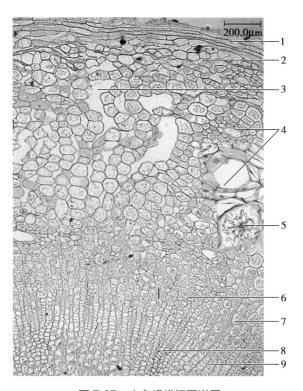

图 7-37　人参根横切面详图
1. 木栓层　2. 皮层　3. 裂隙　4. 树脂道　5. 草酸钙簇
晶　6. 韧皮部　7. 射线　8. 木质部　9. 形成层

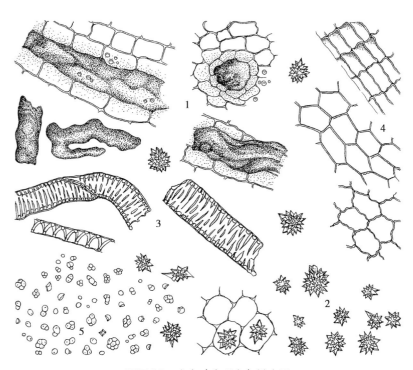

图 7-38　人参（生晒参）粉末图
1. 树脂道　2. 草酸钙簇晶　3. 导管　4. 木栓细胞　5. 淀粉粒

笔记栏

红参另含特有成分 20(R)-人参皂苷 Rg$_2$、20(S)-人参皂苷 Rg$_3$、20(R)-人参皂苷 Rh$_1$，人参皂苷 Rh$_2$、Rs$_1$ 和 Rs$_2$，2-甲基-4-吡喃酮-3-O-β-D-葡萄糖苷、20(R)原人参醇，以及挥发性成分麦芽酚(maltol)、人参炔三醇(panaxytriol)。

目前，质量评价的主要指标成分为人参皂苷 Rg$_1$、人参皂苷 Re 及人参皂苷 Rb$_1$。

【理化鉴别】粉末甲醇超声提取液作为供试品溶液。以人参对照药材及人参皂苷 Rb$_1$、Re、Rf 及 Rg$_1$ 对照品作对照，按薄层色谱法，用硅胶 G 板，以三氯甲烷-乙酸乙酯-甲醇-水(15:40:22:10)于 10℃ 以下放置的下层溶液为展开剂，10%硫酸乙醇溶液显色，分别置日光及紫外光灯(365nm)下检视。供试品色谱中，在与对照药材及对照品色谱相应的位置上，分别显相同颜色的斑点或荧光斑点。

【含量测定】按农药残留量测定法测定，五氯硝基苯不得过 0.1mg/kg；六氯苯不得过 0.1mg/kg；七氯不得过 0.05mg/kg；氯丹不得过 0.1mg/kg。按高效液相色谱法测定，含人参皂苷 Rg$_1$(C$_{42}$H$_{72}$O$_{14}$)和人参皂苷 Re(C$_{48}$H$_{82}$O$_{18}$)的总量不得少于 0.30%(红参不得少于 0.25%)；含人参皂苷 Rb$_1$(C$_{54}$H$_{92}$O$_{23}$)不得少于 0.20%。

【功效、应用及现代研究】性温，味甘、微苦。大补元气，复脉固脱，补脾益肺，生津养血，安神益智。用于体虚欲脱，肢冷脉微，脾虚食少，肺虚喘咳，津伤口渴，内热消渴，气血亏虚，久病虚羸，惊悸失眠，阳痿宫冷。人参能增强机体免疫功能，其提取物可以抑制癌症细胞生长，改善带癌宿主细胞代谢；人参皂苷 Rb 类有中枢镇静作用，人参皂苷 Rg 类有中枢兴奋作用；人参皂苷对血压有先微升后下降的双相作用，其中 Rb$_1$ 有较强而持久的降压作用；人参多糖有降血糖作用。

西洋参
(Xiyangshen;Panacis Quinquefolii Radix)

为五加科植物西洋参 *Panax quinquefolium* L. 的干燥根。原产于加拿大和美国，我国东北、华北、西北等地引种成功，均系栽培品。秋季采挖，洗净，晒干或低温干燥。呈纺锤形、圆柱形或圆锥形。表面浅黄褐色或黄白色，可见横向环纹及线形皮孔状突起，并有细密浅纵皱纹及须根痕。主根中下部有一至数条侧根，多已折断。有的上端有根茎(芦头)，环节明显，茎痕(芦碗)圆形或半圆形，具不定根(艼)或已折断。体重，质坚实，不易折断，断面平坦，浅黄白色，略显粉性，皮部可见黄棕色点状树脂道，形成层环纹棕黄色，木部略呈放射状纹理。气微而特异，味微苦、甘。主要含三萜皂苷，主要为人参皂苷 Rb$_1$、Rb$_2$、Rc、Rd、Re、Rg$_1$、Ro 及拟人参皂苷 F$_{11}$(pseudoginsenoside F$_{11}$)等。性凉，味甘、微苦。补气养阴，清热生津。

三七
Sanqi

Notoginseng Radix et Rhizoma

【基原】五加科植物三七 *Panax notoginseng* (Burk.) F. H. Chen 的干燥根及根茎。主产于云南文山、砚山，广西田阳、靖西、百色等地。多系栽培。秋季花开前采挖，洗净，分开主根、支根、根茎及须根，干燥。主根习称"三七头子"，支根习称"筋条"，根茎习称"剪口"，须根习称"绒根"。一般种后第 3~4 年采收，曝晒至半干，反复搓揉，以后每日边晒边搓，待至全干，放入麻袋内撞至表面光滑即得。

【性状鉴别】主根呈类圆锥形或圆柱形，长 1~6cm，直径 1~4cm。表面灰褐色或灰黄色，有断续的纵皱纹、支根痕，顶端有茎痕，周围有瘤状突起。体重，质坚实，击碎后皮部与木部常分离。断面灰绿、黄绿或灰白色，皮部有棕色小点，木部微呈放射状排列。气微，味苦回甜。(图 7-39)

知识拓展：三七综合利用及伪品

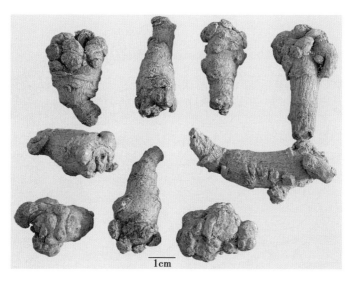

图 7-39 三七药材图

筋条呈圆柱形或圆锥形,长 2~6cm,上端直径约 0.8cm,下端直径约 0.3cm。

剪口呈不规则的皱缩块状及条状,表面有数个明显的茎痕及环纹,断面中心灰绿色或白色,边缘深绿色或灰色。

【显微鉴别】根横切面:①木栓层为数列细胞,栓内层不明显。②韧皮部有树脂道散在。③形成层成环。④木质部导管 1~2 列径向排列。⑤射线宽广。⑥薄壁细胞含淀粉粒,草酸钙簇晶稀少。(图 7-40)

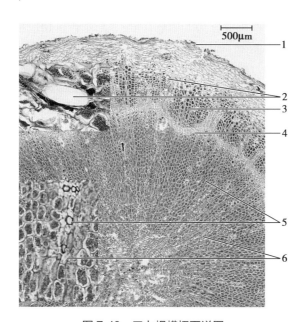

图 7-40 三七根横切面详图

1. 木栓层 2. 树脂道 3. 韧皮部 4. 形成层 5. 木质部 6. 射线

粉末:灰黄色。①树脂道碎片内含黄色分泌物。②淀粉粒甚多,单粒圆形、半圆形或圆多角形;复粒由 2~10 余分粒组成。③导管为网纹、梯纹及螺纹。④草酸钙簇晶少见,其棱角较钝。⑤木栓细胞呈长方形或多角形,壁薄,棕色。(图 7-41)

【主要成分】主要含三萜皂苷。主要为达玛烷型皂苷,有人参皂苷 Rb_1、Rb_2、Rb_3、Rc、Rd、Re、Rg_1、Rg_2、Rh_1、R_4、F_2,三七皂苷(notoginsenoside)R_1、R_2、R_3、R_4、R_6、Fa,绞股蓝皂苷Ⅸ

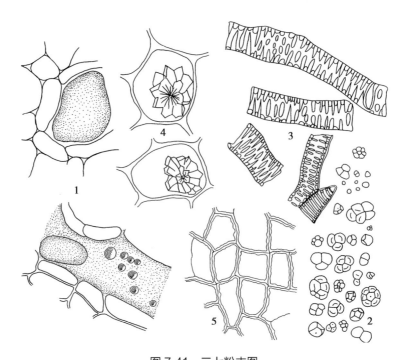

图 7-41 三七粉末图
1. 树脂道 2. 淀粉粒 3. 导管 4. 草酸钙簇晶 5. 木栓细胞

（gypenoside Ⅸ）及绞股蓝皂苷 ⅩⅦ（gypenoside ⅩⅦ）。此外，尚含田七氨酸（三七素，den-cichine）、三七黄酮 B、槲皮素等黄酮类成分，以及多糖、挥发油、氨基酸等。

目前，质量评价的主要指标成分为人参皂苷 Rg_1、人参皂苷 Rb_1 和三七皂苷 R_1。

【理化鉴别】粉末加水湿润，加以水饱和的正丁醇振摇提取，上清液加 3 倍量以正丁醇饱和的水，摇匀，放置使分层；取正丁醇层，置蒸发皿中，蒸干，残渣加甲醇溶解，作为供试品溶液。以人参皂苷 Rb_1、Re、Rg_1 及三七皂苷 R_1 对照品作对照。按薄层色谱法，用硅胶 G 板，以三氯甲烷-乙酸乙酯-甲醇-水（15:40:22:10）于 10℃ 以下放置的下层溶液为展开剂，10% 硫酸乙醇溶液显色，分别置日光及紫外光灯（365nm）下检视。供试品色谱中，在与对照品色谱相应的位置上，分别显相同的斑点或荧光斑点。

【含量测定】按重金属及有害元素中铅、镉、砷、汞、铜测定法测定，铅不得过 5mg/kg；镉不得过 1mg/kg；砷不得过 2mg/kg；汞不得过 0.2mg/kg；铜不得过 20mg/kg。按醇溶性浸出物测定法热浸法测定，用甲醇作溶剂，含醇溶性浸出物不得少于 16.0%。按高效液相色谱法测定，含人参皂苷 Rg_1（$C_{42}H_{72}O_{14}$）、人参皂苷 Rb_1（$C_{54}H_{92}O_{23}$）和三七皂苷 R_1（$C_{47}H_{80}O_{18}$）的总量不得少于 5.0%。

【功效、应用及现代研究】性温，味甘、微苦。散瘀止血，消肿定痛。用于咯血，吐血，衄血，便血，崩漏，外伤出血，胸腹刺痛，跌仆肿痛。三七具有止血和活血化瘀的双向调节功能及抗炎作用；三七素有止血作用；Rg_1 等三醇型皂苷（PTS）有活血作用；还具有保护心肌细胞、抗心律失常、调节代谢、镇痛、抗炎、促进造血、抗血栓、降血脂、降血压、抗心肌缺血和治疗冠心病等作用；三七皂苷具有较强的抗肿瘤活性。

白芷

Baizhi

Angelicae Dahuricae Radix

【基原】伞形科植物白芷 *Angelica dahurica*（Fisch. ex Hoffm.）Benth. et Hook. f. 或杭白

芷 *Angelica dahurica*(Fisch. ex Hoffm.)Benth. et Hook. f. var. *Formosana*(Boiss.)Shan et Yuan 的干燥根。白芷主产于河南、河北等省,分别习称"禹白芷""祁白芷";杭白芷主产于四川、浙江等省,分别习称"川白芷""杭白芷"。夏、秋间叶黄时采挖,除去须根及泥沙,晒干或低温干燥。

【性状鉴别】

1. 白芷　呈长圆锥形,长 10~25cm,直径 1.5~2.5cm。表面灰棕色至黄棕色,根头部钝四棱形或近圆形,具纵皱纹、支根痕及皮孔样的横向突起,习称"疙瘩丁";顶端有凹陷的茎痕。质坚实。断面白色或灰白色,粉性,形成层环棕色,类圆形,皮部有多数棕色油点,木质部约占断面的 1/3。气芳香,味辛、微苦。(图 7-42)

2. 杭白芷　皮孔样横向突起多四纵行排列,使全根呈类圆锥形而具四纵棱;形成层环略呈方形,木质部约占断面的 1/2。(图 7-42)

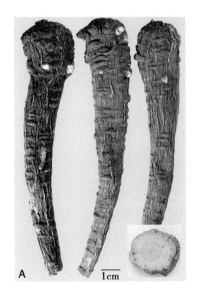 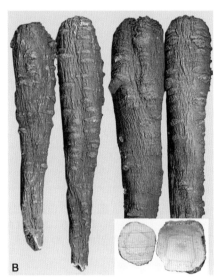

图 7-42　白芷药材图

A. 白芷　B. 杭白芷

【显微鉴别】

1. 根横切面

(1) 白芷:①木栓层由 5~10 列细胞组成。②皮层和韧皮部散有油管。③形成层成环。④木质部略呈圆形,导管放射状排列。⑤薄壁细胞含淀粉粒,有的含草酸钙簇晶。(图 7-43)

(2) 杭白芷:木质部略呈方形,射线较多,导管稀疏排列。

2. 粉末　黄白色。①油管多已破碎,含淡黄棕色分泌物。②草酸钙簇晶圆簇状或类圆形。③导管多网纹,少数螺纹。④木栓细胞多角形或类长方形,淡黄棕色。⑤淀粉粒甚多,单粒圆球形、多角形、椭圆形或盔帽形,脐点点状、裂缝状、三叉状或星状;复粒由 2~12 分粒组成。(图 7-44)

【主要成分】　主要含香豆素和挥发油。香豆素主要为欧前胡素(imperatorin)、异欧前胡素(isoimperatorin)、别欧前胡素(alloimperatorin)、别异欧前胡素(alloisoimperatorin)、比克白芷素(byakangelicin)、比克白芷醚(byak-angelicol)、氧化前胡素(oxypeucedanin)、新白芷醚(sen-byak-angelicol)等;挥发油中主要含 5,8,11-十七碳三炔酸甲酯[methylheptadecyn(5,8,11)-oic acid ester]、3-亚甲基-6-(1-甲乙基)环己烯[cyclhexene,3-methylene 6-(1 methylethl)]等。

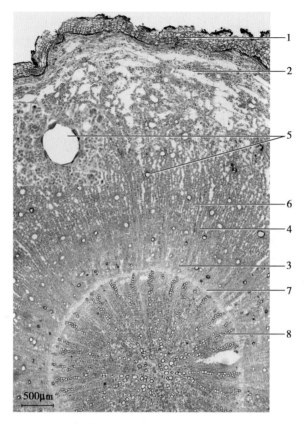

图 7-43　白芷（白芷）根横切面详图
1. 木栓层　2. 皮层　3. 筛管群　4. 射线　5. 油管　6. 韧
皮部　7. 形成层　8. 木质部

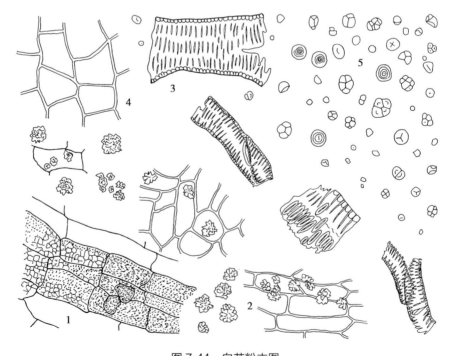

图 7-44　白芷粉末图
1. 油管　2. 草酸钙簇晶　3. 导管　4. 木栓细胞　5. 淀粉粒

目前,质量评价的主要指标成分为欧前胡素。

【理化鉴别】

(1) 取粉末 0.5g,加乙醚适量冷浸,振摇后过滤,取滤液 2 滴,滴于滤纸上,置紫外光灯下观察,显蓝色荧光。

(2) 粉末乙醚浸提后滤过,滤液挥干,残渣加乙酸乙酯溶解,作为供试品溶液。以白芷对照药材及欧前胡素、异欧前胡素对照品作对照,按薄层色谱法,用硅胶 G 板,以石油醚(30~60℃)-乙醚(3:2)为展开剂,在 25℃以下展开,置紫外光灯(365nm)下检视。供试品色谱中,在与对照药材和对照品色谱相应的位置上,显相同颜色的荧光斑点。

【含量测定】按重金属及有害元素中铅、镉、砷、汞、铜测定法测定,铅不得过 5mg/kg;镉不得过 1mg/kg;砷不得过 2mg/kg;汞不得过 0.2mg/kg;铜不得过 20mg/kg。按醇溶性浸出物测定法热浸法测定,用稀乙醇作溶剂,含醇溶性浸出物不得少于 15.0%。按高效液相色谱法测定,含欧前胡素($C_{16}H_{14}O_4$)不得少于 0.080%。

【功效、应用及现代研究】性温,味辛。解表散寒,祛风止痛,宣通鼻窍,燥湿止痛,消肿排脓。用于感冒头痛,眉棱骨痛,鼻塞流涕,鼻衄,鼻渊,牙痛,带下,疮疡肿痛。白芷水煎液具有明显的解热镇痛、抗菌消炎作用;白芷挥发油具镇痛作用;白芷香豆素类具有解痉、扩张冠状血管、光敏等作用。

当归
Dānggui
Angelicae Sinensis Radix

【基原】伞形科植物当归 *Angelica sinensis*(Oliv.)Diels 的干燥根。主产于甘肃岷县、渭源、武都、漳县等地,云南、四川、湖北等地亦产,均为栽培。一般栽培至第二年秋末采挖,除去须根及泥土,待水分稍蒸发后,捆成小把,上棚,以烟火慢慢熏干。

【性状鉴别】略呈圆柱形,下部有支根 3~5 条或更多,长 11~25cm。表面黄棕色至棕褐色,具纵皱纹及横长皮孔样突起。根头(归头)直径 1.5~4cm,具环纹,上端圆钝,或具数个明显突起的根茎痕,有紫色或黄绿色的茎及叶鞘的残基;主根(归身)粗短,表面凹凸不平;支根(归尾)0.3~1cm,上粗下细,多扭曲,有少数须根痕。质柔韧,断面黄白色或淡黄棕色,皮部厚,有裂隙及多数棕色点状分泌腔,木部色较淡,形成层环黄棕色。有浓郁的香气,味甘、辛、微苦。(图 7-45)

【显微鉴别】根横切面:①木栓层为数列细胞。②栓内层窄,有少数油室。③韧皮部宽

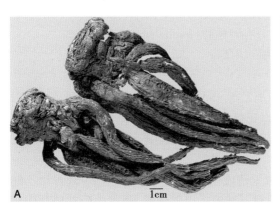 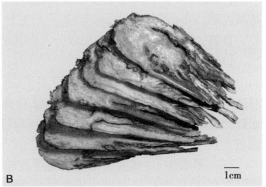

图 7-45　当归药材图
A. 药材　B. 饮片

广,多裂隙,散在多数类圆形油室和油管,外侧较大,向内渐小,周围分泌细胞 6~9 个。④形成层成环。⑤木质部射线宽 3~5 列细胞;导管单个散在或 2~3 个相聚,呈放射状排列。⑥薄壁细胞含淀粉粒。(图 7-46)

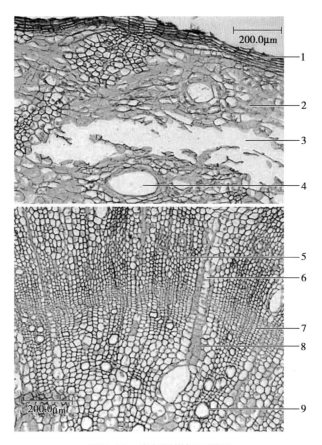

图 7-46 当归根横切面详图
1. 木栓层 2. 皮层 3. 裂隙 4. 油室 5. 韧皮部 6. 韧皮射线 7. 形成层 8. 木射线 9. 木质部(示导管)

粉末:淡黄棕色。①韧皮薄细胞纺锤形,壁略厚,表面有极微细的斜向交错纹理,有时可见菲薄的横隔。②油室碎片淡黄色,内含挥发油油滴。③导管主要为梯纹及网纹。此外,可见木栓细胞、淀粉粒等。(图 7-47)

【主要成分】含挥发油及水溶性成分。挥发油中主要为藁本内酯(ligustilide)、正丁烯基酞内酯(n-butylidene-phthalide)等。水溶性成分有阿魏酸(ferulic acid)、多糖等。

目前,质量评价的主要指标成分为阿魏酸、藁本内酯。

【理化鉴别】

(1) 粉末乙醚超声提取后,滤液蒸干;残渣加乙醇 1ml 溶解,作为供试品溶液。以当归对照药材作对照,按薄层色谱法,用硅胶 G 板,以正己烷-乙酸乙酯(4:1)为展开剂,置紫外光灯(365nm)下检视。供试品色谱中,在与对照药材色谱相应的位置上,显相同颜色的荧光斑点。

(2) 粉末加 1% 碳酸氢钠溶液超声处理,取上清液用稀盐酸调节 pH 至 2~3,再用乙醚振摇提取,醚提液挥干,残渣加甲醇溶解,作为供试品溶液。以阿魏酸、藁本内酯对照品作对照,按薄层色谱法,用硅胶 G 板,以环己烷-二氯甲烷-乙酸乙酯-甲酸(4:1:1:0.1)为展开剂,置紫外光灯(365nm)下检视。供试品色谱中,在与对照品色谱相应的位置上,显相同颜色的

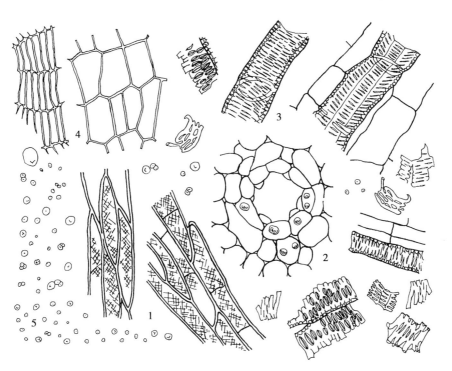

图 7-47 当归粉末图
1. 纺锤形韧皮薄壁细胞 2. 油室 3. 导管 4. 木栓细胞 5. 淀粉粒

荧光斑点。

【含量测定】按重金属及有害元素中铅、镉、砷、汞、铜测定法测定,铅不得过 5mg/kg;镉不得过 1mg/kg;砷不得过 2mg/kg;汞不得过 0.2mg/kg;铜不得过 20mg/kg。按醇溶性浸出物测定法热浸法测定,用 70% 乙醇溶液作溶剂,含醇溶性浸出物不得少于 45.0%。按挥发油测定法测定,含挥发油不得少于 0.4%(ml/g);按高效液相色谱法测定,含阿魏酸($C_{10}H_{10}O_4$)不得少于 0.050%。

【功效、应用及现代研究】性温,味甘、辛。补血活血,调经止痛,润肠通便。用于血虚萎黄,眩晕心悸,月经不调,经闭痛经,虚寒腹痛,风湿痹痛,跌仆损伤,痈疽疮疡,肠燥便秘。当归具有改善血液流变性、降血脂、抗动脉粥样硬化、抗心律失常、调节子宫平滑肌、增强免疫、保肝等作用。当归挥发油及藁本内酯、正丁烯基酞内酯等具有解痉、扩张血管作用;阿魏酸具有抑制血小板聚集及抗血栓作用;当归多糖可促进造血细胞增殖分化。

独活

(Duhuo;Angelicae Pubescentis Radix)

为伞形科植物重齿毛当归 *Angelica pubescens* Maxim. f. *biserrata* Shan et Yuan 的干燥根。主产于湖北、四川等省。春初苗刚发芽或秋末茎叶枯萎时采挖,除去须根及泥沙,烘至半干,堆置 2~3 天,发软后再烘至全干。略呈圆柱形,下部 2~3 分枝或更多。根头部膨大,圆锥状,多横皱纹,顶端有茎、叶的残基或凹陷。表面灰褐色或棕褐色,具纵皱纹,有横长皮孔样突起及稍突起的细根痕。质较硬,受潮则变软,断面皮部灰白色,有多数散在的棕色油点,木部灰黄色至黄棕色,形成层环棕色。有特异香气,味苦、辛、微麻舌。主要含香豆素、挥发油。香豆素主要为二氢欧山芹醇当归酸酯(columbianadin)、蛇床子素(osthole)等;挥发油中主要含甲基欧芹酚(osthol)等。性微温,味辛、苦。祛风除湿,通痹止痛。

羌活

（Qianghuo；Notopterygii Rhizoma et Radix）

为伞形科植物羌活 *Notopterygium incisum* Ting ex H. T. Chang 或宽叶羌活 *Notopterygium franchetii* H. de Boiss. 的干燥根茎及根。羌活主产于四川、云南、青海、甘肃等省；宽叶羌活主产于四川、青海、陕西、河南等省。春、秋二季采挖，除去须根及泥沙，晒干。羌活：为圆柱状略弯曲的根茎，顶端具茎痕。表面棕褐色至黑褐色，外皮脱落处呈黄色。节间缩短，呈紧密隆起的环状，形似蚕，习称"蚕羌"；节间延长，形如竹节状，习称"竹节羌"。节上有多数点状或瘤状突起的根痕及棕色破碎鳞片。体轻，质脆，易折断，断面不平整，有多数裂隙，皮部黄棕色至暗棕色，油润，有棕色油点，木部黄白色，射线明显，髓部黄色至黄棕色。气香，味微苦而辛。宽叶羌活：为根茎和根。根茎类圆柱形，顶端具茎及叶鞘残基，根类圆锥形，有纵皱纹及皮孔；表面棕褐色，近根茎处有较密的环纹，习称"条羌"。有的根茎粗大，不规则结节状，顶部具数个茎基，根较细，习称"大头羌"。质松脆，易折断，断面略平坦，皮部浅棕色，木部黄白色。气味较淡。主要含香豆素、挥发油。香豆素主要为羌活醇（notopterol）、异欧前胡素等；挥发油中主要含 β-罗勒烯（β-ocimene）等。性温，味辛、苦。解表散寒，祛风除湿，止痛。

前 胡

（Qianhu；Peucedani Radix）

为伞形科植物白花前胡 *Peucedanum praeruptorum* Dunn. 的干燥根。主产于浙江、江西、四川等省。冬季茎叶枯萎至次春未抽花茎时采挖，除去须根，洗净，晒干或低温干燥。呈不规则的圆柱形、圆锥形或纺锤形，稍扭曲，下部常有分枝。表面黑褐色或灰黄色，根头部多有茎痕和纤维状叶鞘残基，上端有密集的细环纹，下部有纵沟、纵皱纹及横向皮孔样突起。质较柔软，干者质硬，可折断，断面不整齐，淡黄白色，皮部散有多数棕黄色油点，形成层环纹棕色，射线放射状。气芳香，味微苦、辛。主要含挥发油、香豆素。香豆素主要为白花前胡甲、乙、丙、丁素[（±）-praeruptorin A、B、C、D]等。性微寒，味苦、辛。降气化痰，散风清热。

川芎

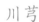Chuanxiong

Chuanxiong Rhizoma

【基原】伞形科植物川芎 *Ligusticum chuanxiong* Hort. 的干燥根茎。主产于四川、江西、湖北、陕西等地，多为栽培。夏季当茎上的节盘显著突出，并略带紫色时采挖，除去泥沙，晒后烘干，再去须根。

【性状鉴别】为不规则结节状拳形团块，直径 2~7cm。表面黄褐色或褐色，粗糙皱缩，有多数平行隆起的轮节，顶端有凹陷的类圆形茎痕，下侧及轮节上有多数小瘤状根痕。质坚实，不易折断，断面黄白色或灰黄色，散有黄棕色小油点，形成层环呈波状。气浓香，味苦、辛，稍有麻舌感，微回甜。（图 7-48）

【显微鉴别】根茎横切面：①木栓层为 10 余列细胞。②皮层狭窄，散有根迹维管束，其形成层明显。③韧皮部宽广，筛管群散列。④形成层环呈波状或不规则多角形。⑤木质部导管多单列或排成 V 字形，偶有木纤维束。⑥髓部较大。⑦薄壁组织中散有多数油室；薄壁细胞富含淀粉粒，有的含草酸钙晶体，呈类圆形团块或类簇晶状。（图 7-49）

粉末：淡黄棕色或灰棕色。①木栓细胞深黄棕色，表面观呈多角形，壁微波状弯曲。②草酸钙晶体存在于薄壁细胞中，呈类圆形团块或类簇晶状。③主要为螺纹导管，亦有网纹

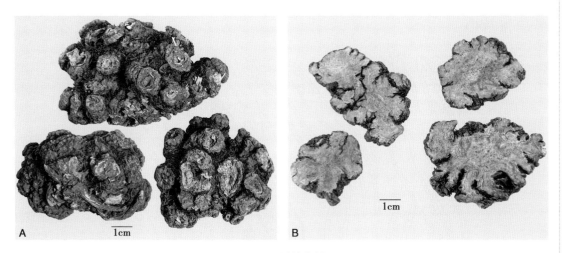

图 7-48　川芎药材图
A. 药材　B. 饮片

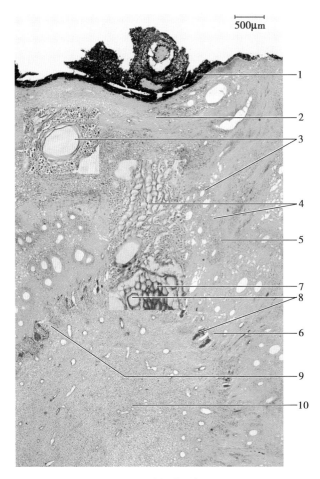

图 7-49　川芎根茎横切面详图
1. 木栓层　2. 皮层　3. 油室　4. 筛管群　5. 韧皮部　6. 形成层
7. 纤维束　8. 木质部　9. 射线　10. 髓

及梯纹导管。④木纤维呈长梭形,纹孔及孔沟较细密,胞腔较宽。⑤油室碎片偶可见,分泌细胞壁薄,含有较多油滴。⑥淀粉粒较多,单粒椭圆形或类圆形,脐点点状、长缝状或人字形。(图7-50)

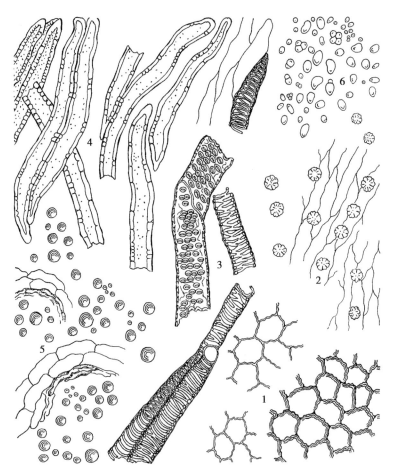

图 7-50　川芎粉末图
1. 木栓细胞　2. 薄壁组织及草酸钙簇晶　3. 导管　4. 木纤维　5. 油室碎片
6. 淀粉粒

【主要成分】含挥发油及酚酸类成分。挥发油中主要含藁本内酯、二氢藁本内酯(di-hydro ligustilide)、丁烯基酞内酯,以及藁本内酯二聚体,如欧当归内酯 A 等。酚酸类主要为阿魏酸等。

目前,质量评价的主要指标成分为阿魏酸、欧当归内酯 A。

【理化鉴别】

(1) 取本品粉末 1g,加石油醚(30~60℃)5ml,放置 10 小时,时时振摇,静置,取上清液 1ml,挥干后,残渣加甲醇 1ml 溶解,再加 2%的 3,5-二硝基苯甲酸的甲醇溶液 2~3 滴与甲醇饱和的氢氧化钾溶液 2 滴,显红紫色。

(2) 粉末加乙醚加热回流提取,滤过,滤液挥干,残渣加乙酸乙酯溶解,作为供试品溶液。以川芎对照药材和欧当归内酯 A 对照品作对照,按薄层色谱法,用硅胶 GF$_{254}$ 板,以正己烷-乙酸乙酯(3:1)为展开剂,置紫外光灯(254nm)下检视。供试品色谱中,在与对照药材及对照品色谱相应的位置上,显相同颜色的荧光斑点。

【含量测定】按醇溶性浸出物测定法热浸法测定,用乙醇作溶剂,含醇溶性浸出物不得少于 12.0%。按高效液相色谱法测定,含阿魏酸($C_{10}H_{10}O_4$)不得少于 0.10%。

【功效、应用及现代研究】性温,味辛。活血行气,祛风止痛。用于胸痹心痛,胸胁刺痛,跌仆肿痛,月经不调,经闭痛经,癥瘕腹痛,头痛,风湿痹痛。川芎具有抗心肌缺血、抗脑缺血、降血脂、兴奋子宫平滑肌、提高免疫及造血功能等作用。川芎挥发油及水煎液有明显的镇静作用;阿魏酸、川芎嗪及藁本内酯均有解痉作用;川芎嗪及川芎哚具有镇痛作用,还能明显扩张冠状动脉,增加冠状动脉血流量及心肌营养血流量,降低心肌氧耗;川芎嗪和阿魏酸能抑制血小板聚集和抗血栓形成。

藁本
(Gaoben;Ligustici Rhizoma et Radix)

为伞形科植物藁本 *Ligusticum sinense* Oliv. 或辽藁本 *Ligusticum jeholense* Nakai et Kitag. 的干燥根茎及根。藁本主产于陕西、甘肃、河南、四川等省;辽藁本主产于辽宁、吉林、河北等省。秋季茎叶枯萎或次春出苗时采挖,除去泥沙,晒干或烘干。藁本:根茎呈不规则结节状圆柱形,稍扭曲,有分枝。表面棕褐色或暗棕色,粗糙,有纵皱纹,上侧残留数个凹陷的圆形茎基,下侧有多数点状突起的根痕及残根。体轻,质较硬,易折断,断面黄色或黄白色,纤维状。气浓香,味辛、苦、微麻。辽藁本:较小,根茎呈不规则的团块状或柱状,有多数细长弯曲的根。主要含挥发油。油中主要为 3-正丁基酞内酯、川芎内酯、甲基丁香油酚;还含酚酸类,如阿魏酸等。性温,味辛。祛风,散寒,除湿,止痛。

防风
Fangfeng
Saposhnikoviae Radix

【基原】伞形科植物防风 *Saposhnikovia divaricata* (Turcz.) Schischk. 的干燥根。主产于东北、内蒙古等地,产于东北者习称"关防风"。春、秋二季采挖未抽花茎植株的根,栽培者种植 2~3 年后采挖,除去须根及泥沙,晒干。

【性状鉴别】呈长圆锥形或长圆柱形,下部渐细,有的略弯曲,长 15~30cm,直径 0.5~2cm。表面灰棕色,粗糙,有纵皱纹、多数横长皮孔样突起及点状的细根痕。根头部有明显密集的环纹,习称"蚯蚓头",有的环纹上残存棕褐色毛状叶基。体轻、质松,易折断,断面不平坦,皮部棕黄色至棕色,有裂隙,散有黄棕色油点,木部黄色。气特异,味微甘。(图 7-51)

【显微鉴别】根横切面:①木栓层为 5~30 列细胞。②皮层窄,散有椭圆形油管。③韧皮部宽广,有多数类圆形油管,周围分泌细胞 4~8 个,管内可见金黄色分泌物;射线多弯曲,外侧常成裂隙。④形成层明显。⑤木质部导管呈放射状排列。⑥薄壁组织中偶见石细胞。(图 7-52)

粉末:淡棕色。①油管充满金黄色分泌物。②叶基维管束常伴有纤维束。③多为网纹导管,少为螺纹及具缘纹孔导管。④木栓细胞表面观呈多角形或类方形;断面观呈长方形,微波状弯曲,有的呈

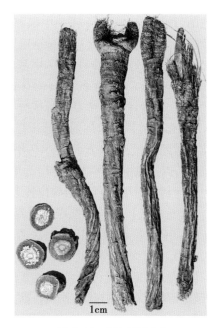

图 7-51 防风药材图

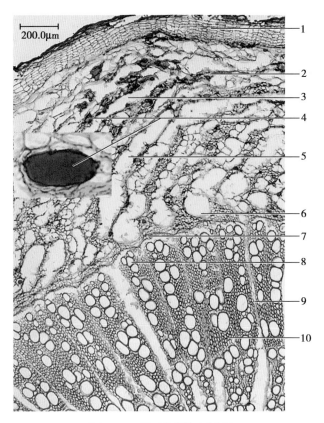

图 7-52 防风根横切面详图
1. 木栓层 2. 皮层 3. 裂隙 4. 油管 5. 韧皮射线 6. 韧
皮部 7. 形成层 8. 导管 9. 木射线 10. 木纤维

短条状增厚。⑤石细胞少见,黄绿色,长圆形或类长方形,壁较厚。(图7-53)

【主要成分】 含挥发油、香豆素及色原酮类成分。挥发油中主要含镰叶芹醇(falcari-nol)、苯亚甲基苯甲醛(benzylidenemalonaldehyde)等。香豆素主要为补骨脂素(psoralen)、香柑内酯(bergapten)、5-羟基-8-甲氧基补骨脂素(5-hydroxy-8-methoxypsoralen)、欧前胡素等。色原酮类主要为升麻素(cimifugin)、升麻素苷(prim-*O*-glucosylcimifugin)、5-*O*-甲基维斯阿米醇(5-*O*-methylvisanrminol)、5-*O*-甲基维斯阿米醇-4′-*O*-β-D-葡萄糖苷(4′-*O*-β-D-glucosyl-5-*O*-methylvisanrminol)、亥茅酚苷(sec-*O*-glucosylhamaudol)等。此外,尚含多糖、有机酸等。

目前,质量评价的主要指标成分为升麻素苷和5-*O*-甲基维斯阿米醇苷。

【理化鉴别】 粉末加丙酮超声提取,滤过,滤液蒸干,残渣加乙醇溶解,作为供试品溶液。以防风对照药材、升麻素苷及5-*O*-甲基维斯阿米醇苷对照品作对照,按薄层色谱法,用硅胶GF$_{254}$板,以三氯甲烷-甲醇(4∶1)为展开剂,置紫外光灯(254nm)下检视。供试品色谱中,在与对照药材及对照品色谱相应位置上,显相同颜色的斑点。

【含量测定】 按醇溶性浸出物测定法热浸法测定,用乙醇作溶剂,含醇溶性浸出物不得少于13.0%。按高效液相色谱法测定,含升麻素苷($C_{22}H_{28}O_{11}$)和5-*O*-甲基维斯阿米醇苷($C_{22}H_{28}O_{10}$)的总量不得少于0.24%。

【功效、应用及现代研究】 性微温,味辛、甘。祛风解表,胜湿止痛,止痉。用于感冒头痛,风湿痹痛,风疹瘙痒,破伤风。防风具有抗病原微生物、镇静、抗过敏、抗血栓等作用。防风水煎液、升麻素苷及5-*O*-甲基维斯阿米醇苷具有抗炎、解热作用;升麻素苷及亥茅酚苷具有镇痛作用;防风多糖具有抗肿瘤、增强免疫作用。

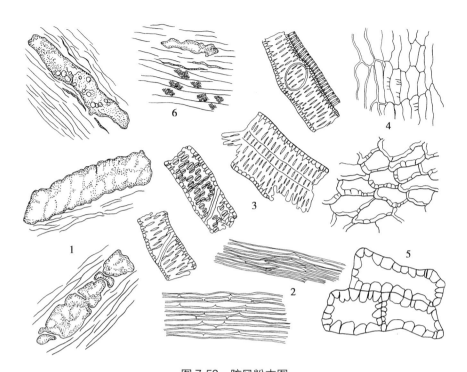

图 7-53　防风粉末图

1. 油管　2. 叶基纤维　3. 导管　4. 木栓细胞　5. 石细胞　6. 韧皮薄壁细胞

柴胡

Chaihu

Bupleuri Radix

【基原】伞形科植物柴胡 *Bupleurum chinense* DC. 或狭叶柴胡 *Bupleurum scorzonerifolium* Willd. 的干燥根。按性状不同,分别习称"北柴胡""南柴胡"。北柴胡主产于河北、河南、辽宁等省;南柴胡主产于湖北、江苏、安徽、四川等省。春、秋二季采挖,除去茎叶及泥土,干燥。

【性状鉴别】

1. 北柴胡　呈圆柱形或长圆锥形,长 6~15cm,直径 0.3~0.8cm。根头膨大,顶端残留 3~15 个茎基或短纤维状叶基,下部分枝。表面黑褐色或浅棕色,具纵皱纹、支根痕及皮孔。质硬而韧,不易折断,断面显片状纤维性,皮部浅棕色,木部黄白色。气微香,味微苦。(图 7-54)

2. 南柴胡　根较细,圆锥形,顶端有多数细毛状枯叶纤维,下部多不分枝或稍分枝。表面红棕色或黑棕色。靠近根头处多具细密环纹。质稍软,易折断,断面略平坦,不显纤维性。具败油气。(图 7-54)

【显微鉴别】

1. 根横切面

(1) 北柴胡:①木栓层为数列木栓细胞。②皮层散有油管及裂隙。③韧皮部有油管,射线宽,筛管不明显。④形成层成环。⑤木质部占大部分,大的导管切向排列;木纤维发达,与木薄壁细胞排成多个环状。(图 7-55)

(2) 南柴胡:木栓层为 6~10 列木栓细胞,皮层油管较多而大,木质部导管多径向排列,木纤维少而散列,多位于木质部外侧。

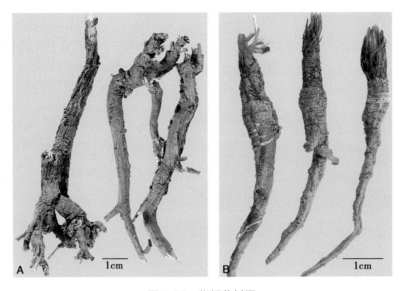

图 7-54 柴胡药材图
A. 北柴胡 B. 南柴胡

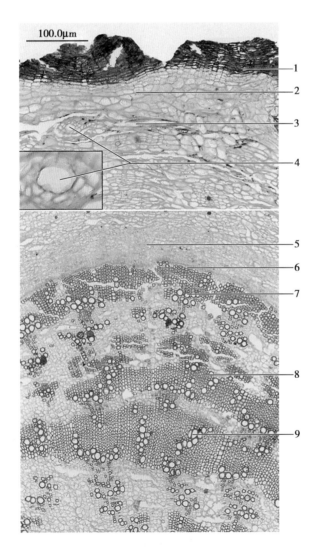

图 7-55 柴胡（北柴胡）根横切面详图
1. 木栓层 2. 皮层 3. 裂隙 4. 油管 5. 韧皮部 6. 形成层 7. 木质部 8. 木纤维 9. 导管

笔记栏

2. 粉末

（1）北柴胡：灰棕色或黄棕色。①木纤维成束或散在，长梭形，初生壁碎裂成短须状，纹孔稀疏，孔沟隐约可见。②油管碎片有黄棕色不规则形或条状分泌物，周围细胞多皱缩，细胞界线不明显。③主要为网纹、双螺纹导管。④木栓细胞黄棕色，表面观呈类多角形，壁稍厚。（图7-56）

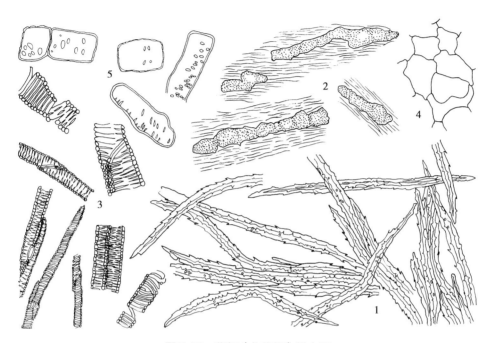

图7-56　柴胡（北柴胡）粉末图
1. 木纤维　2. 油管碎片　3. 导管　4. 木栓细胞　5. 薄壁细胞

（2）南柴胡：黄棕色。①木纤维呈长梭形，末端渐尖或钝圆，纹孔细密，有的初生壁碎裂，易与次生壁分离，并有稀疏螺状或双螺状裂缝；②油管含淡黄色条状分泌物；③双螺纹导管较多见；④叶基部纤维有紧密螺状交错裂缝。

【主要成分】主要含三萜皂苷及挥发油。皂苷为五环三萜类齐墩果烷型：柴胡皂苷（saikosaponin）a、c、d、f、t、v、b_2、b_3、S_1、v-2、I、q-1、q-2、2″-O-乙酰柴胡皂苷 a，2″-O-乙酰柴胡皂苷 b_2 和 3″-O-乙酰柴胡皂苷 b_2 等。挥发油中主要为 α-蒎烯、石竹烯等。此外，尚含黄酮、柴胡多糖等。

目前，质量评价的主要指标成分为柴胡皂苷 a、d。

【理化鉴别】

（1）根横切片，用99%乙醇和浓硫酸混合溶液（1∶1）封片，置显微镜下观察，初呈黄绿色至绿色，5～10分钟后渐变为蓝绿色、蓝色，持续 1 小时以上，然后变为浊蓝色而消失。

（2）北柴胡粉末甲醇提取液作为供试品溶液。以北柴胡对照药材、柴胡皂苷 a、柴胡皂苷 d 对照品作对照，按薄层色谱法，用硅胶 G 板，以乙酸乙酯-乙醇-水（8∶2∶1）为展开剂，以 2%对二甲氨基苯甲醛的 40%硫酸溶液，60℃加热至斑点显色清晰，分别置日光及紫外光灯（365nm）下检视。供试品色谱中，在与对照药材和对照品色谱相应的位置上，显相同颜色的斑点或荧光斑点。

【含量测定】按醇溶性浸出物测定法热浸法测定，用乙醇作溶剂，含醇溶性浸出物不得少于 11.0%。北柴胡按高效液相色谱法测定，含柴胡皂苷 a（$C_{42}H_{68}O_{13}$）及柴胡皂苷 d

（$C_{42}H_{68}O_{13}$）的总量不得少于 0.30%。

【功效、应用及现代研究】性微寒，味辛、苦。疏散退热，疏肝解郁，升举阳气。用于感冒发热，寒热往来，胸胁胀痛，月经不调，子宫脱垂，脱肛。柴胡具有保肝、利胆、降血脂、镇静、镇痛、镇咳、抗癫痫、抗细菌内毒素、促进免疫、抗抑郁、影响物质代谢、对肾的影响及对内脏平滑肌的影响等作用。柴胡挥发油及柴胡皂苷对外感、内伤所致高热均有解热作用；柴胡皂苷有较强的抗病毒作用，治疗流行性感冒和病毒性呼吸道感染；还具有抗炎、保肝作用。

明党参
（Mingdangshen；Changii Radix）

为伞形科植物明党参 *Changium smyrnioides* Wolff 的干燥根。主产于江苏、浙江、安徽等省。4—5月采挖，除去须根，洗净，置沸水中煮至无白心，取出，刮去外皮，漂洗，干燥。呈细长圆柱形、长纺锤形或不规则条块。表面黄白色或淡棕色，光滑或有纵沟纹及须根痕，有的具红棕色斑点。质硬而脆，断面角质样，皮部较薄，黄白色，有的易与木部剥离，木部类白色。气微，味淡。主要含挥发油，油中主要为 6,9-十八碳二炔酸甲酯。性微寒，味甘、微苦。润肺化痰，养阴和胃，平肝，解毒。

北沙参
（Beishashen；Glehniae Radix）

为伞形科植物珊瑚菜 *Glehnia littoralis* Fr. Schmidt ex Miq. 的干燥根。主产于江苏、山东等省。夏、秋二季挖取根部，除去须根，洗净，稍晾，置沸水中烫后，除去外皮，干燥；或洗净直接干燥。呈细长圆柱形，偶有分枝。表面淡黄白色，略粗糙，偶有残存外皮，不去外皮的表面黄棕色。全体有细纵皱纹及纵沟，并有棕黄色点状细根痕；顶端常留有黄棕色根茎残基，上端稍细，中部略粗，下部渐细。质脆，易折断，断面皮部浅黄白色，木部黄色。气特异，味微甘。主要含香豆素，如补骨脂素（psoralen）、佛手柑内酯（bergapten）、欧前胡素（imperatorin）等。性微寒，味甘、微苦。养阴清肺，益胃生津。

龙胆
Longdan
Gentianae Radix et Rhizoma

【基原】龙胆科植物条叶龙胆 *Gentiana manshurica* Kitag.、龙胆 *Gentiana scabra* Bge.、三花龙胆 *Gentiana triflora* Pall. 或坚龙胆 *Gentiana rigescens* Franch. 的干燥根及根茎。前3种习称"龙胆"，后1种习称"坚龙胆"。龙胆、三花龙胆及条叶龙胆主产于东北各地，又习称"关龙胆"；坚龙胆主产于云南、四川等地。春、秋二季采挖，洗净，干燥。以秋季采者质量较好。

【性状鉴别】

1. 龙胆 根茎呈不规则块状，长 1~3cm，直径 0.3~1cm；表面暗灰棕色或深棕色，上端有茎痕或残留茎基，周围和下端着生多数细长的根。根圆柱形，略扭曲，长 10~20cm，直径 0.2~0.5cm；表面淡黄色或黄棕色，上部多有显著的横皱纹，下部较细，有纵皱纹及支根痕。质脆，易折断，断面略平坦，皮部黄白色或淡黄棕色，木部色较浅，呈点状环列，习称筋脉点。气微，味甚苦。（图 7-57）

2. 坚龙胆 表面无横皱纹，外皮膜质，易脱落，木部黄白色，易与皮部分离。

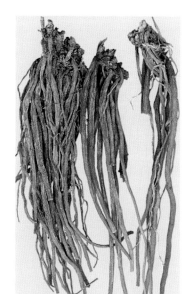

图 7-57　龙胆药材图

【显微鉴别】

1. 根横切面

（1）龙胆：①表皮细胞有时残存，外壁较厚。②皮层窄；外皮层细胞类方形，壁稍增厚，木栓化；内皮层细胞切向延长，每一细胞由纵向壁分隔成数个类方形小细胞。③韧皮部宽广，外侧多具裂隙。④形成层不甚明显。⑤木质部导管 3~10 个群束。⑥髓部明显。⑦薄壁细胞含细小草酸钙针晶。（图 7-58）

（2）坚龙胆：内皮层以外组织多已脱落。木质部导管发达，均匀密布。无髓部。

2. 粉末　淡黄棕色。

（1）龙胆：①外皮层细胞表面观类纺锤形，每一细胞由横壁分隔成数个扁方形的子细胞，有的子细胞又被分隔为小细胞；②内皮层细胞表面观类长方形，甚大，平周壁显纤细的横向纹理，每一细胞由纵隔壁分隔成数个栅状子细胞，纵隔壁大多呈连珠状增厚，子细胞又常被横隔壁分隔成数个小细胞；③薄壁细胞含草酸钙小针晶；④多为网纹及梯纹导管；⑤石细胞类长圆形、类圆形或纺锤形，纹孔类圆形或裂缝状。（图 7-59）

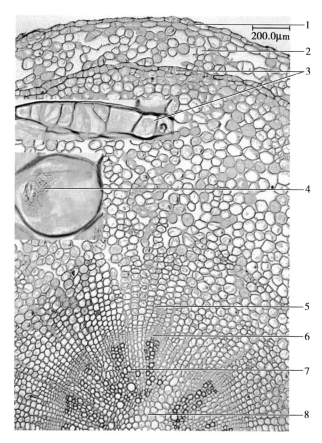

图 7-58　龙胆（龙胆）根横切面详图

1. 外皮层　2. 皮层　3. 内皮层（示栅状子细胞）　4. 草酸钙针晶
5. 韧皮部　6. 形成层　7. 木质部　8. 髓部

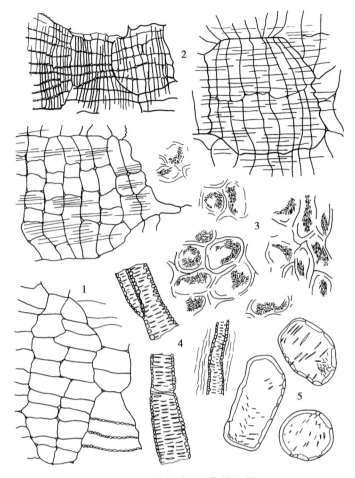

图 7-59 龙胆（龙胆）粉末图
1.外皮层细胞 2.内皮层细胞 3.草酸钙针晶 4.导管 5.石细胞

（2）坚龙胆：无外皮层细胞。内皮层细胞类方形或类长方形，平周壁的横向纹理较粗而密，每一细胞分隔成多个栅状小细胞，隔壁稍增厚或呈念珠状。

【主要成分】主要含环烯醚萜苷及生物碱。环烯醚萜苷主要为龙胆苦苷（gentiopicrin）、当药苦苷（swertiamarin）、当药苷（sweroside）及三叶龙胆苷（trifloroside）等。生物碱主要为龙胆碱（gentianine）、龙胆黄碱（gentioflavine）等。此外，尚含𠮾酮及龙胆多糖等，如龙胆𠮾酮（gentisin）及龙胆三糖（gentianose）等。

目前，质量评价的主要指标成分为龙胆苦苷。

【理化鉴别】粉末甲醇浸提液作为供试品溶液。以龙胆苦苷对照品作对照，按薄层色谱法，用硅胶 GF_{254} 板，以乙酸乙酯-甲醇-水（10∶2∶1）为展开剂，置紫外光灯（254nm）下检视。供试品色谱中，在与对照品色谱相应的位置上，显相同颜色的斑点。

【含量测定】按水溶性浸出物测定法热浸法测定，含水溶性浸出物不得少于 36.0%。按高效液相色谱法测定，龙胆含龙胆苦苷（$C_{16}H_{20}O_9$）不得少于 3.0%，坚龙胆含龙胆苦苷（$C_{16}H_{20}O_9$）不得少于 1.5%。

【功效、应用及现代研究】性寒，味苦。清热燥湿，泻肝胆火。用于湿热黄疸，阴肿阴痒，带下，湿疹瘙痒，肝火目赤，耳鸣耳聋，胁痛口苦，强中，惊风抽搐。龙胆具有降压、镇静、健胃等作用；龙胆苦苷具有利胆保肝及健胃作用；龙胆水提物具有抗炎抗菌作用。

秦艽

（Qinjiao；Gentianae Macrophyllae Radix）

为龙胆科植物秦艽 *Gentiana macrophylla* Pall.、麻花秦艽 *Gentiana straminea* Maxim.、粗茎秦艽 *Gentiana crassicaulis* Duthie ex Burk. 或小秦艽 *Gentiana dahurica* Fisch. 的干燥根。前3种按性状不同分别习称"秦艽"和"麻花艽"；后1种习称"小秦艽"。秦艽主产于陕西、甘肃；麻花秦艽主产于四川、云南；粗茎秦艽主产于山西、内蒙古、河北；小秦艽主产于河北、内蒙古和陕西。春、秋二季采挖，除去泥沙；秦艽及麻花艽晒软，堆置"发汗"至表面呈红黄色或灰黄色时，摊开晒干，或不经"发汗"直接晒干；小秦艽趁鲜时搓去黑皮，晒干。秦艽：呈类圆柱形，上粗下细，扭曲不直。表面黄棕色或灰黄色，有纵向或扭曲的纵皱纹，顶端有残存茎基及纤维状叶鞘。质硬而脆，易折断，断面略显油性，皮部黄色或棕黄色，木部黄色。气特异，味苦、微涩。麻花艽：呈类圆锥形，多由数个小根纠聚呈麻花状。表面棕褐色，粗糙，有裂隙呈网状孔纹。质松脆，易折断，断面多呈枯朽状。小秦艽：呈类圆锥形或类圆柱形。表面棕黄色。主根通常1个，残存的茎基有纤维状叶鞘，下部多分枝。断面黄白色。主要含裂环烯醚萜苷类，如龙胆苦苷、当药苦苷、当药苷、马钱苷酸（loganic acid）等，以及生物碱，如龙胆碱（秦艽甲素）、龙胆次碱（gentianidine，秦艽乙素）。性平，味辛、苦。祛风湿，清湿热，止痹痛，退虚热。

白前

（Baiqian；Cynanchi Stauntonii Rhizoma et Radix）

为萝藦科植物柳叶白前 *Cynanchum stauntonii*（Decne.）Schltr. ex Lévl. 或芫花叶白前 *Cynanchum glaucescens*（Decne.）Hand.-Mazz. 的干燥根茎及根。主产于浙江、江苏、安徽、湖北等省。秋季采挖，洗净，晒干。柳叶白前：根茎呈细长圆柱形，有分枝，稍弯曲；表面黄白色或黄棕色，节明显，顶端有残茎；质脆，断面中空，习称"鹅管白前"；节处簇生纤细弯曲的根，有多次分枝呈毛须状，常盘曲成团；气微，味微甜。芫花叶白前：根茎短小或略呈块状；表面灰绿色或灰黄色，质较硬；根稍弯曲，分枝少。柳叶白前含 β-谷甾醇、高级脂肪酸、松脂醇（pinoresinol）、华北白前醇、白前皂苷元及皂苷；芫花叶白前主含三萜皂苷，如白前皂苷 A、B、C、D、E 等。性微温，味辛、苦。降气，消痰，止咳。

白薇

（Baiwei；Cynanchi Atrati Radix et Rhizoma）

为萝藦科植物白薇 *Cynanchum atratum* Bge. 或蔓生白薇 *Cynanchum versicolor* Bge. 的干燥根及根茎。主产于山东、安徽、辽宁、湖北等省。春、秋二季采挖，洗净，干燥。根茎粗短，有结节，多弯曲。上面有圆形的茎痕，下面簇生多数细长的根。表面棕黄色。质脆，易折断，断面皮部黄白色，木部黄色。气微，味微苦。含挥发油、强心苷及白薇醇（cynanchol）。性寒，味苦、咸。清热凉血，利尿通淋，解毒疗疮。

紫草

（Zicao；Arnebiae Radix）

为紫草科植物新疆紫草 *Arnebia euchroma*（Royle）Johnst. 或内蒙紫草 *Arnebia guttata* Bunge 的干燥根。新疆紫草称"软紫草"，主产于新疆、西藏；内蒙紫草主产于内蒙古、甘肃。春、秋二季采挖，除去泥沙，干燥。软紫草：呈不规则长圆柱形，多扭曲，表面紫红色或紫褐

笔记栏

色,皮部疏松,呈条形片状,常 10 余层重叠,易剥落;顶端有的可见分歧的茎残基;体轻,质松软,易折断,断面不整齐,木部较小,黄白色或黄色;气特异,味微苦、涩。内蒙紫草:呈圆锥形或圆柱形,扭曲;根头部略粗大,顶端有残茎 1 个或多个,被短硬毛;表面紫红色或暗紫色,皮部略薄,常数层相叠,易剥离;质硬而脆,易折断,断面较整齐,皮部紫红色,木部较小,黄白色;气特异,味涩。含羟基萘醌色素类成分,如 β,β'-二甲基丙烯酰阿卡宁(β,β-dimethylacry-lalkannin)、β,β'-二甲基丙烯酰紫草素(β,β'-dimethylacrylshikonin)、紫草素(shikonin)等。性寒,味甘、咸。清热凉血,活血解毒,透疹消斑。

丹参
Danshen
Salviae Miltiorrhizae Radix et Rhizoma

【基原】唇形科植物丹参 *Salvia miltiorrhiza* Bge. 的干燥根及根茎。主产于陕西、四川、山东、河南、安徽等省。春、秋二季采挖,除去泥沙,干燥。

【性状鉴别】根茎粗短,顶端有时残留茎基。根数条,长圆柱形,略弯曲,有的分枝并具须状细根。长 10～20cm,直径 0.3～1cm。表面棕红色或暗棕红色,粗糙,具纵皱纹。老根外皮疏松,多显紫棕色,常呈鳞片状剥落。质硬而脆,断面疏松,有裂隙或略平整而致密,皮部棕红色,木质部灰黄色或紫褐色,导管束黄白色,呈放射状排列。气微,味微苦涩。(图 7-60)

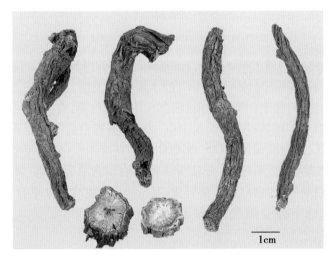

图 7-60　丹参药材图

栽培品较粗壮,直径 0.5～1.5cm。表面红棕色,具纵皱纹,外皮紧贴不易剥落,质坚实,断面较平整,略呈角质样。

【显微鉴别】根横切面:①木栓层为数层细胞,有时可见落皮层。②皮层宽广。③韧皮部狭窄,呈半月形。④形成层呈环,束间形成层不甚明显。⑤木质部 8～10 多束,呈放射状,导管在形成层处较多,呈切向排列,渐至中央导管呈单列;木质部射线宽,纤维常成束存在于中央的初生木质部。⑥皮层与韧皮部有石细胞散在。(图 7-61)

粉末:红棕色。①石细胞呈类圆形、类长方形或不规则形,有的延长呈纤维状,边缘不平整,孔沟明显,有的胞腔内含黄棕色物。②木纤维多为纤维管胞,长梭形,末端斜尖或钝圆,具缘纹孔点状,纹孔斜裂缝状或十字形,孔沟稀疏。③导管为网纹及具缘纹孔;网纹导管分子长梭形,网孔狭细,穿孔多位于侧壁。④木栓细胞类方形或多角形,壁稍厚,弯曲或平直。(图 7-62)

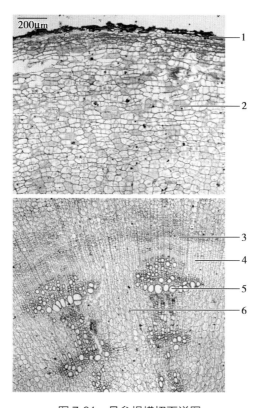

图7-61　丹参根横切面详图
1. 木栓层　2. 皮层　3. 韧皮部　4. 形成层　5. 木质部　6. 木射线

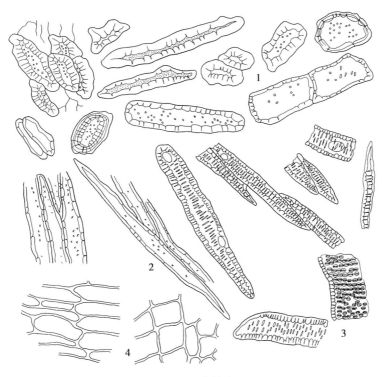

图7-62　丹参粉末图
1. 石细胞　2. 木纤维　3. 导管　4. 木栓细胞

【主要成分】主要含二萜醌类和酚酸类成分。二萜醌类主要为丹参酮(tanshinone)Ⅰ、Ⅱ_A、Ⅱ_B，隐丹参酮(cryptotanshinone)及羟基丹参酮Ⅰ(hydroxytanshinone Ⅰ)等。酚酸类主要为丹参酸(salvianolic acid)A～G、丹参素(danshensu)及迷迭香酸(rosmarinic)等。

目前,质量评价的主要指标成分为丹参酮Ⅱ_A、隐丹参酮、丹参酮Ⅰ及丹参酚酸B。

【理化鉴别】粉末乙醇超声提取液作为供试品溶液。以丹参对照药材及丹参酮Ⅱ_A、丹参酚酸B对照品作对照,按薄层色谱法,用硅胶G板,以三氯甲烷-甲苯-乙酸乙酯-甲醇-甲酸(6∶4∶8∶1∶4)为展开剂,展至约4cm后,再以石油醚(60～90℃)-乙酸乙酯(4∶1)为展开剂展开,分别在日光及紫外光灯(365nm)下检视。供试品色谱中,在与对照药材色谱和对照品色谱相应的位置上,显相同颜色的斑点或荧光斑点。

【含量测定】按原子吸收分光光度法或电感耦合等离子体质谱法测定,含铅不得过5mg/kg;镉不得过1mg/kg;砷不得过2mg/kg;汞不得过0.2mg/kg;铜不得过20mg/kg。按水溶性浸出物测定法冷浸法测定,含水溶性浸出物不得少于35.0%;按醇溶性浸出物测定法热浸法测定,用乙醇作溶剂,含醇溶性浸出物不得少于15.0%。按高效液相色谱法测定,含丹参酮Ⅱ_A($C_{19}H_{18}O_3$)、隐丹参酮($C_{19}H_{20}O_3$)和丹参酮Ⅰ($C_{18}H_{12}O_3$)的总量不得少于0.25%;含丹参酚酸B($C_{36}H_{30}O_{16}$)不得少于3.0%。

【功效、应用及现代研究】性微寒,味苦。活血祛瘀,通经止痛,清心除烦,凉血消痈。用于胸痹心痛,脘腹胁痛,癥瘕积聚,热痹疼痛,心烦不眠,月经不调,痛经经闭,疮疡肿痛。丹参用于治疗心血管系统疾病,具有扩张冠状动脉、增加血流量、防止心肌缺血和心肌梗死、改善微循环、降低心肌耗氧量等作用。丹参酚酸类有抑制血小板聚集、抗血栓形成作用;丹参酮有抗凝血、抗炎作用;隐丹参酮具有抗菌作用。

黄芩

Huangqin

Scutellariae Radix

【基原】唇形科植物黄芩 *Scutellaria baicalensis* Georgi 的干燥根。主产于河北、山西、内蒙古、辽宁等地。以山西产量较大,河北承德质量较好。春、秋二季采挖,除去须根及泥沙,晒后撞去粗皮,晒干。

【性状鉴别】呈圆锥形,扭曲,长8～25cm,直径1～3cm。表面棕黄色或深黄色,有稀疏的疣状细根痕,上部较粗糙,有扭曲的纵皱纹或不规则的网纹,下部有顺纹和细皱纹。质硬而脆,易折断,断面黄色,中间红棕色;老根中心呈暗棕色或棕黑色,枯朽状或已成空洞者称"枯芩";新根称"子芩"或"条芩"。气微,味苦。(图7-63)

栽培品较细长,多有分枝。表面浅黄棕色,外皮紧贴,纵皱纹较细腻。断面黄色或浅黄色,略呈角质样。味微苦。

【显微鉴别】根横切面:①木栓层外部多破裂,有石细胞散在。②皮层与韧皮部界限不明显,有多数石细胞与韧皮纤维;石细胞多分布于外侧,韧皮纤维多分布于内侧。③形成层成环。④木质部在老根中央,有栓化细胞环形成,栓化细胞有单环的、有成数个同心环的。⑤薄壁细胞含淀粉粒。(图7-64)

粉末:黄色。①韧皮纤维甚多,梭形,壁厚,孔沟明显。②石细胞类圆形、类方形或不规则形,壁厚。③木栓细胞多角形、棕黄色。④网纹导管多见。⑤木纤维较细长,两端尖,有稀疏斜纹孔,多碎断。⑥淀粉粒多单粒,呈类球形。(图7-65)

【主要成分】含多种黄酮类化合物,主要为黄芩苷(baicalin)、汉黄芩苷(wogonoside)、千层纸素A葡萄糖醛酸苷(oroxylin A glucuronide)、黄芩素(baicalein)、汉黄芩素(wogonin)等。

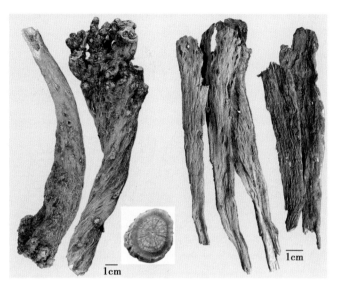

图 7-63　黄芩药材图

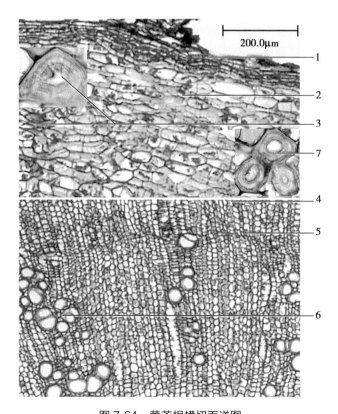

图 7-64　黄芩根横切面详图

1. 木栓层　2. 皮层　3. 石细胞　4. 韧皮部　5. 形成层　6. 木质部　7. 韧皮纤维

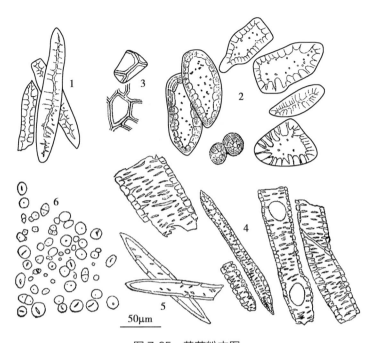

50μm

图7-65 黄芩粉末图
1.韧皮纤维 2.石细胞 3.木栓细胞 4.导管 5.木纤维 6.淀粉粒

目前,质量评价的主要指标成分为黄芩苷、黄芩素及汉黄芩素。

【理化鉴别】粉末加乙酸乙酯-甲醇(3:1)回流提取,滤液蒸干,残渣加甲醇溶解,作为供试品溶液。以黄芩对照药材及黄芩苷、黄芩素、汉黄芩素对照品作对照,按薄层色谱法,用聚酰胺薄膜,以甲苯-乙酸乙酯-甲醇-甲酸(10:3:1:2)为展开剂,置紫外光灯(365nm)下检视。供试品色谱中,在与对照药材色谱相应的位置上,显相同颜色的斑点;在与对照品色谱相应的位置上,显3个相同的暗色斑点。

【含量测定】按醇溶性浸出物测定法热浸法测定,用稀乙醇作溶剂,含醇溶性浸出物不得少于40.0%。按高效液相色谱法测定,含黄芩苷($C_{21}H_{18}O_{11}$)不得少于9.0%。

【功效、应用及现代研究】性寒,味苦。清热燥湿,泻火解毒,止血,安胎。用于湿温、暑温,胸闷呕恶,湿热痞满,泻痢,黄疸,肺热咳嗽,高热烦渴,血热吐衄,痈肿疮毒,胎动不安。黄芩具有抗菌、抗病毒及保肝作用,对多种球菌、杆菌、流感病毒、乙型肝炎病毒、皮肤真菌等有抑制作用。黄芩苷有降压、轻度扩张血管及镇静作用;其苷元有较强的抗变态反应及抗炎作用。

玄参

Xuanshen

Scrophulariae Radix

【基原】玄参科植物玄参 *Scrophularia ningpoensis* Hemsl. 的干燥根。主产于浙江、四川、安徽、湖北等地。冬季茎叶枯萎时采挖,除去根茎、幼芽、须根及泥沙,晒或烘至半干,堆放"发汗"至内部变黑色,反复数次至干燥。

【性状鉴别】呈类圆柱形,中间略粗或上粗下细,有的微弯似羊角状,长6~20cm,直径1~3cm。表面灰黄色或灰褐色,有不规则的纵沟、横长皮孔样突起及稀疏的横裂纹和凹点状须根痕。质坚实,不易折断,断面黑色,微有光泽。气特异似焦糖,味甘、微苦。以水浸泡,水呈墨黑色。(图7-66)

【显微鉴别】根横切面:①后生皮层细胞棕黄色,微木栓化。②皮层较宽,石细胞单个散

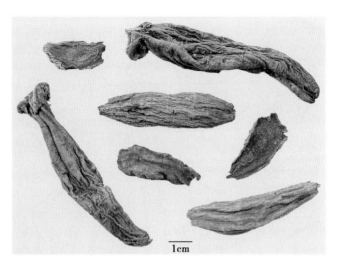

图 7-66　玄参药材图

在或 2~5 成群，壁较厚。③韧皮射线多裂隙。④形成层成环。⑤木质部射线宽广，亦有裂隙；导管少数，呈断续放射状排列，伴有木纤维。⑥薄壁细胞含核状物。（图 7-67）

　　粉末：灰棕色。①石细胞多角形、类圆形或类方形，壁较厚，层纹明显。②薄壁细胞含棕色核状物。③木纤维细长，壁微木化。④导管主要为网纹或孔纹。⑤木薄壁细胞壁薄，纹孔较明显。（图 7-68）

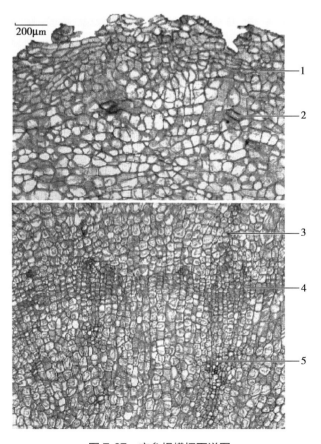

图 7-67　玄参根横切面详图

1. 皮层　2. 石细胞　3. 韧皮部　4. 形成层　5. 木质部

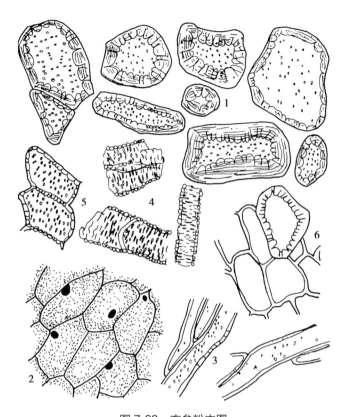

图 7-68 玄参粉末图
1.石细胞 2.薄壁细胞 3.木纤维 4.导管 5.木薄壁细胞 6.后生皮层细胞

【主要成分】 主要含环烯醚萜苷类成分,主要有哈巴苷(harpagide)、哈巴俄苷(harpago-side)、桃叶珊瑚苷(aucubin)及 8-(邻甲基-对-香豆酰)-哈巴俄苷[8-(o-methyl-p-coumaroyl)-harpagoside]等,均为使药材加工后内部能变乌黑色的成分;另含苯丙素苷类成分,如斩龙剑苷 A(sibirioside A)、毛蕊花糖苷(acteoside)等。

目前,质量评价的主要指标成分为哈巴苷、哈巴俄苷。

【理化鉴别】 粉末用甲醇超声提取,甲醇提取液蒸干;残渣用水饱和的正丁醇振摇提取,正丁醇提取液蒸干;残渣加甲醇溶解,作为供试品溶液。以玄参对照药材及哈巴俄苷对照品作对照,按薄层色谱法,用硅胶 G 板,以三氯甲烷-甲醇-水(12:4:1)的下层为展开剂,5%香草醛硫酸溶液显色。供试品色谱中,在与对照药材色谱及对照品色谱相应的位置上,显相同颜色的斑点。

【含量测定】 按水溶性浸出物测定法热浸法测定,含水溶性浸出物不得少于 60.0%。按高效液相色谱法测定,含哈巴苷($C_{15}H_{24}O_{10}$)和哈巴俄苷($C_{24}H_{30}O_{11}$)的总量不得少于 0.45%。

【功效、应用及现代研究】 性微寒,味甘、苦、咸。清热凉血,滋阴降火,解毒散结。用于热入营血,温毒发斑,热病伤阴,舌绛烦渴,津伤便秘,骨蒸劳嗽,目赤,咽痛,白喉,瘰疬,痈肿疮毒。玄参具有扩张冠状动脉、降压、抗血小板聚集、抑制中枢神经系统和抗菌等作用。哈巴苷及哈巴俄苷等环烯醚萜苷具有抗炎、抗菌、抗病毒、增强免疫、镇痛解痉、保肝及治疗糖尿病等作用。苯丙素苷类成分具有抗凝、抗氧化等作用。

地黄
Dihuang
Rehmanniae Radix

【基原】　玄参科植物地黄 *Rehmannia glutinosa* Libosch. 的新鲜或干燥块根。主产于河南。秋季采挖,除去芦头、须根及泥沙,洗净;或将地黄缓缓烘焙至内部变黑,约八成干,捏成团块。前者习称"鲜地黄",后者习称"生地黄"。

【性状鉴别】

1. 鲜地黄　呈纺锤形或条状,长 8~24cm,直径 2~9cm。外皮薄,表面浅红黄色,具弯曲的纵皱纹、芽痕、横长皮孔样突起及不规则疤痕。肉质,易断,断面皮部淡黄白色,可见橘红色油点,木部黄白色,有放射状纹理。气微,味微甜、微苦。

2. 生地黄　多呈不规则的团块状或长圆形,中间膨大,两端稍细,有的细小,长条状,稍扁而扭曲,长 6~12cm,直径 2~6cm。表面棕黑色或棕灰色,极皱缩,具不规则的横曲纹。体重,质较软而韧,不易折断,断面棕黑色或乌黑色,有光泽,具黏性。气微,味微甜。(图 7-69)

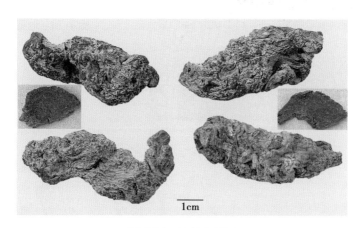

图 7-69　地黄药材图

【显微鉴别】　块根横切面:①木栓细胞数列。②栓内层薄壁细胞排列疏松;散有较多分泌细胞,含橘黄色油滴;偶有石细胞。③韧皮部较宽,分泌细胞较少。④形成层成环。⑤木质部射线宽广;导管稀疏,排列成放射状。(图 7-70)

生地黄粉末:深棕色。①木栓细胞淡棕色。②薄壁细胞类圆形,含类圆形核状物。③导管为具缘纹孔及网纹。④分泌细胞内含橙黄色或橙红色油滴状物。⑤草酸钙方晶细小。(图 7-71)

【主要成分】　主要含环烯醚萜苷类成分,主要有梓醇(catalpol)、二氢梓醇(dihydrocatalpol)、桃叶珊瑚苷(aucubin)、地黄苷(rehmannioside)A、地黄苷 B、地黄苷 C、地黄苷 D 等。环烯醚萜苷类成分为主要活性成分,也是使地黄变黑的成分。此外,尚含毛蕊花糖苷、挥发油等。

目前,质量评价的主要指标成分为梓醇、毛蕊花糖苷和地黄苷 D。

【理化鉴别】

(1) 粉末的甲醇回流提取液作为供试品溶液。以梓醇对照品作对照,按薄层色谱法,用硅胶 G 板,以三氯甲烷-甲醇-水(14∶6∶1)为展开剂,茴香醛试液显色。供试品色谱中,在与对照品色谱相应的位置上,显相同颜色的斑点。

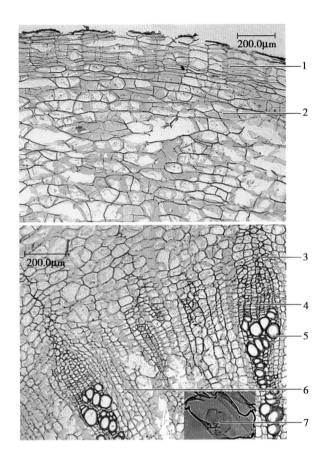

图 7-70　地黄根横切面详图
1. 木栓层　2. 皮层　3. 韧皮部
4. 形成层　5. 木质部　6. 木射线
7. 分泌细胞

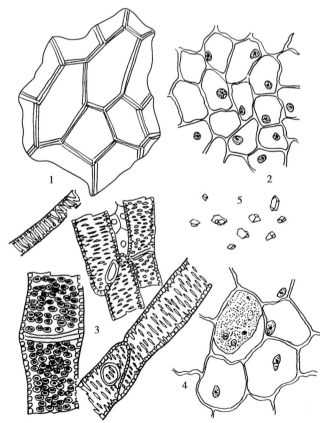

图 7-71　地黄粉末图
1. 木栓细胞　2. 薄壁细胞　3. 导管
4. 分泌细胞　5. 草酸钙方晶

（2）粉末的80%甲醇超声提取液蒸干；残渣加水溶解，用水饱和的正丁醇萃取，正丁醇提取液蒸干；残渣加甲醇溶解，作为供试品溶液。以毛蕊花糖苷对照品作对照，按薄层色谱法，用硅胶G板，以乙酸乙酯-甲醇-甲酸（16∶0.5∶2）为展开剂，用0.1%的2,2-二苯基-1-苦肼基无水乙醇溶液浸板。供试品色谱中，在与对照品色谱相应的位置上，显相同颜色的斑点。

【含量测定】按水溶性浸出物测定法冷浸法测定，含水溶性浸出物不得少于65.0%。按高效液相色谱法测定，生地黄含梓醇（$C_{15}H_{22}O_{10}$）不得少于0.20%；含地黄苷 D（$C_{27}H_{42}O_{20}$）不得少于0.10%。

【功效、应用及现代研究】鲜地黄性寒，味甘、苦；清热生津，凉血，止血；用于热病伤阴，舌绛烦渴，温毒发斑，吐血，衄血，咽喉肿痛。生地黄性寒，味甘；清热凉血，养阴生津；用于热入营血，温毒发斑，吐血衄血，热病伤阴，舌绛烦渴，津伤便秘，阴虚内热，骨蒸劳热，内热消渴。地黄具有降血压、降血糖、保肝、收缩或扩张血管、促进血液凝固的作用，还可显著提高机体免疫功能，具有一定的益智和保护缺血肾的作用；地黄提取物通过刺激成骨细胞的增殖和活性而抑制破骨细胞的生成和再吸收活性，能逆转大鼠经卵巢切除术诱导的骨质疏松；地黄多糖有提高免疫功能、增强造血功能、抗肿瘤等作用；梓醇具有神经保护、抗炎、抗衰老、降血糖和抗肝炎病毒等作用；地黄苷 D 具有降血糖、调节免疫等作用。

胡黄连

（Huhuanglian；Picrorhizae Rhizoma）

为玄参科植物胡黄连 *Picrorhiza scrophulariiflora* Pennell 的干燥根茎。主产于西藏南部、云南西北部及四川西部。秋季采挖，除去须根及泥沙，晒干。呈圆柱形，略弯曲，偶有分枝，表面灰棕色至暗棕色，粗糙，有较密的环状节，具稍隆起的芽痕及根痕，上端密被暗棕色鳞片状的叶柄残基。体轻，质硬而脆，易折断，断面略平坦，淡棕色至暗棕色，有4~10个类白色点状维管束排列成环，中央髓部灰黑色。气微，味极苦。含环烯醚萜苷类，主要为胡黄连苷（picroside）Ⅰ、Ⅱ、Ⅲ等。性寒，味苦。退虚热，除疳热，清湿热。

巴戟天

Bajitian

Morindae Officinalis Radix

【基原】茜草科植物巴戟天 *Morinda officinalis* How 的干燥根。主产于广东、广西、福建等地。全年均可采挖，洗净，除去须根，晒至六七成干，轻轻捶扁，晒干。

【性状鉴别】呈扁圆柱形，略弯曲，长短不等，直径0.5~2cm。表面灰黄色或暗灰色，具纵纹和横裂纹，有的皮部横向断裂露出木部，形似连珠。质韧，断面皮部厚，紫色或淡紫色，易与木部剥离；木部坚硬，黄棕色或黄白色，直径1~5mm。气微，味甘而微涩。（图7-72）

【显微鉴别】根横切面：①木栓层细胞数列。②栓内层外侧石细胞单个或数个成群，断续排列成环；薄壁细胞含草酸钙针晶束，切向排列。③韧皮部宽广，内侧薄壁细胞含草酸钙针晶束，轴向排列。④形成层明显。⑤木质部导管单个散在或2~3个相聚，呈放射状排列；木纤维较发达；木射线宽1~3列细胞；偶见非木化的木薄壁细胞群。（图7-73）

粉末：淡紫色或紫褐色。①石细胞淡黄色，形状各异，有的层纹明显，纹孔及孔沟明显。②草酸钙针晶多成束存在于薄壁细胞中。③主要为具缘纹孔导管，纹孔细密。④纤维管胞长梭形，具缘纹孔较大，纹孔口斜缝状或相交成人字形、十字形。

【主要成分】主要含蒽醌类化合物，有甲基异茜草素（rubiadin）、甲基异茜草素-1-甲醚、

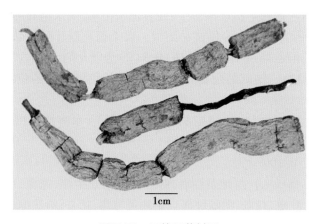

图 7-72 巴戟天药材图

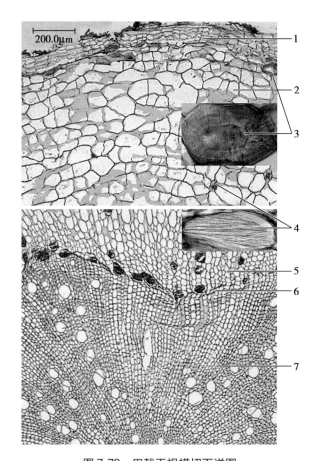

图 7-73 巴戟天根横切面详图

1. 木栓层　2. 皮层　3. 石细胞　4. 草酸钙针晶束　5. 韧皮部
6. 形成层　7. 木质部

大黄素甲醚、2-羟基-3-羟甲基蒽醌、2-甲基蒽醌等。此外,尚含环烯醚萜苷、耐斯糖等。

目前,质量评价的主要指标成分为耐斯糖。

【理化鉴别】粉末乙醇回流提取液作为供试品溶液。以巴戟天对照药材作对照,按薄层色谱法,用硅胶 GF$_{254}$ 板,以甲苯-乙酸乙酯-甲酸(8∶2∶0.1)为展开剂,置紫外光灯(254nm)下检视。供试品色谱中,在与对照药材色谱相应的位置上,显相同颜色的斑点。

【含量测定】按水溶性浸出物测定法冷浸法测定,含水溶性浸出物不得少于 50.0%。

按高效液相色谱法测定,含耐斯糖($C_{24}H_{42}O_{21}$)不得少于 2.0%。

【功效、应用及现代研究】性微温,味甘、辛。补肾阳,强筋骨,祛风湿。用于阳痿遗精,宫冷不孕,月经不调,少腹冷痛,风湿痹痛,筋骨痿软。巴戟天具有增加体重、抗疲劳、抑制小鼠胸腺萎缩及增加其血液中白细胞数量、促进皮质酮分泌、降压和抗炎作用;巴戟天醇提物具有保护心肌的作用;巴戟天多糖具有抗骨质疏松、抗氧化作用。

茜草

(Qiancao;Rubiae Radix et Rhizoma)

为茜草科植物茜草 *Rubia cordifolia* L. 的干燥根及根茎。主产于陕西、山西、河南等省。春、秋二季采挖,除去泥沙,干燥。根茎呈结节状,丛生粗细不等的根。根呈圆柱形,常弯曲,表面红棕色或暗棕色,具细纵皱纹及少数细根痕,皮部脱落处露出黄红色木部。质脆,易折断,断面平坦,皮部狭,紫红色,木部宽广,浅黄红色,导管孔多数。气微,味微苦,久嚼刺舌。含蒽醌及萘醌类成分,主要为羟基茜草素(purpurin)、异茜草素(purpuroxanthin)、茜草素(alizarin)、大叶茜草素(mollugin)等。性寒,味微苦。凉血,祛瘀,止血,通经。

续断

(Xuduan;Dipsaci Radix)

为川续断科植物川续断 *Dipsacus asper* Wall. ex Henry 的干燥根。主产于湖北、四川、云南、贵州等省。秋季采挖,除去根头和须根,用微火烘至半干,堆放"发汗"至内部变绿色,再烘干。呈长圆柱形,略扁,有的微弯曲,外表灰褐色或棕褐色,有稍扭曲或明显扭曲的纵皱及沟纹,可见横列的皮孔样斑痕及少数须根痕。质软,久置后变硬,易折断,断面不平坦,皮部墨绿色或棕色,外缘褐色或淡褐色,木部黄褐色,呈放射状花纹。气微香,味苦、微甜而后涩。含三萜皂苷及生物碱,如川续断皂苷Ⅵ(asperosaponin Ⅵ)、龙胆碱等。性微温,味苦、辛。补肝肾,续筋骨,续折伤,止崩漏。

天花粉

Tianhuafen

Trichosanthis Radix

【基原】葫芦科植物栝楼 *Trichosanthes kirilowii* Maxim. 或双边栝楼 *Trichosanthes rosthornii* Harms 的干燥根。栝楼主产于河南、山东、江苏、安徽等省;双边栝楼主产于四川省。秋、冬二季采挖,洗净,除去外皮,切段或纵剖成瓣,干燥。

【性状鉴别】呈不规则圆柱形、纺锤形或瓣块状,长 8～16cm,直径 1.5～5.5cm。表面黄白色或淡棕黄色,有纵皱纹、细根痕及略凹陷的横长皮孔,有的有黄棕色外皮残留。质坚实,断面白色或淡黄色,富粉性,黄色导管小孔明显,略呈放射状排列,纵剖面可见黄色木质部纵条纹。气微,味微苦。(图 7-74)

【显微鉴别】根横切面:①木栓层为 10 余列木栓细胞。②皮层石细胞断续排列成环。③韧皮部狭窄。④木质部宽广,导管 3～5(10)成群,或单个散在,初生木质部导管附近常有内涵韧皮部。⑤薄壁细胞富含淀粉粒。(图 7-75)

粉末:类白色。①石细胞黄绿色,长方形、椭圆形、类方形、多角形或纺锤形,壁较厚,纹孔细密。②具缘纹孔导管大,有的具缘纹孔呈六角形或方形,排列紧密。③淀粉粒甚多,单粒类球形、半圆形或盔帽形,脐点点状、短缝状或人字状,层纹隐约可见;复粒由 2～14 分粒组成,常由 1 大分粒和几个小分粒复合。④木纤维多为纤维管胞,具缘纹孔较稀疏,纹孔口斜

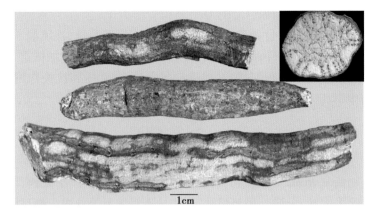

图 7-74　天花粉药材图

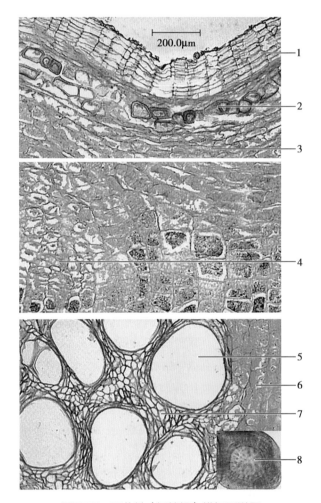

图 7-75　天花粉（栝楼根）横切面详图

1. 木栓层　2. 石细胞环　3. 皮层　4. 韧皮部　5. 导管
6. 木射线　7. 木纤维　8. 石细胞（放大）

裂缝状。（图 7-76）

【主要成分】含皂苷、天花粉蛋白（trichosanthin）、氨基酸及栝楼酸（trichosanic acid）等。目前,质量评价的主要指标成分为瓜氨酸。

【理化鉴别】粉末稀乙醇超声提取液作为供试品溶液。以天花粉对照药材及瓜氨酸对照

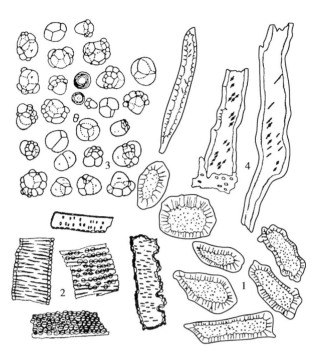

图 7-76　天花粉粉末图
1. 石细胞　2. 导管　3. 淀粉粒　4. 木纤维

品作对照,按薄层色谱法,用硅胶 G 板,以正丁醇-无水乙醇-冰乙酸-水(8:2:2:3)为展开剂,茚三酮试液显色。供试品色谱中,在与对照药材及对照品色谱相应的位置上,显相同颜色的斑点。

【含量测定】按二氧化硫残留量测定法测定,二氧化硫残留量不得过 400mg/kg。按水溶性浸出物测定法冷浸法测定,含水溶性浸出物不得少于 15.0%。

【功效、应用及现代研究】性微寒,味甘、微苦。清热泻火,生津止渴,消肿排脓。用于热病烦渴,肺热燥咳,内热消渴,疮疡肿毒。天花粉具有中期引产及治疗恶性葡萄胎和绒毛膜癌的作用,对溶血性链球菌、肺炎链球菌、白喉杆菌有抑制作用;天花粉蛋白对艾滋病病毒有抑制作用;天花粉凝集素具有凝血活性并有降血糖等胰岛素样作用。

桔梗

Jiegeng

Platycodonis Radix

【基原】桔梗科植物桔梗 *Platycodon grandiflorum*(Jacq.)A. DC. 的干燥根。全国大部分地区均产,以东北、华北产量较大,华东地区质量较好。春、秋二季采挖,洗净,除去须根,趁鲜剥去外皮或不去外皮,干燥。

【性状鉴别】呈圆柱形或长纺锤形,下部渐细,有的有分枝,略扭曲,长 7~20cm,直径 0.7~2cm。表面淡黄白色至黄色,不去外皮者表面黄棕色至灰棕色,具纵扭皱沟,并有横长的皮孔样斑痕及支根痕,上部有横纹。有的顶端有较短的根茎(“芦头”),其上有数个半月形的茎痕。质脆,易折断,断面不平坦,可见放射状裂隙,皮部类白色,形成层环棕色,木部淡黄白色。气微,味微甜后苦。(图 7-77)

【显微鉴别】根横切面:①残留木栓细胞多列,黄棕色。②皮层窄,常见裂隙。③韧皮部宽广,乳管群散在,内含微细颗粒状黄棕色物。④形成层成环。⑤木质部导管单个散在或数个相聚,呈放射状排列。⑥薄壁细胞含菊糖,呈扇形或类圆形的结晶。(图 7-78)

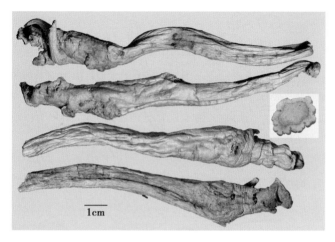

图 7-77　桔梗药材图

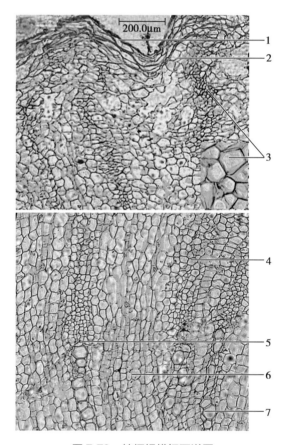

图 7-78　桔梗根横切面详图
1. 木栓层　2. 皮层　3. 乳管群　4. 韧皮部　5. 形
成层　6. 木射线　7. 木质部

　　粉末:黄白色。①乳管常互相连接,管中含黄色油滴样颗粒状物。②菊糖众多,呈扇形或类圆形的结晶。③梯纹、网纹导管多见,少为具缘纹孔导管。④木薄壁细胞断面观呈长方形,末端壁呈细波状弯曲。(图 7-79)
　　【主要成分】主要含三萜皂苷,如桔梗皂苷(platycodin)A、C、D,去芹菜糖基桔梗皂苷(deapioplatycodin)D、D₃ 等。

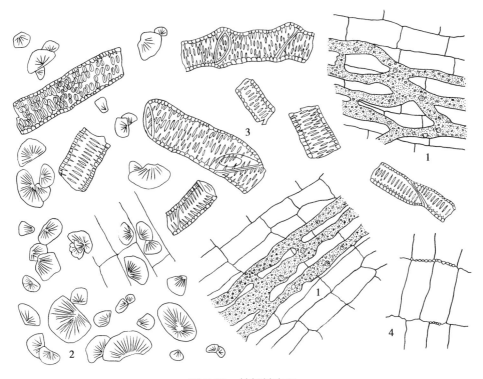

图 7-79　桔梗粉末图
1. 乳管　2. 菊糖　3. 导管　4. 木薄壁细胞

目前,质量评价的主要指标成分为桔梗皂苷 D。

【理化鉴别】粉末用 7%硫酸乙醇-水(1∶3)混合溶液回流提取,放冷;用三氯甲烷振摇提取,三氯甲烷提取液水洗涤后,用无水硫酸钠脱水,滤过,滤液蒸干;残渣加甲醇溶解,作为供试品溶液。以桔梗对照药材作对照,按薄层色谱法,用硅胶 G 板,以三氯甲烷-乙醚(2∶1)为展开剂,10%硫酸乙醇溶液显色。供试品色谱中,在与对照药材色谱相应的位置上,显相同颜色的斑点。

【含量测定】按醇溶性浸出物测定法热浸法测定,用乙醇作溶剂,含醇溶性浸出物不得少于 17.0%。按高效液相色谱法测定,含桔梗皂苷 D($C_{57}H_{92}O_{28}$)不得少于 0.10%。

【功效、应用及现代研究】性平,味苦、辛。宣肺,利咽,祛痰,排脓。用于咳嗽痰多,胸闷不畅,咽痛音哑,肺痈吐脓。桔梗具有调节免疫、抗炎、祛痰、保肝、改善胰岛素抵抗、扩张血管、降血压、降血糖、降低胆固醇、抗肥胖、调节中枢神经系统、抗氧化、美容等作用。桔梗皂苷具有镇咳、祛痰、抗炎、抗溃疡等作用,还具有镇痛、镇静及解热等中枢抑制作用。

党参

Dangshen

Codonopsis Radix

【基原】桔梗科植物党参 *Codonopsis pilosula*(Franch.)Nannf.、素花党参 *Codonopsis pilosula* Nannf. var. *modesta*(Nannf.)L. T. Shen 或川党参 *Codonopsis tangshen* Oliv. 的干燥根。党参按产地分为东党、潞党;东党主产于东北各地,为野生品;潞党主产于山西平顺、长治、壶关等地,为栽培品。素花党参又称西党、纹党、晶党,主产于甘肃文县、南坪,四川松潘等地。川党参主产于四川、湖北及与陕西接壤地区。秋季采挖,除去地上部位及须根,洗净泥土,晒至半干,反复搓揉 3~4 次,晒至七八成干时,捆成小把,晒干。

【性状鉴别】

1. 党参 呈长圆柱形,稍弯曲,长 10～35cm,直径 0.4～2cm。表面黄棕色至灰棕色,根头部有多数疣状突起的茎痕及芽,每个茎痕的顶端呈凹下圆点状,习称"狮子盘头";根头下有致密的环状横纹,向下渐稀疏,有的达全长的一半,栽培品环状横纹少或无;全体有纵皱纹及散在的横长皮孔样突起,支根断落处常有黑褐色胶状物。质稍柔软或稍硬而略带韧性,断面稍平坦,有裂隙或放射状纹理,皮部淡棕黄色至黄棕色,木部淡黄色至黄色,呈"菊花心"状。有特殊香气,味微甜。(图 7-80)

2. 素花党参 长 10～35cm,直径 0.5～2.5cm。表面黄白色至灰黄色,根头下致密的环状横纹常达全长的一半以上。断面裂隙较多,皮部灰白色至淡棕色。

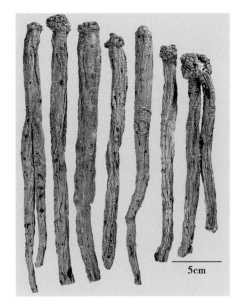

图 7-80 党参药材图

3. 川党参 长 10～45cm,直径 0.5～2cm。表面灰黄色至黄棕色,有明显不规则的纵沟。顶端有较稀的横纹,大条者亦有"狮子盘头",但茎痕较少;小条者根头部较小,称"泥鳅头"。质较软而结实,断面裂隙较少,皮部黄白色。

【显微鉴别】根横切面:①木栓细胞数列至十数列,外侧有石细胞,单个或成群。②皮层窄。③韧皮部宽广,外侧常现裂隙,散有淡黄色乳管群,并常与筛管群交互排列。④形成层成环。⑤木质部导管单个散在或数个相聚,呈放射状排列。⑥薄壁细胞含菊糖。(图 7-81)

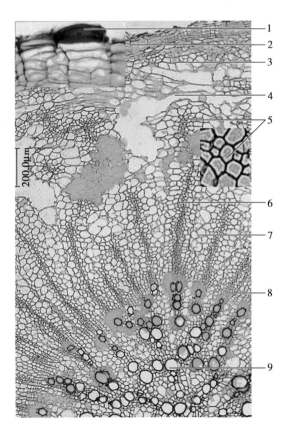

图 7-81 党参根横切面详图
1. 石细胞 2. 木栓层 3. 皮层
4. 裂隙 5. 乳管群 6. 韧皮部
7. 射线 8. 形成层 9. 木质部

粉末:淡黄色。①石细胞呈方形、长方形或多角形,壁不甚厚。②菊糖呈扇形结晶,表面具放射状纹理。③有节状乳管碎片甚多,含淡黄色颗粒状物。④木栓细胞类多角形,垂周壁薄,微弯曲。⑤网纹导管多见。(图7-82)

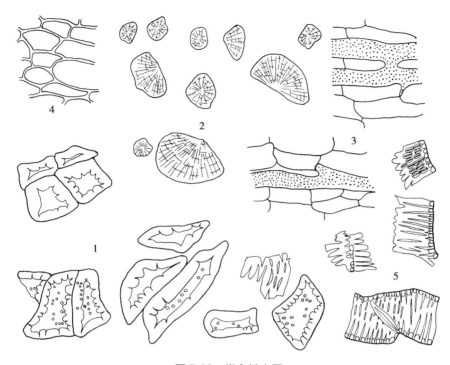

图7-82　党参粉末图
1. 石细胞　2. 菊糖　3. 乳管　4. 木栓细胞　5. 导管

【主要成分】　含三萜类、甾醇类、多糖类、苷类及内酯类成分。三萜类有蒲公英萜醇(taraxerol)、蒲公英萜醇乙酸酯、木栓酮(friedelin)、齐墩果酸等;甾醇类有 α-菠菜甾醇(α-spinasterol)、Δ^7-豆甾烯醇(Δ^7-stigmasterol)、豆甾醇(tigmasterol)、$\Delta^{5,22}$-豆甾烯醇($\Delta^{5,22}$-stigmasterol)及其葡萄糖苷等;多糖类如杂多糖 CP-1、CP-2、CP-3、CP-4 及其他多糖;苷类如党参炔苷(lobetyolin)、丁香苷、党参苷(tangshenoside)Ⅰ;内酯类如苍术内酯(atractylenolide)Ⅱ、Ⅲ,党参内酯(codonolactone)等。此外,尚含挥发油等。

目前,质量评价的主要指标性成分为党参炔苷。

【理化鉴别】　粉末甲醇超声提取液,蒸干;残渣加水溶解,上 D101 型大孔吸附树脂柱,依次用水、50%乙醇洗脱,收集 50%乙醇洗脱液,蒸干;残渣加甲醇溶解,作为供试品溶液。以党参炔苷对照品作对照,按薄层色谱法,用硅胶 G 板,以正丁醇-冰乙酸-水(7∶1∶0.5)为展开剂,10%硫酸乙醇溶液显色。供试品色谱中,在与对照品色谱相应的位置上,显相同颜色的斑点或荧光斑点。

【含量测定】　按二氧化硫残留量测定法测定,二氧化硫残留量不得过 400mg/kg。按醇溶性浸出物测定法热浸法测定,用 45%乙醇溶液作溶剂,含醇溶性浸出物不得少于 55.0%。

【功效、应用及现代研究】　性平,味甘。健脾益肺,养血生津。用于脾肺气虚,食少倦怠,咳嗽虚喘,气血不足,面色萎黄,心悸气短,津伤口渴,内热消渴。党参具有提高记忆力、抑制血栓形成、抗缺氧、抗惊厥、促进微循环、增强造血功能、纠正胃肠功能紊乱、抗溃疡、提高机体免疫力、镇静等作用;还有抗炎、镇痛、抗肿瘤及降血压等作用。党参炔苷具有抗氧化作用。

南沙参

（Nanshashen；Adenophorae Radix）

为桔梗科植物轮叶沙参 *Adenophora tetraphylla*（Thunb.）Fisch. 或沙参 *Adenophora stricta* Miq. 的干燥根。主产于安徽、江苏、浙江、贵州等省。春、秋二季采挖，除去须很，洗后趁鲜刮去粗皮，洗净，干燥。呈圆锥形或圆柱形，略弯曲，表面黄白色或淡棕黄色，凹陷处常有残存粗皮，上部多有深陷横纹，呈断续的环状，下部有纵纹及纵沟，顶端具 1 或 2 个根茎。体轻，质松泡，易折断，断面不平坦，黄白色，多裂隙。气微，味微甘。含蒲公英萜酮、南沙参皂苷等三萜皂苷类成分。性微寒，味甘。养阴清肺，益胃生津，化痰，益气。

木香

Muxiang

Aucklandiae Radix

【基原】菊科植物木香 *Aucklandia lappa* Decne. 的干燥根。主产于云南，又称云木香。秋、冬二季采挖，除去泥沙及须根，切段，大的再纵剖成瓣，干燥后撞去粗皮。

【性状鉴别】呈圆柱形或半圆柱形，形如枯骨，长 5～10cm，直径 0.5～5cm。表面黄棕色至灰褐色，有明显皱纹、纵沟及侧根痕。质坚，不易折断，断面灰褐色至暗褐色，周边灰黄色或浅棕黄色，形成层环棕色，有放射状纹理及散在的褐色点状油室。老根中心常呈朽木状。气香特异，味微苦。（图 7-83）

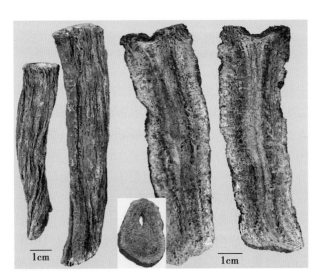

图 7-83　木香药材图

【显微鉴别】根横切面：①木栓层由多列木栓细胞组成；皮层狭窄。②韧皮部宽广，射线明显，纤维束散在。③形成层成环。④木质部由导管、木纤维及木薄壁细胞组成；导管单行径向排列。⑤根的中心为四原型初生木质部。⑥薄壁组织中有大型油室散在，油室常含有黄色分泌物。⑦薄壁细胞中含有菊糖。（图 7-84）

粉末：黄绿色。①菊糖多见，表面呈现放射状纹理。②木纤维多成束，长梭形，纹孔口横裂缝状、十字状或人字状。③网纹导管多见，亦有具缘纹孔导管。④油室碎片有时可见，内含黄色或棕色分泌物。⑤木栓细胞表面观类多角形，垂周壁有的微波状弯曲。⑥薄壁细胞中有的含草酸钙方晶。（图 7-85）

笔记栏

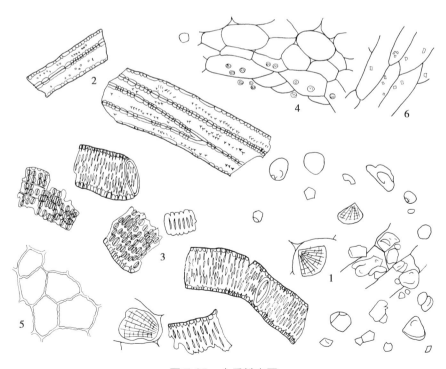

图 7-84　木香根横切面详图
1. 木栓层　2. 油室　3. 皮层　4. 韧皮部　5. 形成层
6. 木纤维　7. 导管

图 7-85　木香粉末图
1. 菊糖　2. 纤维　3. 导管　4. 油室碎片　5. 木栓细胞　6. 草酸钙方晶

133

【主要成分】 主要含挥发油,油中主要为倍半萜及其内酯,有木香烃内酯(costunolide)、去氢木香内酯(dehydrocostuslactone)、木香内酯(costuslactone)、二氢木香内酯(dihydrocostulactone)等。此外,尚含生物碱,如木香碱(saussurine)等。

目前,质量评价的主要指标成分为木香烃内酯和去氢木香内酯。

【理化鉴别】 粉末甲醇超声提取液作为供试品溶液。以去氢木香内酯及木香烃内酯对照品作对照,按薄层色谱法,用硅胶 G 板,以环己烷-甲酸乙酯-甲酸(15:5:1)的上层溶液为展开剂,1%香草醛硫酸溶液显色。供试品色谱中,在与对照品色谱相应的位置上,显相同颜色的斑点。

【含量测定】 按高效液相色谱法测定,含木香烃内酯($C_{15}H_{20}O_2$)和去氢木香内酯($C_{15}H_{18}O_2$)的总量不得少于 1.8%。

【功效、应用及现代研究】 性温,味辛、苦。行气止痛,健脾消食。用于胸胁、脘腹胀痛,泻痢后重,食积不消,不思饮食。木香可抑制胃溃疡的形成,具有扩张血管及降血压等作用;木香烃内酯及去氢木香内酯具有较强的利胆作用;木香挥发油能抑制链球菌、金黄色葡萄球菌及白色葡萄球菌的生长。

川木香
(Chuanmuxiang;Vladimiriae Radix)

为菊科植物川木香 *Vladimiria souliei*(Franch.)Ling 或灰毛川木香 *Vladimiria souliei*(Franch.)Ling var. *cinerea* Ling 的干燥根。川木香主产于四川、西藏;灰毛川木香主产于四川。秋季采挖,除去须根、泥沙及根头上的胶状物,干燥。呈圆柱形(习称铁杆木香)或有纵槽的半圆柱形(习称槽子木香),稍弯曲。表面黄褐色或棕褐色,具纵皱纹,外皮脱落处可见丝瓜络状细筋脉;根头偶有黑色发黏的胶状物,习称"油头"。体较轻,质硬脆,易折断,断面黄白色或黄色,有深黄色稀疏油点及裂隙,木部宽广,有放射状纹理;有的中心呈枯朽状。气微香,味苦,嚼之粘牙。主要含挥发油,油中主要成分为川木香内酯(mokkolactone)、土木香内酯(alantolactone)等。性温,味辛、苦。行气止痛。

白术
Baizhu
Atractylodis Macrocephalae Rhizoma

【基原】 菊科植物白术 *Atractylodes macrocephala* Koidz. 的干燥根茎。主产于浙江、安徽、湖北、湖南等省。冬季下部叶枯黄、上部叶变脆时采挖,除去茎叶及细根,烘干,称烘术;晒干,称生晒术。

【性状鉴别】 呈不规则的肥厚团块,长 3~13cm,直径 1.5~7cm。表面灰黄色或灰棕色,有不规则的瘤状突起和断续的纵皱及沟纹,并有须根痕,顶端有残留茎基和芽痕。质坚硬,不易折断,断面不平坦,黄白色至淡棕色,有棕黄色的点状油室散在;烘干者断面角质样,色较深或有裂隙。气清香,味甘、微辛,嚼之略带黏性。(图 7-86)

【显微鉴别】 根茎横切面:①木栓层为数列木栓细胞,其内侧常有断续的石细胞环。②皮层、韧皮部及木射线中有大型油室散在,油室圆形至长圆形。③形成层环明显。④木质部呈放射状排列,中部和内侧木质部束的附近有较多纤维束。⑤髓部较大。⑥薄壁细胞中含菊糖及草酸钙针晶。(图 7-87)

粉末:淡黄棕色。①草酸钙针晶细小,不规则地聚集于薄壁细胞中。②纤维黄色,大多成束,长梭形,壁甚厚,木化,孔沟明显。③石细胞淡黄色,类圆形、多角形、长方形或少数纺

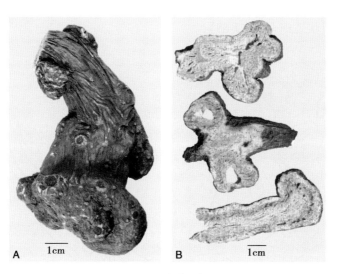

图 7-86 白术药材图
A.外形 B.饮片

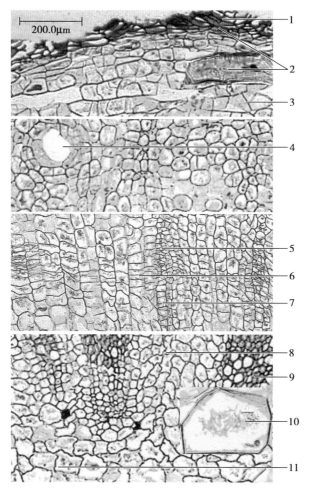

图 7-87 白术根茎横切面详图
1.木栓层 2.石细胞 3.皮层 4.油室 5.韧皮部
6.形成层 7.木质部 8.木射线 9.木纤维 10.草酸钙
针晶 11.髓部

锤形,胞腔明显,有不规则孔沟。④导管分子较短小,为网纹及具缘纹孔导管。⑤薄壁细胞含菊糖,表面显放射状纹理。(图7-88)

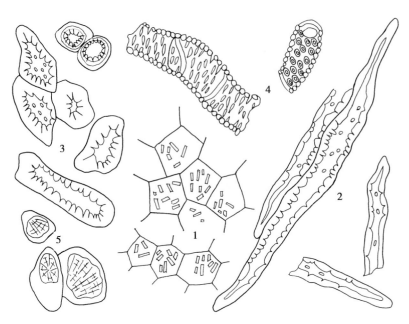

图7-88 白术粉末图
1.草酸钙针晶 2.纤维 3.石细胞 4.导管 5.菊糖

【主要成分】 含挥发油,油中主要成分为苍术酮(atractylon),白术内酯(butenolide)A、B,3-β-乙酰氧基苍术酮(3-β-acetoxyatractylon),3-β-苍术酮(3-β-hydroxyatractylon);尚含苍术醇(atractylol)等。

目前,质量评价的主要指标成分为苍术酮。

【理化鉴别】 粉末正己烷超声提取液作为供试品溶液。以白术对照药材作对照,按薄层色谱法,用硅胶G板,以石油醚(60~90℃)-乙酸乙酯(50:1)为展开剂,5%香草醛硫酸溶液显色。供试品色谱中,在与对照药材色谱相应的位置上,显相同颜色的斑点,并应显有一桃红色主斑点(苍术酮)。

【含量测定】 按二氧化硫残留量测定法测定,二氧化硫残留不得过400mg/kg。按醇溶性浸出物测定法热浸法测定,用60%乙醇溶液作溶剂,含醇溶性浸出物不得少于35.0%。

【功效、应用及现代研究】 性温,味苦、甘。健脾益气,燥湿利水,止汗,安胎。用于脾虚食少,腹胀泄泻,痰饮眩悸,水肿,自汗,胎动不安。白术具有强壮,提高机体抗病能力,利尿、促进电解质排出,降血糖、镇静及保肝、抗菌、抗血凝等作用;白术挥发油对Eca 109食管癌细胞有体外抑制作用。

苍术
Cangzhu
Atractylodis Rhizoma

【基原】 菊科植物茅苍术 *Atractylodes lancea*(Thunb.)DC. 或北苍术 *Atractylodes chinensis*(DC.)Koidz. 的干燥根茎。茅苍术主产于江苏、湖北、河南等省。北苍术主产于河北、山西、陕西、内蒙古等地。春、秋二季挖取根茎,除去泥沙,晒干,撞去须根。

【性状鉴别】

1. 茅苍术 呈不规则连珠状或结节状圆柱形,略弯曲,偶有分枝,长 3~10cm,直径 1~2cm。表面灰棕色,有皱纹、横曲纹及残留须根,顶端具茎痕及残留茎基。质坚实,断面黄白色或灰白色,散有多数橙黄色或棕红色油室,习称"朱砂点",暴露稍久,可析出白色细针状结晶,习称"起霜"。气香特异,味微甘、辛、苦。(图 7-89)

2. 北苍术 呈疙瘩块状或结节状圆柱形,长 4~9cm,直径 1~4cm。表面黑棕色,除去外皮者黄棕色。质较疏松,断面散有黄棕色油室。香气较淡,味辛、苦。(图 7-90)

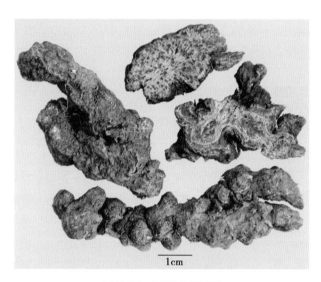

图 7-89 茅苍术药材图

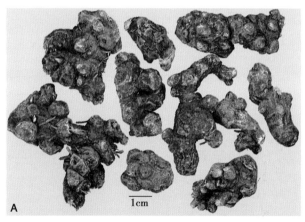

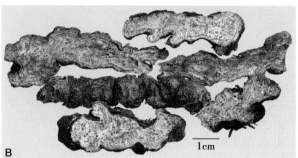

图 7-90 北苍术药材图

A. 药材 B. 饮片

【显微鉴别】

1. 根茎横切面

（1）茅苍术：①木栓层中夹有石细胞环带 3~8 条,每环带由 2~3 层石细胞组成。②皮层宽广,散有大型油室。③韧皮部较窄。④形成层成环。⑤木质部内侧有木纤维束,与导管群相间排列。⑥射线和髓部散有油室。⑦薄壁细胞含菊糖及细小草酸钙针晶。

（2）北苍术：皮层有纤维束;木质部纤维束较大,与导管群相间排列。（图 7-91）

2. 粉末　棕色。①石细胞甚多,有的与木栓细胞联结,类圆形、类长方形或多角形,壁极厚,木化。②纤维多成束,长梭形,壁甚厚,木化。③菊糖结晶扇形或块状,表面呈放射状纹理。④草酸钙针晶细小,不规则地充塞于薄壁细胞中。⑤油室碎片可见。⑥主要为网纹导管,亦有具缘纹孔导管。（图 7-92）

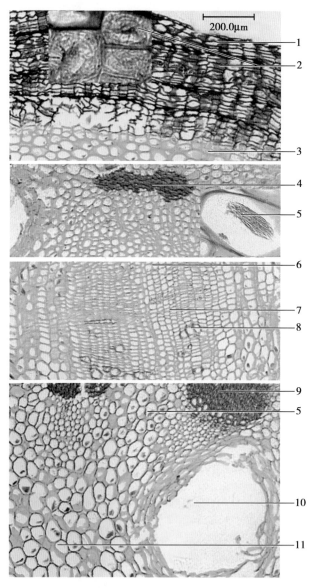

图 7-91　苍术（北苍术）根茎横切面详图

1. 木栓层　2. 石细胞环带　3. 皮层　4. 中柱鞘纤维束　5. 草酸钙针晶　6. 韧皮部　7. 形成层　8. 木质部　9. 木纤维束　10. 油室　11. 髓部

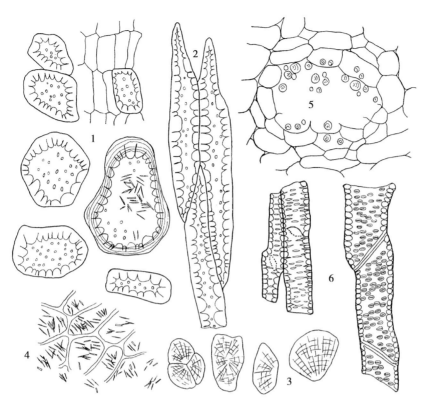

图 7-92 苍术（茅苍术）粉末图
1. 石细胞 2. 纤维 3. 菊糖 4. 草酸钙针晶 5. 油室 6. 导管

【主要成分】主要含挥发油。油中主要成分为苍术素（atractylodin）、茅术醇（hinesol）、β-桉油醇（β-eudesmol）、榄香醇（elemol）、苍术醇、苍术酮等。

目前，质量评价的主要指标成分为苍术素。

【理化鉴别】粉末甲醇超声提取液作为供试品溶液。以苍术对照药材及苍术素对照品作对照，按薄层色谱法，用硅胶 G 板，以石油醚（60~90℃）-丙酮（9∶2）为展开剂，10%硫酸乙醇溶液显色。供试品色谱中，在与对照药材及对照品色谱相应的位置上，显相同颜色的斑点。

【含量测定】按高效液相色谱法测定，含苍术素（$C_{13}H_{10}O$）不得少于 0.30%。

【功效、应用及现代研究】性温，味辛、苦。燥湿健脾，祛风散寒，明目。用于湿阻中焦，脘腹胀满，泄泻，水肿，脚气痿躄，风湿痹痛，风寒感冒，夜盲，眼目昏涩。苍术具有拮抗胃溃疡、促进肝蛋白质合成、促进胆汁分泌、调节中枢神经系统、抗缺氧、降血糖及抗病毒作用。苍术素有利胆作用；β-桉油醇和茅术醇能明显促进胃肠运动，对胃肠运动功能有双向调节作用。

紫菀

（Ziwan；Asteris Radix et Rhizoma）

为菊科植物紫菀 Aster tataricus L. f. 的干燥根及根茎。主产于河北、安徽、河南、黑龙江等省。春、秋两季采挖，除去有节的根茎（习称"母根"）和泥沙，编成辫状晒干，或直接晒干。根茎呈不规则块状，大小不一，顶端有茎基及叶柄残基，质稍硬。根茎簇生多数细根，多编成辫状，表面紫红色或灰红色，有纵皱纹，质较柔韧。气微香，味甜、微苦。含齐墩果烷型三萜皂苷紫菀皂苷（astersaponin）及紫菀酮等。紫菀皂苷水解可得紫菀次皂苷（asterprosapogenin），再水解可得等分子的常青藤皂苷（hederasapogenin）和葡萄糖。性温，味辛、苦。润肺下气,消痰止咳。

漏芦

（Loulu；Rhapontici Radix）

为菊科植物祁州漏芦 *Rhaponticum uniflorum*（L.）DC. 的干燥根。主产于河北、辽宁、山西等省。春、秋二季采挖,除去须根及泥沙,晒干。呈圆锥形或破裂成片块状,多扭曲,长短不一,表面黑褐色或暗棕色,粗糙,具纵沟及菱形的网状裂隙,外层易剥落,根头部膨大,有残茎及鳞片状叶基,顶端有灰白色茸毛。体轻,质脆,易折断,断面不整齐,灰黄色,有裂隙,中心有的呈星状裂隙,灰黑色或棕黑色。气特异,味微苦。含挥发油和甾体类成分,甾体类如β-蜕皮甾酮（β-ecdysterone）、漏芦甾酮（rhapontisterone）等。性寒,味苦。清热解毒,消痈,下乳,舒筋通脉。

三棱

（Sanleng；Sparganii Rhizoma）

为黑三棱科植物黑三棱 *Sparganium stoloniferum* Buch. -Ham. 的干燥块茎。主产于江苏、河南、山东等省。冬季至次年春采挖,洗净,削去外皮,晒干。呈圆锥形,略扁,表面黄白色或灰黄色,有刀削痕,须根痕小点状,略呈横向环状排列。体重,质坚实。气微,味淡,嚼之微有麻辣感。含黄酮类成分,主要为芦丁（rutin）。性平,味辛、苦。破血行气,消积止痛。

泽泻

Zexie

Alismatis Rhizoma

【基原】泽泻科植物东方泽泻 *Alisma orientalis*（Sam.）Juzep. 或泽泻 *Alisma plantago-aquatica* Linn. 的干燥块茎。主产于福建、江西、四川等省。冬季茎叶开始枯萎时采挖,洗净,干燥,除去须根及粗皮。

【性状鉴别】呈类球形、椭圆形或卵圆形,长 2~7cm,直径 2~6cm。表面淡黄色至淡黄棕色,有不规则的横向环状浅沟纹及多数细小突起须根痕,底部有的有瘤状芽痕。质坚实,断面黄白色,粉性,有多数细孔。气微,味微苦。（图 7-93）

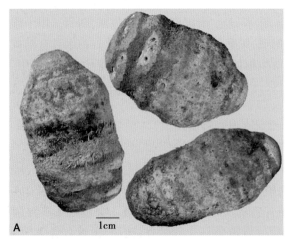
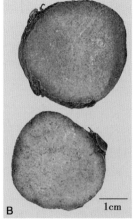

图 7-93 泽泻药材图
A. 药材　B. 饮片

【显微鉴别】块茎横切面:①外皮常除去,可见残留的皮层通气组织,由薄壁细胞组成,细胞间隙甚大。②内皮层细胞 1 列,壁增厚,木化,有纹孔。③中柱通气组织中散有周木型维管束和淡黄色油室。④薄壁细胞中充满淀粉粒。(图 7-94)

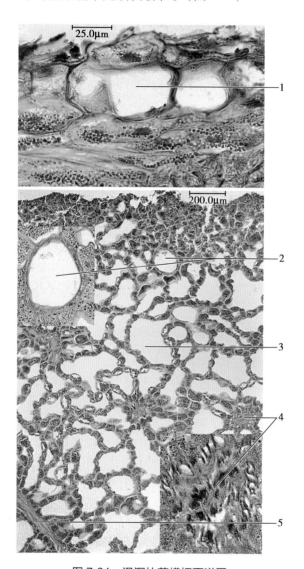

图 7-94　泽泻块茎横切面详图
1. 内皮层　2. 油室　3. 通气组织　4. 维管束(周木型)
5. 不规则斜向维管束

粉末:淡黄棕色。①淀粉粒甚多,单粒,长卵形、类球形或椭圆形,脐点人字形、短缝状或三叉状;复粒由 2~3 分粒组成。②薄壁细胞类圆形,具多数椭圆形纹孔,集成纹孔群。③内皮层细胞垂周壁波状弯曲,较厚,木化,有稀疏细孔沟。④油室大多破碎,分泌细胞中有时可见油滴。(图 7-95)

【主要成分】含多种四环三萜酮醇衍生物,如泽泻醇(alisol)A、B、C 及其乙酸酯,表泽泻醇 A(*epi*-alisol A)、24-乙酰泽泻醇 A(24-acetyl alisol A)、23-乙酰泽泻醇 B(23-acetyl alisol B)、23-乙酰泽泻醇 C(23-acetyl alisol C)。此外,尚含倍半萜类、挥发油、多糖等。

目前,质量评价的主要指标成分为 23-乙酰泽泻醇 B 和 23-乙酰泽泻醇 C。

【理化鉴别】粉末 70% 乙醇超声提取液,上 HP20 型大孔树脂柱,用 30% 乙醇洗脱,弃去

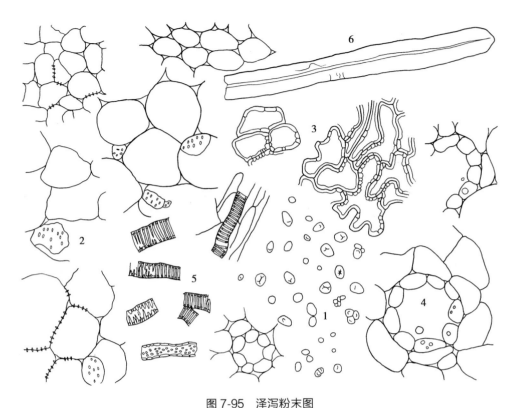

图 7-95　泽泻粉末图
1. 淀粉粒　2. 薄壁细胞　3. 内皮层细胞　4. 油室　5. 导管　6. 纤维

洗脱液,再用 70% 乙醇溶液洗脱,洗脱液蒸干,残渣加甲醇溶解,作为供试品溶液。以 23-乙酰泽泻醇 B 和 23-乙酰泽泻醇 C 对照品作对照,按薄层色谱法,用硅胶 GF_{254} 板,以二氯甲烷-甲醇(15:1)为展开剂,喷以 2% 香草醛硫酸-乙醇(15:1)混合溶液显色。供试品色谱中,在与对照品色谱相应的位置上,分别显相同颜色的斑点或荧光斑点。

【含量测定】按醇溶性浸出物测定法热浸法测定,用乙醇作溶剂,含醇溶性浸出物不得少于 10.0%。按高效液相色谱法测定,含 23-乙酰泽泻醇 B($C_{32}H_{50}O_5$)和 23-乙酰泽泻醇 C($C_{32}H_{48}O_6$)的总量不得少于 0.10%。

【功效、应用及现代研究】性寒,味甘、淡。利水渗湿,泄热,化浊降脂。用于小便不利、水肿胀满、泄泻尿少,痰饮眩晕,热淋涩痛,高脂血症。泽泻具有显著利尿作用,能增加尿量、尿素及氯化物的排泄,可增强人尿液对结晶生长的抑制作用;尚有降压、降血糖、降血脂、抗动脉粥样硬化、抗脂肪肝、抑制血小板聚集、抗血栓形成、抗炎等作用。23-乙酰泽泻醇 B、24-乙酰泽泻醇 A 具有利尿、溶解尿结石、降血脂、保肝、降血糖、抗肿瘤、抗氧化损伤和抗炎等作用。23-乙酰泽泻醇 C 具有利尿、降血糖等作用。23-氧化泽泻醇 B、泽泻醇 C、泽泻醇 O 等具有肾毒性,24-乙酰泽泻醇 A 具有促进肾小球系膜细胞增殖的作用。

香附

（Xiangfu；Cyperi Rhizoma）

为莎草科植物莎草 *Cyperus rotundus* L. 的干燥根茎。主产于山东、浙江、湖南等省。秋季采挖,燎去须毛,置沸水中略煮或蒸透后晒干,或燎后直接晒干。多呈纺锤形,有的略弯曲,表面棕褐色或黑褐色,有纵皱纹,并有 6～10 个略隆起的环节,节上有未除净的棕色毛须和须根断痕,去净毛须者较光滑,环节不明显。质硬,经蒸煮者断面黄棕色或红棕色,角质样;生晒者断面色白而显粉性,内皮层环纹明显,中柱色较深,点状维管束散在。气香,味微苦。含挥发油,油中主要成分为香附烯(cyperene)、香附醇(cyperol)、β-芹子烯(β-scliene)、α-香附酮(α-cyperone)、β-香附酮(β-cyperene)、广藿香酮(patchoulenone)等。性平,味辛、微苦、微甘。疏肝解郁,理气宽中,调经止痛。

<h1 style="text-align:center">天南星</h1>
Tiannanxing
Arisaematis Rhizoma

【基原】　天南星科植物天南星 *Arisaema erubescens*(Wall.)Schott、异叶天南星 *Arisaema heterophyllum* Bl. 或东北天南星 *Arisaema amurense* Maxim. 的干燥块茎。前二者产于全国大部分地区;后者主产于东北、内蒙古、河北等地。秋、冬二季茎叶枯萎时采挖,除去须根及外皮,干燥。

【性状鉴别】　呈扁球形,高 1~2cm,直径 1.5~6.5cm。表面类白色或淡棕色,较光滑,顶端有凹陷的茎痕,周围有麻点状根痕,有的块茎周边有小扁球状侧芽。质坚硬,不易破碎,断面不平坦,白色,粉性。气微辛,味麻辣。(图 7-96)

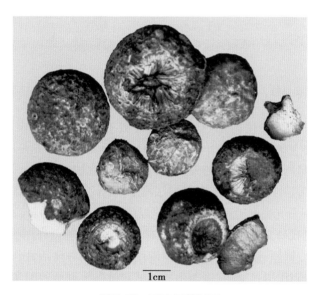

图 7-96　天南星药材图

【显微鉴别】　块茎横切面:①木栓层为十数列棕黄色木栓细胞。②皮层散布叶迹维管束及分泌细胞;皮层中部有新的木栓层;皮层中央部位分泌腔围成一圈。③中柱中外韧型维管束纵横散在。④黏液细胞随处可见,内含草酸钙针晶束;薄壁细胞中充满淀粉粒。

粉末:类白色。①淀粉粒主要为单粒,长圆形或圆球形,脐点点状或裂缝状;复粒较少,由 2~12 分粒组成。②草酸钙针晶散在或成束存在于黏液细胞中。③草酸钙方晶多见于导管旁的薄壁细胞中。④螺纹及环纹导管。⑤棕色块红棕色或金黄色,略呈长圆形或圆形。(图 7-97)

【主要成分】　主要含黄酮及生物碱,尚含三萜皂苷、原儿茶醛(protocatechuic aldehyde)、安息香酸(carboxybenzene)及多种氨基酸等。

目前,质量评价的主要指标成分为总黄酮。

【理化鉴别】　粉末 60%乙醇超声提取液,挥干;加于 AB-8 型大孔吸附树脂柱上,依次用水、30%乙醇洗脱,收集 30%乙醇洗脱液,蒸干;残渣加乙醇溶解,取上清液作为供试品溶液。

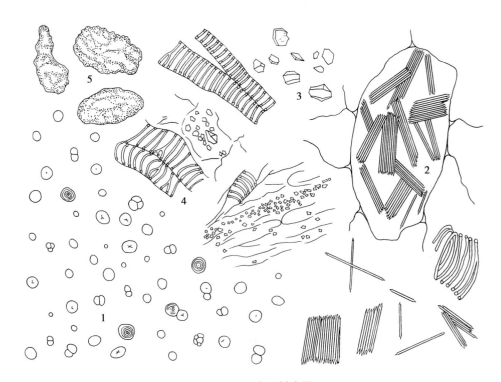

图 7-97 天南星粉末图
1.淀粉粒 2.草酸钙针晶 3.草酸钙方晶 4.导管 5.棕色块

以天南星对照药材作对照,按薄层色谱法,用硅胶 G 板,以乙醇-吡啶-浓氨试液-水(8:3:3:2)为展开剂,5%氢氧化钾甲醇溶液显色,分别置日光和紫外光灯(365nm)下检视。供试品色谱中,在与对照药材色谱相应的位置上,显相同颜色的斑点。

【含量测定】按醇溶性浸出物测定法热浸法测定,用稀乙醇作溶剂,含醇溶性浸出物不得少于 9.0%。按紫外-可见分光光度法测定,含总黄酮以芹菜素($C_{15}H_{10}O_5$)计,不得少于 0.050%。

【功效、应用及现代研究】性温,味苦、辛;有毒。散结消肿。外用治痈肿、蛇虫咬伤。天南星有祛痰及抗惊厥、镇静、镇痛作用;D-甘露醇结晶有抑制肿瘤活性作用;水提取液对小鼠实验性肿瘤有明显抑制作用;二酮哌嗪类生物碱能对抗乌头碱所致的实验性心律失常。

半夏

Banxia

Pinelliae Rhizoma

【基原】天南星科植物半夏 *Pinellia ternate*(Thunb.)Breit. 的干燥块茎。主产于四川、湖北等省。夏、秋二季采挖,洗净,除去外皮及须根,晒干。

【性状鉴别】呈类球形,有的稍偏斜,直径 0.7~1.6cm。表面白色或浅黄色,顶端有凹陷的茎痕,周围密布麻点状根痕;下面钝圆,较光滑。质坚实,断面洁白,富粉性。气微,味辛辣、麻舌而刺喉。(图 7-98)

【显微鉴别】块茎横切面:①表皮多残存,其内侧为 10 余列木栓细胞。②基本薄壁组织中散布多数外韧型或内韧型维管束。③黏液细胞随处可见,内含草酸钙针晶束;薄壁细胞富含淀粉粒。(图 7-99)

粉末:类白色。①淀粉粒甚多,单粒类圆形、半圆形或圆多角形,脐点裂缝状、人字状或星状,复粒由 2~6 分粒组成。②草酸钙针晶束存在于黏液细胞中,或随处散在。③导管主

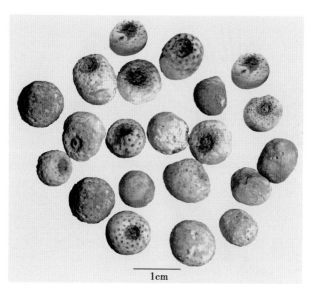

图 7-98　半夏药材图

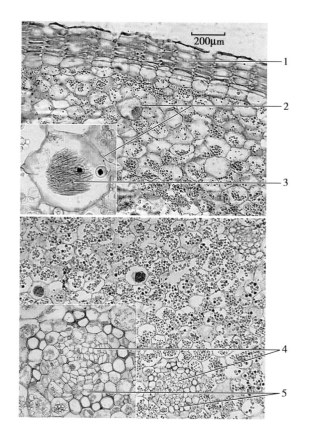

图 7-99　半夏块茎横切面详图
1. 木栓组织　2. 黏液细胞　3. 草酸钙针晶束　4. 内韧型维管束　5. 外韧型维管束

要为螺纹。(图 7-100)

【主要成分】　含有机酸,如琥珀酸(succinic acid)、黑尿酸(高龙胆酸)(homogentisic acid),以及氨基酸,如精氨酸、丙氨酸、缬氨酸和亮氨酸等。此外,尚含生物碱、蛋白质、β-谷甾醇-D-葡萄糖苷(β-sitosterol-D-glucoside)及原儿茶醛(protocatechuic aldehyde)等。

目前,质量评价的主要指标成分为氨基酸。

【理化鉴别】

(1)粉末甲醇回流提取液作为供试品溶液。以精氨酸、丙氨酸、缬氨酸及亮氨酸对照品

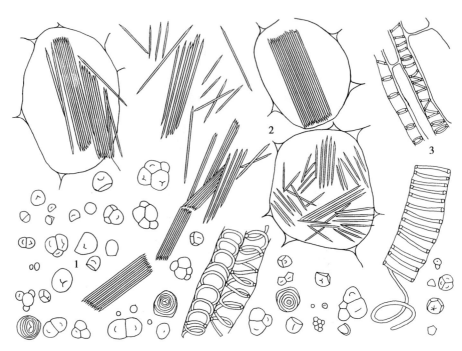

图 7-100 半夏粉末图
1.淀粉粒 2.草酸钙针晶 3.导管

作对照,按薄层色谱法,用硅胶 G 板,以正丁醇-冰乙酸-水(8∶3∶1)为展开剂,茚三酮试液显色。供试品色谱中,在与对照品色谱相应的位置上,显相同颜色的斑点。

(2) 粉末乙醇回流提取液作为供试品溶液。以半夏对照药材作对照,按薄层色谱法,用硅胶 G 板,以石油醚(60~90℃)-乙酸乙酯-丙酮-甲酸(30∶6∶4∶0.5)为展开剂,10%硫酸乙醇溶液显色。供试品色谱中,在与对照药材色谱相应的位置上,显相同颜色的斑点。

【含量测定】按水溶性浸出物测定法冷浸法测定,含水溶性浸出物不得少于7.5%。

【功效、应用及现代研究】性温,味辛;有毒。燥湿化痰,降逆止呕,消痞散结。用于湿痰寒痰,咳喘痰多,痰饮眩悸,风痰眩晕,痰厥头痛,呕吐反胃,胸脘痞闷,梅核气;外治痈肿痰核。半夏具有明显的镇咳祛痰作用,还能抑制胃液分泌,抑制胃液酸度,抑制胃蛋白酶活性,对急性胃黏膜损伤有保护和促进恢复作用;还有抗生育、抗实验性溃疡、抗心律失常及降血脂等作用。

白附子

(Baifuzi;Typhonii Rhizoma)

为天南星科植物独角莲 *Typhonium giganteum* Engl. 的干燥块茎。主产于河南、甘肃、湖北等省。秋季采挖,除去须根及外皮,晒干。呈椭圆形或卵圆形,表面白色至黄白色,略粗糙,有环纹及须根痕,顶端有茎痕或芽痕。质坚硬,断面白色,粉性。气微,味淡、麻辣麻舌。含 β-谷甾醇(β-sitosterol)、琥珀酸、棕榈酸(palmitic acid)、亚油酸(linoleic acid)。性温,味辛;有毒。祛风痰,定惊搐,解毒散结,止痛。

石菖蒲

Shichangpu

Acori Tatarinowii Rhizoma

【基原】天南星科植物石菖蒲 *Acorus tatarinowii* Schott 的干燥根茎。主产于四川、浙江、江西等地。秋、冬二季采挖,除去须根及泥沙,晒干。

【性状鉴别】呈扁圆柱形,多弯曲,常有分枝,长 3~20cm,直径 0.3~1cm。表面棕褐色或灰棕色,粗糙,有疏密不匀的环节,节间长 0.2~0.8cm,具细纵纹,一面残留须根或圆点状根痕;叶痕呈三角形,左右交互排列,有的其上有毛鳞状的叶基残余。质硬,断面纤维性,类白色或微红色,内皮层环明显,可见多数维管束小点及棕色油细胞。气芳香,味苦、微辛。(图 7-101)

【显微鉴别】根茎横切面:①表皮细胞外壁增厚,棕色,有的含红棕色物。②皮层宽广,散有纤维束及叶迹维管束;叶迹维管束外韧型,维管束鞘纤维成环,木化;内皮层明显。③中柱维管束周木型及外韧型,维管束鞘纤

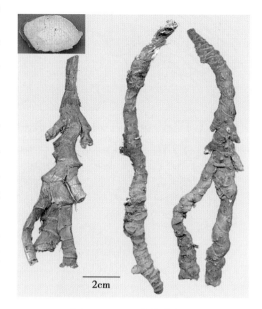

图 7-101　石菖蒲药材图

维较少。纤维束及维管束鞘纤维周围细胞中含草酸钙方晶,形成晶纤维。④薄壁细胞中散有类圆形油细胞;并含淀粉粒。(图 7-102)

粉末:灰棕色。①纤维束周围细胞中含草酸钙方晶,形成晶纤维。②分泌细胞类圆形或长圆形,胞腔内充满红棕色分泌物。③草酸钙方晶多面形、类多角形、双锥形。④淀粉粒球形、椭圆形或长卵形,复粒由 2~20 分粒组成。(图 7-103)

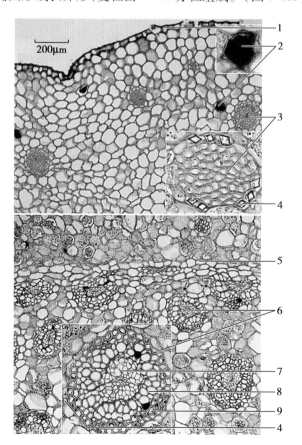

图 7-102　石菖蒲(根茎)横切面详图
1. 表皮　2. 油细胞　3. 纤维束
4. 草酸钙方晶　5. 内皮层　6. 维管束　7. 韧皮部　8. 木质部　9. 束鞘纤维

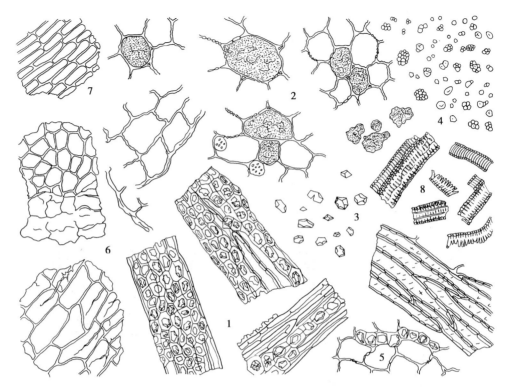

图 7-103　石菖蒲粉末图

1. 纤维及晶纤维　2. 分泌细胞　3. 草酸钙方晶　4. 淀粉粒　5. 薄壁细胞　6. 表皮细胞　7. 鳞叶表皮
细胞　8. 导管

【主要成分】主要含挥发油。油中主要成分为 α-、β-及 γ-细辛醚（asarone），以及 1-烯丙
基-2，4，5-三甲氧基苯（1-allyl-2，4，5-trimethoxybenzene）、顺-甲基异丁香油酚（*cis*-methyli-
soeugenol）、反-甲基异丁香油酚（*trans*-methylisoeugenol）、甲基丁香油酚（methyleugenol）、百里
香酚（thymol）、肉豆蔻酸（myristic acid）、细辛醛（asarolaldehyde）、欧细辛醚（euasarone）等。

目前，质量评价的主要指标成分为挥发油。

【理化鉴别】粉末石油醚（60～90℃）回流提取液作为供试品溶液。以石菖蒲对照药材
作对照，按薄层色谱法，用硅胶 G 板，以石油醚（60～90℃）-乙酸乙酯（4∶1）为展开剂，置紫外
光灯（365nm）下检视。供试品色谱中，在与对照药材色谱相应的位置上，显相同颜色的荧光
斑点；再以碘蒸气熏至斑点显色清晰，供试品色谱中，在与对照药材色谱相应的位置上，显相
同颜色的斑点。

【含量测定】按醇溶性浸出物测定法冷浸法测定，用稀乙醇作溶剂，含醇溶性浸出物不
得少于 12.0%。按挥发油测定法测定，含挥发油不得少于 1.0%（ml/g）。

【功效、应用及现代研究】性温，味辛、苦。开窍豁痰，醒神益智，化湿开胃。用于神昏癫
痫，健忘失眠，耳鸣耳聋，脘痞不饥，噤口下痢。石菖蒲有抗抑郁、改善学习记忆力、松弛气管
平滑肌、抗心律失常等作用。石菖蒲挥发油、β-细辛醚能明显降低动脉粥样硬化动物的血
脂，改善高黏血症动物的血液流变性。

百部

（Baibu；Stemonae Radix）

为百部科植物直立百部 *Stemona sessilifolia*（Miq.）Miq.、蔓生百部 *Stemona japonica*（Bl.）
Miq. 或对叶百部 *Stemona tuberosa* Lour. 的干燥块根。直立百部和蔓生百部主产于安徽、江

苏、浙江等省;对叶百部主产于湖北、广东、福建、四川等省。春、秋二季采挖,除去须根,洗净,置沸水中略烫或蒸至无白心,取出,晒干。直立百部:呈纺锤形,上端较细长,皱缩弯曲,表面黄白色或淡黄棕色,有不规则深纵沟,间或有横皱纹;质脆,易折断,断面平坦,角质样,黄白色或浅棕色,皮部较宽,中柱扁缩;气微,味甘、苦。蔓生百部:两端稍狭细,表面多不规则皱褶及横皱纹。对叶百部:呈长纺锤形或长条形,表面浅黄棕色至灰棕色,具浅纵皱纹或不规则纵槽;质坚实,断面黄白色至暗棕色,中柱较大,髓部类白色。含多种生物碱,主要为百部碱(stemonine)、原百部碱(protostemonine)、次百部碱(stemonidine)等。性微温,味甘、苦。润肺下气止咳,杀虫灭虱。

川贝母

Chuanbeimu

Fritillariae Cirrhosae Bulbus

【基原】 百合科植物川贝母 *Fritillaria cirrhosa* D. Don、暗紫贝母 *Fritillaria unibracteata* Hsiao et K. C. Hsia、甘肃贝母 *Fritillaria przewalskii* Maxim.、梭砂贝母 *Fritillaria delavayi* Franch.、太白贝母 *Fritillaria taipaiensis* P. Y. Li 或瓦布贝母 *Fritillaria unibracteata* Hsiao et K. C. Hsia var. *wabuensis*(S. Y. Tang et S. C. Yue)Z. D. Liu,S. Wang et S. C. Chen 的干燥鳞茎。按性状不同分别习称"松贝""青贝""炉贝"及"栽培品"。主产于四川、甘肃、青海、西藏等地。夏、秋二季或积雪融化后采挖,除去须根、粗皮及泥沙,晒干或低温干燥。

【性状鉴别】

1. 松贝　呈类圆锥形或近球形,高 0.3~0.8cm,直径 0.3~0.9cm。表面类白色。外层鳞叶 2 瓣,大小悬殊,大瓣紧抱小瓣,未抱部分呈新月形,习称"怀中抱月";顶部闭合,内有类圆柱形、顶端稍尖的心芽和小鳞叶 1~2 枚;先端钝圆或稍尖,底部平,微凹入,中心有 1 灰褐色鳞茎盘,偶有残存须根。质硬而脆,断面白色,富粉性。气微,味微苦。(图 7-104)

2. 青贝　呈类扁球形,高 0.4~1.4cm,直径 0.4~1.6cm。外层鳞叶 2 瓣,大小相近,相对抱合,习称"观音合掌";顶端开裂,内有心芽和小鳞叶 2~3 枚及细圆柱形的残茎。(图 7-104)

3. 炉贝　呈长圆锥形,高 0.7~2.5cm,直径 0.5~2.5cm。表面类白色或浅棕黄色,有的具棕色斑点,习称"虎皮斑"。外层鳞叶 2 瓣,大小相近,顶部开裂而略尖,习称"马牙嘴",基部稍尖或较钝。(图 7-104)

4. 栽培品　呈类扁球形或类圆柱形,高 0.5~2.0cm,直径 1.0~2.5cm。表面类白色或浅棕黄色,稍粗糙,有的具浅黄色斑点。外层鳞叶 2 瓣,大小相近,顶部多开裂而较平。

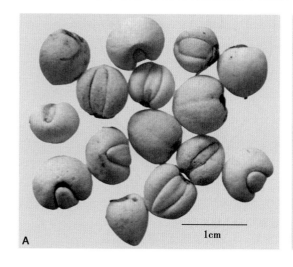

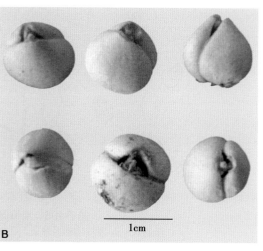

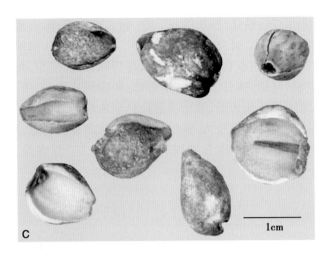

图 7-104　川贝母药材图
A.松贝　B.青贝　C.炉贝

【显微鉴别】粉末:类白色。①淀粉粒甚多,多为单粒,广卵形、贝壳形、椭圆形、肾形或不规则圆形,有的边缘不平整或略作分枝状,脐点短缝状、点状、人字状或马蹄状,层纹隐约可见。②表皮细胞类长方形,垂周壁微波状弯曲;偶见不定式气孔,圆形或扁圆形。③导管主要为螺纹。(图 7-105)

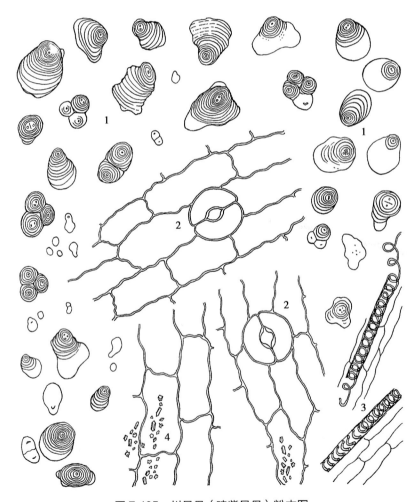

图 7-105　川贝母(暗紫贝母)粉末图
1.淀粉粒　2.表皮细胞及气孔　3.螺纹导管　4.表皮细胞及草酸钙小结晶

【主要成分】主要含甾体生物碱,如西贝母碱(西贝素,sipeimine)、贝母素甲(peimine)、贝母素乙(peiminine)、贝母辛(peimisine)等。

目前,质量评价的主要指标成分为贝母素乙、西贝母碱及总生物碱。

【理化鉴别】

(1) 粉末的浓氨试液及二氯甲烷超声提取液,蒸干;残渣加甲醇溶解,作为供试品溶液。以贝母素乙对照品作对照,按薄层色谱法,用硅胶 G 板,以乙酸乙酯-甲醇-浓氨试液-水(18:2:1:0.1)为展开剂,依次喷以稀碘化铋钾试液和亚硝酸钠试液显色。供试品色谱中,在与对照品色谱相应的位置上,显相同颜色的斑点。

(2) 聚合酶链式反应-限制性内切酶长度多态性方法:①模板 DNA 提取:取本品依次用75%乙醇溶液、灭菌超纯水清洗,吸干表面水分,置乳钵中研磨成极细粉,用新型广谱植物基因组 DNA 快速提取试剂盒提取 DNA,取洗脱液,作为供试品溶液。另取川贝母对照药材制成对照药材模板 DNA 溶液。②PCR-RFLP 反应:鉴别引物为 5′-CGTAACAAGGTTTCCGTAG-GTG AA-3′和 5′-GCTACGTT CTTCATCGAT-3′;PCR 反应体系包括 10×PCR 缓冲液、二氯化镁(25mmol/L)、dNTP(10mmol/L)、鉴别引物、高保真 Taq DAN 聚合酶(5U/μl)、模板、无菌超纯水。PCR 反应参数:95℃预变性 4 分钟,循环反应 30 次(95℃ 30 秒,55~58℃ 30 秒,72℃ 30 秒),72℃延伸 5 分钟。取 PCR 反应液,进行酶切反应,反应体系包括 10×酶切缓冲液、PCR 反应液、Sma I(10U/μl)、无菌超纯水。另取无菌超纯水,同法进行 PCR-RFLP 反应操作,作为空白对照。③电泳检测:按琼脂糖凝胶电泳法电泳。电泳结束后,取凝胶片在凝胶成像仪上或紫外透射仪上检视。供试品凝胶电泳图谱中,在与对照药材凝胶电泳图谱相应的位置上,在 100~250bp 处应有两条 DNA 条带,空白对照无条带。

【含量测定】按醇溶性浸出物测定法热浸法测定,用稀乙醇作溶剂,含醇溶性浸出物不得少于 9.0%。按紫外-可见分光光度法测定,含总生物碱以西贝母碱($C_{27}H_{43}NO_3$)计,不得少于 0.050%。

【功效、应用及现代研究】性微寒,味苦、甘。清热润肺,化痰止咳,散结消痈。用于肺热燥咳、干咳少痰、阴虚劳嗽、痰中带血、瘰疬、乳痈、肺痈。川贝母生物碱具有镇咳、祛痰、平喘、降压、抑菌、增高血糖等作用;川贝母能对抗乙酰胆碱(ACh)、组胺和氯化钡所致痉挛,作用与罂粟碱相似;川贝母碱有引起血压下降的作用。

<h1 style="text-align:center">浙贝母</h1>
Zhebeimu
Fritillariae Thunbergii Bulbus

【基原】百合科植物浙贝母 *Fritillaria thunbergii* Miq. 的干燥鳞茎。主产于浙江,多系栽培。初夏植株枯萎时采挖,洗净。大小分开,大者除去芯芽,习称“大贝”;小者不去芯芽,习称“珠贝”。分别撞擦,除去外皮,拌以煅过的贝壳粉,吸去擦出的浆汁,干燥;或取鳞茎,大小分开,洗净,除去芯芽,趁鲜切成厚片,洗净,干燥,习称“浙贝片”。

【性状鉴别】

1. 大贝　为鳞茎外层的单瓣鳞叶,略呈新月形,高 1~2cm,直径 2~3.5cm。外表面类白色至淡黄色,内表面白色或淡棕色,被有白色粉末。质硬而脆,易折断,断面白色至黄白色,富粉性。气微,味微苦。(图 7-106)

2. 珠贝　为完整的鳞茎,呈扁圆形,高 1~1.5cm,直径 1~2.5cm。表面黄棕色至黄褐色,有不规则的皱纹;或表面类白色至淡黄色,较光滑或被有白色粉末。外层鳞叶2瓣,肥厚,略似肾形,互相抱合;内有小鳞叶2~3枚及干缩的残茎。质硬,不易折断,断面淡黄色或类白色,略带角质状或粉性。(图7-106)

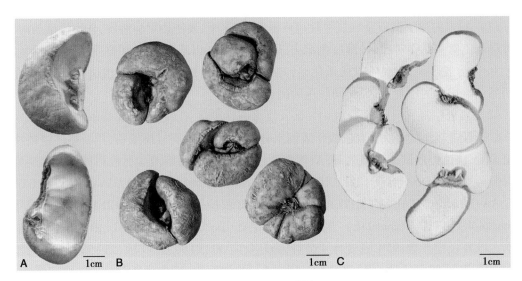

图 7-106　浙贝母药材图
A.大贝　B.珠贝　C.浙贝片

3. 浙贝片　为鳞茎外层的单瓣鳞叶切成的片。椭圆形或类圆形片,大小不一,长1.5~3.5cm,宽1~2cm,厚0.2~0.4cm,外皮黄褐色或灰褐色,略皱缩;或淡黄色,较光滑;切面微鼓起,灰白色;或平坦,粉白色。质脆,易折断,断面粉白色,富粉性。

【显微鉴别】粉末:淡黄白色。①淀粉粒甚多,单粒卵形、广卵形或椭圆形,层纹不明显。②表皮细胞类多角形或长方形,垂周壁连珠状增厚;气孔少见,副卫细胞4~5个。③草酸钙结晶少见,细小,多呈颗粒状,有的呈梭形、方形或细杆状。④导管多为螺纹。(图7-107)

【主要成分】主要含甾体生物碱,如贝母素甲(peiminine,即贝母碱或浙贝甲素 verticine)、贝母素乙(peiminine,即浙贝乙素或去氢贝母碱 verticinone)、浙贝丙素(zhebeirine)、浙贝宁(zhebeinine)、浙贝酮(zhebeinone)、贝母辛、异浙贝母碱(即异浙贝甲素 isoverticine)等。另含浙贝母素甲苷(peiminoside),水解后产生贝母素甲和一分子葡萄糖。

目前,质量评价的主要指标成分为贝母素甲和贝母素乙。

【理化鉴别】粉末的浓氨试液及三氯甲烷超声提取液作为供试品溶液。以贝母素甲及贝母素乙对照品作对照,按薄层色谱法,用硅胶G板,以乙酸乙酯-甲醇-浓氨试液(17:2:1)为展开剂,稀碘化铋钾试液显色。供试品色谱中,在与对照品色谱相应的位置上,显相同颜色的斑点。

【含量测定】按醇溶性浸出物测定法热浸法测定,用稀乙醇作溶剂,含醇溶性浸出物不得少于8.0%。按高效液相色谱法测定,含贝母素甲($C_{27}H_{45}NO_3$)和贝母素乙($C_{27}H_{43}NO_3$)的总量,不得少于0.080%。

【功效、应用及现代研究】性寒,味苦。清热化痰止咳,解毒散结消痈。用于风热咳嗽、痰火咳嗽、肺痈、乳痈、瘰疬、疮毒。浙贝母具有明显的镇咳、解痉、镇静、镇痛等作用,并有较强的抗急性渗出性炎症及抗腹泻作用。贝母素甲在低浓度下对支气管平滑肌有明显扩张作用,高浓度则显著收缩;贝母素甲与贝母素乙对心脏有一定抑制作用,使心率减慢。

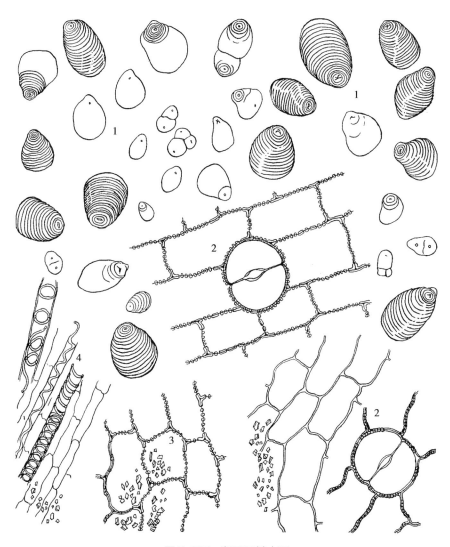

图 7-107 浙贝母粉末图
1. 淀粉粒　2. 表皮细胞及气孔　3. 表皮细胞及草酸钙小结晶　4. 螺纹导管

黄精

（Huangjing；Polygonati Rhizoma）

　　为百合科植物滇黄精 *Polygonatum kingianum* Coll. et Hemsl. 、黄精 *Polygonatum sibiricum* Red. 或多花黄精 *Polygonatum cyrtonema* Hua 的干燥根茎。按形状不同，习称"大黄精""鸡头黄精""姜形黄精"。滇黄精主产于贵州、广西、云南等地；黄精主产于河北、内蒙古、陕西等地；多花黄精主产于贵州、湖南、云南等地。春、秋二季采挖，除去须根，洗净，置沸水中略烫或蒸至透心，干燥。大黄精：呈肥厚肉质的结节块状，表面淡黄色至黄棕色，具环节，有皱纹及须根痕，结节上侧茎痕呈圆盘状，圆周凹入，中部突出；质硬而韧，不易折断，断面角质，淡黄色至黄棕色；气微，味甜，嚼之有黏性。鸡头黄精：呈结节状弯柱形，结节略呈圆锥形，常有分枝；表面黄白色或灰黄色，半透明，有纵皱纹，茎痕圆形。姜形黄精：呈长条结节块状，长短不等，常数个块状结节相连，表面灰黄色或黄褐色，粗糙，结节上侧有突出的圆盘状茎痕。主要含甾体皂苷及多糖，如黄精皂苷（sibiricoside）A、B，黄精多糖（polysaccharide）A、B、C 等。性平，味甘。补气养阴，健脾，润肺，益肾。

笔记栏

玉竹

（Yuzhu；Polygonati Odorati Rhizoma）

为百合科植物玉竹 *Polygonatum odoratum*（Mill.）Druce 的干燥根茎。主产于湖南、河南、江苏、浙江等省。秋季采挖，除去须根，洗净，晒至柔软后，反复揉搓、晾晒至无硬心，晒干；或蒸透后，揉至半透明，晒干。呈长圆柱形，略扁，少有分枝；表面黄白色或淡黄棕色，半透明，具纵皱纹及微隆起的环节，有白色圆点状的须根痕和圆盘状茎痕。质硬而脆或稍软，易折断，断面角质样或显颗粒性。气微，味甘，嚼之发黏。主要含甾醇、甾体皂苷及多糖，如黄精螺甾醇、黄精螺甾醇苷及玉竹多糖；并含黄酮及其糖苷等成分。性微寒，味甘。养阴润燥，生津止渴。

重楼

（Chonglou；Paridis Rhizoma）

为百合科植物云南重楼 *Paris polyphylla* Smith var. *yunnanensis*（Franch.）Hand.-Mazz. 或七叶一枝花 *Paris polyphylla* Smith var. *chinensis*（Franch.）Hara 的干燥根茎。主产于云南、四川、广西等地。秋季采挖，除去须根，洗净，晒干。呈结节状扁圆柱形，略弯曲，表面黄棕色或灰棕色，外皮脱落处呈白色，密具层状突起的粗环纹，一面结节明显，结节上具椭圆形凹陷茎痕；另一面有疏生的须根或疣状须根痕；顶端具鳞叶和茎的残基。质坚实，断面平坦，白色至浅棕色，粉性或角质。气微，味微苦、麻。含皂苷及其苷元，如重楼皂苷（polyphyllin）Ⅰ、Ⅱ、Ⅵ、Ⅶ、薯蓣皂苷（dioscin）等。性微寒，味苦；有小毒。清热解毒，消肿止痛，凉肝定惊。

天冬

（Tiandong；Asparagi Radix）

为百合科植物天冬 *Asparagus cochinchinensis*（Lour.）Merr. 的干燥块根。主产于贵州、四川、广西等地。秋、冬二季采挖，洗净，除去茎基和须根，置沸水中煮或蒸至透心，趁热除去外皮，洗净，干燥。呈长纺锤形，略弯曲，表面黄白色至淡黄棕色，半透明，光滑或具深浅不等的纵皱纹，偶有残存的灰棕色外皮；对光透视，有一条不透明的细木心。质硬或柔润，有黏性，断面角质样，中柱黄白色。气微，味甜、微苦。主要含甾体皂苷，如天冬呋甾醇寡糖苷Ⅳ、Ⅴ、Ⅵ、Ⅶ（asp-Ⅳ、Ⅴ、Ⅵ、Ⅶ），还含有多种氨基酸及天冬多糖（asparagus polysaccharide）A、B、C、D 等。性寒，味甘、苦。养阴润燥，清肺生津。

麦冬

Maidong

Ophiopogonis Radix

【基原】百合科植物麦冬 *Ophiopogon japonicus*（L. f）Ker-Gawl. 的干燥块根。主产于浙江慈溪、余姚、萧山、杭州者称杭麦冬；主产于四川绵阳、三台者称川麦冬。杭麦冬于栽培后第 3 年小满至夏至采挖，川麦冬于栽培后第 2 年清明至谷雨采挖，洗净，反复曝晒、堆置，至七八成干，除去须根，干燥。

【性状鉴别】呈纺锤形，两端略尖，长 1.5~3cm，直径 0.3~0.6cm。表面淡黄色或灰黄色，有细纵纹。质柔韧，断面黄白色，半透明，中柱细小。气微香，味甘、微苦，嚼之发黏。（图7-108）

【显微鉴别】块根横切面：①表皮细胞 1 列或脱落，根被为 3~5 列木化细胞。②皮层宽

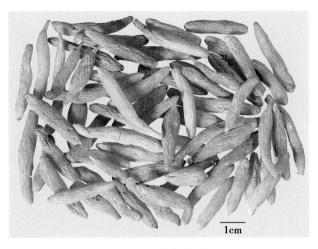

图 7-108　麦冬药材图

广,散有含草酸钙针晶束的黏液细胞;内皮层细胞壁均匀增厚,木化,有通道细胞,外侧为 1 列石细胞,其内壁及侧壁增厚,纹孔细密。③中柱较小,韧皮部束 16～22 个,木质部由导管、管胞、木纤维以及内侧的木化细胞连接成环层。④髓小,薄壁细胞类圆形。(图 7-109)

　　粉末:黄白色。①草酸钙针晶散在或成束存在于黏液细胞中,有的粗大呈细柱状。②石细胞类方形或类多角形,壁厚,有的一边甚薄,纹孔密,孔沟明显。③内皮层细胞长方形或长

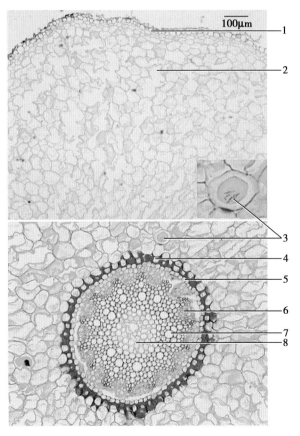

图 7-109　麦冬块根横切面详图
1. 根被　2. 皮层　3. 草酸钙针晶束　4. 石细胞　5. 内皮层　6. 韧皮部　7. 木质部　8. 髓部

条形,木化,纹孔点状,较稀疏,孔沟明显。④木纤维细长,末端倾斜,壁稍厚,微木化,孔纹斜裂缝状,多相交成十字形或人字形。⑤管胞多为孔纹及网纹管胞,另有少数具缘纹孔导管。(图7-110)

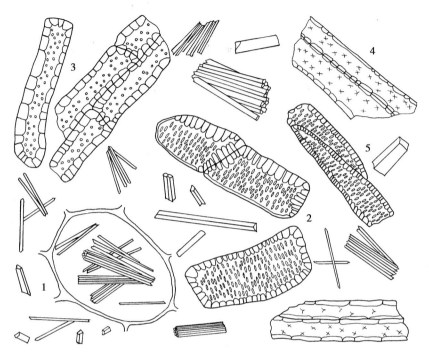

图 7-110　麦冬粉末图

1. 草酸钙针晶束及细柱状结晶　2. 石细胞　3. 内皮层细胞　4. 木纤维　5. 管胞

【主要成分】 主要含甾体皂苷和高异黄酮类化合物。甾体皂苷主要为麦冬皂苷(ophio-pogonin)A、B、B′、C、C′、D、D′等,麦冬皂苷 A、B、C、D 的苷元为鲁斯可皂苷元(ruscogenin),麦冬皂苷 B′、C′、D′的苷元为薯蓣皂苷元(diosgenin)。高异黄酮类主要为麦冬黄烷酮(ophiopogo-nanone)A、B,甲基麦冬黄烷酮(methylophiopogonanone)A、B 等。此外,尚含挥发油、多糖等。

目前,质量评价的主要指标成分为麦冬总皂苷。

【理化鉴别】 样品剪碎,用三氯甲烷-甲醇(7∶3)混合溶液超声提取,滤液蒸干;残渣用三氯甲烷溶解,作为供试品溶液。以麦冬对照药材作对照,按薄层色谱法,用硅胶 GF$_{254}$ 板,以甲苯-甲醇-冰乙酸(80∶5∶0.1)为展开剂,置紫外光灯(254nm)下检视。供试品色谱中,在与对照药材色谱相应的位置上,显相同颜色的斑点。

【含量测定】 按水溶性浸出物测定法冷浸法测定,含水溶性浸出物不得少于 60.0%。按紫外-可见分光光度法测定,含麦冬总皂苷以鲁斯可皂苷元($C_{27}H_{42}O_4$)计,不得少于 0.12%。

【功效、应用及现代研究】 性微寒,味甘、微苦。养阴生津,润肺清心。用于肺燥干咳,阴虚痨嗽,喉痹咽痛,津伤口渴,内热消渴,心烦失眠,肠燥便秘。麦冬能显著提高机体超氧化物歧化酶(SOD)和谷胱甘肽过氧化物酶(GSH-Px)的活性,从而提高了机体抵御自由基的能力;麦冬总皂苷有增强心功能、保护心肌缺血、抗心律失常等作用;麦冬多糖有增强免疫、降血糖等作用。

知　母

(Zhimu;Anemarrhenae Rhizoma)

为百合科植物知母 *Anemarrhena asphodeloides* Bge. 的干燥根茎。主产于河北。春、秋二季采挖,除去须根及泥沙,晒干者,习称"毛知母";鲜时除去外皮,晒干者,习称"知母肉"(光知母)。呈长条状,微弯曲,略扁,偶有分枝,一端有浅黄色的茎叶残痕(习称"金包头")。表面黄棕色至棕色,上面有一凹沟,具紧密排列的环状节,节上密生黄棕色的残存叶基(似毛状),由两侧向根茎上方生长;下面隆起而略皱缩,并有凹陷或突起的点状根痕。质硬,易折断,断面黄白色。气微,味微甜、略苦,嚼之带黏性。主要含甾体皂苷,如知母皂苷(timosaponin)AⅠ、AⅡ、AⅢ、AⅣ、BⅠ、BⅡ等;并含黄酮,如芒果苷(mangiferin)、异芒果苷(isomangiferin)等。性寒,味苦、甘。清热泻火,滋阴润燥。

山药

Shanyao

Dioscoreae Rhizoma

【基原】薯蓣科植物薯蓣 *Dioscorea opposita* Thunb. 的干燥根茎。主产于河南温县、武陟、博爱、沁阳等地,习称"怀山药"。冬季茎叶枯萎后采挖,切去根头,洗净,除去外皮及须根,干燥,习称"毛山药";或除去外皮,趁鲜切厚片,干燥,称"山药片";也有选择肥大顺直的干燥山药,置清水中,浸至无干心,闷透,切齐两端,用木板搓成圆柱状,晒干,打光,习称"光山药"。

【性状鉴别】

1. 毛山药 略呈圆柱形,弯曲而稍扁,长 15~30cm,直径 1.5~6cm。表面黄白色或淡黄色,有纵沟、纵皱纹及须根痕,偶有浅棕色外皮残留。体重,质坚实,不易折断,断面白色,粉性。气微,味淡、微酸,嚼之发黏。(图 7-111)

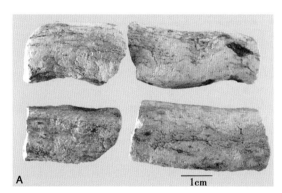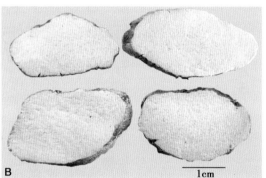

图 7-111 毛山药药材图
A.药材 B.饮片

2. 山药片 为不规则厚片,皱缩不平,切面白色或黄白色,质坚脆,粉性。气微,味淡、微酸。(图 7-111)

3. 光山药 呈圆柱形,两端平齐,长 9~18cm,直径 1.5~3cm。表面光滑,白色或黄白色。(图 7-112)

【显微鉴别】根茎横切面:①基本组织中散在黏液细胞,内含草酸钙针晶束。②维管束外韧型,四周有 1 列薄壁性维管束鞘。③树脂道分布于薄壁细胞间,内含黄褐色树脂状物。④淀粉粒众多。(图 7-113)

粉末:类白色。①淀粉粒单粒扁卵形、三角状卵形、类圆形或矩圆形,脐点点状、人字状、十字状或短缝状,可见层纹;复粒稀少,由 2~3 分粒组成。②草酸钙针晶束存在于黏液细胞中。③主要为具缘纹孔及网纹导管,亦有螺纹、环纹导管。(图 7-114)

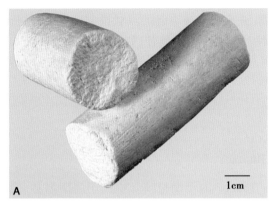
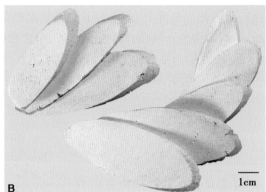

图 7-112　光山药药材图
A. 药材　B. 饮片

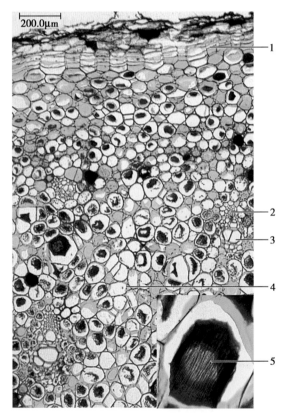

图 7-113　山药块茎横切面详图
1. 木栓组织　2. 韧皮部　3. 木质部　4. 基本组织
5. 草酸钙针晶束

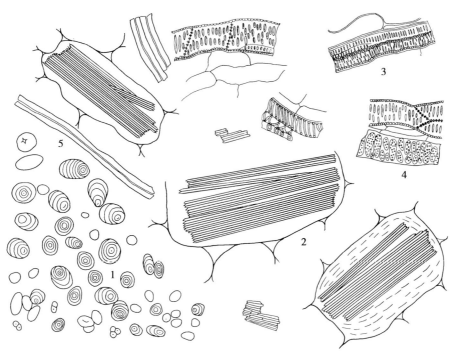

图 7-114　山药粉末图
1. 淀粉粒　2. 草酸钙针晶　3. 导管　4. 筛管　5. 纤维

【主要成分】含薯蓣皂苷元(diosgenin)、山药素(batatasin)、尿囊素(allantoin)及多巴胺(dopamine)等。此外,尚含甾醇、多糖等成分。

目前,质量评价的主要指标成分为尿囊素、山药多糖。

【理化鉴别】粉末用乙醇超声提取,滤液蒸干;残渣用乙醇溶解,作为供试品溶液。以山药对照药材作对照,按薄层色谱法,用硅胶 G 板,以乙酸乙酯-甲醇-浓氨(9:1:0.5)为展开剂,10% 硫酸乙醇显色。供试品色谱中,在与对照药材色谱相应的位置上,显相同颜色的斑点。

【含量测定】按二氧化硫残留测定法测定,毛山药和光山药不得过 400mg/kg;山药片不得过 10mg/kg。按水溶性浸出物测定法冷浸法测定,毛山药和光山药不得少于 7.0%;山药片不得少于 10.0%。

【功效、应用及现代研究】性平,味甘。补脾养胃,生津益肺,补肾涩精。用于脾虚食少,久泻不止,肺虚喘咳,肾虚遗精,带下,尿频,虚热消渴。山药能调节胃肠功能、缓解肠管平滑肌痉挛、降血糖、降脂、抗衰老及增强雄性激素样作用;山药多糖有调节机体对非特异刺激反应性、增强免疫功能等作用;尿囊素有抗刺激物、麻醉镇痛、促进上皮生长、消炎及抑菌作用。

射干

(Shegan;Belamcandae Rhizoma)

为鸢尾科植物射干 *Belamcanda chinensis*(L.)DC. 的干燥根茎。主产于河南、湖北、江苏等省。春初刚发芽或秋末茎叶枯萎时采挖,除去须根及泥沙,干燥。呈不规则结节状,表面黄褐色、棕褐色或黑褐色,皱缩,有较密的环纹。上面有数个圆盘状凹陷的茎痕,偶有茎基残存;下面有残留细根及根痕。质硬,断面黄色,颗粒性。气微,味苦、微辛。主要含异黄酮类成分,如次野鸢尾黄素(irisflorentin)、野鸢尾黄素(irigenin)、鸢尾苷元(tectorigenin)等。性寒,味苦。清热解毒,消痰,利咽。

干姜

(Ganjiang;Zingiberis Rhizoma)

为姜科植物姜 *Zingiber officinale* Rosc. 的干燥根茎。主产于四川、贵州等省。冬季采挖,除去须根及泥沙,晒干或低温干燥。趁鲜切片晒干或低温干燥者称"干姜片"。干姜:呈扁平块状,具指状分枝,表面灰黄色或浅灰棕色,粗糙,具纵皱纹及明显的环节,分枝处常有鳞叶残存,分枝顶端有茎痕或芽;质坚实,断面黄白色或灰白色,粉性或颗粒性,内皮层环纹明显,维管束及黄色油点散在;气香、特异,味辛辣。干姜片:呈不规则纵切片或斜切片,具指状分枝,外皮灰黄色或浅黄棕色,粗糙,具纵皱纹及明显的环节;切面灰黄色或灰白色,略显粉性,可见较多的纵向纤维,有的呈毛状;质坚实,断面纤维性;气香、特异,味辛辣。主要含挥发油,油中主要成分为单萜类物质,另含姜辣素类成分,如 6-姜辣素(6-gingerol)、6-姜辣二酮(6-gingerdione)、姜酚(gingerol)、6-姜醇(6-gingediol)、6-姜辣烯酮(6-slogal)、姜酮(zingiberone)等。干姜含二苯基庚烷类化合物(diarylheptanoid)等。性热,味辛。温中散寒,回阳通脉,温肺化饮。

莪术

(Ezhu;Curcumae Rhizoma)

为姜科植物蓬莪术 *Curcuma phaeocaulis* Val. 、广西莪术 *Curcuma kwangsiensis* S. G. Lee et C. F. Liang 或温郁金 *Curcuma wenyujin* Y. H. Chen et C. Ling 的干燥根茎。后者习称"温莪术"。蓬莪术主产于四川、福建、广东等省;广西莪术主产于广西;温莪术主产于浙江、四川、江西等省。冬季茎叶枯萎后采挖,洗净,蒸或煮至透心,晒干或低温干燥后除去须根及杂质。蓬莪术:呈卵圆形、长卵形、圆锥形或长纺锤形,顶端多钝尖,基部钝圆,表面灰黄色至灰棕色,上部环节突起,有圆形微凹的须根痕或残留的须根,有的两侧各有 1 列下陷的芽痕和类圆形的侧生根茎痕,有的可见刀削痕;体重,质坚实,断面灰褐色至蓝褐色,蜡样,常附有灰棕色粉末,皮层与中柱易分离,内皮层环纹棕褐色;气微香,味微苦而辛。广西莪术:环节稍突起,断面黄棕色至棕色,常附有淡黄色粉末,内皮层环纹黄白色。温莪术:断面黄棕色至棕褐色,常附有淡黄色至黄棕色粉末;气香或微香。含挥发油,油中主要成分为莪术醇(curcumol)、吉马酮(germacrone)等。性温,味辛、苦。破血行气,通经止痛。

姜黄

(Jianghuang;Curcumae Longae Rhizoma)

为姜科植物姜黄 *Curcuma longa* L. 的干燥根茎。主产于四川、福建、广东等省。冬季茎叶枯萎时采挖,洗净,煮或蒸至透心,晒干,除去须根。呈不规则卵圆形、圆柱形或纺锤形,常弯曲,有的具短叉状分枝;表面深黄色,粗糙,有皱缩纹理和明显环节,并有圆形分枝痕及须根痕。质坚实,不易折断,断面棕黄色至金黄色,角质样,有蜡样光泽,内皮层环纹明显,维管束呈点状散在。气香特异,味苦、辛。主要含挥发油,如姜黄酮(turmerone)、姜烯(zingiberene)等;另含酚性成分,如姜黄素(curcumin)等。性温,味辛、苦。破血行气,通经止痛。

郁金
Yujin
Curcumae Radix

【基原】 姜科植物温郁金 *Curcuma wenyujin* Y. H. Chen et C. Ling、姜黄 *Curcuma longa* L.、广西莪术 *Curcuma kwangsiensis* S. G. Lee et C. F. Liang 或蓬莪术 *Curcuma phaeocaulis* Val. 的干燥块根。前两者分别习称"温郁金"和"黄丝郁金",其余按性状不同,习称"桂郁金"或"绿丝郁金"。温郁金主产于浙江瑞安县,商品称"温郁金";姜黄、蓬莪术主产于四川,商品称"川郁金";广西莪术主产于广西横县和贵县,商品称"桂郁金"。冬季茎叶枯萎后采挖,除去泥沙及细根,蒸或煮至透心,干燥。

【性状鉴别】

1. 温郁金　呈长圆形或卵圆形,稍扁,有的微弯曲,两端渐尖,长 3.5~7cm,直径 1.2~2.5cm。表面灰褐色或灰棕色,具不规则的纵皱纹,纵纹隆起处色较浅。质坚实,断面灰棕色,角质样;内皮层环明显。气微香,味微苦。(图 7-115)

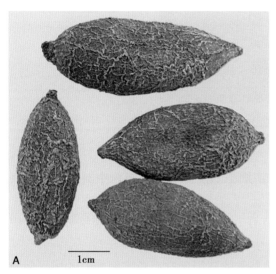
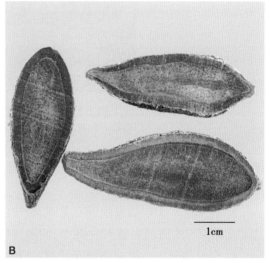

图 7-115　郁金药材图
A. 药材　B. 饮片

2. 黄丝郁金　呈纺锤形,有的一端细长,长 2.5~4.5cm,直径 1~1.5cm。表面棕灰色或灰黄色,具细皱纹。断面橙黄色,外周棕黄色至棕红色。气芳香,味辛辣。

3. 桂郁金　呈长圆锥形或长圆形,长 2~6.5cm,直径 1~1.8cm。表面具疏浅纵纹或较粗糙的网状皱纹。气微,味微辛、苦。

4. 绿丝郁金　呈长椭圆形,较粗壮,长 1.5~3.5cm,直径 1~1.2cm。气微,味淡。

【显微鉴别】 块根横切面:

1. 温郁金　①表皮细胞有时残存,外壁稍厚。②根被狭窄,为 4~8 列细胞,壁薄,略呈波状,排列整齐。③皮层宽约为根直径的 1/2,油细胞难察见,内皮层明显。④中柱韧皮部束与木质部束各 40~55 个,间隔排列,木质部束导管 2~4 个,并有微木化的纤维,导管多角形,壁薄。⑤薄壁细胞中可见糊化淀粉粒。(图 7-116)

2. 黄丝郁金　①根被最内层细胞壁增厚。②中柱韧皮部束与木质部束各 22~29 个,

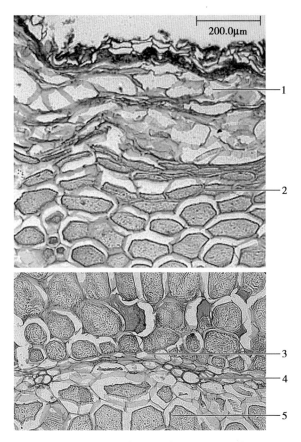

图 7-116 郁金（温郁金）块根横切面详图
1. 根被 2. 皮层 3. 内皮层 4. 维管束（辐射型） 5. 髓部

间隔排列,有的木质部导管与纤维连接成环。油细胞众多。③薄壁组织中随处散有色素细胞。

3. 桂郁金 ①根被细胞偶有增厚,根被内方有 1~2 列厚壁细胞,成环,层纹明显。②中柱韧皮部束与木质部束各 42~48 个,间隔排列;导管类圆形。

4. 绿丝郁金 ①根被细胞无增厚。②中柱外侧的皮层处常有色素细胞。③韧皮部皱缩,木质部束 64~72 个,导管扁圆形。

【主要成分】主要含挥发油、姜黄素。油中主要成分为姜黄烯（curcumene）、姜黄酮等。此外,尚含去甲基姜黄素（demethoxycurcumin）、去二甲基姜黄素（bisdemethoxycurcumin）等。

【理化鉴别】粉末无水乙醇超声提取液作为供试品溶液。以郁金对照药材作对照,按薄层色谱法,用硅胶 G 板,以正己烷-乙酸乙酯（17∶3）为展开剂,10%硫酸乙醇溶液显色,置日光和紫外光灯（365nm）下检视。供试品色谱中,在与对照药材色谱相应的位置上,显相同颜色的主斑点或荧光斑点。

【功效、应用及现代研究】性寒,味辛、苦。活血止痛,行气解郁,清心凉血,利胆退黄。用于胸胁刺痛,胸痹心痛,经闭痛经,乳房胀痛,热病神昏,癫痫发狂,血热吐衄,黄疸尿赤。郁金具有轻度的镇痛作用,能减轻主动脉及冠状动脉内膜斑块的形成和脂质沉淀;姜黄素对肝损伤有保护作用,能促进胆汁分泌和排泄,减少尿中的尿胆原。

高良姜

（Gaoliangjiang；Alpiniae Officinarum Rhizoma）

　　为姜科植物高良姜 *Alpinia officinarum* Hance 的干燥根茎。主产于广东、海南、广西等地。夏末秋初采挖，除去须根及残留的鳞片，洗净，切段，晒干。呈圆柱形，多弯曲，有分枝，表面棕红色至暗褐色，有细密的纵皱纹及灰棕色的波状环节，一面有圆形的根痕。质坚韧，不易折断，断面灰棕色或红棕色，纤维性，中柱约占 1/3。气香，味辛辣。主要含黄酮、挥发油；黄酮主要为高良姜素（galangin）、山柰素（kaempferide）等。性热，味辛。温胃止呕，散寒止痛。

天麻

Tianma

Gastrodiae Rhizoma

　　【基原】兰科植物天麻 *Gastrodia elata* Bl. 的干燥块茎。主产于四川、云南、贵州、陕西、湖北等省。冬至以后年内采挖者称"冬麻"，体重饱满质佳；立夏以前采挖者称"春麻"，体松多皱缩者质次。挖出块茎立即洗净，蒸透，敞开低温干燥。

　　【性状鉴别】呈椭圆形或长条形，略扁，皱缩而稍弯曲，长 3～15cm，宽 1.5～6cm，厚 0.5～2cm。表面黄白色至淡黄棕色，有纵皱纹及由潜伏芽排列而成的横环纹多轮，有时可见棕褐色菌索。顶端有红棕色至深棕色鹦嘴状的芽，习称"鹦哥嘴"或"红小辫"，或有残留茎基；另端有圆脐形疤痕，习称"肚脐眼"。质坚硬，不易折断，断面较平坦，黄白色至淡棕色，角质样。气微，味甘。（图 7-117）

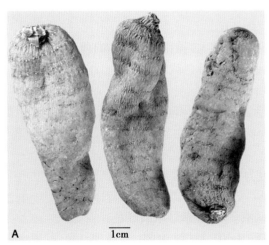
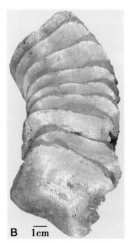

图 7-117　天麻药材图
A. 药材　B. 饮片

　　【显微鉴别】块茎横切面：①表皮有残留，下皮由 2～3 列切向延长的栓化细胞组成。②皮层为十数列多角形细胞，有的含草酸钙针晶束。较老块茎皮层与下皮相接处有 2～3 列椭圆形厚壁细胞，木化，纹孔明显。③中柱大，有小型周韧型维管束散在。④薄壁细胞中含多糖类团块状物，遇碘液显暗棕色；薄壁细胞内亦含草酸钙针晶束。（图 7-118）

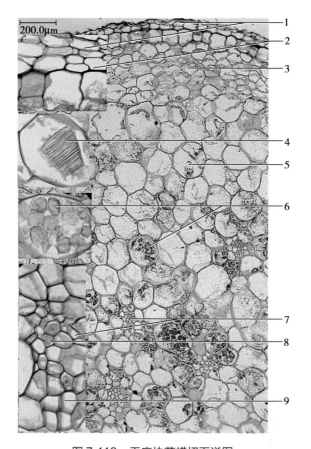

图 7-118　天麻块茎横切面详图

1. 表皮　2. 下皮　3. 皮层　4. 草酸钙针晶束　5. 中柱基本
组织　6. 多糖类块状物　7. 维管束　8. 韧皮部　9. 木质部

粉末:黄白色至黄棕色。①厚壁细胞椭圆形或类多角形,木化,纹孔明显。②草酸钙针晶成束或散在。③用甘油乙酸试液装片观察,含糊化多糖类物的薄壁细胞无色,有的细胞可见长卵形、长椭圆形或类圆形颗粒,遇碘液显棕色或淡棕紫色。④导管为螺纹、网纹及环纹。(图 7-119)

【主要成分】 主要含天麻素(天麻苷,gastrodin)及其苷元(对羟基苯甲醇,4-hydroxy-benzylalcohol)。还含天麻醚苷(gastrodioside)、派立辛(parishin)、香草醇(vanillyl alcohol)、β-谷甾醇(β-sitosterol)等。

目前,质量评价的主要指标成分为天麻素、对羟基苯甲醇。

【理化鉴别】

(1) 取天麻粉末水浸液,加碘试液 2 滴,显紫红至酒红色。

(2) 取天麻粉末乙醇液,加米隆($HgNO_3$)试剂,加热,显玫瑰红色,并发生黄色沉淀。

(3) 粉末甲醇超声提取液作为供试品溶液。以天麻对照药材及天麻素对照品作对照,按薄层色谱法,用硅胶 G 板,以二氯甲烷-乙酸乙酯-甲醇-水(2∶4∶2.5∶1)为展开剂,对羟基苯甲醛溶液显色。供试品色谱中,在与对照药材及对照品色谱相应的位置上,显相同颜色的斑点。

【含量测定】 按二氧化硫残留量测定法测定,二氧化硫残留量不得过 400mg/kg。按醇溶性浸出物测定法热浸法测定,用稀乙醇作溶剂,含醇溶性浸出物不得少于 15.0%。按高效液相色谱测定,含天麻素($C_{13}H_{18}O_7$)和对羟基苯甲醇($C_7H_8O_2$)的总量不得少于 0.25%。

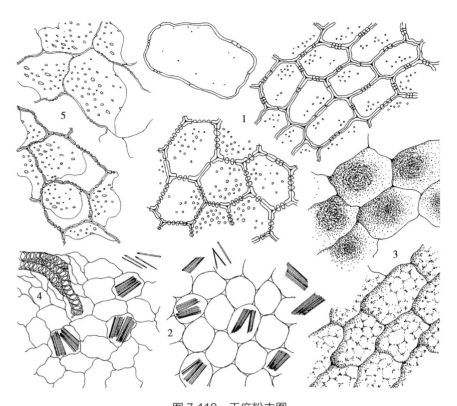

图 7-119　天麻粉末图

1. 厚壁细胞　2. 草酸钙针晶　3. 含糊化多糖类物薄壁细胞　4. 导管　5. 薄壁细胞（示纹孔）

【功效、应用及现代研究】性平,味甘。息风止痉,平抑肝阳,祛风通络。用于小儿惊风,癫痫抽搐,破伤风,头痛眩晕,手足不遂,肢体麻木,风湿痹痛。天麻具有抗惊厥、镇痛、抗炎、镇静催眠、抗衰老、增强免疫力作用,并可使心率减慢、心排血量增加、心肌耗氧量下降,有迅速降压作用;天麻素对神经细胞损伤有保护作用,还有抗自由基和保护细胞膜作用。

山慈菇

（Shancigu；Cremastrae Pseudobulbus；Pleiones Pseudobulbus）

为兰科植物杜鹃兰 *Cremastra appendiculata*（D. Don）Makino、独蒜兰 *Pleione bulbocodioides*（Franch.）Rolfe 或云南独蒜兰 *Pleione yunnanensis* Rolfe 的干燥假鳞茎。前者习称"毛慈菇",后二者习称"冰球子"。主产于贵州、四川等省。夏、秋二季采挖,除去地上部分及泥沙,分开大小置沸水中蒸煮至透心,干燥。毛慈菇:呈不规则扁球形或圆锥形,顶端渐突起,基部有须根痕,表面黄棕色或棕褐色,有纵皱纹或纵沟,中部有 2～3 条微突起的环节,节上有鳞片叶干枯腐烂后留下的丝状纤维;质坚硬,难折断,断面灰白色或黄白色,略呈角质;气微,味淡,带黏性。冰球子:呈圆锥形,瓶颈状或不规则团块,顶端渐尖,尖端断头处呈盘状,基部膨大且圆平,中央凹入,有 1～2 条环节,多偏向一侧;撞去外皮者表面黄白色,带表皮者浅棕色,光滑,有不规则皱纹;断面浅黄色,角质半透明。毛慈菇含黏液即葡萄糖配甘露聚糖（由甘露糖与葡萄糖 2:1 聚成）。性凉,味甘、微辛。清热解毒,化痰散结。

白及

（Baiji；Bletillae Rhizoma）

为兰科植物白及 *Bletilla striata*（Thunb.）Reichb. f. 的干燥块茎。主产于贵州、四川、云

南等省。夏、秋二季采挖,除去须根,洗净,置沸水中煮或蒸至无白心,晒至半干,除去外皮,晒干。呈不规则扁圆形,多有 2~3 个爪状分枝,表面灰白色至灰棕色,或黄白色,有数圈同心环节和棕色点状须根痕,上面有突起的茎痕,下面有连接另一块茎的痕迹。质坚硬,不易折断,断面类白色,角质样。气微,味苦,嚼之有黏性。主要含 1,4-二[4-(葡萄糖氧)苄基]-2-异丁基苹果酸酯、白及甘露聚糖(bletilla mannan,由 4 分子甘露糖和 1 分子葡萄糖组成)。性微寒,味苦、甘、涩。收敛止血,消肿生肌。

复习思考题

1. 试述根类中药的性状鉴别特征。
2. 试述 3 种黄连的性状及显微鉴别特征的区别。
3. 试述来源于伞形科植物的根及根茎类中药有哪些,具有哪些相似的性状鉴别特征及主要的化学成分。
4. 龙胆的药材商品有哪些? 如何区别不同的商品类型?
5. 请论述中药玄参和生地黄的异同点。

第八章

茎木类中药

学习目标

1. 掌握茎木类中药的来源、性状鉴别特征;常用中药大血藤、鸡血藤、沉香、钩藤的来源、性状鉴别、显微鉴别特征、主要化学成分、理化鉴别及含量测定方法。
2. 熟悉木通、川木通、苏木、通草的来源及性状鉴别特征。
3. 了解茎木类常用中药的性味功效等内容。

第一节 概 述

茎木类中药是茎(caulis)类中药和木(lignum)类中药的总称。

茎类中药主要指木本植物的茎,包括茎藤(caulis),如鸡血藤等;茎枝(ramulus),如桂枝等;茎刺(spina),如皂角刺等;茎髓(medulla),如通草等;茎的翅状附属物,如鬼箭羽等。

木类中药指木本植物茎形成层以内的部分,通称木材。木材又分边材和心材。边材形成较晚,含水分较多,颜色稍浅;心材形成较早,位于木质部内方,蓄积了较多的物质,如树脂、挥发油、鞣质、树胶等,颜色较深,质地致密。木类中药多用心材,如苏木等。

一、性状鉴别

应注意观察其形状、大小、表面、颜色、皱纹、质地、折断现象和气味等。

茎类中药多呈圆柱形或扁圆柱形,有的扭曲。表面多呈棕黄色,少数具特殊颜色。外表粗糙,有裂纹及皮孔,节膨大,具叶痕及枝痕。质地坚实。断面纤维性或裂片状,放射状的木质部与射线相间排列,习称"车轮纹""菊花心"等;有的导管孔明显,如川木通;有的有特殊环纹,如鸡血藤;中央大多有髓部,有时呈空洞状。部分药材气味特异,常有助于鉴别,如海风藤味苦,有辛辣感;青风藤苦而无辛辣感。

木类中药多呈不规则的块状、厚片状或长条状。表面有的具有棕褐色树脂状条纹或斑块;有的可见年轮。此外,质地、气味、水试或火试有助于鉴别。

二、显微鉴别

茎木类中药,一般作横切片、纵切片、解离组织片及粉末制片等,观察其显微鉴别特征。

1. 茎类中药 观察组织构造时应注意以下几部分特征:

(1) 周皮或表皮:木栓细胞的形状、层数、增厚情况,落皮层有无等。幼嫩茎的周皮不发达,有表皮。

（2）皮层:注意其存在与否及其在横切面所占比例。木栓形成层如发生在皮层以内,则初生皮层就不存在,而由栓内层(次生皮层)所代替;木栓形成层如发生在皮层,则初生皮层部分存在,其外方常分化为厚角组织或厚壁组织。注意观察细胞的形态及内含物等。

（3）中柱鞘:是否明显存在,有无厚壁组织(如石细胞或纤维)分布。

（4）韧皮部:韧皮薄壁组织和韧皮射线细胞的形态及排列情况,厚壁组织、分泌组织、细胞内含物的有无及其分布。

（5）形成层:多呈环状。

（6）木质部:导管、木纤维、木薄壁细胞、木射线细胞的形态和排列情况。木质茎木部发达,射线细胞常木化具壁孔。

（7）髓部:大多为薄壁细胞,排列疏松,有的具壁孔;有的髓周围具厚壁细胞,散在或形成环髓纤维或环髓石细胞。木质茎髓部较小。

茎类中药的显微鉴别,除应注意各类组织的排列,各种细胞的分布,特别是石细胞和纤维外,还应注意草酸钙结晶和淀粉粒的有无及其形状特征。对于存在于不同部位的厚壁组织,如下皮纤维、中柱鞘纤维、韧皮纤维、木纤维和环髓纤维等,可通过解离组织仔细观察厚壁组织的细胞形态、细胞壁的厚度和木化程度,有无壁孔、层纹和分隔。

双子叶植物木质茎藤,维管束常被射线分隔成明显的放射状。少数为异常构造,有的韧皮部和木质部层状排列成数轮,如鸡血藤;有的具髓部维管束,如海风藤;有的具内生韧皮部,如络石藤;有的具内涵韧皮部,如沉香;有的具多环同心性维管束,如防己科植物。

2. 木类中药　多为木质茎的木质部构造。次生木质部是由形成层纺锤状原始细胞和射线原始细胞形成的轴向系统的导管、管胞、纤维、木薄壁细胞及径向系统的射线薄壁细胞组成。

（1）木类药材切面观察:常观察以下 3 个切面。

1）横切面:年轮呈同心状,射线放射状。主要观察木射线宽度、密度;导管与木薄壁细胞的比例及分布形式(离管薄壁组织或傍管薄壁组织);导管、木纤维的形状、直径、壁厚度等。

2）径向纵切面:射线呈横向带状,年轮为垂直平行带状。主要观察木射线高度及类型(同型射线或异型射线);导管类型、长度、直径及有无侵填体;木纤维大小、壁厚度及纹孔等。

3）切向纵切面:主要观察木射线的宽度、高度及类型(非叠生射线或叠生射线)。

（2）木类药材组织特征观察:木类药材除三切面外,亦可配合解离组织及粉末观察下列组织特征。

1）导管:导管分子的形状、宽度及长度,导管壁上纹孔类型。导管多为具缘纹孔及网纹导管,注意具缘纹孔的形状、大小、密度、排列方式及纹孔口形状;导管分子的端壁倾斜或横生,纹孔呈圆形穿孔或斜梯形。导管中有无侵填体及其形状和颜色。

松柏科的木质部无导管,有管胞。管胞两端较狭细,管胞侧壁上的纹孔为具缘纹孔。

2）木纤维:主要为韧型纤维,纵切面观狭长,末端尖锐,细胞腔狭小,壁厚,有斜裂隙状的单纹孔;有些纤维腔内具中隔形成分隔纤维。横切面观呈类三角形,具胞腔。有的为晶纤维,如苏木等。

3）木薄壁细胞:呈短柱形,壁木化增厚或有单纹孔。有的含淀粉粒或草酸钙结晶。

4）木射线：射线细胞的长轴与半径同向，与导管及纤维的长轴垂直。射线细胞由薄壁细胞组成，细胞壁木化，有的可见壁孔；胞腔内常见淀粉粒或草酸钙结晶。

此外，还要注意分泌组织、细胞内含物的分布和类型。

木类中药，少数为异常构造，有的具内涵韧皮部，如沉香。

第二节　常用中药材

川木通

（Chuanmutong；Clematidis Armandii Caulis）

为毛茛科植物小木通 *Clematis armandii* Franch. 或绣球藤 *Clematis montana* Buch. -Ham. 的干燥藤茎。主产于四川。春、秋二季采收，除去粗皮，晒干，或趁鲜切厚片，晒干。呈长圆柱形，略扭曲。表面黄棕色或黄褐色，有纵向凹沟及棱线；节处多膨大，有叶痕及侧枝痕。残存皮部易撕裂。质坚硬，不易折断。切片边缘不整齐，残存皮部黄棕色，木部浅黄棕色或浅黄色，有黄白色放射状纹理及裂隙，其间布满导管孔，髓部较小，类白色或黄棕色，偶有空腔。气微，味淡。主要含皂苷，如绣球藤皂苷（clemontanoside）A、B 等。性寒，味苦。利尿通淋，清心除烦，通经下乳。

木通

（Mutong；Akebiae Caulis）

为木通科植物木通 *Akebia quinata*（Thunb.）Decne.、三叶木通 *Akebia trifoliata*（Thunb.）Koidz. 或白木通 *Akebia trifoliata*（Thunb.）Koidz. var. *australis*（Diels）Rehd. 的干燥藤茎。主产于江西、四川、浙江、湖北等省。秋季采收，截取茎部，除去细枝，阴干。呈圆柱形，常稍扭曲。表面灰棕色至灰褐色，外皮粗糙而有许多不规则的裂纹或纵沟纹，具突起的皮孔。节部膨大或不明显，具侧枝断痕。体轻，质坚实，不易折断；断面不整齐，皮部较厚，黄棕色，可见淡黄色颗粒状小点；木部黄白色，射线呈放射状排列，髓小或有时中空，黄白色或黄棕色。气微，味微苦而涩。主要含木通苯乙醇苷 B（calceolarioside B），木通皂苷（akeboside）Sta、Stb、Stc、Std、Stg$_1$、Stg$_2$、Sth、Stj、Stk 等成分。性寒，味苦。利尿通淋，清心除烦，通经下乳。

ER-8-1

知识拓展：木通类中药

大血藤

Daxueteng

Sargentodoxae Caulis

【基原】木通科植物大血藤 *Sargentodoxa cuneata*（Oliv.）Rehd. et Wils. 的干燥藤茎，习称"红藤"。主产于湖北、江西、河南、江苏等省。秋、冬二季采收，除去侧枝，截段，干燥。

【性状鉴别】呈圆柱形，略弯曲。表面灰棕色，粗糙，外皮常呈鳞片状剥落，剥落处显暗红棕色；有的可见膨大的节和略凹陷的枝痕或叶痕。质硬，断面皮部红棕色，有数处向内嵌入木部；木部黄白色，有多数细孔状导管，射线呈放射状排列。气微，味微涩。（图 8-1）

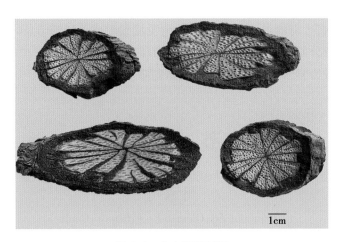

图 8-1 大血藤药材图

【显微鉴别】茎横切面:①木栓细胞多列,含棕红色物。②皮层石细胞常成群,有的含草酸钙方晶。③维管束外韧型。④韧皮部分泌细胞常切向排列,与筛管群相间隔;有石细胞群散在。⑤束内形成层明显。⑥木质部导管多单个散在,周围有木纤维。⑦射线宽广,外侧石细胞较多,有的含草酸钙方晶。⑧髓部有石细胞群。⑨薄壁细胞含棕色或棕红色物。(图 8-2)

【主要成分】主要含酚酸类成分,有没食子酸(gallic acid)、香草酸(vanillic acid)、原儿茶酸(protocatechuic acid)、绿原酸(chlorogenic acid)、右旋二氢愈创木脂酸[(+)-dihydroguaiaretic acid]、红景天苷(salidroside)等。此外,尚含三萜类(如野蔷薇苷 rosamultin)、黄酮类[如表儿茶素(−)-epicatechin]、蒽醌类(如大黄素)及挥发性成分和大血藤多糖等。

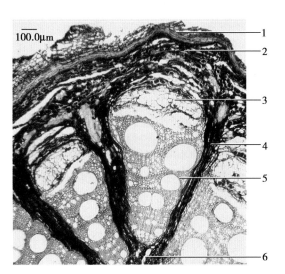

图 8-2 大血藤藤茎横切面详图
1. 木栓层 2. 皮层 3. 韧皮部 4. 射线 5. 木质部
6. 髓部

目前,质量评价的主要指标成分为绿原酸、红景天苷。

【理化鉴别】

(1)粉末甲醇超声提取,蒸干,残渣加甲醇溶解,作为供试品溶液。以大血藤对照药材作对照,按薄层色谱法,用硅胶 G 板,以三氯甲烷-甲醇-丙酮-水(6∶3∶1∶1)的下层溶液为展开剂,置碘蒸气中显色。供试品色谱中,在与对照药材色谱相应的位置上,显相同颜色的斑点。

(2)吸取上述的供试品溶液和对照药材溶液,用硅胶 G 板,以甲苯-乙酸乙酯-甲酸-冰乙酸-水(0.5∶15∶1∶1∶2)为展开剂,置紫外光灯(365nm)下检视。供试品色谱中,在与对照药材色谱相应的位置上,显相同颜色的荧光斑点。

【含量测定】按醇溶性浸出物测定法热浸法测定,用乙醇作溶剂,不得少于 8.0%;按紫外-可见分光光度法测定,含总酚以没食子酸($C_7H_8O_6$)计不得少于 6.8%;按高效液相色谱法测定,含红景天苷(C$_{14}$H$_{20}$O$_7$)不得少于0.040%,含绿原酸(C$_{16}$H$_{18}$O$_9$)不得少于0.20%。

【功效、应用及现代研究】性平,味苦。清热解毒,活血,祛风止痛。用于肠痈腹痛,热毒疮疡,经闭,痛经,跌仆肿痛,风湿痹痛。大血藤有抗菌、抗病毒、抗肿瘤、抗炎、抗氧化、抑制血小板聚集、改善心肌缺血、改善心血管系统等作用。绿原酸具有抗氧化、抗菌、保肝、心脏保护、抗炎、解热等活性;红景天苷是天然抗氧化剂,可通过激活 mTOR 信号缓解肿瘤恶病质小鼠模型中的恶病质症状。

<h2 style="text-align:center">苏木</h2>
(Sumu;Sappan Lignum)

为豆科植物苏木 *Caesalpinia sappan* L. 的干燥心材。主产于台湾、广西、广东、贵州等地。多于秋季采伐,除去白色边材,干燥。呈长圆柱形或对剖半圆柱形。表面黄红色至棕红色,具刀削痕,常见纵向裂缝。质坚硬。断面略具光泽,年轮明显,有的可见暗棕色、质松、带亮星的髓部。气微,味微涩。主要含巴西苏木素(brazilin),原苏木素(protosappanin)A、B、C、E-1、E-2等成分。性平,味甘、咸。活血祛瘀,消肿止痛。

<h2 style="text-align:center">鸡血藤</h2>
Jixueteng
Spatholobi Caulis

【基原】豆科植物密花豆 *Spatholobus suberectus* Dunn 的干燥藤茎。主产于广东、福建、广西、云南等地。秋、冬二季采收,除去枝叶,切片,晒干。

【性状鉴别】呈椭圆柱形、长矩圆形或不规则的斜切片,厚0.3~1cm。栓皮灰棕色,有的可见灰白色斑,栓皮脱落处显红棕色。质坚硬。切面木部红棕色或棕色,导管孔多数;韧皮部有树脂状分泌物呈红棕色至黑棕色,与木部相间排列呈数个同心性椭圆形环或偏心性半圆形环;髓部偏向一侧。气微,味涩。(图8-3)

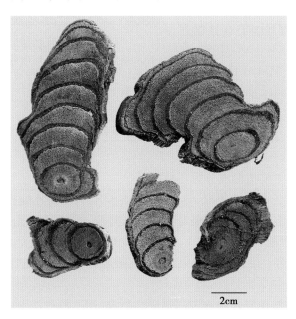

图8-3 鸡血藤药材图

【显微鉴别】茎横切面:①木栓细胞数列,含棕红色物。②皮层较窄,散有石细胞群,胞腔内充满棕红色物;薄壁细胞含草酸钙方晶。③维管束异型,由韧皮部与木质部相间排列成数轮。④韧皮部最外侧为石细胞群与纤维束组成的厚壁细胞层;射线多被挤压;分泌细胞甚多,充满棕红色物,常数个至10多个切向排列成带状;纤维束较多,非木化或微木化,周围细胞含草酸钙方晶,形成晶纤维,含晶细胞壁木化增厚;石细胞群散在。⑤木质部射线有的含棕红色物;导管多单个散在,类圆形;木纤维束亦均形成晶纤维,木薄壁细胞中少数含棕红色物。(图8-4)

粉末:棕黄色。①石细胞多成群,类方形或类圆形,壁厚者层纹明显,有的胞腔内含红棕色物,有的含草酸钙方晶。②纤维及晶纤维多成束,末端的壁易分裂成数条,呈针状。③分泌细胞的胞腔内含红棕色或黄棕色物,常与韧皮射线垂直排列。④棕红色块散在。⑤导管以具缘纹孔为主,有的内含棕红色或黄棕色物。⑥草酸钙结晶方形,类双锥形等。木栓细胞、木射线细胞及木薄壁细胞具纹孔。(图8-5)

【主要成分】 主要含黄酮类成分。异黄酮类有芒柄花素(formononetin)、芒柄花苷(ononin)、樱黄素(prunetin)、阿夫罗摩辛(afromosin)、卡亚宁(cajanin)、大豆黄素(daidzein)等;查耳酮类有甘草查耳酮(licochalcone A)、异甘草素(isoliquiritigenin)、2,4,3′,4′-四羟基查耳酮(2,4,3′,4′-tetrahydroxy-chalcone)等。此外,尚含拟雌内酯类(如苜蓿内酯medicagol)、香豆素类(如白芷内酯angelicin)、三萜类(如羽扇豆醇lupeol)及蒽醌类成分(如大黄素甲醚)等。

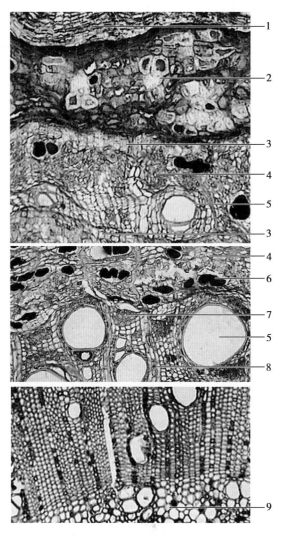

图8-4 鸡血藤藤茎横切面详图
1.木栓层 2.皮层 3.中柱鞘纤维 4.韧皮部
5.木质部 6.分泌细胞 7.木纤维 8.木射线
9.髓部

目前,质量评价的主要指标成分为芒柄花素。

【理化鉴别】粉末乙醇超声提取,蒸干;残渣加水溶解,乙酸乙酯振摇提取,挥干;残渣加甲醇溶解,作为供试品溶液。以鸡血藤对照药材作对照,按薄层色谱法,用硅胶 GF$_{254}$ 板,以二氯甲烷-丙酮-甲醇-甲酸(8:1.2:0.3:0.5)为展开剂,置紫外光灯(254nm)下检视,再以5%香草醛硫酸溶液显色。供试品色谱中,在与对照药材色谱相应的位置上,显相同颜色的斑点。

【含量测定】按醇溶性浸出物测定法热浸法测定,用乙醇作溶剂,含醇溶性浸出物不得少于8.0%。

笔记栏

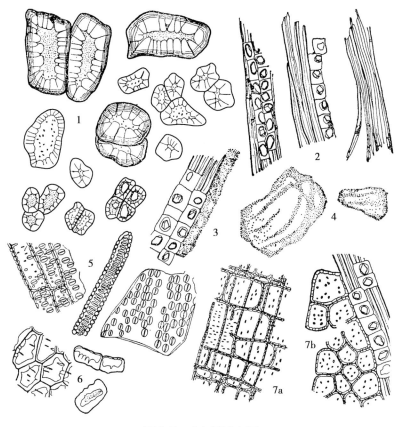

图 8-5　鸡血藤粉末图

1. 石细胞　2. 纤维及晶纤维　3. 分泌细胞　4. 棕色块　5. 导管　6. 木栓细胞
7. 木射线细胞（7a. 径向　7b. 切向）

【功效、应用及现代研究】性温，味苦、甘。活血补血，调经止痛，舒筋通络。用于月经不调，痛经，经闭，风湿痹痛，麻木瘫痪，血虚萎黄。鸡血藤有抗贫血、抗血栓、抗氧化、抗肿瘤、改善造血系统和调节免疫功能等作用。

沉香

Chenxiang

Aquilariae Lignum Resinatum

【基原】瑞香科植物白木香 *Aquilaria sinensis*（Lour.）Gilg 含树脂的木材。主产于广东、海南、广西、福建等地。全年均可采收，割取含树脂的木材，除去不含树脂的部分，阴干。

【性状鉴别】呈不规则块、片状或盔帽状，有的为小碎块。表面凹凸不平，有刀痕，偶有孔洞，可见黑褐色树脂与黄白色木部相间的斑纹，孔洞及凹窝表面多呈朽木状。质较坚实，断面刺状。气芳香，味苦。（图 8-6）

【显微鉴别】横切面：①木射线宽 1~2 列细胞，充满棕色树脂。②导管圆多角形，有的含棕色树脂。③木纤维多角形，壁稍厚，木化。④木间韧皮部扁长椭圆形或条带状，常与射线相交，细胞壁薄，非木化，内含棕色树脂；其间散有少数纤维，有的薄壁细胞含有草酸钙柱晶。

切向纵切面：①木射线细胞同型性，宽 1~2 列细胞，高 4~20 个细胞。②多为具缘纹孔

知识拓展：沉香树脂的产生

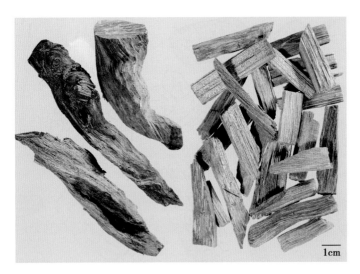

图 8-6　沉香药材图

短节导管,两端平截,具缘纹孔排列紧密,内含黄棕色树脂团块。③纤维细长,壁较薄,有单纹孔。④木间韧皮部细胞长方形。

径向纵切面:木射线排列成横向带状,高 4~20 层细胞,细胞为长方形或略长方形。余同切向纵切面。(图 8-7)

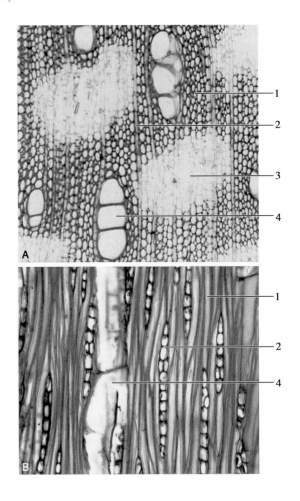

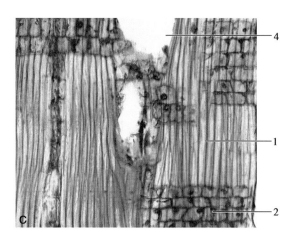

图 8-7　沉香木材三切面详图
A. 横切面　B. 切向切面　C. 径向切面
1. 木纤维　2. 木射线　3. 内涵韧皮部　4. 导管

粉末:黑棕色。①纤维管胞多成束,长梭形,壁较薄,有具缘纹孔。②韧型纤维多离散,有单斜纹孔。③具缘纹孔导管,纹孔排列紧密,内含黄棕色树脂团块。④木射线细胞壁连珠状增厚。⑤木间韧皮薄壁细胞,含黄棕色物质,可见菌丝形成的纵横交错纹理。另外,可见黄棕色树脂团块及草酸钙柱晶。(图 8-8)

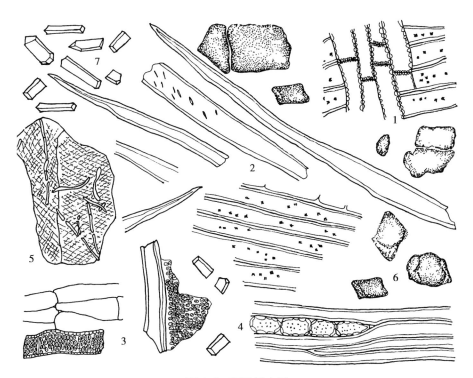

图 8-8　沉香粉末图
1. 纤维管胞　2. 韧型纤维　3. 导管　4. 木射线细胞　5. 木间韧皮薄壁细胞(示纹理及菌丝)
6. 树脂团块　7. 草酸钙柱晶

【主要成分】主要含挥发油及树脂。挥发油中主要成分有沉香四醇(agarotetrol)、沉香螺萜醇(agarospirol)、白木香酸(baimuxinic acid)、白木香醛(baimuxinal)、异白木香醇(isobaimuxinol)及苄基丙酮(benzylacetone)等。此外,尚含三萜类、黄酮类成分。

笔记栏

目前,质量评价的主要指标成分为沉香四醇。

【理化鉴别】

(1) 取醇溶性浸出物,进行微量升华,得黄褐色油状物,香气浓郁;于油状物上加盐酸1滴和香草醛少量,再滴加乙醇1~2滴,渐显樱桃红色,放置后颜色加深。

(2) 粉末乙醚超声提取液,蒸干;残渣加三氯甲烷溶解,作为供试品溶液。以沉香对照药材作对照,按薄层色谱法,用硅胶G板,以三氯甲烷-乙醚(10:1)为展开剂,置紫外光灯(365nm)下检视。供试品色谱中,在与对照药材色谱相应的位置上,显相同颜色的荧光斑点。

(3) 粉末乙醇超声提取,制备供试品溶液。以沉香对照药材、沉香四醇对照品作对照,按高效液相色谱法测定。供试品特征图谱中应呈现6个特征峰,并应与对照药材参照物色谱峰中的6个特征峰相对应,其中峰1应与对照品参照物峰保留时间一致。

【含量测定】按醇溶性浸出物测定法热浸法测定,用乙醇作溶剂,含醇溶性浸出物不得少于10.0%。按高效液相色谱法测定,含沉香四醇($C_{17}H_{18}O_6$)不得少于0.10%。

【功效、应用及现代研究】性微温,味辛、苦。行气止痛,温中止呕,纳气平喘。用于胸腹胀闷疼痛,胃寒呕吐呃逆,肾虚气逆喘急。沉香的水煮液和水煮醇沉液能抑制离体豚鼠回肠的自主收缩,对抗组胺、乙酰胆碱引起的痉挛性收缩;对整体动物腹腔注射沉香水煮醇沉液,能使新斯的明引起的小鼠肠推进运动减慢,呈现肠平滑肌解痉作用。沉香苯提取物能使小鼠睡眠时间延长;白木香酸有一定麻醉、镇痛作用。苄基丙酮是止咳的有效成分;沉香醇提取物能促进体外豚鼠气管抗组胺作用,发挥止喘作用。

通草

(Tongcao;Tetrapanacis Medulla)

为五加科植物通脱木 *Tetrapanax papyrifer*(Hook.)K. Koch 的干燥茎髓。主产于贵州、云南、四川、湖北等省。秋季割取茎,截成段,趁鲜取出髓部,理直,晒干。呈圆柱形。表面白色或淡黄色,有浅纵沟纹。体轻,质松软,稍有弹性,易折断,断面平坦,显银白色光泽,中部有空心或半透明的薄膜,纵剖面呈梯状排列,实心者少见。气微,味淡。含肌醇(inositol)、多糖、单糖及氨基酸等成分。性微寒,味甘、淡。清热利尿,通气下乳。

钩藤

Gouteng

Uncariae Ramulus cum Uncis

【基原】茜草科植物钩藤 *Uncaria rhynchophylla*(Miq.)Miq. ex Havil.、大叶钩藤 *Uncaria macrophylla* Wall.、毛钩藤 *Uncaria hirsuta* Havil.、华钩藤 *Uncaria sinensis*(Oliv.)Havil. 或无柄果钩藤 *Uncaria sessilifructus* Roxb. 的干燥带钩茎枝。钩藤主产于广西、广东、湖北、湖南等地;大叶钩藤主产于广西、广东、云南等地;华钩藤主产于广西、贵州、湖南、湖北等地;毛钩藤主产于福建、广东、广西、台湾等地;无柄果钩藤主产于广东、广西、云南等地。秋、冬二季采收,去叶,切段,晒干。

【性状鉴别】茎枝呈圆柱形或类方柱形,长2~3cm,直径0.2~0.5cm。表面红棕色至紫红色者具细纵纹,光滑无毛;黄绿色至灰褐色者有的可见白色点状皮孔,被黄褐色柔毛。多数枝节上对生两个向下弯曲的钩(不育花序梗),或仅一侧有钩,另一侧为突起的疤痕;钩略扁或稍圆,先端细尖,基部较阔;钩基部的枝上可见叶柄脱落后的窝点状痕迹和环状的托叶痕。质坚韧,断面黄棕色,皮部纤维性,髓部黄白色或中空。气微,味淡。(图8-9)

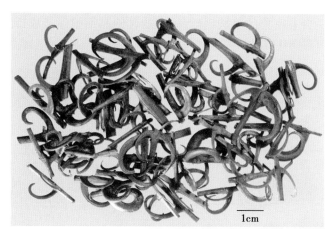

图 8-9　钩藤药材图

【显微鉴别】

1. 茎横切面

（1）钩藤：①表皮细胞 1 列，表面具角质层。②皮层薄壁细胞内含棕色物。③中柱鞘纤维排成断续的环带。④韧皮部纤维单个或成束散在，韧皮射线宽 1 列细胞。⑤木质部导管常数个径向相连，木纤维多数。⑥髓部明显，环髓厚壁细胞 1~2 列，具明显的单纹孔。⑦薄壁细胞中含草酸钙砂晶及少数簇晶，并含淀粉粒。（图 8-10）

（2）大叶钩藤：角质层表面观成条纹状，单细胞或多细胞非腺毛。皮层细胞有的含色素。木质部两侧向内呈弧状突起。

（3）毛钩藤：角质层表面观呈内凹的方格形。复表皮 2~5 层细胞，单细胞非腺毛钩状弯曲，多细胞非腺毛由 2~15 个细胞组成。薄壁细胞仅含草酸钙砂晶。

（4）华钩藤：角质层表面观呈类长方形突起，复表皮，薄壁细胞仅含草酸钙砂晶。

（5）无柄果钩藤：角质层呈不规则的波状纹理，表皮细胞外壁向外突起，具多数单细胞短角状毛，表面有疣状突起。皮层细胞不含色素，有断续成环的石细胞层。木质部向内呈弧状突起。

2. 粉末　淡黄棕色至红棕色。①韧皮部薄壁细胞成片，细胞延长，壁稍厚，次生壁常与初生壁脱离，呈螺旋状或不规则扭曲状。②韧皮纤维甚多，壁极厚，非木化或微木化，孔沟不明显，胞腔线形。③韧型纤维大多成束，甚长，壁稍厚，木化，具明显的单斜孔。

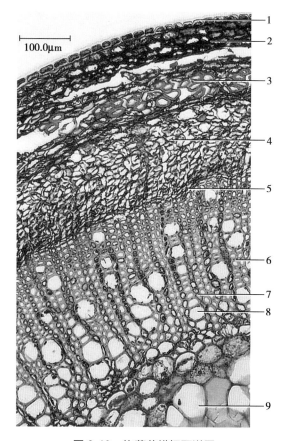

图 8-10　钩藤茎横切面详图
1. 表皮　2. 皮层　3. 中柱鞘纤维　4. 韧皮部　5. 形成层　6. 木纤维　7. 射线　8. 导管　9. 髓部

177

④纤维管胞少见,大多与韧型纤维成束存在,有具缘纹孔。⑤导管为螺纹、网纹、梯纹及具缘纹孔。⑥薄壁细胞中含有密集的草酸钙砂晶,有的含砂晶细胞连接成行。另可见木化薄壁细胞、表皮细胞等。(图8-11)

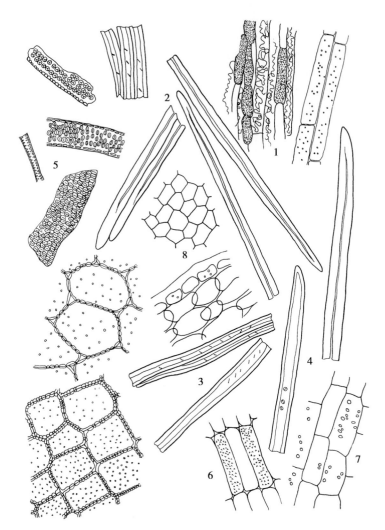

图 8-11 钩藤粉末图
1. 韧皮部薄壁细胞 2. 韧皮纤维 3. 韧型纤维 4. 纤维管胞 5. 导管
6. 草酸钙砂晶 7. 木化薄壁细胞 8. 表皮细胞

(1) 华钩藤:含砂晶细胞较少,砂晶较稀。

(2) 大叶钩藤:单细胞非腺毛多见,非腺毛 2~15 细胞。

(3) 毛钩藤:非腺毛 1~5 细胞。

(4) 无柄果钩藤:少见非腺毛,1~7 细胞。可见厚壁细胞,类长方形。

【主要成分】主要含吲哚类生物碱:钩藤碱(rhynchophylline)、异钩藤碱(isorhynchophylline)、去氢钩藤碱(corynoxeine)、去氢异钩藤碱(isocorynoxeine)、柯南因碱(corynantheine)等。此外,尚含萜类、黄酮等成分。

目前,质量评价的主要指标成分为异钩藤碱。

【理化鉴别】粉末加浓氨试液浸泡后,加三氯甲烷回流提取,滤过,滤液挥干;残渣加甲醇溶解,作为供试品溶液。以异钩藤碱对照品作对照,按薄层色谱法,用硅胶 G 板,以石油醚(60~90℃)-丙酮(6:4)为展开剂,改良碘化铋钾试液显色。供试品色谱中,在与对照品色谱相应的位置上,显相同颜色的斑点。

【含量测定】按醇溶性浸出物测定法热浸法测定,用乙醇作溶剂,含醇溶性浸出物不得少于 6.0%。

【功效、应用及现代研究】性凉,味甘。息风定惊,清热平肝。用于肝风内动,惊痫抽搐,高热惊厥,感冒夹惊,小儿惊啼,妊娠子痫,头痛眩晕。钩藤煎剂、钩藤总碱和钩藤碱对麻醉或不麻醉动物、正常动物或高血压动物均有降压作用,且无快速耐受现象。钩藤总碱、钩藤碱和异钩藤碱具有抗心律失常作用。钩藤煎剂有抗戊四唑所致小鼠惊厥作用。钩藤碱对致痫大鼠的中枢神经系统突触传递有明显抑制效应,具有抗癫痫作用。

复习思考题

1. 木类中药三切面组织构造常观察的内容有哪些?
2. 大血藤与鸡血藤的性状及显微特征有何不同?

第九章

皮 类 中 药

> **学习目标**
>
> 　　1. 掌握皮类常用中药的来源、性状鉴别特征;牡丹皮、厚朴、肉桂、杜仲、黄柏的来源、性状鉴别、显微鉴别特征、主要化学成分、理化鉴别及含量测定方法。
> 　　2. 熟悉桑白皮、合欢皮、关黄柏、白鲜皮、五加皮、秦皮、香加皮、地骨皮的来源及性状鉴别特征。
> 　　3. 了解皮类常用中药的性味功效等内容。

第一节 概　述

　　皮(cortex)类中药通常指来源于被子植物(主要是双子叶植物)或裸子植物树干、枝条或根的形成层以外部分的中药;包括茎干皮、枝皮和根皮。其中,大多数为木本植物茎干的皮,如杜仲、肉桂、黄柏等;少数为根皮,如地骨皮、香加皮、牡丹皮等;也有茎干皮、枝皮和根皮同时入药,如厚朴。

一、性状鉴别

　　因植物来源、取皮部位、采集、加工及干燥的方法不同,皮类中药的性状特征有较大差异。鉴定时,应主要观察其形状、外表面、内表面、折断面及气味等特征。其中,表面、折断面、气味等对于鉴别皮类中药尤为重要。

　　1. 形状　树干皮多粗大而厚,呈长条状或板片状;枝皮则呈细条状或卷筒状;根皮多数呈短片状或短小筒状。常用描述性术语有:

　　平坦状:皮片呈板片状,较平整,如杜仲、黄柏。

　　弯曲状:皮片多向内弯曲,通常取自枝干或较小茎干的皮,易收缩而成弯曲状。根据弯曲的程度不同,又可分为槽状或半管状,如合欢皮;管状或筒状,如牡丹皮;单卷状,如肉桂;双卷筒状,如厚朴;复卷筒状及反曲状等。

　　2. 外表面　一般较粗糙,通常为木栓层。外表面多呈灰黑色、灰褐色、棕褐色或棕黄色等。有的树干皮外表面常有片状剥离或深浅不同的裂纹,或有形状各异的突起物。常有地衣、苔藓等附生。多数树皮可见皮孔,通常为横向,也有纵向。皮孔的边缘略突起,中央略向下凹。皮孔的形状、颜色、分布的密度是鉴别皮类中药的重要特征之一。如合欢皮的皮孔呈红棕色,椭圆形;牡丹皮的皮孔呈灰褐色,横长略凹陷状;杜仲的皮孔呈斜方形。少数皮类中药的外表面有刺,如红毛五加皮;或钉状物,如海桐皮。部分皮类中药的木栓层已除去或部分除去而较光滑,如桑白皮、黄柏等。

3. 内表面　一般较平滑,具粗细不等的纵向皱纹,有的显网状纹理,如椿皮。颜色各不相同,如肉桂呈红棕色,杜仲呈暗紫色,黄柏呈暗黄色或淡棕色,苦楝皮呈黄白色。有些含挥发油的皮类中药的内表面经刻划后出现油痕,而根据油痕的情况,并结合气味,可判断该中药的质量,如肉桂、厚朴。

4. 折断面　皮类中药横向折断面的特征与皮中各组织的组成、排列方式密切相关。折断面主要呈平坦状、颗粒状、纤维状、片层状等,是皮类药材的重要鉴别特征之一。

平坦状:折断面较平坦,无显著突起物,组织中富有薄壁细胞,无石细胞群或纤维束,如牡丹皮。

颗粒状:呈颗粒状突起,组织中富有石细胞群,如肉桂。

纤维状:多显细的纤维状物或刺状物突出,组织中富含纤维,如桑白皮、合欢皮等。

裂片状:呈纤维状小片,组织构造中的纤维束与薄壁组织成层状排列,如黄柏等。

层状:呈明显的层片状,组织构造中的纤维束与薄壁组织成环带状间隔排列,如苦楝皮、黄柏等。

有的外层呈颗粒状,内层呈纤维状,说明外侧多为石细胞群,纤维主要存在于内侧,如厚朴。有的折断时有银白色胶质丝状物相连,如杜仲。有的折断时有粉尘,说明组织细胞中富含淀粉,如白鲜皮。

5. 气味　皮类中药的气味与其所含的化学成分密切相关,也是鉴别皮类中药的重要特征之一。有些皮类中药的外形相似,但其气味却完全不同,如肉桂与桂皮外形相似,前者味甜而微辛,后者则味辛辣而凉。香加皮与地骨皮,前者具有特殊香气,味苦而有刺激感,后者的气、味均较微弱。

二、显微鉴别

皮类中药的组织构造由外向内依次为周皮、皮层、韧皮部。进行显微鉴别时,首先观察横切面各部分组织的界限和宽度,再观察各部分组织的具体特征。

1. 周皮　包括木栓层、木栓形成层与栓内层三部分。

木栓层细胞多整齐地排列成行,细胞扁平,切向延长,壁薄,栓化或木化,黄棕色或含红棕色物质。有的木栓细胞壁均匀或不均匀地增厚,并木化,如杜仲的木栓细胞内壁较厚,肉桂最内一列木栓细胞的外壁特别增厚。木栓层的发达程度随着植物种类的不同而有较大差别。

木栓形成层细胞常为扁平的薄壁细胞,在皮类中药中一般不易区别。

栓内层存在于木栓形成层的内侧,径向排列成行,细胞壁不木栓化,也不含红棕色物质。但有少数含叶绿体而显绿色,称"绿皮层"。有的栓内层为数列多角形厚角细胞,如秦皮。栓内层发达的,其内侧距木栓形成层较远的细胞多为不规则形状,与皮层细胞不易区别。

2. 皮层　多为薄壁细胞,略切向延长,常可见细胞间隙;靠近周皮的细胞常分化成厚角组织。皮层中常可见纤维、石细胞和各种分泌组织,如秦皮、黄柏可见纤维和石细胞;肉桂、厚朴可见油细胞;桑白皮可见乳管。常见的细胞内含物有淀粉粒和草酸钙结晶,如桑白皮、黄柏含方晶;牡丹皮、苦楝皮含簇晶;肉桂含针晶。

3. 韧皮部　包括韧皮部束和韧皮射线两部分。

韧皮部束外方有的为初生韧皮部,其筛管群常呈颓废状而皱缩,其外方常有厚壁组织(如纤维束、石细胞群)构成完整或断续的环带(也称"中柱鞘纤维")。次生韧皮部占大部分,除筛管和伴胞外,常有厚壁组织、分泌组织等;应注意其分布位置、分布特点和细胞特征;有些薄壁细胞内可见结晶体或淀粉粒。

射线可分为髓射线和韧皮射线两种。髓射线较长,常弯曲状,外侧渐宽成喇叭口状;韧皮射线较短;两者都由薄壁细胞构成,不木化,细胞中常含有淀粉粒和草酸钙结晶。射线的宽度和形状也是重要的鉴别特征。

笔记栏

4. 粉末特征 在进行粉末鉴别时,应注意各种细胞的形状、长度、宽度,细胞壁的性质、厚度、纹孔、壁沟及层纹的情况,以及细胞内含物的有无及形态等。尤其厚壁细胞、分泌组织、细胞内含物、木栓细胞等是鉴定的重要依据。如厚朴、黄柏有分枝状石细胞;桑白皮的石细胞内含方晶;黄柏有晶纤维;杜仲的分泌细胞中含橡胶质;厚朴、肉桂有油细胞;苦楝皮、合欢皮含方晶;地骨皮、秦皮含砂晶;苦楝皮、牡丹皮含簇晶;肉桂含针晶。但是,应注意皮类中药的粉末中不应观察到木质部及髓部的组织和细胞,如导管、管胞、木纤维、木薄壁细胞等。

第二节 常用中药材

桑白皮
（Sangbaipi；Mori Cortex）

为桑科植物桑 *Morus alba* L. 的干燥根皮。主产于河南、安徽、浙江、江苏、湖南、四川,野生或栽培。秋末叶落时至次春发芽前采挖根部,刮去黄棕色粗皮,纵向剖开,剥取根皮,晒干。呈扭曲的卷筒状、槽状或板片状,长短宽窄不一。外表面白色或淡黄白色,较平坦,有的残留橙黄色或棕黄色鳞片状粗皮;内表面黄白色或灰黄色,有细纵纹。体轻,质韧,纤维性强,难折断,易纵向撕裂,撕裂时有粉尘飞扬。气微,味微甘。主要含黄酮类化合物,如桑根酮、桑黄酮、桑白皮素等。性寒,味甘。泻肺平喘,利水消肿。

【附药】

1. 桑枝（Sangzhi；Mori Ramulus） 为桑科植物桑 *Morus alba* L. 的干燥嫩枝。春末夏初采收,去叶,晒干,或趁鲜切片,晒干。呈长圆柱形;表面灰黄色或黄褐色,有多数黄褐色点状皮孔及细纵纹;质坚韧,不易折断,断面纤维性,皮部较薄,木部黄白色,射线放射状,髓部白色或黄白色。气微,味淡。主要含黄酮类化合物。性平,味微苦。祛风湿,利关节。

2. 桑叶（Sangye；Mori Folium） 为桑科植物桑 *Morus alba* L. 的干燥叶。初霜后采收,除去杂质,晒干。本品多皱缩、破碎。完整者有柄,叶片展平后呈卵形或宽卵形。先端渐尖,基部截形、圆形或心形,边缘有锯齿或钝锯齿,有的不规则分裂;上表面黄绿色或浅黄棕色,有的有小疣状突起;下表面颜色稍浅,叶脉突出,小脉网状,脉上被疏毛,脉基具簇毛。质脆。气微,味淡、微苦涩。含黄酮及苷类(如芦丁等)、甾体类、三萜类、香豆精及苷类、挥发油、氨基酸及多肽、生物碱、有机酸等。性寒,味甘、苦。疏散风热,清肺润燥,清肝明目。

3. 桑椹（Sangshen；Mori Fructus） 为桑科植物桑 *Morus alba* L. 的干燥果穗。4—6月果实变红时采收,晒干,或略蒸后晒干。本品为聚花果,由多数小瘦果集合而成。呈长圆形;黄棕色、棕红色或暗紫色,有短果序梗;小瘦果卵圆形,稍扁,外具肉质花被片 4 枚。气微,味微酸而甜。主要含芸香苷、花青素苷、胡萝卜素、维生素 B、维生素 C、烟酸、糖类、脂肪油等成分。性寒,味甘、酸。滋阴补血,生津润燥。

牡丹皮
Mudanpi

Moutan Cortex

【基原】毛茛科植物牡丹 *Paeonia suffruticosa* Andr. 的干燥根皮。主产于安徽、河南、四川、陕西、山东等省,全国各地均有栽培。多于秋季采挖,除去细根和泥沙,剥取根皮,晒干;或刮去粗皮,除去木心,晒干。前者习称"连丹皮",后者习称"刮丹皮"。

【性状鉴别】

1. 连丹皮 呈筒状或半筒状,有纵剖开的裂缝,略向内卷曲或张开,长 5~20cm,直径

0.5~1.2cm,厚0.1~0.4cm。外表面灰褐色或黄褐色,有多数横长皮孔样突起和细根痕,栓皮脱落处粉红色;内表面淡灰黄色或浅棕色,有明显细纵纹,常见发亮的结晶。质硬而脆,易折断,断面较平坦,淡粉红色,粉性。气芳香,味微苦而涩。

2. 刮丹皮　外表面有刮刀削痕,呈红棕色或淡灰黄色,有的可见灰褐色斑点状残存外皮。(图9-1)

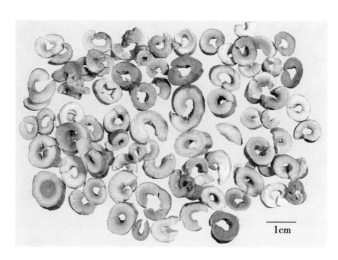

图9-1　牡丹皮药材图

【显微鉴别】横切面:①木栓层为多列细胞。②皮层菲薄。③韧皮部占大部分。④射线宽1~3列细胞。⑤韧皮部、皮层薄壁细胞以及细胞间隙中含草酸钙簇晶。(图9-2)

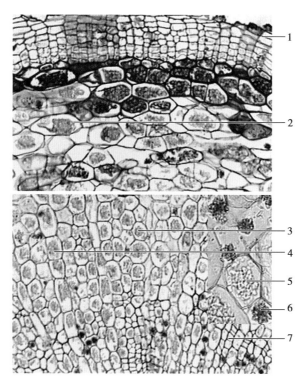

图9-2　牡丹皮根皮横切面详图
1.木栓层　2.皮层　3.韧皮部　4.韧皮射线　5.淀粉粒
6.草酸钙簇晶　7.筛管群

粉末:淡红棕色。①草酸钙簇晶,有的含晶细胞连接,簇晶排列成行,或一个细胞含数个簇晶。②淀粉粒甚多。③连丹皮可见木栓细胞长方形,壁稍厚,浅红色。④草酸钙方晶稀少。(图9-3)

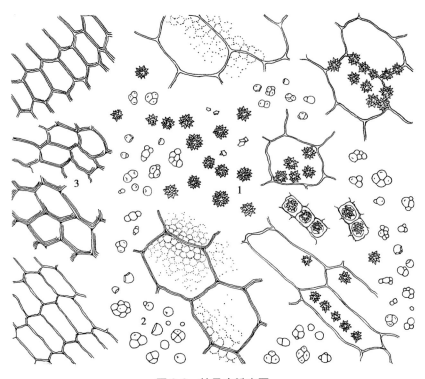

图9-3 牡丹皮粉末图
1.草酸钙簇晶 2.淀粉粒 3.木栓细胞

【主要成分】 含酚类、单萜苷类及挥发油。酚类中有丹皮酚(paeonol)、丹皮酚苷(paeonoside)、丹皮酚原苷(paeonolide)等;单萜苷类中有芍药苷(peaoniflorin)、羟基芍药苷等。

目前,质量评价的主要指标成分为丹皮酚。

【理化鉴别】

(1) 取粉末进行微量升华,升华物在显微镜下呈长柱形、针状、羽状结晶,于结晶上滴加三氯化铁醇溶液,则结晶溶解而呈暗紫色。

(2) 粉末用乙醚提取,挥干,残渣加丙酮溶解,作为供试品溶液。以丹皮酚作为对照品溶液,按薄层色谱法,用硅胶 G 板,以环己烷-乙酸乙酯-冰乙酸(4:1:0.1)为展开剂,喷以2%香草醛硫酸乙醇溶液(1→10),加热至斑点显色。供试品色谱中,在与对照品色谱相应的位置上,显相同颜色的斑点。

【含量测定】 按醇溶性浸出物测定法热浸法测定,用乙醇作溶剂,不得少于 15.0%。按高效液相色谱法测定,含丹皮酚($C_9H_{10}O_3$)不得少于 1.2%。

【功效、应用及现代研究】 性微寒,味苦、辛。清热凉血,活血化瘀。用于热入营血,温毒发斑,吐血衄血,夜热早凉,无汗骨蒸,经闭痛经,跌仆伤痛,痈肿疮毒。牡丹皮水煎剂、丹皮酚有降压作用;丹皮酚具有镇痛、解痉、催眠、抗炎、解热、抗惊厥等作用;牡丹皮在体外对痢疾杆菌、伤寒杆菌等病原菌有较强的抑制作用。

厚朴

Houpo

Magnoliae Officinalis Cortex

知识链接:发汗的含义

【基原】 木兰科植物厚朴 *Magnolia officinalis* Rehd. et Wils. 或凹叶厚朴 *Magnolia officinalis* Rehd. et Wils. var. *biloba* Rehd. et Wils. 的干燥干皮、根皮和枝皮。主产于四川、湖北、浙江、江西等省,多为栽培。4—6月剥取树干皮,置沸水中微煮,堆置阴湿处"发汗",待内表面变紫褐色或棕褐色时,再蒸软,卷成筒状,干燥;根皮及枝皮剥取后可直接阴干。

【性状鉴别】 干皮呈卷筒状或双卷筒状,长30~35cm,厚2~7mm,习称"筒朴";近根部的干皮一端展开如喇叭口,长13~25cm,厚3~8mm,习称"靴筒朴"。外表面灰棕色或灰褐色,粗糙,有时呈鳞片状,较易剥落,有明显椭圆形皮孔和纵皱纹,刮去粗皮者显黄棕色。内表面紫棕色或深紫褐色,较平滑,具细密纵纹,划之显油痕。质坚硬,不易折断,断面颗粒性,外层灰棕色,内层紫褐色或棕色,有油性,有的可见多数小亮星。气香,味辛辣、微苦。

根皮(根朴)呈单筒状或不规则块片;有的弯曲似鸡肠,习称"鸡肠朴"。质硬,较易折断,断面纤维性。

枝皮(枝朴)呈单筒状,长10~20cm,厚1~2mm。质脆,易折断,断面纤维性。(图9-4)

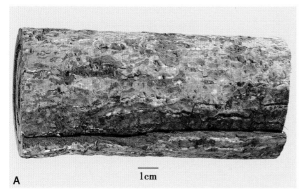
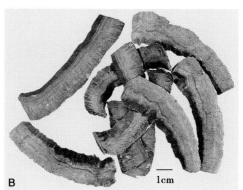

图9-4 厚朴药材图
A.药材 B.饮片

【显微鉴别】 干皮横切面:①木栓层为10余列细胞。②皮层外侧有石细胞环带,内侧散有多数油细胞和石细胞群。③韧皮部射线宽1~3列细胞;纤维多数个成束;亦有油细胞散在。(图9-5)

粉末:棕色。①石细胞类方形、椭圆形、卵圆形或不规则分枝状。②纤维甚多,壁甚厚,有的呈波浪形或一边呈锯齿状,木化,孔沟不明显。③油细胞椭圆形或类圆形,含黄棕色油状物。④木栓细胞淡黄色,多角形,微木化。(图9-6)

【主要成分】 含挥发油、新木脂素类、生物碱及鞣质类。挥发油含 α-、β-桉油醇,占挥发油的94%~98%;新木脂素类有厚朴酚(magnolol)和厚朴酚(honokiol)等;生物碱有木兰箭毒碱、氧化黄心树宁碱。

目前,质量评价的主要指标成分为厚朴酚、和厚朴酚。

【理化鉴别】 粉末甲醇提取作为供试品溶液。以厚朴酚、和厚朴酚混合溶液作为对照品溶液,按薄层色谱法,用硅胶G板,以甲苯-甲醇(17:1)为展开剂,喷以1%香草醛硫酸溶液,加热至斑点显色。供试品色谱中,在与对照品色谱相应的位置上,显相同颜色的斑点。

【含量测定】 按高效液相色谱法测定,含厚朴酚($C_{18}H_{18}O_2$)与和厚朴酚($C_{18}H_{18}O_2$)的总量不得少于2.0%。

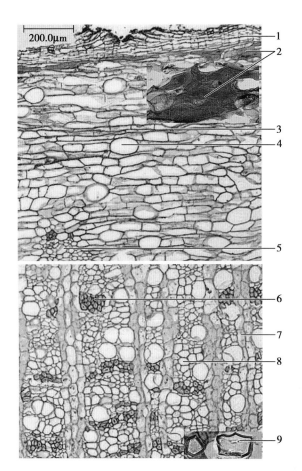

图 9-5 厚朴干皮横切面详图
1.木栓层 2.石细胞 3.皮层 4.油细
胞 5.筛管 6.纤维束 7.韧皮射线
8.韧皮部 9.草酸钙方晶

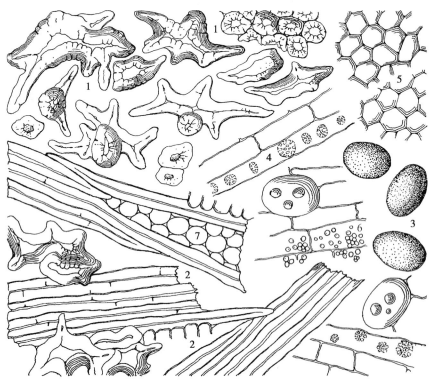

图 9-6 厚朴（凹叶厚朴）粉末图
1.石细胞 2.纤维 3.油细胞 4.筛管分子 5.木栓细胞 6.淀粉粒 7.射线细胞

【功效、应用及现代研究】性温,味苦、辛。燥湿消痰,下气除满。用于湿滞伤中,脘痞吐泻,食积气滞,腹胀便秘,痰饮喘咳。厚朴煎剂具有调整胃肠运动、抗溃疡作用;厚朴具有松弛肌肉、抗炎、镇痛、保肝、促进消化液分泌作用;桉叶醇有镇静作用;厚朴酚、和厚朴酚有抗菌及中枢抑制作用。

【附药】

厚朴花(Houpohua;Magnoliae Officinalis Flos) 木兰科植物厚朴 *Magnolia officinalis* Rehd. et Wils. 或凹叶厚朴 *Magnolia officinalis* Rehd. et Wils. var. *biloba* Rehd. et Wils. 的干燥花蕾。春季花未开放时采摘,稍蒸后,晒干或低温干燥。呈长圆锥形,红棕色至棕褐色。花被肉质,外层花被呈长方倒卵形,内层花被呈匙形。雄蕊多数,花药条形,淡黄棕色,花丝宽而短。心皮多数,分离,螺旋状排列于圆锥形的花托上。花梗长,密被灰黄色茸毛,偶无毛。质脆,易破碎。气香,味淡。含厚朴酚、和厚朴酚等。性微温,味苦。芳香化湿,理气宽中。用于脾胃湿阻气滞,胸脘痞闷胀满,纳谷不香。

肉桂
Rougui
Cinnamomi Cortex

【基原】樟科植物肉桂 *Cinnamomum cassia* Presl 的干燥树皮。主产于广东、广西等地,多为栽培。多于秋季剥取,阴干。根据采收加工方法的不同,分为桂通(官桂)、企边桂、板桂及桂碎4种。桂通(官桂)为剥取栽培5~6年生幼树的干皮、粗枝皮、老树枝皮,不经压制,自然卷曲成筒状。企边桂为剥取10年生以上的干皮,将两端削成斜面,突出桂心,夹在木制的凹凸板中间,压成两侧向内卷曲的浅槽状。板桂为剥取老年树最下部近地面的干皮,夹在木制的桂夹内,晒至九成干,经纵横堆叠,加压,约1个月完全干燥,成为扁平板状。桂碎为桂皮加工过程中的碎块。

【性状鉴别】呈槽状或卷筒状,长30~40cm,宽或直径为3~10cm,厚2~8mm。外表面灰棕色,稍粗糙,有不规则的细皱纹及横向突起的皮孔,有的可见灰白色的斑纹;内表面红棕色,略平坦,有细纵纹,划之显油痕。质硬而脆,易折断,断面不平坦,外层棕色而较粗糙,内层红棕色而油润,两层间有1条黄棕色的线纹。气香浓烈,味甜、辣。(图9-7)

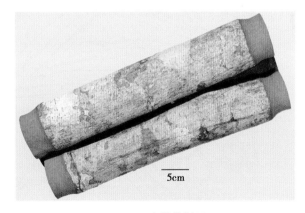

图9-7 肉桂药材图

【显微鉴别】横切面:①木栓细胞数列,最内层细胞外壁增厚,木化。②皮层散有石细胞和分泌细胞。③中柱鞘部位有石细胞群,断续排列成环,外侧伴有纤维束,石细胞通常外壁较薄。④韧皮部射线宽1~2列细胞,含草酸钙细小针晶;纤维常2~3个成束;油细胞随处可见。⑤薄壁细胞含淀粉粒。(图9-8)

粉末:红棕色。①纤维大多单个散在,长梭形,壁厚,木化,纹孔不明显。②石细胞类方形或类圆形,壁厚,有的一面菲薄。③油细胞类圆形或长圆形。④草酸钙针晶细小,散在于射线细胞中。⑤木栓细胞多角形,含红棕色物。(图9-9)

【主要成分】主要含挥发油。油中主要成分为桂皮醛(cinnamic aldehyde),约占85%,并含少量乙酸桂皮酯(cinnamyl acetate)、乙酸丙苯酯(phenylpropy acetate)及桂皮酸(cinnamic acid)等成分。

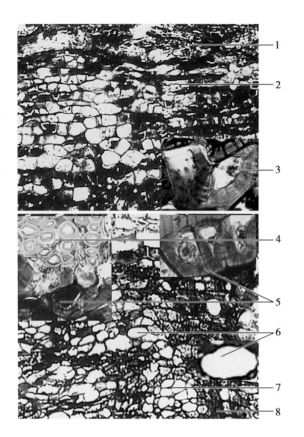

图 9-8 肉桂树皮横切面详图
1. 木栓层 2. 皮层 3. 石细胞 4. 中柱鞘
纤维束 5. 中柱鞘石细胞群 6. 油细胞
7. 韧皮部 8. 韧皮射线

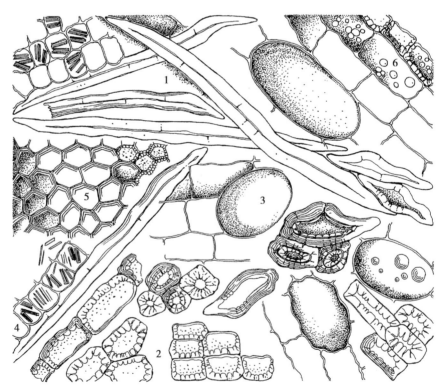

图 9-9 肉桂粉末图
1. 纤维 2. 石细胞 3. 油细胞 4. 射线细胞及草酸钙针晶 5. 木栓细胞 6. 薄壁细
胞及淀粉粒

目前,质量评价的主要指标成分为挥发油和桂皮醛。

【理化鉴别】

(1)取粉末少许,加三氯甲烷振摇后,吸取三氯甲烷液 2 滴于载玻片上,待干,再滴加 10%盐酸苯肼液 1 滴,加盖玻片镜检,可见桂皮醛苯腙的杆状结晶。

(2)粉末乙醇提取液作为供试品溶液。以桂皮醛作为对照品溶液,按薄层色谱法,用硅胶 G 板,以石油醚(60~90℃)-乙酸乙酯(17∶3)为展开剂,以二硝基苯肼乙醇试液显色。供试品色谱中,在与对照品色谱相应的位置上,显相同颜色的斑点。

【含量测定】按挥发油测定法测定,含挥发油不得少于 1.2%(ml/g)。按高效液相色谱法测定,含桂皮醛(C_9H_8O)不得少于 1.5%。

【功效、应用及现代研究】性大热,味甘、辛。补火助阳,引火归原,散寒止痛,温通经脉。用于阳痿宫冷,腰膝冷痛,肾虚作喘,虚阳上浮,眩晕目赤,心腹冷痛,虚寒吐泻,寒疝腹痛,痛经经闭。肉桂对体温具有双向调节作用;肉桂提取物具有抗溃疡、抗炎等作用;桂皮醛有强心、镇静、抗惊厥、镇痛及解热作用。

【附药】

桂枝(Guizhi;Cinnamomi Ramulus) 樟科植物肉桂 *Cinnamomum cassia* Presl 的干燥嫩枝。春、夏二季采收,除去叶,晒干,或切片晒干。呈长圆柱形,多分枝。表面红棕色至棕色,有纵棱线、细皱纹及小疙瘩状的叶痕、枝痕和芽痕,皮孔点状。质硬而脆,易折断。横切面皮部红棕色,木部黄白色至浅黄棕色,髓部略呈方形。有特异香气,味甜、微辛,皮部味较浓。性温,味辛、甘。发汗解肌,温通经脉,助阳化气,平冲降气。用于风寒感冒,脘腹冷痛,血寒经闭,关节痹痛,痰饮,水肿,心悸,奔豚。

杜仲
Duzhong
Eucommiae Cortex

【基原】杜仲科植物杜仲 *Eucommia ulmoides* Oliv. 的干燥树皮。主产于贵州、湖北、四川、云南等省,多为栽培。4—6 月用半环剥法或环剥法剥取树龄 10~20 年的树皮,刮去粗皮,堆置"发汗"至内皮呈紫褐色,晒干。

【性状鉴别】呈板片状或两边稍向内卷,大小不一,厚 3~7mm。外表面淡棕色或灰褐色,有明显的皱纹或纵裂槽纹;有的树皮较薄,未去粗皮,可见明显的皮孔。内表面暗紫色,光滑。质脆,易折断,断面有细密、银白色、富弹性的橡胶丝相连。气微,味稍苦。(图 9-10)

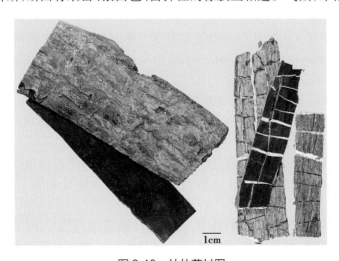

图 9-10 杜仲药材图

笔记栏

【显微鉴别】干皮横切面:①落皮层较厚,内侧有数层木栓细胞,其下为栓内层。②韧皮部有5~7条横向排列的石细胞层,每层约3列细胞,石细胞壁极厚。③射线宽2~3列细胞,有不规则的橡胶丝团块散布,以近石细胞处多见。(图9-11)

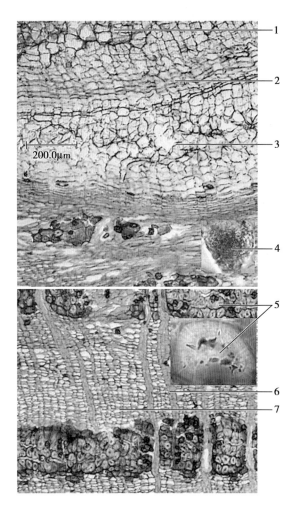

200.0μm

图9-11 杜仲干皮横切面详图
1.落皮层 2.木栓层 3.颓废皮层
组织 4.橡胶丝团 5.石细胞环带
6.韧皮射线 7.韧皮部

粉末:呈棕色。①橡胶丝成条或扭曲成团,表面显颗粒性。②石细胞甚多,大多成群,类长方形、类圆形、长条形或形状不规则,壁厚,有的胞腔内含橡胶团块。③木栓细胞表面观多角形,壁不均匀增厚,木化,有细小纹孔;侧面观长方形,壁三面增厚,一面薄,孔沟明显。(图9-12)

【主要成分】主要含木脂素类、环烯醚萜苷类及橡胶类。木脂素类有松脂醇二葡萄糖苷(pinoresinol-di-β-glucoside)等;环烯醚萜苷类有京尼平苷(geniposide)、桃叶珊瑚苷(aucubin)等;橡胶类有杜仲胶(gutta percha)等。

目前,质量评价的主要指标成分为松脂醇二葡萄糖苷。

【理化鉴别】取粉末1g,加三氯甲烷10ml,浸渍2小时,滤过。滤液挥干,加乙醇1ml,产生具弹性的胶膜。

【含量测定】按醇溶性浸出物测定法热浸法测定,用75%乙醇溶液作溶剂,含浸出物不得少于11.0%。按高效液相色谱法测定,含松脂醇二葡萄糖苷($C_{32}H_{42}O_{16}$)不得少于0.10%。

【功效、应用及现代研究】性温,味甘。补肝肾,强筋骨,安胎。用于肝肾不足,腰膝酸痛,筋骨无力,头晕目眩,妊娠漏血,胎动不安。杜仲水煎液具有明显的免疫增强、抗氧化作用,还有镇静、利尿、抑制子宫收缩等作用;松脂醇二葡萄糖苷有降压作用。

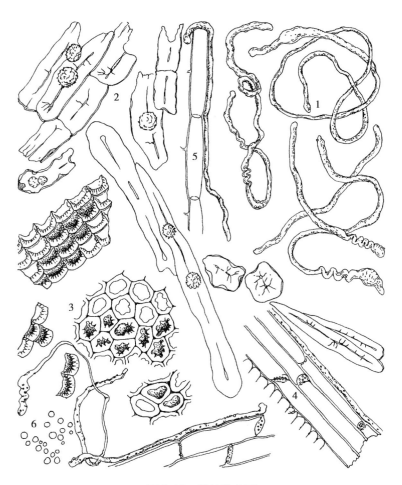

图 9-12　杜仲粉末图

1. 橡胶丝　2. 石细胞（含橡胶团块）　3. 木栓细胞　4. 筛管（管旁射线细胞、橡胶丝）　5. 薄壁组织及橡胶丝　6. 淀粉粒

【附药】

杜仲叶（Duzhongye；Eucommiae Folium）　为杜仲科植物杜仲 *Eucommia ulmoides* Oliv. 的干燥叶。夏、秋二季枝叶茂盛时采收，晒干或低温烘干。多破碎，完整叶片展平后呈椭圆形或卵形。表面黄绿色或黄褐色，微有光泽，先端渐尖，基部圆形或广楔形，边缘有锯齿，具短叶柄。质脆，搓之易碎，折断面有少量银白色橡胶丝相连。性温，味微辛。补肝肾，强筋骨。用于肝肾不足，头晕目眩，腰膝酸痛，筋骨痿软。

合欢皮

（Hehuanpi；Albiziae Cortex）

为豆科植物合欢 *Albizia julibrissin* Durazz. 的干燥树皮。主产于湖北、江苏、浙江、安徽等地。夏、秋二季剥取，晒干。呈卷曲筒状或半筒状。外表面灰棕色至灰褐色，有的密生明显的椭圆形横向皮孔，棕色或棕红色，常附有地衣斑；内表面淡黄棕色或黄白色，平滑，有细密纵纹。质硬而脆，易折断，断面呈纤维性片状，淡黄棕色或黄白色。气微香，味淡、微涩、稍刺舌，而后喉头有不适感。主要含丁香树脂酚-呋喃芹糖基-吡喃葡萄糖苷。性平，味甘。解郁安神，活血消肿。

黄柏

Huangbo

Phellodendri Chinensis Cortex

【基原】 芸香科植物黄皮树 *Phellodendron chinense* Schneid. 的干燥树皮,习称"川黄柏"。主产于四川、贵州、陕西、湖北、云南等省。5 月上旬至 6 月上旬采收。选 10 年左右的树,用环剥或半环剥、砍树等方法剥取树皮后,除去粗皮,晒干。

【性状鉴别】 呈板片状或浅槽状,长宽不一,厚 1~6mm。外表面黄褐色或黄棕色,平坦或具纵沟纹,有的可见皮孔痕及残存的灰褐色粗皮;内表面暗黄色或淡棕色,具细密的纵棱纹。体轻,质硬,断面纤维性,呈裂片状分层,深黄色。气微,味极苦,嚼之有黏性,可使唾液染成黄色。(图 9-13)

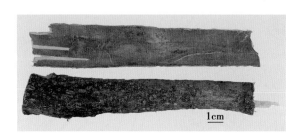

图 9-13 黄柏药材图

知识链接:
晶鞘纤维
的结构

【显微鉴别】 横切面:①未去净外皮者,木栓层由多列长方形细胞组成,内含棕色物质。②皮层较狭窄,散有纤维群及石细胞群,石细胞大多分枝状,壁极厚,层纹明显。③韧皮部占树皮的大部分,外侧有少数石细胞,纤维束切向排列呈断续的层带,又称硬韧部;纤维束周围薄壁细胞中常含草酸钙方晶,形成晶鞘纤维。④韧皮射线宽 2~4 列细胞,常弯曲而细长。⑤栓内层、韧皮部、射线薄壁细胞中含草酸钙方晶,黏液细胞随处可见。(图 9-14)

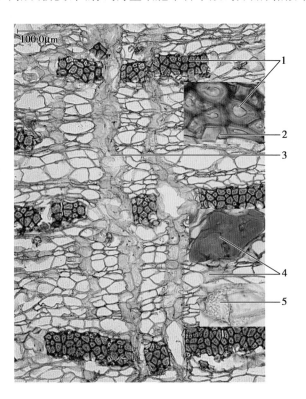

图 9-14 黄柏树皮部分横切面详图(示韧皮部)

1. 纤维束 2. 草酸钙方晶 3. 韧皮射线 4. 石细胞 5. 黏液细胞

粉末:鲜黄色。①纤维鲜黄色,常成束,周围细胞含草酸钙方晶,形成晶纤维;含晶细胞壁木化增厚。②石细胞鲜黄色,类圆形或纺锤形,有的呈分枝状,枝端锐尖,壁厚,层纹明显;有的可见大型纤维状的石细胞。③草酸钙方晶众多。④木栓细胞时有残存,壁稍波状弯曲,淡黄棕色。⑤黏液细胞类圆形。(图 9-15)

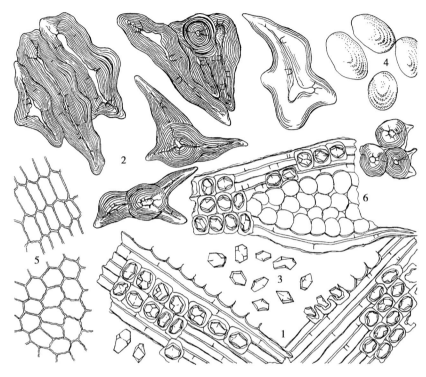

图 9-15 黄柏粉末图
1. 纤维及晶纤维 2. 石细胞 3. 草酸钙方晶 4. 黏液细胞 5. 木栓细胞 6. 射线细胞

【主要成分】含多种生物碱、三萜类、甾醇类、黏液质等。生物碱主要有小檗碱、黄柏碱(phellodendrine)、掌叶防己碱(palmatine)及木兰碱(magnoflorine)等。三萜类有黄柏酮(obacunone,苦味质)、黄柏内酯。

目前,质量评价的主要指标成分为小檗碱和黄柏碱。

【理化鉴别】

(1) 将黄柏断面置于紫外光灯下观察,显亮黄色荧光。

(2) 取粉末 0.1g,加乙醇 10ml,振摇数分钟,滤过;滤液加硫酸 1ml,沿管壁滴加氯试液 1ml,在两液接界处显红色环(检查小檗碱)。

(3) 粉末用 1%乙酸甲醇溶液提取,作为供试品溶液。以黄柏对照药材及盐酸黄柏碱对照品作对照,按薄层色谱法,用硅胶 G 板,以三氯甲烷-甲醇-水(30:15:4)的下层溶液为展开剂,以稀碘化铋钾试液显色。供试品色谱中,在与对照药材色谱和对照品色谱相应的位置上,显相同颜色的斑点。

【含量测定】按醇溶性浸出物测定法冷浸法测定,用稀乙醇作溶剂,不得少于 14.0%。按高效液相色谱法测定,含小檗碱以盐酸小檗碱($C_{20}H_{17}NO_4 \cdot HCl$)计,不得少于 3.0%;含黄柏碱以盐酸黄柏碱($C_{20}H_{23}NO_4 \cdot HCl$)计,不得少于 0.34%。

【功效、应用及现代研究】性寒,味苦。清热燥湿,泻火除蒸,解毒疗疮。用于湿热泻痢,黄疸尿赤,带下阴痒,热淋涩痛,脚气痿躄,骨蒸劳热,盗汗,遗精,疮疡肿毒,湿疹湿疮。黄柏煎剂、醇浸剂具有广谱抗菌作用;小檗碱具有消炎作用;黄柏碱具有降压、抑制中枢神经系统的作用。

关黄柏

（Guanhuangbo；Phellodendri Amurensis Cortex）

为芸香科植物黄檗 *Phellodendron amurense* Rupr. 的干燥树皮，习称"关黄柏"。主产于吉林、辽宁等省。剥取树皮，除去粗皮，晒干。呈板片状或浅槽状，长宽不一；外表面黄绿色或淡棕黄色，较平坦，有不规则的纵裂纹；内表面黄色或黄棕色；体轻，质较硬，断面纤维性，鲜黄色或黄绿色。气微，味极苦，嚼之有黏性。含生物碱，主要为小檗碱、巴马汀等，并含少量黄柏碱、木兰碱、掌叶防己碱、药根碱等。另含黄柏酮、黄柏内酯、黄柏酮酸等。性寒，味苦。清热燥湿，泻火除蒸，解毒疗疮。

白鲜皮

（Baixianpi；Dictamni Cortex）

为芸香科植物白鲜 *Dictamnus dasycarpus* Turcz. 的干燥根皮。主产于辽宁、河北、山东等省。春、秋二季采挖根部，剥取根皮，干燥。药材呈卷筒状，外表面灰白色或淡灰黄色，具细纵皱纹和细根痕，常有突起的颗粒状小点；内表面类白色，有细纵纹。质脆，折断时有粉尘飞扬，断面不平坦，略呈层片状，剥去外层，迎光可见闪烁的小亮点。有羊膻气，味微苦。主要含梣酮（fraxinellone）、黄柏酮（obacunone）、白鲜碱（dictamine）等成分。性寒，味苦。清热燥湿，祛风解毒。

五加皮

（Wujiapi；Acanthopanacis Cortex）

为五加科植物细柱五加 *Acanthopanax gracilistylus* W. W. Smith 的干燥根皮。主产于湖北、河南、四川、湖南、安徽等省。夏、秋二季采挖根部，剥取根皮，晒干。呈不规则卷筒状，外表面灰褐色，有稍扭曲的纵皱纹和横长皮孔样斑痕；内表面淡黄色或灰黄色，有细纵纹。体轻，质脆，易折断，断面不整齐，灰白色。气微香，味微辣而苦。含挥发油，油中有 4-甲氧基水杨醛等；另含树脂、紫丁香苷。性温，味辛、苦。祛风除湿，补益肝肾，强筋壮骨，利水消肿。

秦皮

（Qinpi；Fraxini Cortex）

为木犀科植物苦枥白蜡树 *Fraxinus rhynchophylla* Hance、白蜡树 *Fraxinus chinensis* Roxb.、尖叶白蜡树 *Fraxinus szaboana* Lingelsh. 或宿柱白蜡树 *Fraxinus stylosa* Lingelsh. 的干燥枝皮或干皮。苦枥白蜡树主产于东北三省；白蜡树主产于四川；尖叶白蜡树、宿柱白蜡树主产于陕西。春、秋二季剥取，晒干。枝皮呈卷筒状或槽状，外表面灰色至黑棕色或相间呈斑状，并有灰白色圆点状皮孔及细斜皱纹。内表面黄白色或棕色，平滑。质硬而脆，断面纤维性，黄白色。气微，味苦。干皮为长条状块片，外表面灰棕色，具龟裂状沟纹及红棕色圆形或横长的皮孔。质坚硬，断面纤维性较强。苦枥白蜡树皮含香豆素类化合物，主要为秦皮甲素（aesculin）和秦皮乙素（aesculetin）等。宿柱白蜡树尚含丁香苷、突柱白蜡苷等。性寒，味苦、涩。清热燥湿，收涩止痢，止带，明目。

香加皮

（Xiangjiapi；Periplocae Cortex）

为萝藦科植物杠柳 *Periploca sepium* Bge. 的干燥根皮。主产于山西、河南、河北、山东等省;多为栽培。春、秋二季采挖,剥取根皮,晒干。呈卷筒状或槽状,少数呈不规则的块片状,外表面灰棕色或黄棕色,栓皮松软,常呈鳞片状,易剥落。内表面淡黄色或淡黄棕色,较平滑,有细纵纹。体轻,质脆,易折断,断面不整齐,黄白色。有特异香气,味苦。含挥发油,主要成分为4-甲氧基水杨醛(4-methoxysalicylaldehyde),为香气成分之一;另含洋地黄醇苷类成分杠柳毒苷(periplocin,即北五加苷 G)等,属强心苷类。性温,味辛、苦,有毒。利水消肿,祛风湿,强筋骨。

<h2 style="text-align:center">地骨皮</h2>

(Digupi;Lycii Cortex)

为茄科植物枸杞 *Lycium chinense* Mill. 或宁夏枸杞 *Lycium barbarum* L. 的干燥根皮。枸杞主产于河北、河南、山西、陕西等省,多为野生;宁夏枸杞主产于宁夏、甘肃等地,多为栽培。春初或秋后采挖根部,洗净,剥取根皮,晒干。呈筒状或槽状;外表面灰黄色至棕黄色,粗糙,有不规则纵裂纹,易成鳞片状剥落;内表面黄白色至灰黄色,较平坦,有细纵纹。体轻,质脆,易折断,断面不平坦。气微,味微甘而后苦。含有机酸类,如桂皮酸、蜂花酸、亚油酸等;另含酚类,如柳杉酚(sugiol);还含甜菜碱、东莨菪内酯、大黄素甲醚、维生素 B_1、枸杞酰胺(lyciumamide)等。性寒,味甘。凉血除蒸,清肺降火。

复习思考题

1. 皮类中药通常观察的性状鉴别特征有哪些?
2. 试述厚朴(干皮)的性状和粉末鉴别特征。
3. 试述肉桂的性状、粉末鉴别特征、主要指标成分及理化鉴别方法。

第十章

叶 类 中 药

学习目标

1. 掌握叶类中药的鉴定方法;大青叶、番泻叶的来源、性状鉴别、显微鉴别特征及其主要活性成分。

2. 熟悉石韦、侧柏叶、蓼大青叶、淫羊藿、枇杷叶、枸骨叶、罗布麻叶、紫苏叶、艾叶的来源及性状鉴别特征。

3. 了解叶类常用中药的浸出物、含量测定方法,以及性味功效等内容。

第一节 概 述

叶(folium)类中药是以药用植物的叶入药的中药。大多来源于双子叶植物的叶,包括完整而成熟的叶,如枇杷叶、大青叶、罗布麻叶、桉叶等;嫩叶,如苦竹叶;带叶嫩枝,如侧柏叶;带叶的枝梢,如颠茄叶。多以单叶入药;少为复叶的小叶,如番泻叶。

一、性状鉴别

叶类中药的质地多数较薄,经过采制、干燥、包装和运输等过程,一般均皱缩或破碎;观察时常需将样品浸泡在水中,使其湿润、展开。必要时借助解剖镜或放大镜仔细观察。一般从以下几方面鉴定:①组成:单叶还是复叶。②形状:包括叶片外形、叶缘、叶尖、叶基、叶脉、叶柄的有无和长短、叶鞘的情况等。③大小:选择大、中、小叶片分别测量其长度及宽度。④表面特征:叶片上下表面的颜色、光泽、质地、光滑程度、毛茸情况、腺点或其他特点。有时需要对光观察有无油点(透明点)或灰色斑点(草酸钙结晶)等。⑤气味:可揉搓或热水浸泡进行。

二、显微鉴别

叶类中药的显微鉴别大多通过制作叶片横切片、表皮片及粉末片来进行。

(一)横切面

通常在距叶柄 1/3~1/2 处,去掉叶片的边缘,留约 5mm 的小条,通过主脉制成横切片。

1. 表皮 分为上表皮和下表皮。表皮多为 1 层细胞,排列紧密,呈扁平的长方形或方形;有的为多层细胞,称复表皮(multiple epidermis),如夹竹桃叶。其外壁常较厚,通常被有角质层,角质层常呈波状、放射状、点状及条状等不同的纹理。有时可见到毛茸及气孔。单子叶禾本科植物的叶上表皮细胞中有较大的"运动细胞"。应注意是否有分泌细胞、结晶等存在。

笔记栏

2. 叶肉 是含叶绿体的薄壁组织,位于上、下表皮之间。分化为栅栏组织(palisade tissue)和海绵组织(spongy tissue)。仅上表皮下方有栅栏组织的叶称异面叶(dorsi-ventral leaf)或两面叶(bifacial leaf),如枇杷叶、薄荷叶等。上下表皮细胞内方均有栅栏组织或栅栏组织与海绵组织分化不明显的叶称等面叶(isobilateral leaf),如罗布麻叶、桉叶、番泻叶等。

(1)栅栏组织:通常由1列至数列长柱形的细胞组成,细胞的长轴与表皮垂直,如大青叶、枇杷叶的栅栏组织为3~4列,罗布麻叶上表面处的栅栏组织多为2列,下面多为1列。栅栏组织一般不通过主脉,通过主脉的如番泻叶、穿心莲叶等具有鉴别意义。同时,还应注意栅栏组织的细胞列数、与海绵组织是否易区分、是否含有后含物等。

(2)海绵组织:占叶肉组织的大部分。应注意观察是否含有钟乳体、草酸钙结晶、橙皮苷结晶、色素;有无分泌细胞或分泌组织,如油细胞、黏液细胞、油室、间隙腺毛(广藿香)、乳汁管;有无异形细胞、厚壁细胞(石细胞)存在。

3. 叶脉 是叶片中维管束存在的部位。一般中脉维管束为1个外韧型维管束,木质部位于上方,韧皮部位于木质部的下方。应注意观察维管束的类型,有的为双韧维管束,如罗布麻叶;中柱鞘厚壁组织的有无及其分布、形状,如蓼大青叶、臭梧桐叶维管束外围有纤维等厚壁组织包围;中脉上、下表皮内方有无厚角组织分布;栅栏组织是否通过主脉等。

(二)表皮特征

通过撕取叶的上表皮或下表皮制成表皮片,观察其特征。表皮细胞一般为1层扁平的长方形、多边形或波状不规则细胞,彼此嵌合,排列紧密。注意观察平周壁有无角质层皱纹或突起,垂周壁的弯曲及增厚情况(波状、平直或念珠状);毛茸的种类(腺毛、腺鳞或非腺毛)、长度,组成毛茸的细胞数、形状、分布及毛茸表面的光滑度、木化程度等;气孔的类型、分布等特征。

(三)显微常数

叶类中药的鉴别可通过测定显微常数,如气孔数(stomatal number)、气孔指数(stomatal index)、栅表比(palisade ratio)、脉岛数(vein-islet number)、细脉末端数(veinlet termination number)等,区别同属不同种来源的药材。

1. 气孔数及气孔指数 气孔数是指每平方毫米表皮面积上的气孔平均数。气孔指数是指单位面积表皮内的气孔数占表皮细胞数与气孔数之和的百分比。

$$气孔指数 = \frac{单位面积上的气孔数 \times 100}{单位面积上的气孔数 + 表皮细胞数}$$

气孔指数有一定的范围并且比较恒定,可用来区分不同种的植物和中药。

2. 栅表比 指叶片1个表皮细胞下的栅栏细胞的平均数目。同种植物叶的栅表比是比较恒定的。

3. 脉岛数及细脉末端数 脉岛数是指每平方毫米面积中脉岛(最微细叶脉所包围的叶肉单位)的数目。细脉末端数是指每平方毫米面积内最细小叶脉末端(最终游离的尖端)的数目。同种植物叶的脉岛数、细脉末端数是固定的,并且不受植物生长的年龄和叶片的大小而变化。

(四)粉末特征

注意观察毛茸、表皮细胞、气孔、纤维、分泌组织、厚壁组织、厚角组织、晶体及导管等。一般应注意以下几方面:①表皮细胞的形状、大小,垂周壁的弯曲情况、增厚程度、突起等。②气孔的形状、大小、类型,保卫细胞形状、副卫细胞数量等。③毛茸的类型,如腺毛、腺鳞、

笔记栏

非腺毛等；观察细胞数、形状、壁的增厚情况等。④厚壁组织有无晶纤维、石细胞等特征。⑤分泌组织的有无及类型。

第二节 常用中药材

石韦

（Shiwei；Pyrrosiae Folium）

为水龙骨科植物庐山石韦 *Pyrrosia sheareri*（Bak.）Ching、石韦 *Pyrrosia lingua*（Thunb.）Farwell 或有柄石韦 *Pyrrosia petiolosa*（Christ）Ching 的干燥叶。前两者习称"大叶石韦"，后者习称"小叶石韦"。庐山石韦主产于江西、湖南等省，石韦主产于长江以南各省区，有柄石韦主产于东北、华东、华中等地。全年均可采收，除去根茎和根，晒干或阴干。庐山石韦：叶片略皱缩，展平后呈披针形，先端渐尖，基部耳状偏斜，全缘，边缘常向内卷曲；上表面黄绿色或灰绿色，散布黑色圆形小凹点；下表面密生红棕色星状毛，有的侧脉间布满棕色圆点状孢子囊群。叶柄具四棱，略扭曲，有纵槽。叶片革质。气微，味微涩苦。石韦：叶片披针形或长圆披针形，基部楔形，对称。孢子囊群在侧脉间，排列紧密而整齐。有柄石韦：叶片多卷曲呈筒状，展平后呈长圆形或卵状长圆形，基部楔形，对称；下表面侧脉不明显，布满孢子囊群。均含绿原酸（chlorogenic acid）、芒果苷（mangiferin）等成分。性微寒，味甘、苦。利尿通淋，清肺止咳，凉血止血。

侧柏叶

（Cebaiye；Platycladi Cacumen）

为柏科植物侧柏 *Platycladus orientalis*（L.）Franco. 的干燥枝梢及叶。主产于江苏、广东、海南、河北、山东等地，除新疆、青海外，全国各地均有栽培，为我国特产。多在夏、秋二季采收，阴干。多分枝，小枝扁平。叶细小鳞片状，交互对生，贴伏于枝上，深绿色或黄绿色。质脆，易折断。气清香，味苦涩、微辛。主要含黄酮类成分，如扁柏双黄酮（hinokiflavone）、穗花杉双黄酮（amentoflavone）、新柳杉双黄酮（neocryptomerin）、香橙素（aromadendrin）、槲皮苷（quercetin）、杨梅树素（myricetin）、山奈酚（kaempferol）等。尚含挥发油 0.75%～1%，主要为 α-侧柏酮（α-thujone）、侧柏烯（thujene）、小茴香酮（fenchone）及脂类成分棕榈酸、月桂酸、硬脂酸等。性寒，味苦、涩。凉血止血，化痰止咳，生发乌发。

【附药】

柏子仁（Baiziren；Platycladi Semen） 为柏科植物侧柏 *Platycladus orientalis*（L.）Franco 的干燥成熟种仁。秋、冬二季采收成熟种子，晒干，除去种皮，收集种仁，即得。种仁呈长卵形或长椭圆形，长 4～7mm，直径 1.5～3mm，表面黄白色或淡黄棕色，外被膜质内种皮，顶端略尖，有深褐色小点，基部钝圆。质软，富油性。气微香，味淡。含柏木醇（cedrol）、谷甾醇（sitosterol）和双萜类成分（如红松内酯 pinusolide），以及脂肪油（约 14%）、挥发油、皂苷等成分。性平，味甘。养心安神，润肠通便，止汗。

蓼大青叶

（Liaodaqingye；Polygoni Tinctorii Folium）

为蓼科植物蓼蓝 *Polygonum tinctorium* Ait. 的干燥叶。主产于河北安国、山东、辽宁、山西等地。夏、秋二季枝叶茂盛时采收 2 次,除去茎枝和杂质,干燥。叶多皱缩、破碎,完整者展开后呈椭圆形;蓝绿色或黑蓝色,先端钝,基部渐狭,全缘。叶脉浅黄棕色,于下表面略突起。叶柄扁平,偶带膜质托叶鞘。质脆。气微,味微涩而稍苦。含靛青苷(indican)、靛蓝(indigo)、靛玉红(indirubin)、色胺酮(tryptanthrin)等成分。性寒、味苦。清热解毒,凉血消斑。

淫羊藿

(Yinyanghuo;Epimedii Folium)

为小檗科植物淫羊藿 *Epimedium brevicornum* Maxim. 、箭叶淫羊藿 *Epimedium sagittatum* (Sieb. et Zucc.)Maxim.、柔毛淫羊藿 *Epimedium pubescens* Maxim. 或朝鲜淫羊藿 *Epimedium koreanum* Nakai 的干燥叶。主产于山西、湖北、浙江、安徽等省。夏、秋季茎叶茂盛时采割,除去粗梗及杂质,晒干或阴干。淫羊藿:二回三出复叶;小叶片卵圆形,先端微尖,顶生小叶基部心形,两侧小叶较小,偏心形,外侧较大,呈耳状,边缘具黄色刺毛状细锯齿;上表面黄绿色,下表面灰绿色,主脉 7~9 条,基部有稀疏细长毛,细脉两面突起,网脉明显。叶片近革质。气微,味微苦。箭叶淫羊藿:一回三出复叶;小叶片长卵形至卵状披针形,先端渐尖,两侧小叶基部明显偏斜,外侧呈箭形。下表面疏被粗短伏毛或近无毛。叶片革质。柔毛淫羊藿:一回三出复叶;叶下表面及叶柄密被茸毛状柔毛。朝鲜淫羊藿:二回三出复叶;小叶较大,先端长尖。叶片较薄。均主要含淫羊藿苷(icariin)等黄酮类化合物。性温,味辛、甘。补肾阳,强筋骨,祛风湿。

大青叶

Daqingye

Isatidis Folium

【基原】 十字花科植物菘蓝 *Isatis indigotica* Fort. 的干燥叶。主产于河北、江苏、浙江、安徽、河南等地。夏、秋二季分 2~3 次采收,除去杂质,晒干。

【性状鉴别】 多皱缩卷曲,有的破碎。完整叶片呈长椭圆形至长圆状倒披针形,长 5~20cm,宽 2~6cm;上表面暗灰绿色,有时可见色较深、微突起的小点;先端钝圆,全缘或微波状,基部狭窄下延至叶柄呈翼状;叶柄长 4~10cm,淡棕黄色;叶脉于叶背较明显。质脆。气微,味微酸、苦、涩。(图 10-1)。

【显微鉴别】 叶横切面:①上、下表皮均为 1 列切向延长的细胞,外被角质层。②叶肉中栅栏细胞 3~4 列,近长方形,与海绵组织无明显区分。③主脉维管束 4~9 个,中间 1 个较大,外韧型;且每个维管束的上、下侧均分布厚壁组织。④分泌细胞类圆形,分布于薄壁细胞中,略小于周围的薄壁细胞,内含棕黑色颗粒状物质。(图 10-2)

粉末:绿褐色。①下表皮细胞垂周壁稍弯曲,略呈连珠状增厚。②气孔不等式,副卫细胞 3~4 个。③叶肉组织分化不明显,细胞中含蓝色细小颗粒状物,亦含橙皮苷样结晶。(图 10-3)。

【主要成分】 鲜叶含菘蓝苷(大青素 B,isatan B)约 1%、靛玉红(indirubin)、色胺酮(tryptanthrin)、β-谷甾醇(β-sitosterol)等成分。其中,菘蓝苷易被弱碱或酶水解,生成吲哚醇(indoxyl),继而氧化成靛蓝(indigo)。此外,尚含芥苷(glucobrassicin)、新芥苷(neoglucobrassicin)、*l*-磺基芥苷及多种氨基酸等。

目前,质量评价的主要指标成分为靛蓝、靛玉红。

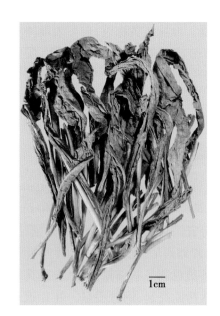

图 10-1　大青叶药材图

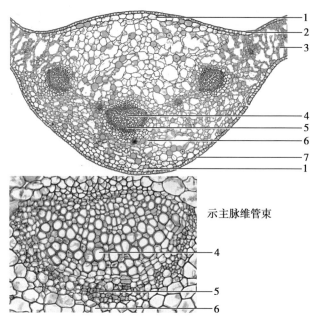

示主脉维管束

图 10-2　大青叶叶脉横切面详图
1.厚角组织　2.上表皮　3.叶肉组织　4.木质部　5.韧皮部　6.纤维束　7.下表皮

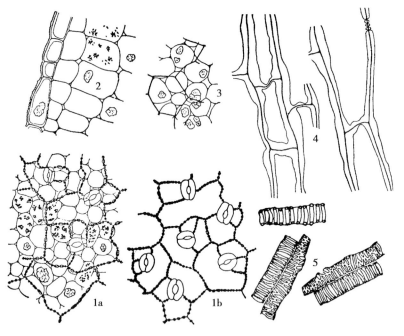

图 10-3　大青叶粉末图
1.表皮细胞及气孔(1a.上表皮　1b.下表皮)　2.靛蓝结晶　3.橙皮苷样结晶
4.厚角组织　5.导管

【理化鉴别】

（1）取本品粉末进行微量升华,镜检可见蓝色或紫红色细小针状、片状或簇状结晶。

（2）取本品粉末水浸液,在紫外光灯(365nm)下观察,呈现蓝色荧光。

（3）粉末三氯甲烷回流提取,浓缩,作为供试品溶液。以靛蓝、靛玉红对照品作为对照,按薄层色谱法,用硅胶 G 板,以环己烷-三氯甲烷-丙酮(5:4:2)为展开剂。供试品色谱中,在与对照品色谱相应的位置上,分别显相同颜色的斑点。

【含量测定】按醇溶性浸出物测定法热浸法测定,用乙醇作溶剂,含醇溶性浸出物不得少于 16.0%。按高效液相色谱法测定,含靛玉红($C_{16}H_{10}N_2O_2$)不得少于 0.020%。

【功效、应用及现代研究】性寒,味苦。清热解毒,凉血消斑。用于温病高热、神昏、发斑发疹、痄腮、喉痹、丹毒、痈肿等。大青叶具有抗菌、抗病毒、抗钩端螺旋体、抗内毒素、抗炎、解热、免疫增强、保肝利胆等作用。靛蓝具有抗紫外线、抗氧化、抗菌、抗炎、免疫抑制等作用;靛玉红具有抗炎、抗病毒、抗肿瘤等作用。

枇杷叶
(Pipaye;Eriobotryae Folium)

为蔷薇科植物枇杷 *Eriobotrya japonica*(Thunb.)Lindl. 的干燥叶。主产于江苏、浙江、广东等省。全年均可采收,晒至七八成干后,扎成小把,再晒干。呈长圆形或倒卵形;先端尖,基部楔形,边缘具疏锯齿,近基部全缘;上表面灰绿色、黄棕色或红棕色,较光滑;下表面密被黄色茸毛,主脉于下表面显著突起,侧脉羽状。叶柄极短,被棕黄色茸毛。叶片革质而脆,易折断。气微,味微苦。含苦杏仁苷(amygdalin)、枇杷苷Ⅰ(eriobotroside Ⅰ)、熊果酸(ursolic acid)、齐墩果酸(oleanolic acid)、酒石酸(tartaric acid)、苹果酸(malic acid),以及皂苷、鞣质、糖类、维生素等成分。性微寒,味苦。清肺止咳,降逆止呕。

番泻叶
Fanxieye
Sennae Folium

【基原】豆科植物狭叶番泻 *Cassia angustifolia* Vahl 或尖叶番泻 *Cassia acutifolia* Delile 的干燥小叶。主产于印度、埃及和苏丹,我国云南、海南有栽培。花开放前摘取叶片,阴干,或剪去枝条,摘取叶片,晒干,按全叶、碎叶分别包装。

【性状鉴别】

1. 狭叶番泻 叶呈长卵形或卵状披针形,长 1.5~5cm,宽 0.4~2cm,叶端急尖,叶基部稍不对称,全缘。上表面黄绿色,下表面浅黄绿色,陈叶呈浅棕色。无毛或近无毛,叶脉稍隆起。革质。气微弱而特异,味微苦,稍有黏性。

2. 尖叶番泻 叶呈披针形或长卵形,略卷曲,叶端短尖或微突,叶基不对称,两面均有细短毛茸。(图 10-4)

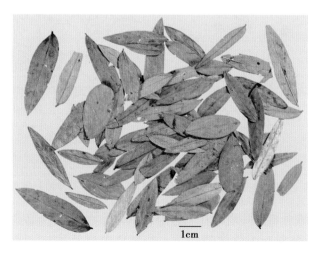

图 10-4 番泻叶药材图

【显微鉴别】叶片横切面：①表皮细胞1列类长方形，常含黏液质，外被角质层；上、下表皮均有气孔和单细胞非腺毛。②叶肉组织为等面叶型，均有1列栅栏细胞；上表面的栅栏细胞长柱形，通过主脉；下表面的栅栏细胞较短，靠主脉下方具厚角组织；海绵组织细胞中常含有草酸钙簇晶。③主脉维管束外韧型，上下两侧均有微木化的中柱鞘纤维束，且纤维外侧的薄壁细胞中含草酸钙方晶。（图10-5）

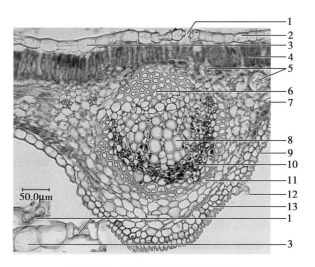

图10-5 番泻叶叶片横切面详图
1.气孔 2.上表皮 3.黏液细胞 4.栅栏组织 5.草酸钙簇晶 6.中柱鞘纤维 7.海绵组织 8.木质部 9.下表皮 10.韧皮部 11.草酸钙方晶 12.非腺毛 13.厚角组织

粉末：淡绿色或黄绿色。①上、下表皮细胞表面观呈多角形，垂周壁平直；上、下表皮均有气孔，多为平轴式，副卫细胞大多为2个，也有3个。②非腺毛单细胞，壁厚，有疣状突起。③晶鞘纤维多。④草酸钙簇晶存在于薄壁细胞。（图10-6）

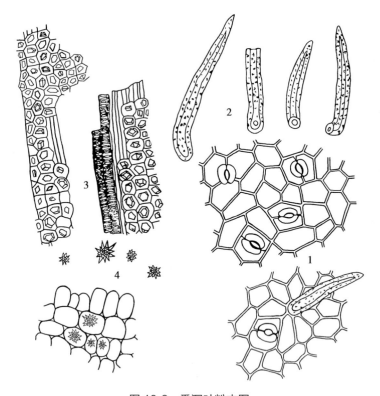

图10-6 番泻叶粉末图
1.表皮细胞及气孔 2.非腺毛 3.晶鞘纤维 4.草酸钙簇晶

【主要成分】①两种番泻叶均含有二蒽酮苷类化合物，主要为番泻苷（sennoside）A、B、C、D；A与B、C与D分别互为立体异构体。②游离蒽醌及其苷：大黄酸葡萄糖苷（rhein monoglucoside）、芦荟大黄素葡萄糖苷（aloe-emodin monoglucoside）及少量的大黄酸（rhein）、芦荟大黄素(aloe-emodin)、大黄酚(chrysophanol)等。③其他成分有番泻叶山奈苷(kaempferin)、蜂花醇(triacontanol)、水杨酸、硬脂酸、棕榈酸、异鼠李素及植物甾醇等。

目前,质量评价的主要指标成分为番泻苷A、番泻苷B。

【理化鉴别】

(1) 取粉末加水和盐酸,水浴加热,乙醚振摇提取;醚层加无水硫酸钠脱水,蒸干;加氨试液,溶液显黄色或橙色,置水浴中加热,变为紫红色。

(2) 粉末稀乙醇提取,蒸干,残渣加水溶解,用石油醚(60~90℃)振摇提取,水液蒸干,残渣加稀乙醇溶解,作为供试品溶液。以番泻叶对照药材作为对照,按薄层色谱法,用硅胶G板,以乙酸乙酯-正丙醇-水(4:4:3)为展开剂,置紫外光灯(365nm)下检视。供试品色谱中,在与对照药材色谱相应的位置上,呈现相同颜色的荧光斑点;喷20%硝酸溶液,于120℃加热约10分钟,放冷,再喷以5%氢氧化钾的稀乙醇溶液;供试品色谱中,在与对照药材色谱相应的位置上,显相同颜色的斑点。

【含量测定】按高效液相色谱法测定,含番泻苷A($C_{42}H_{38}O_{20}$)和番泻苷B($C_{42}H_{38}O_{20}$)的总量,不得少于1.1%。

【功效、应用及现代研究】性寒,味甘、苦。泄热行滞,通便,利水;用于热结积滞、便秘腹痛、水肿胀满。番泻叶中的结合型蒽醌类成分有明显泻下作用;番泻叶水提液对多种致病细菌、真菌有抑制作用。此外,番泻叶还有止血、解痉等作用。

枸骨叶
(Gouguye;Ilicis Cornutae Folium)

为冬青科植物枸骨 *Ilex cornuta* Lindl. ex Paxt. 的干燥叶,又称"功劳叶"。主产于河南、安徽、湖北、江苏等地。秋季采收后,除去杂质,晒干。叶片呈类长方形或矩圆状长方形,偶有长卵圆形,先端具3枚较大的硬刺齿,顶端1枚常反曲,基部平截或宽楔形,两侧有时各具刺齿1~3枚,边缘稍反卷;长卵圆形叶常无刺齿。上表面黄绿色或绿褐色,有光泽;下表面灰黄色或灰绿色。叶脉羽状,叶柄较短。革质,硬而厚。气微,味微苦。含三萜皂苷类成分,如苦丁茶苷(cornutaside)A、B、C、D,地榆苷(ziyuglucoside)Ⅰ、Ⅱ,冬青苷(ilexside)A、B,熊果酸(ursolic acid)、齐墩果酸(oleanolic acid)、咖啡因(caffeine)、鞣质、苦味素等成分。性凉,味苦。清热养阴,益肾,平肝。

罗布麻叶
(Luobumaye;Apocyni Veneti Folium)

为夹竹桃科植物罗布麻 *Apocynum venetum* L. 的干燥叶。主产于东北、西北、华中、华北等地。夏季采收,除去杂质,干燥。叶多皱缩卷曲,有的破碎,完整叶片展平后呈椭圆状披针形或卵圆状披针形;淡绿色或灰绿色,先端钝,有小芒尖,基部钝圆或楔形;边缘具细齿,常反卷,两面无毛;叶脉于下表面突起;叶柄细。质脆。气微,味淡。主要含黄酮类成分,如异槲皮苷(罗布麻甲素,isoquercitrin)、槲皮素(罗布麻乙素,quercetin)、山奈酚(kaempferol),以及芸香苷(芦丁,rutin)、金丝桃苷(hyperoside)等。性凉,味甘、苦。平肝安神,清热利水。

紫苏叶
(Zisuye;Perillae Folium)

为唇形科植物紫苏 *Perilla frutescens* (L.) Britt. 的干燥叶(或带嫩枝)。主产于江苏、浙江、河北等省,多为栽培。夏季枝叶茂盛时采收,除去杂质,晒干。叶片多皱缩卷曲、破碎,完整者展平后呈卵圆形,先端长尖或急尖,基部圆形或宽楔形,边缘具圆锯齿。两面紫色或上表面绿色,下表面紫色,疏生灰白色毛,下表面有多数凹点状的腺鳞。叶柄紫色或紫绿色。质脆。带嫩枝者,紫绿色,断面中部有髓。气清香,味微辛。主要含挥发油,有紫苏醛(perillaldehyde)、柠檬烯(limonene)、β-丁香烯(β-caryophyllene)、紫苏酮(perillaketone)、紫苏烯(perillene)、紫苏苷(perilloside)等成分。性温,味辛。解表散寒,行气和胃。

【附药】

1. 紫苏梗(Zisugeng;Perillae Caulis) 为唇形科植物紫苏 *Perilla frutescens*(L.)Britt. 的干燥茎。秋季果实成熟后采割,除去杂质,晒干,或趁鲜切片,晒干。呈方柱形,四棱钝圆,长短不一,表面紫棕色或暗紫色,四面有纵沟和细纵纹,节部稍膨大,有对生的枝痕和叶痕。体轻,质硬,断面裂片状。切片常呈斜长方形,木部黄白色,射线细密,呈放射状,髓部白色,疏松或脱落。气微香,味淡。性温,味辛。理气宽中,止痛,安胎。

2. 紫苏子(Zisuzi;Perillae Fructus) 为唇形科植物紫苏 *Perilla frutescens*(L.)Britt. 的干燥成熟果实。秋季果实成熟时采收,除去杂质,晒干。呈卵圆形或类球形,表面灰棕色或灰褐色,有微隆起的暗紫色网纹,基部稍尖,有灰白色点状果梗痕。果皮薄而脆,易压碎。种子黄白色,种皮膜质,子叶2,类白色,有油性。压碎有香气,味微辛。性温,味辛。降气化痰,止咳平喘,润肠通便。

艾叶

(Aiye;Artemisiae Argyi Folium)

为菊科植物艾 *Artemisia argyi* Lévl. et Vant. 的干燥叶。夏季花未开时采摘,除去杂质,晒干。叶多皱缩、破碎,有短柄。完整叶片展平后呈卵状椭圆形,羽状深裂,裂片椭圆状披针形,边缘有不规则的粗锯齿;上表面灰绿色或深黄绿色,有稀疏的柔毛和腺点;下表面密生灰白色茸毛。质柔软。气清香,味苦。主要含挥发油,如桉油精(cineole)、α-萜品烯醇(α-terpineol)、反式-香苇醇(trans-carveol)、β-石竹烯(β-caryophyllene)、α-蒎烯(α-pinene)、β-蒎烯(β-pinene)、α-松油烯(α-terpinene)、蒿属醇(artemisia alcohol)、樟脑(camphor),以及龙脑(borneol)等成分。性温,味辛、苦;有小毒。温经止血,散寒止痛;外用祛湿止痒。

复习思考题

1. 什么是气孔数和气孔指数? 有何意义?
2. 番泻叶横切面的主要鉴别特征有哪些?
3. 番泻叶粉末的主要鉴别特征有哪些?

第十一章

花 类 中 药

笔记栏

11章PPT

PPT 课件

📄 学习目标

1. 掌握花类常用中药的来源、性状鉴别特征；丁香、金银花、红花、西红花的显微鉴别特征及其主要活性成分；道地药材的主产地。

2. 熟悉花类常用中药的理化鉴定方法，花粉粒的形态和萌发孔数与观察面的关系。

3. 了解花类常用中药的浸出物、含量测定方法，以及性味功能等内容。

第一节 概 述

花（flos）类中药是指以完整的花、花序或花的一部分为药用部位的中药。通常包括完全开放的花，如洋金花、红花等；或以花蕾入药，如辛夷、丁香、金银花、槐米等；花序有的采收已开放的花，如菊花、旋覆花，有的采收未开放的花，如款冬花；亦有带花的果穗，如荆芥穗、夏枯草。还有仅以花的某一部分入药，如西红花为柱头，松花粉和蒲黄为花粉粒，玉米须为花柱，莲须为雄蕊。

一、性状鉴别

花类中药经过采收、加工、包装等程序后，常干缩、破碎，其形状、颜色、气味等均有变化。鉴别干燥变形的花类药材需放入温水中软化，展开后观察。如果花或花序较小，肉眼不易辨认清楚，则需借助放大镜、解剖镜观察。花类中药的鉴别应注意形状、大小、颜色、表面特征、质地、气味等特征。完整的单花药材应观察花托的形状、数目及位置，花萼的长短、分裂情况、数目及表面特征，花冠的颜色、形状，雄蕊和雌蕊的数目、着生位置、形状、颜色、表面特征等。花序中药应注意花序类别、总苞、苞片的数目、形状、大小、颜色等。

二、显微鉴别

花类中药主要鉴别花粉粒、柱头表皮细胞、花冠表皮细胞、茸毛、分泌组织、厚壁细胞等。一般制作表面制片和粉末片进行观察，少数需要对花托、花梗、较厚的花萼、苞片制作横切片。

1. 花萼和苞片 与叶片构造相似，叶肉组织分化不明显。鉴别时应主要观察表皮细胞的形态、气孔、毛茸、分泌组织、草酸钙结晶、厚壁细胞等特征。如红花中含有分泌细胞，薄壁细胞中含草酸钙方晶；金银花中有草酸钙簇晶；洋金花中有草酸钙砂晶；锦葵花花萼中有黏液。

2. 花冠（花瓣） 与叶片的构造相似，但变异较大。鉴别时应注意表皮细胞分化情况、

205

分泌组织等特征。上表皮细胞常呈乳头状或毛茸状突起,无气孔,如密蒙花花冠裂片顶端的表皮细胞呈乳突状,红花则呈短茸毛状;下表皮细胞的垂周壁常呈波状弯曲、具内脊或向胞腔内弯曲而形成小囊状胞间隙,有的有少数毛茸及气孔存在。相当于叶肉的部分由数层排列疏松的大型薄壁细胞组成,有的可见分泌组织和贮藏物质。如丁香花瓣中有油室,红花有管状分泌组织,内贮红色物质。维管束细小,仅见少数螺纹导管。

3. 雄蕊　雄蕊由花丝和花药两部分组成;花药主要为花粉囊,内有花粉粒。花类中药的鉴别应重点观察花丝表皮细胞和花粉粒的特征。有的花丝表皮有非腺毛,如闹羊花花丝下部被有两种非腺毛。花粉囊内壁细胞的壁常不均匀地增厚,有网状、螺旋状、环状或点状等,并且大多木化,为花类中药的普遍特征。成熟花粉粒有内、外两层壁;内层壁薄,主要由果胶质和纤维素组成;外层壁厚,含脂肪类化合物和色素。花粉粒的外壁形态各异,表面光滑的如西红花、槐米,有刺状突起的如菊花、旋覆花、红花、金银花,有辐射状纹理的如洋金花,有网状纹理的如蒲黄等。花粉的外壁上有萌发孔或萌发沟;双子叶植物一般3个或3个以上,单子叶植物或裸子植物有1个萌发孔。花粉粒的形状、大小多种多样,一般为 $10\sim100\mu m$;有圆球形,如金银花、红花;有三角形,如丁香、木棉花;有椭圆形,如槐米、油菜;有四分体,如闹羊花。花粉粒的形状、大小、外壁上萌发孔及雕纹的形态也常常是科、属、种的特征,具有重要的鉴别意义。

4. 雌蕊　雌蕊由子房、花柱和柱头三部分组成。将子房横切后,注意观察胚珠着生的位置。子房壁表皮细胞多为薄壁细胞,表皮常有毛茸和各种形状的突起,如闹羊花的表皮细胞分化成多细胞束状毛。花柱表皮细胞无特殊变化,少数分化成毛状物,如红花。柱头表皮细胞常有分化,特别是顶端表皮细胞,有的呈乳头状突起,如红花,有的呈茸毛状,如西红花。

5. 花梗和花托　有些花类中药带有部分花梗和花托。其横切面显微构造与茎相似,应注意表皮、皮层、内皮层、维管束、髓部是否明显;有无厚壁组织、分泌组织、草酸钙结晶、淀粉粒等特征。

6. 粉末鉴定　注意观察花粉粒、花冠表皮细胞、花粉囊内壁纤维细胞增厚、毛茸、分泌组织、草酸钙结晶、色素细胞等特征。

第二节　常用中药材

松花粉

（Songhuafen；Pini Pollen）

为松科植物马尾松 *Pinus massoniana* Lamb. 、油松 *Pinus tabulieformis* Carr. 或同属数种植物的干燥花粉。主产于浙江、江苏、辽宁、吉林、湖北等地。春季花刚开时,采摘花穗,晒干,收集花粉,除去杂质。为淡黄色细粉。体轻,易飞扬,手捻之有滑润感。气微,味淡。主要含有脂肪油、油脂及黄酮类成分。性温,味甘。收敛止血,燥湿敛疮。

辛夷

（Xinyi；Magnoliae Flos）

为木兰科植物望春花 *Magnolia biondii* Pamp. 、玉兰 *Magnolia denudata* Desr. 或武当玉兰 *Magnolia sprengeri* Pamp. 的干燥花蕾。主产于河南、安徽、湖北、四川、陕西等省。玉兰多为庭院栽培。冬末春初花未开放时采收,除去枝梗,阴干。望春花:长卵形,似毛笔头。基部常具短梗,上有类白色点状皮孔。苞片2~3层,每层2片,两层苞片之间有小鳞芽;苞片外表面密被灰白色或灰绿色长茸毛,内表面类棕色、无毛。花被片9,棕色,外轮花被片3,条形,约为内两轮长的1/4,呈萼片状,内两轮花被片6,每轮3,轮状排列。雄蕊和雌蕊多数,螺旋状排列。体轻,质脆。气芳香,味辛凉而稍苦。玉兰:基部枝梗较粗壮,皮孔浅棕色。苞片外表密被灰白色或灰绿色茸毛。花被片9,内外轮同型。武当玉兰:基部枝梗粗壮,皮孔红棕色。苞片外表面密被淡黄色或黄绿色茸毛,有的最外层苞片茸毛已脱落而呈黑褐色。花被片10~12(15),内外轮无显著差异。含挥发油1%~5%,油中主要成分为1,8-桉叶素(1,8-cineole)、β-蒎烯(β-pinene)、α-蒎烯(α-pinene)、香桧烯(sabinene)、α-油松醇(α-terpineol)等。木脂素类成分有松脂素二甲醚(pinoresinol dimethyl ether)、里立脂素二甲醚(liriresinol dimethyl ether)、木兰脂素(magnolin)和辛夷脂素(fargesin)等。此外,还含生物碱。性温,味辛。散风寒,通鼻窍。

槐花

(Huaihua;Sophorae Flos)

　　为豆科植物槐 *Sophora japonica* L. 的干燥花及花蕾。主产于河北、天津、北京、山东、广西、辽宁等地。夏季花开放或花蕾形成时采收,及时干燥,除去枝、梗及杂质。前者习称"槐花",后者习称"槐米"。槐花皱缩而卷曲,花瓣多散落。花萼钟状,黄绿色,先端5浅裂,花瓣5,黄色或黄白色,1片较大,近圆形,先端微凹,其余4片长圆形。雄蕊10枚,其中9枚基部连合,花丝细长;雌蕊圆柱形,弯曲。体轻。气微,味微苦。槐米卵形或椭圆形。花萼下部有数条纵纹。萼的上方为黄白色未开放的花瓣。花梗细小。体轻,手捻即碎。气微,味微苦涩。主要含有芦丁(rutin)、槲皮素、桦木醇(betulin)、槐二醇(sophoradiol)、赤豆皂苷(azukisaponin)Ⅰ、Ⅱ、Ⅴ,大豆皂苷(soyasaponin)Ⅰ、Ⅲ,槐花皂苷Ⅰ、Ⅱ、Ⅲ,鞣质等。性微寒,味苦。凉血止血,清肝泻火。

丁香

Dingxiang

Caryophylli Flos

　　【基原】桃金娘科植物丁香 *Eugenia caryophyllata* Thunb. 的干燥花蕾。产于坦桑尼亚、印度尼西亚、马来西亚及东非沿岸国家。现我国海南、广东等省有栽培。当花蕾由绿色转红时采摘,晒干。

　　【性状鉴别】略呈研棒状,长1~2cm。花冠圆球形,直径3~5mm,花瓣4,覆瓦状抱合,棕褐色或褐黄色,花瓣内为雄蕊和花柱,搓碎后可见众多黄色细粒状的花药。萼筒圆柱形,略扁,有的稍弯曲,长0.7~1.4cm,直径3~6mm,红棕色或棕褐色,上部有4枚三角状萼片,十字状分开。质坚实,富油性。气芳香浓

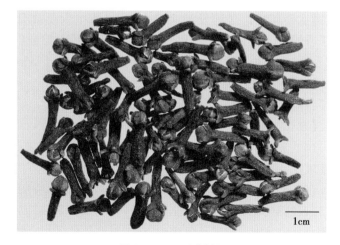

图11-1　丁香药材图

烈,味辛辣,有麻舌感。入水则萼筒部垂直下沉(与已去油的丁香区别)。(图11-1)

【显微鉴别】花萼筒中部横切：①表皮细胞1列,有较厚的角质层。②皮层外侧散有径向延长的椭圆形油室,长150~200μm;其下有小型双韧维管束,断续排列成环,维管束外围有少数中柱鞘纤维,厚壁,木化;内侧为数列薄壁细胞组成的通气组织,有大型腔隙。③中心轴柱薄壁组织间散有多数细小维管束。④薄壁细胞含众多细小草酸钙簇晶。(图11-2)

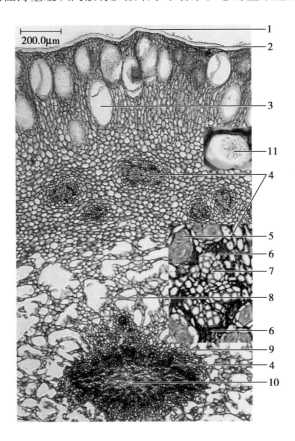

图11-2　丁香萼筒中部横切面详图
1.角质层　2.表皮　3.油室　4.维管束
5.中柱鞘纤维　6.韧皮部　7.木质部
8.通气组织　9.中心轴柱　10.轴柱薄壁
组织　11.草酸钙簇晶

粉末:暗红棕色。①纤维梭形,顶端钝圆,壁较厚。②花粉粒众多,极面观呈三角形,赤道表面观呈双凸镜形,具3副合沟。③草酸钙簇晶众多,存在于较小的薄壁细胞中。④油室多破碎,分泌细胞界限不清,含黄色油状物。(图11-3)

【主要成分】含挥发油14%~21%,油中主要成分为丁香酚(eugenol,80%~87%)、β-丁香烯(β-caryophyllene,9%~12%)、乙酰基丁香酚(acetyl eugenol,约7.33%)、α-丁香烯(α-caryophyllene)、甲基正戊基酮(methyl-n-amyl ketone)、乙酸苄酯、苯甲醛、水杨酸甲酯、葎草烯、α-依兰烯等。并含山楂酸、齐墩果酸等。

目前,质量评价的主要指标成分为丁香酚。

【理化鉴别】

(1) 粉末的三氯甲烷浸出液滴于载玻片上,迅速加3%氢氧化钠的氯化钠饱和液1滴,加盖玻片,镜检,可见簇状细针形丁香酚钠结晶。

(2) 粉末的乙醚提取液作为供试品溶液。以丁香酚作对照品,按薄层色谱法,用硅胶G板,以石油醚(60~90℃)-乙酸乙酯(9:1)为展开剂,喷以5%香草醛硫酸溶液,在105℃加热至斑点显色清晰。供试品色谱中,在与对照品色谱相应的位置上,显相同颜色的斑点。

【含量测定】按高效液相色谱法测定,含丁香酚($C_{10}H_{12}O_2$)不得少于11.0%。

【功效、应用及现代研究】性温,味辛。温中降逆,补肾助阳。用于脾胃虚寒,呃逆呕吐、食少吐泻、心腹冷痛,肾虚阳痿。丁香具有调节胃肠运动、促进消化液分泌等作用,可缓解腹

笔记栏

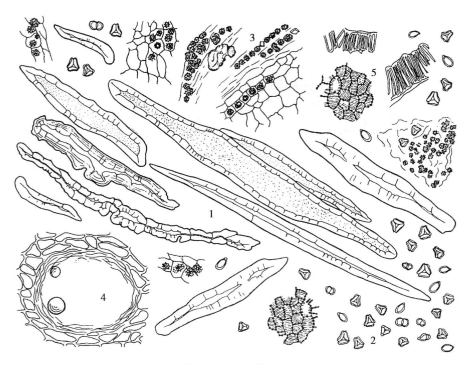

图 11-3　丁香粉末图
1.纤维　2.花粉粒　3.草酸钙簇晶　4.油室　5.花粉囊内壁细胞

部气胀、增强消化能力、减轻恶心呕吐;丁香提取液有抗病原微生物的作用;丁香酚可抗菌、驱虫和抗氧化活性,也可抑制脂质过氧化。

洋金花

(Yangjinhua;Daturae Flos)

　　为茄科植物白花曼陀罗 *Datura metel* L. 的干燥花。主产于江苏、广东、浙江、安徽等地,多为栽培。4—11 月花初开时采收,晒干或低温干燥。多皱缩成条状。花萼呈筒状,长为花冠的 2/5,灰绿色或灰黄色,先端 5 裂,基部具纵脉纹 5 条,表面微具茸毛;花冠喇叭状,淡黄色或黄棕色,先端 5 浅裂,裂片有短尖,短尖下有明显的纵脉纹 3 条,两裂片之间微凹;雄蕊 5,花丝贴生于花冠筒内,长为花冠的 3/4;雌蕊 1,柱头棒状。烘干品质柔韧,气特异;晒干品质脆,气微,味微苦。主要含东莨菪碱(scopolamine 或 hyoscine)、莨菪碱(hyoscyamine)及阿托品(atropine)等。性温,味辛。有毒。平喘止咳,解痉定痛。

金银花

Jinyinhua

Lonicerae Japonicae Flos

　　【基原】忍冬科植物忍冬 *Lonicera japonica* Thunb. 的干燥花蕾或带初开的花。全国大部分地区均产,主产于河南、山东,多为栽培。以河南密县产者为最佳,称"密银花";山东产的"东银花""济银花"产量大,质量好,销全国各地。夏初花开放前采收,干燥。

　　【性状鉴别】花蕾呈棒状,上粗下细,稍弯曲,长 2~3cm;上部直径约 3mm,下部直径约 1.5mm。表面黄白色或绿白色(贮久色渐深),密被短柔毛。偶见叶状苞片。花萼绿色,先端 5 裂,裂片有毛,长约 2mm。开放者花冠筒状,先端二唇形;雄蕊 5,附于筒壁,黄色;雌蕊 1,子房无毛。气清香,味淡、微苦。(图 11-4)

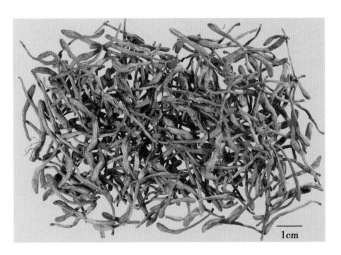

图 11-4　金银花药材图

【显微鉴别】粉末:浅黄棕色或黄绿色。①腺毛较多,头部倒圆锥形、类圆形或略扁圆形,4~33 细胞,排成 2~4 层,柄部 1~5 细胞。腺毛头部细胞含黄棕色分泌物。②非腺毛有两种:一种为厚壁非腺毛,单细胞,表面有微细疣状或泡状突起,有的具螺纹;另一种为薄壁非腺毛,单细胞,甚长,弯曲或皱缩,表面有微细疣状突起。③花粉粒类圆形或三角形,表面具细密短刺及细颗粒状雕纹,具 3 孔沟。④薄壁细胞中含细小草酸钙簇晶。(图 11-5)

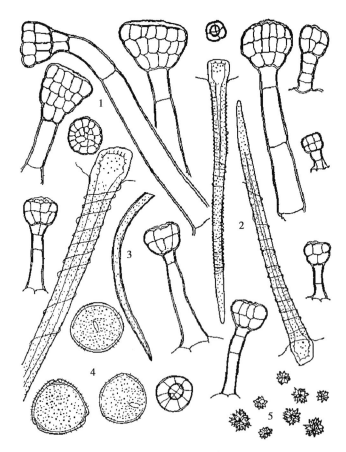

图 11-5　金银花粉末图
1.腺毛　2.厚壁非腺毛　3.薄壁非腺毛　4.花粉粒　5.草酸钙簇晶

【主要成分】含有机酸类约8%,如绿原酸、异绿原酸(isochlorogenic acid);黄酮类有芦丁、木犀草苷(luteoloside)、槲皮素(quercetin)、木犀草素(luteolin)、木犀草素-7-O-β-D-葡萄糖苷(luteolin-7-O-β-D-glucoside)等;挥发油类有芳樟醇(linalool)、双花醇、香叶醇(geraniol)等;环烯醚萜苷类成分有马钱苷(loganin)。

目前,质量评价的主要指标成分为绿原酸和木犀草苷。

【理化鉴别】粉末的甲醇提取液作为供试品溶液。以绿原酸对照品作对照,按薄层色谱法,用硅胶H板,以乙酸丁酯-甲酸-水(7:2.5:2.5)的上层溶液为展开剂,置紫外光灯(365nm)下检视。供试品色谱中,在与对照品色谱相应的位置上,显相同颜色的荧光斑点。

【含量测定】按原子吸收分光光度法或电感耦合等离子体质谱法测定,含铅不得过5mg/kg;镉不得过1mg/kg;砷不得过2mg/kg;汞不得过0.2mg/kg;铜不得过20mg/kg。按高效液相色谱法测定,含绿原酸($C_{16}H_{18}O_9$)不得少于1.5%;含木犀草苷($C_{21}H_{20}O_{11}$)不得少于0.050%。

【功效、应用及现代研究】性寒,味甘。清热解毒,疏散风热。用于痈肿疔疮,喉痹,丹毒,热毒血痢,风热感冒,瘟病发热。金银花具有抗炎解热、抗菌、抗病毒、抗氧化、免疫调节、降血脂、降血糖以及保肝利胆等多种生物活性作用;绿原酸和异绿原酸具有抗菌作用;木犀草苷具有杀菌、抗病原微生物作用。

【附药】

忍冬藤(Rendongteng;Lonicerae Japonicae Caulis) 忍冬科植物忍冬 *Lonicera japonica* Thunb. 的干燥茎枝。呈长圆柱形,多分枝,常缠绕成束。表面棕红色至暗棕色,有的灰绿色,光滑或被茸毛;外皮易剥落。枝上多节,有残叶和叶痕。质脆,易折断,断面黄白色,中空。气微,老枝味微苦,嫩枝味淡。叶含忍冬苷(lonicein, luteolin-7-neohesperidoside)约0.01%、忍冬素(lonicera flavone)、马钱苷(loganin)及鞣质约8%。目前,质量评价的主要指标成分为绿原酸、马钱苷。清热解毒,疏风通络。

菊花

(Juhua;Chrysanthemi Flos)

为菊科植物菊 *Chrysanthemum morifolium* Ramat. 的干燥头状花序。主产于安徽、浙江、河南等地。多栽培。安徽亳州、涡阳产者,习称"亳菊";安徽滁州产者,习称"滁菊";安徽歙县、浙江德清(清菊)产者,习称"贡菊";浙江嘉兴、桐乡等产者,习称"杭菊";河南产者,习称"怀菊"。9—11月花盛开时分批采收,阴干或焙干,或熏、蒸后晒干。亳菊:倒圆锥形或圆筒形,有时稍压扁呈扇形,直径1.5~3cm,离散。总苞碟状;总苞片3~4层,卵形或椭圆形,草质,黄绿色或褐绿色,外面被柔毛,边缘膜质。花托半球形,无托片或托毛。舌状花数层,雌性,位于外围,类白色,劲直,上举,纵向折缩,散生金黄色腺点;管状花多数,两性,位于中央,为舌状花所隐藏,黄色,顶端5齿裂。瘦果不发育,无冠毛。体轻,质柔润,干时松脆。气清香,味甘、微苦。滁菊:呈不规则球形或扁球形,直径1.5~2.5cm。舌状花类白色,不规则扭曲,内卷,边缘皱缩,有时可见淡褐色腺点;管状花大多隐藏。贡菊:呈扁球形或不规则球形,直径1.5~2.5cm。舌状花白色或类白色,斜升,上部反折,边缘稍内卷而皱缩,通常无腺点;管状花少,外露。杭菊:呈碟形或扁球形,直径2.5~4cm,常数个相连成片。舌状花类白色或黄色,平展或微折叠,彼此粘连,通常无腺点;管状花多数,外露。含绿原酸、咖啡酸(caffeic acid)、木犀草素、3,5-O-二咖啡酰基奎宁酸(3,5-O-dicaffeoylquinic acid)等;挥发油约0.13%,油中主要为樟脑(camphor)、1,8-桉叶素、龙脑(borneol)、乙酸龙脑酯、菊花环酮(chrysanthenone)等。性微寒,味甘、苦。散风清热,平肝明目。

【附药】

野菊花(Yejuhua;Chrysanthemi Indici Flos) 为菊科植物野菊 *Chrysanthemum indicum* L. 的干燥头状花序。全国各地均有分布。野生。秋、冬二季花初开放时采摘,晒干,或蒸后晒干。呈类球形,直径 0.3~1cm,棕黄色。总苞由 4~5 层苞片组成,外层苞片卵形或条形,外表面中部灰绿色或浅棕色,通常被白毛,边缘膜质;内层苞片长椭圆形,膜质,外表面无毛。总苞基部有的残留总花梗。舌状花 1 轮,黄色至棕黄色,皱缩卷曲;管状花多数,深黄色,体轻。气芳香,味苦。含挥发油,油中含 1,8-桉叶素、*dl*-樟脑、反式丁香烯(transcaryophyllene)、樟烯(Camphene)等。此外,还有野菊花内酯等。性微寒,味苦、辛。清热解毒,泻火平肝。

红花

Honghua

Carthami Flos

【基原】 菊科植物红花 *Carthamus tinctorius* L. 的干燥花。主产于河南、四川、云南、浙江、新疆、河北等地。均为栽培。夏季花由黄变红时采摘,阴干或晒干。

【性状鉴别】 为不带子房的管状花,长 1~2cm。表面红黄色或红色,花冠筒细长,先端 5 裂,裂片呈狭条形,长 5~8mm;雄蕊 5,花药聚合成筒状,黄白色;柱头长圆柱形,顶端微分叉。质柔软,气微香,味微苦。花浸水中,水染成金黄色。(图 11-6)

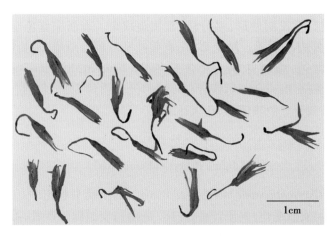

图 11-6 红花药材图

【显微鉴别】 粉末:橙黄色。①花粉粒类圆球形、椭圆球形或橄榄形,具 3 个萌发孔,外壁有齿状突起。②长管状分泌细胞存在于花冠、花丝、柱头碎片上,含黄棕色至红棕色分泌物。③花冠裂片顶端表皮细胞外壁突起呈短茸毛状。④柱头及花柱表皮细胞分化成圆锥形单细胞毛,先端较尖或稍钝。(图 11-7)

【主要成分】 含黄酮类成分和色素类成分。在水溶性黄色素成分中,羟基红花黄色素 A (hydroxysafflor yellow A)为主要成分,另含红花黄色素(safflor yellow)A、B、C;红色素(红花苷,carthamin)由黄色素类成分氧化而产生;黄酮类成分有山柰酚(kaempferol)、槲皮素(quercetin)、芦丁等。此外,还含有脂肪酸、聚炔类、挥发油类等。

目前,质量评价的主要指标成分为羟基红花黄色素 A、山柰酚。

【理化鉴别】

(1) 于粉末的乙醇浸出液内悬挂一滤纸条,5 分钟后把滤纸条放入水中,随即取出,滤纸条上部显淡黄色,下部显淡红色(检查红花苷)。

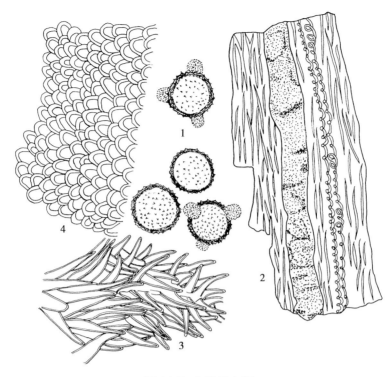

图 11-7　红花粉末图
1. 花粉粒　2. 分泌管碎片　3. 花柱碎片　4. 花冠顶端表皮细胞

（2）粉末的丙酮提取液作为供试品溶液。以红花对照药材作对照，按薄层色谱法，用硅胶 H 薄层板，以乙酸乙酯-甲酸-水-甲醇(7:2:3:0.4)为展开剂，展开，取出，晾干。供试品色谱中，在与对照药材色谱相应的位置上，显相同颜色的斑点。

（3）取细粉 0.25g，加 80% 丙酮溶液 50ml，50℃ 水浴上温浸 90 分钟，放冷，垂熔玻璃漏斗滤过，收集滤液，定容至 100ml，按紫外-可见分光光度法，在 518nm 的波长处测定吸光度，不得低于 0.20(检查红色素)。

【含量测定】按水溶性浸出物测定法冷浸法测定，含水溶性浸出物不得少于 30.0%。按高效液相色谱法测定，含羟基红花黄色素 A($C_{27}H_{30}O_{16}$)不得少于 1.0%；含山柰酚($C_{15}H_{10}O_6$)不得少于 0.050%。

【功效、应用及现代研究】性温，味辛。活血通经，散瘀止痛。用于经闭、痛经、恶露不行、胸痹心痛、瘀滞腹痛、胸胁刺痛、癥瘕痞块、跌仆损伤、疮疡肿痛。红花具有对心血管的影响、对神经系统的影响及对免疫系统的影响等作用。红花提取液对子宫有兴奋作用及抗凝血、抗血栓作用；红花黄色素有抗心肌缺血、改善心肌能量代谢，缓解心肌缺氧损伤及扩张血管的作用；山柰酚具有抗氧化、抗癌、抗炎等作用。

蒲黄

（Puhuang；Typhae Pollen）

为香蒲科植物水烛香蒲 *Typha angustifolia* L.、东方香蒲 *Typha orientalis* Presl 或同属植物的干燥花粉。主产于江苏、浙江、山东、安徽、湖北等省。夏季采收蒲棒上部的黄色雄花序，晒干后碾轧，筛取花粉。剪取雄花后，晒干，成为带有雄花的花粉，即为草蒲黄。为黄色粉末，体轻，放入水中则漂浮水面。手捻有滑腻感，易附着手指上。气微，味淡。主要含黄酮类化合物，如异鼠李素-3-*O*-新橙皮苷(isorhamnetin-3-*O*-neohespeidoside)、香蒲新苷(typhaneoside）、柚皮素、山柰酚、槲皮素、异鼠李素等。还含有机酸、氨基酸等成分。性平，味甘。止血，化痰，通淋。

西红花

Xihonghua

Croci Stigma

【基原】鸢尾科植物番红花 *Crocus sativus* L. 的干燥柱头。原产地中海沿岸，主产于西班牙，我国浙江、江苏、上海等地有栽培。开花期晴日早晨采集花朵，摘取柱头，在 40~50℃ 烘干或通风处晾干，习称"干红花"；若再进行加工使油润光亮，习称"湿红花"。

【性状鉴别】呈线形，三分枝，长约 3cm，暗红色，上部较宽而略扁平，顶端边缘显不整齐的齿状，内侧有一短裂隙，下端有时残留一小段黄色花柱。体轻，质松软，无油润光泽，干燥后质脆易断。气特异，微有刺激性，味微苦。（图 11-8）

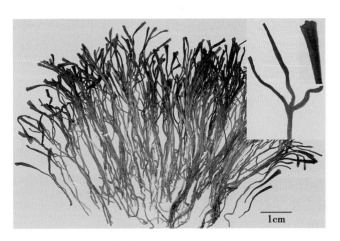

图 11-8　西红花药材图

【显微鉴别】粉末：橙红色。①花粉粒类圆球形，外壁近光滑，内含颗粒状物质。②柱头顶端表皮细胞长条形，密集成茸毛状，表面有稀疏纹理。③表皮细胞表面观长条形，壁薄，微弯曲，有的外壁凸出呈乳头状或茸毛状，表面隐约可见细小纹理。草酸钙结晶聚集于薄壁细胞中，呈颗粒状、圆簇状、梭形或类方形。④导管多为环纹，细小。（图 11-9）

【主要成分】含西红花苷（crocin）Ⅰ~Ⅳ，苦番红花素（picrocrocin），西红花苦苷（picrocrocin），西红花酸（crocetin），反式及顺式西红花酸二甲酯（*trans-*, *cis*-crocetine dimethyl ester），α-、β-胡萝卜素（α-、β-carotene）等成分。另含挥发油，主要成分为西红花醛（safranal），其次为蒎烯等。

目前，质量评价的主要指标成分为西红花苷Ⅰ、西红花苷Ⅱ和苦番红花素。

【理化鉴别】

（1）本品入水后，可见橙黄色直线下降，并逐渐扩散，水被染成黄色，无沉淀，柱头呈喇叭状，有短缝；在短时间内，用针拨之不破碎。

（2）取本品少量，置白瓷板上，加硫酸 1 滴，酸液显蓝色，经紫色，缓缓变为红褐色或棕色（检查西红花苷）。

（3）取粉末的甲醇提取液，按紫外-可见分光光度法，在 458nm 波长处测定吸光度，则 458nm 与 432nm 波长处吸光度的比值应为 0.85~0.90。

（4）粉末的甲醇提取液作供试品溶液。以西红花对照药材作对照，按薄层色谱法，用硅

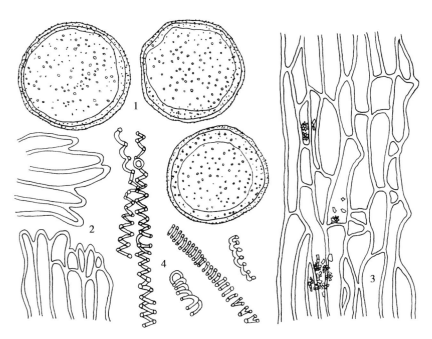

图 11-9 西红花粉末图
1.花粉粒 2.柱头顶端表皮细胞 3.表皮细胞 4.导管

胶 G 板,以乙酸乙酯-甲醇-水(100:16.5:13.5)为展开剂,分别置日光和紫外光灯(365nm)下检视。供试品色谱中,在与对照药材色谱相应的位置上,显相同颜色的斑点或荧光斑点(避光操作)。

【含量测定】按醇溶性浸出物测定法热浸法测定,用 30%乙醇溶液作溶剂,含醇溶性浸出物不得少于 55.0%。按高效液相色谱法避光操作测定,含西红花苷Ⅰ($C_{44}H_{64}O_{24}$)和西红花苷Ⅱ($C_{38}H_{54}O_{19}$)的总量不得少于 10.0%;含苦番红花素($C_{16}H_{26}O_7$)不得少于 5.0%。

【功效、应用及现代研究】性平,味甘;活血化瘀,凉血解毒,解郁安神。用于经闭癥瘕,产后瘀阻,温毒发斑,忧郁痞闷,惊悸发狂。西红花具有镇痛、抗炎、抗肿瘤、对子宫平滑肌的影响、对心血管系统的影响等作用。西红花水提液有明显抗凝血作用,并能对离体动物子宫有兴奋作用;西红花总苷有抗炎和镇痛作用;苦番红花素具有抑制 SKMEL-2 人恶性黑色素瘤细胞生长的作用。

复习思考题

1. 花类中药性状鉴别时需要注意什么?
2. 红花与西红花的药材来源、性状特征有何区别?

PPT 课件

第十二章

果实及种子类中药

学习目标

1. 掌握果实及种子类中药的含义,重点中药的来源和性状鉴别特征;五味子、苦杏仁、补骨脂、枳壳、吴茱萸、小茴香、马钱子、槟榔和砂仁的显微鉴别特征;五味子、苦杏仁、补骨脂、枳壳、吴茱萸、巴豆、小茴香、马钱子、山茱萸、连翘、槟榔和砂仁的主要活性成分及指标成分的含量测定;川楝子、牵牛子、槟榔、马兜铃、马钱子、巴豆等药材的毒性成分及质量控制;道地药材的主产地。

2. 熟悉果实及种子的性状特征、显微特征;常用果实及种子类中药的主要来源、采收加工、性状、显微、理化鉴别特征。

3. 了解果实及种子类中药的产地、化学成分、性味功效及现代研究等内容。

第一节 概 述

果实(fructus)及种子(semen)类中药是指以植物的果实或种子为药用部位的一类中药。果实和种子是植物的两种不同器官,但是在商品药材中并未严格区分。大多数是果实与种子一起入药,如枸杞子、乌梅、马兜铃等;少数以种子入药,但以果实的形式运输、贮藏,临用时再剥去果皮,如砂仁、巴豆等。虽然这两类中药的外形和组织构造不同,但关系密切,故列入一章加以叙述。

一、果实类中药的鉴定

果实类中药是以完整的果实或果实的一部分入药的中药。多数为完整的果实,如五味子、枸杞子;少数为完整的果穗,如桑椹;有的为果实的一部分,如山茱萸为果肉,大腹皮为果皮,陈皮为外果皮和中果皮,橘络、丝瓜络为中果皮的维管束组织,甜瓜蒂为带部分果皮的果柄,柿蒂为果实的宿萼。绝大多数果实类中药采收完全成熟的果实或将近成熟的果实,少数为幼果,如枳实等。

(一)性状鉴别

果实类中药的性状鉴别通常观察其形状、大小、颜色、顶端、基部、表面、质地、断面及气味等特征。果实类中药常呈类球形、长椭圆形,如五味子、山楂;有的呈半球形或半椭圆形,如枳壳、枳实、木瓜;有的呈不规则多角形,如八角茴香、化橘红。果实表面常有各种纹理、皱纹或光泽;有的具凹下的油点,如芸香科的陈皮、枳壳、吴茱萸;有的具隆起的肋线,如伞形科的小茴香、蛇床子；或具纵直的棱角，如使君子；顶端常有花柱基，基部残留果梗或果梗痕；有的具宿萼或花被，如蔓荆子、地肤子。

有些果实类中药常具有特殊的气味，可作为真伪及优劣鉴定的依据。如芸香科、伞形科植物的果实常具香气，枸杞子味甜，鸦胆子味苦，白芥子味辛辣，乌梅味酸，五味子酸、甘、苦、辛、咸等。剧毒中药，如巴豆、马钱子等，尝时应特别注意安全。

（二）显微鉴别

1. 组织特征　果实由果皮和种子组成；果皮的构造包括外果皮、中果皮、内果皮三部分。

（1）外果皮：相当于叶的下表皮。通常为 1 列表皮细胞，外被角质层，偶见气孔。有的被毛茸，多数为非腺毛，少数为腺毛（如吴茱萸）、腺鳞（如蔓荆子）。有的表皮细胞中含有色素物质，如川花椒；有的表皮细胞间嵌有油细胞，如五味子。

（2）中果皮：相当于叶肉组织。通常较厚，大多由薄壁细胞组成，在中部有细小的维管束散在。有的细胞含淀粉粒，如五味子。有的分布有石细胞、油细胞、油室或油管等，如荜澄茄的中果皮内部有石细胞和油细胞，小茴香的中果皮可见油管。

（3）内果皮：相当于叶的上表皮。大多由 1 列薄壁细胞组成；有的内果皮细胞全分化为石细胞，如胡椒；有的核果的内果皮由多层石细胞组成。伞形科植物果实的内果皮由 5～8 个狭长的薄壁细胞相互并列为一群，各群以斜角联合呈镶嵌状，称"镶嵌细胞"。

2. 粉末特征　主要观察果皮表皮碎片、中果皮薄壁细胞、纤维、石细胞、油细胞、结晶、种皮、胚乳及胚的组织碎片等。应注意观察：①外果皮细胞的形状、大小；有的外果皮表皮细胞的垂周壁增厚而呈念珠状，有的外果皮有非腺毛、腺毛和腺鳞。②内果皮碎片，有无镶嵌状细胞。③石细胞成群或单个散在；纤维常成束或上下层交错排列；多为簇晶或方晶，砂晶极少见。④含种子的果实类药材含有种皮、胚乳细胞及胚的组织碎片等。

二、种子类中药的鉴定

种子类中药是指以种子、种子的一部分或种子的加工品入药的中药。药用种子常采用成熟种子。多数为完整的种子；少数为种子的一部分，如肉豆蔻衣和龙眼肉为假种皮，绿豆衣为种皮，肉豆蔻为种仁，莲子心为去除子叶的胚。有的则为发芽的种子，如大豆黄卷；或种子发酵后入药，如淡豆豉。

（一）性状鉴别

通过观察种子的形状、大小、颜色、表面纹理、种脐、合点和种脊的位置及形态，以及质地、剖面、气味等特征进行鉴别。

种子的形状大多为不规则圆球形、类圆球形或扁圆球形，少数为线形、纺锤形或心形。表面常有各种纹理，如蓖麻子带有色彩鲜艳的花纹，王不留行具有颗粒状突起，马钱子被毛茸。外表除常有种脐、合点和种脊外，少数种子有种阜，如蓖麻子、巴豆、千金子等。剥去种皮可见种仁部分，有的种子胚乳发达，如马钱子；无胚乳种子的子叶常肥厚，如杏仁。胚大多数直立，少数弯曲，如王不留行、青葙子等。

有的种子可用水试鉴定，如车前子、葶苈子遇水表面显黏性；牵牛子水浸后种皮龟裂，有明显黏液；菟丝子水煮后种皮破裂，白色卷曲的胚从破裂处伸出，习称"吐丝"等。也可取厚切片加化学试剂，通过颜色变化观察有无淀粉粒、糊粉粒、脂肪油等。

（二）显微鉴别

1. 组织特征　种子由种皮、胚乳和胚三部分构成。其中，种皮最具鉴别特征。

（1）种皮：种皮的构造因植物的种类而异，变化多样，常可找出在鉴定上具有重要意义的特征。种皮通常只有 1 层,少数有内、外种皮的区分。种皮通常由下列 1 种或数种组织组成。

1）表皮层:多由 1 层薄壁细胞组成。有的表皮细胞充满黏液质,如白芥子;有的全部或部分分化成非腺毛,如马钱子、牵牛子;有的散在单独或成群的石细胞,如苦杏仁;有的全部由石细胞组成,如天仙子;有的为狭长的栅状细胞,细胞壁常不同程度地木化增厚,如青葙子以及豆科植物的种子;也有的含有色素,如青葙子、牵牛子。

2）栅状细胞层:有些种子的表皮下方有 1 列或 2~3 列狭长细胞径向排列而成的栅状细胞层,壁多木化增厚,如决明子;有的仅内壁和侧壁增厚,如白芥子;有的在栅状细胞外缘处可见一条折光率较强的亮带,称"光辉带"或"亮纹",如牵牛子、菟丝子。

3）油细胞层:有的种子的表皮层下有 1 层含挥发油的细胞层,如豆蔻、砂仁。

4）色素层:有颜色的种子,除表皮层外,内层细胞或内表皮细胞中含有色素物质,如豆蔻等。

5）石细胞层:除种子的表皮有的为石细胞外,有的表皮层以内几乎全由石细胞组成,如瓜蒌子;或内种皮为石细胞层,如豆蔻。

6）营养层:多数种子的种皮中常有数列贮存淀粉粒的薄壁细胞,称"营养层"。在种子发育过程中,淀粉已消耗,故成熟种子的营养层常为扁缩、颓废的薄层,在横切面上不易观察。有的营养层中包括一层含糊粉粒的细胞。

（2）胚乳:分外胚乳和内胚乳,由内贮藏大量脂肪油和糊粉粒的薄壁细胞组成。注意糊粉粒的形状、大小以及有无拟球体、拟晶体;有的糊粉粒中有小簇晶存在,如小茴香。有的胚乳细胞含淀粉粒或草酸钙结晶。胚乳细胞的细胞壁大多为纤维素,少数为半纤维素的增厚壁,其上具有明显的微细纹孔,新鲜时可见胞间连丝,如马钱子。外胚乳细胞大多颓废,少数种子有发达的外胚乳。大多数种子具有内胚乳,无胚乳种子中,也残存 1~2 列内胚乳细胞。个别种子外胚乳和种皮的折合层不规则地伸入内胚乳中,形成"错入组织",如槟榔;也有外胚乳伸入内胚乳形成"错入组织",如肉豆蔻。

（3）胚:包括胚根、胚轴、胚芽和子叶四部分。子叶通常占胚的较大部分,其构造与叶大致相似,表皮下方常可见明显的栅栏组织。胚的其他部分一般全由薄壁细胞组成。

2. 粉末特征 在植物器官中,糊粉粒是种子贮藏蛋白质的特殊形式,为种子所特有,是种子类中药粉末鉴定的主要标志。糊粉粒存在于胚乳薄壁组织中,一般均较细小,其形状、大小及构造通常因植物的种类而异。种皮表皮碎片的表面观及断面观均可见,应注意细胞的形态特征。淀粉粒较常见,一般细小,偶见较大的。不同种子的粉末中还可能出现栅状细胞、网状细胞、杯状细胞、色素细胞、支持细胞、硅质块、纤维及分泌组织等。

第二节 常用中药材

荜茇

(Bibo;Piperis Longi Fructus)

为胡椒科植物荜茇 *Piper longum* L. 干燥近成熟或成熟果穗。原产印度尼西亚的苏门答腊以及菲律宾、越南;我国云南、海南有栽培。果穗由绿变黑时采收,除去杂质,晒干。呈圆柱形,稍弯曲,由多数小浆果集合而成。表面黑褐色或棕色,有斜向排列整齐的小突起,基部有果穗梗残存或脱落。质硬而脆,易折断,断面不整齐,颗粒状。小浆果球形。有特异香气,味辛辣。粉末呈灰褐色;石细胞类圆形、长卵形或多角形,壁较厚;油细胞类圆形;内果皮细胞表面观呈长多角形,垂周壁不规则连珠状增厚;种皮细胞红棕色,表面观呈长多角形;淀粉粒细小,常聚集成团块。主要含挥发油、生物碱,如胡椒碱(piperine)、荜茇明宁碱(piperlonguminine)、几内亚胡椒酰胺(guineesine)等。性热,味辛。温中散寒,下气止痛。

马兜铃

(Madouling;Aristolochiae Fructus)

为马兜铃科植物北马兜铃 *Aristolochia contorta* Bge. 或马兜铃 *Aristolochia debilis* Sieb. et Zucc. 的干燥成熟果实。北马兜铃主产于东北、河北、山东、陕西等地;马兜铃主产于江苏、安徽、浙江、江西等省。秋季果实由绿变黄时采收,干燥。呈卵圆形,长 3~7cm,直径 2~4cm。表面黄绿色、灰绿色或棕褐色,有纵棱线 12 条。顶部平钝。果皮轻而脆,易裂为 6 瓣。果实内表面平滑而带光泽,有较密的横向脉纹。果实 6 室,每室种子多数,平叠整齐排列。种子扁平而薄,钝三角形或扇形,边缘有翅,淡棕色。气特异,味微苦。果实含马兜铃酸类成分,如马兜铃酸(aristolochic acid)Ⅰ、Ⅱ、Ⅲ、Ⅲa、Ⅳa,马兜铃次酸(aristolic acid),马兜铃内酰胺(aristololactam)Ⅰ、Ⅱ、Ⅲa,挥发油等成分。性微寒,味苦。清肺降气,止咳平喘,清肠消痔。因马兜铃酸类成分可引起肾损害等不良反应,故使用本品应谨慎。《中华人民共和国药典》2020 年版已不再收载。

王不留行

(Wangbuliuxing;Vaccariae Semen)

为石竹科植物麦蓝菜 *Vaccaria segetalis*(Neck.)Garcke 的干燥成熟种子。主产于江苏、河北、河南、陕西等地。夏季果实成熟、果皮尚未开裂时采割植株,晒干,打下种子,除去杂质,再晒干。呈球形。表面黑色,少数红棕色,略有光泽,有细密颗粒状突起,一侧有 1 凹陷的纵沟。质硬。胚乳白色,胚弯曲成环,子叶 2。气微,味微涩、苦。粉末淡灰褐色。种皮表皮细胞红棕色或黄棕色,表面观多角形或长多角形;垂周壁增厚,星角状或深波状弯曲。种皮内表皮细胞淡黄棕色,表面观类方形、类长方形或多角形,垂周壁呈紧密的连珠状增厚,表面可见网状增厚纹理。胚乳细胞多角形、类方形或类长方形,胞腔内充满淀粉粒和糊粉粒。子叶细胞含脂肪油滴。含王不留行皂苷(vaccaroside)、王不留行黄酮苷(vaccarin)、王不留行环肽(segetalin)等成分。性平,味苦。活血通经,下乳消肿,利尿通淋。

五味子

Wuweizi

Schisandrae Chinensis Fructus

【基原】木兰科植物五味子 *Schisandra chinensis*(Turcz.)Baill. 的干燥成熟果实,习称"北五味子"。主产于辽宁、黑龙江、吉林等省。秋季采摘成熟果实,晒干或蒸后晒干,除去果梗及杂质。

【性状鉴别】呈不规则的球形或扁球形,直径 5~8mm。表面红色、紫红色或暗红色,皱缩,显油润;有的表面呈黑红色或出现"白霜"。果肉柔软,种子 1~2,肾形,表面棕黄色,有光泽,种皮薄而脆。果肉气微,味酸;种子破碎后,有香气,味辛、微苦。(图 12-1)

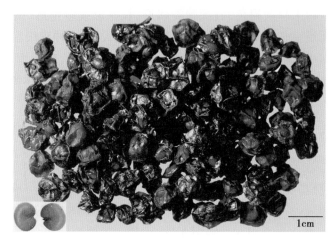

图 12-1　五味子药材图

【显微鉴别】果实横切面：①外果皮为 1 列方形或长方形细胞，壁稍厚，外被角质层，散有油细胞；中果皮薄壁细胞 10 余列，含淀粉粒，散有小型外韧型维管束；内果皮为 1 列小方形薄壁细胞。②种皮最外层为 1 列径向延长的石细胞，壁厚，纹孔和孔沟细密；其下为数列类圆形、三角形或多角形石细胞，纹孔较大；石细胞层下为数列薄壁细胞，种脊部位有维管束；油细胞层为 1 列长方形细胞，含棕黄色油滴；再下为 3~5 列小形细胞；种皮内表皮为 1 列小细胞，壁稍厚。③胚乳细胞含脂肪油滴及糊粉粒。（图 12-2）

粉末：暗紫色。①果皮表皮细胞表面观呈类多角形，垂周壁略呈连珠状增厚，表面有角质线纹；表皮中散有油细胞。②种皮表皮石细胞表面观呈多角形或长多角形，壁厚，孔沟极细密，胞腔内含深棕色物。③种皮内层石细胞呈多角形、类圆形或不规则形，壁稍厚，纹孔较大。④中果皮细胞皱缩，含暗棕色物，并含淀粉粒。⑤内胚乳细胞呈多角形，壁稍厚，含脂肪油滴。（图 12-3）

【主要成分】含木脂素类（约 5%），主要为联苯环辛烯类木脂素，包括五味子醇甲（五味子素，schizandrin）、五味子醇乙

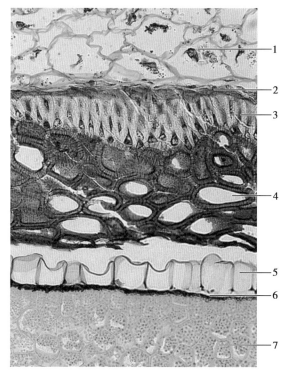

图 12-2　五味子果实横切面部分详图
1. 中果皮　2. 内果皮　3. 种皮外层石细胞层　4. 种皮内层石细胞层　5. 油细胞层　6. 种皮内表皮　7. 胚乳组织

（戈米辛 A，gomisin A）、五味子甲素（去氧五味子素，deoxyschisandrin）、五味子乙素（schisandrin B）、五味子丙素（schizandrin C）、五味子酚（schisanhenol）、戈米辛 J（gomisin J）等。果皮完全成熟后，种皮中木脂素的含量最高。种子含挥发油约 2%，果肉中挥发油含量少。油中主成分为 α-、β-恰米烯（α-、β-chamigrene），以及依兰烯（ylangene）、乙酸龙脑酯（bosnyl acctate）。此外，还含有三萜类化合物（科罗索酸）、黄酮类化合物（山奈酚）、有机酸（苹果酸，11%）、多

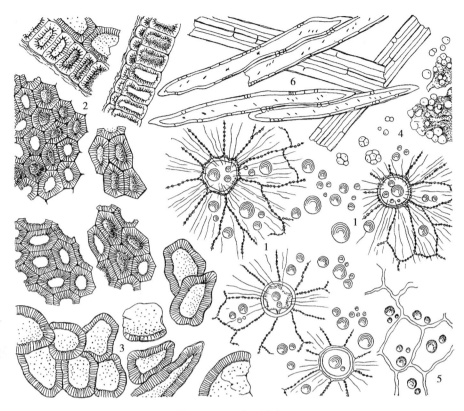

图 12-3　五味子粉末图

1. 果皮表皮细胞及油细胞　2. 种皮表皮石细胞　3. 种皮内层石细胞　4. 中果皮组织碎片及淀粉粒　5. 内胚乳细胞　6. 纤维（花托及种脊处，壁厚者韧皮部纤维；壁薄者木质部纤维）

糖、氨基酸等。

目前，质量评价的主要指标成分为五味子甲素、五味子醇甲。

【理化鉴别】粉末的三氯甲烷提取液作为供试品溶液。以五味子对照药材及五味子甲素对照品作对照，按薄层色谱法，用硅胶 GF_{254} 板，以石油醚（$30 \sim 60℃$）-甲酸乙酯-甲酸（$15:5:1$）的上层溶液为展开剂，置紫外光灯（254nm）下检视。供试品色谱中，在与对照药材和对照品色谱相应的位置上，显相同颜色的斑点。

【含量测定】按高效液相色谱法测定，含五味子醇甲（$C_{24}H_{32}O_7$）不得少于 0.40%。

【功效、应用及现代研究】性温，味酸、甘。收敛固涩，益气生津，补肾宁心。用于久咳虚喘，梦遗滑精，遗尿尿频，久泻不止，自汗盗汗，津伤口渴，内热消渴，心悸失眠。五味子有镇静、催眠、抗溃疡、抗菌、降血糖、兴奋呼吸、保肝、镇咳、祛痰、抗肿瘤、抗氧化、增强免疫功能等作用。五味子的水、醇浸出物有强心、降压作用。五味子醇甲、五味子醇乙、五味子甲素、五味子乙素均具有保护肝脏的作用；其中，五味子醇甲还具有广泛的中枢抑制作用和神经保护作用，五味子甲素和五味子酯甲还能减轻缺血再灌注引起的心肌损伤。五味子挥发油具有镇咳作用，能间接调节中枢神经系统。五味子粗多糖能增强机体抗氧化能力，并能够抑制肿瘤细胞的生长。

肉豆蔻

（Roudoukou；Myristicae Semen）

为肉豆蔻科植物肉豆蔻 *Myristica fragrans* Houtt. 的干燥种仁。主产于马来西亚、印度尼

笔记栏

西亚、斯里兰卡、西印度群岛等地。呈卵圆形或椭圆形。表面灰棕色或灰黄色,有的外被白粉(石灰粉末)。全体有浅色纵行沟纹和不规则网状沟纹。种脐位于宽端,呈浅色圆形突起,合点呈暗凹陷。种脊呈纵沟状,连接两端。质坚实,断面显棕黄色相杂的大理石花纹,宽端可见干燥皱缩的胚,富油性。气香浓烈,味辛。横切面显微组织可见外层外胚乳由 10 余列扁平皱缩细胞组成,内含棕色物,错入组织有小维管束,暗棕色的外胚乳深入浅黄色的内胚乳中,形成大理石样花纹,内含多数油细胞。种仁含挥发油,《中华人民共和国药典》规定不得少于 6.0%(ml/g),还含有去氢二异丁香酚(dehydrodiisoeugenol)、脂肪油、苯丙素类、木脂素类和黄酮类等成分。性温,味辛。温中行气,涩肠止泻。

葶苈子
(Tinglizi;Descurainiae Semen,Lepidii Semen)

为十字花科植物播娘蒿 *Descurainia Sophia*(L.)Webb. ex Prantl. 或独行菜 *Lepidium apetalum* Willd. 的干燥成熟种子。前者习称"南葶苈子",后者习称"北葶苈子"。南葶苈子主产于江苏、安徽、山东等地;北葶苈子主产于河北、辽宁、内蒙古等地。夏季果实成熟时采割植株,晒干,搓出种子,除去杂质。南葶苈子:呈长圆形略扁。表面棕色或红棕色,微有光泽,具纵沟 2 条,其中 1 条较明显。一端钝圆,另端微凹或较平截,种脐类白色,位于凹入端或平截处。气微,味微辛、苦,略带黏性。北葶苈子:呈扁卵形。一端钝圆,另一端尖而微凹,种脐位于凹入端。味微辛辣,黏性较强。南葶苈子粉末黄棕色;种皮外表皮细胞为黏液细胞,断面观类方形,内壁增厚,向外延伸成纤维素柱,顶端钝圆、偏斜或平截,周围可见黏液质纹理;种皮内表皮细胞为黄色,表面观呈长方多角形。北葶苈子的种皮外表皮细胞断面观略呈类长方形,纤维素柱较长;种皮内表皮细胞表面观呈长方多角形或类方形。按膨胀度测定法测定,南葶苈子不低于 3,北葶苈子不低于 12。两种葶苈子均含硫氰苷类、异硫氰苷类、黄酮类(如槲皮素-3-O-3-D-葡萄糖-7-O-葡萄糖-D-龙胆双糖苷)、强心苷类、脂肪油等成分。性大寒,味辛、苦。泻肺平喘,行水消肿。

覆盆子
(Fupenzi;Rubi Fructus)

为蔷薇科植物华东覆盆子 *Rubus chingii* Hu 的干燥果实。主产于浙江、福建。夏初果实由绿变绿黄时采收,除去梗、叶,置沸水中略烫或略蒸,取出,干燥。药材为聚合果,由多数小核果聚合而成,呈圆锥形或扁圆锥形。表面黄绿色或淡棕色,顶端钝圆,基部中心凹入。宿萼棕褐色,下有果梗痕。小果易剥落,呈半月形,背面密被灰白色茸毛,两侧有明显网纹,腹部有突起的棱线。体轻,质硬。气微,味微酸涩。粉末棕黄色;非腺毛为单细胞,壁甚厚,木化,大多数具双螺纹,有的体部易脱落,足部残留而埋于表皮层,表面观呈圆多角形或长圆形,胞腔分枝,似石细胞状;草酸钙簇晶较多;果皮纤维黄色。果实主要含有机酸(如鞣花酸)、黄酮(如山奈酚-3-O-芸香糖苷)、生物碱、维生素等成分。性温,味甘、酸。益肾固精缩尿,养肝明目。

木瓜
(Mugua;Chaenomelis Fructus)

为蔷薇科植物贴梗海棠 *Chaenomeles speciosa*(Sweet)Nakai 的干燥近成熟果实,习称"皱皮木瓜"。主产于四川、湖北、安徽、浙江等地。夏、秋二季果实绿黄时采收,置沸水中烫至外皮灰白色,对半纵剖,晒干。呈长圆形,多纵剖成两半。外表面紫红色或红棕色,有不规则的深皱纹；剖面边缘向内卷曲，果肉红棕色，中心部分凹陷，棕黄色；种子扁长三角形，多脱落。质坚硬。气微清香，味酸。果实含三萜类化合物，如齐墩果酸、熊果酸等；有机酸类，如苹果酸、枸橼酸等；还含有皂苷、黄酮类等成分。性温，味酸。舒筋活络，和胃化湿。

山楂

(Shanzha；Crataegi Fructus)

为蔷薇科植物山里红 *Crataegus pinnatifida* Bge. var. *major* N. E. Br. 或山楂 *Crataegus pinnatifida* Bge. 的干燥成熟果实。主产于河北、山东、辽宁、河南等省。秋季果实成熟时采收，切片，干燥。呈圆形片，皱缩不平。外皮红色，具皱纹，有灰白色小斑点。果肉深黄色至浅棕色。中部横切片具 5 粒浅黄色果核，但核多脱落而中空。有的片上可见短而细的果梗或花萼残迹。气微清香，味酸、微甜。果实含有机酸类，如枸橼酸、苹果酸、绿原酸；黄酮类，如槲皮素、金丝桃苷、牡荆素（vitexin）；还含有酚类（左旋表儿茶素 epicatechin）、三萜类（熊果酸）等成分。性微温，味酸、甘。消食健胃，行气散瘀，化浊降脂。

苦杏仁

Kuxingren

Armeniacae Semen Amarum

【基原】蔷薇科植物山杏 *Prunus armeniaca* L. var. *ansu* Maxim. 、西伯利亚杏 *Prunus sibirica* L. 、东北杏 *Prunus mandshurica*（Maxim.）Koehne 或杏 *Prunus armeniaca* L. 的干燥成熟种子。我国北方大部分地区均产，以内蒙古、辽宁、河北、吉林产量最大。夏季采收成熟果实，除去果肉和核壳，取出种子，晒干。

【性状鉴别】呈扁心形，长 1～1.9cm，宽 0.8～1.5cm，厚 5～8mm。表面黄棕色至深棕色；一端尖，另一端钝圆，肥厚，左右不对称；尖端一侧有短线形种脐，圆端合点处向上具多数深棕色的脉纹。种皮薄，子叶 2，乳白色，富油性。气微，味苦。（图 12-4）

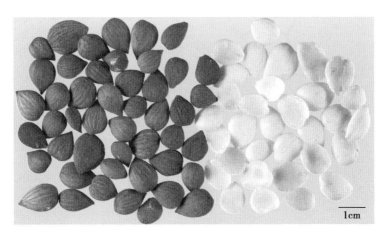

1cm

图 12-4　苦杏仁药材图

【显微鉴别】横切面：①种皮表皮细胞 1 层，间有近圆形橙黄色石细胞，常单个或 3～5 个成群，突出表皮外，下部纹孔较大。②表皮下为多层薄壁细胞，小型维管束散在。③外胚乳为 1 层颓废细胞；内胚乳为 1 至数列方形细胞，内含糊粉粒及脂肪油。④子叶薄壁细胞含糊粉粒和脂肪油。（图 12-5）

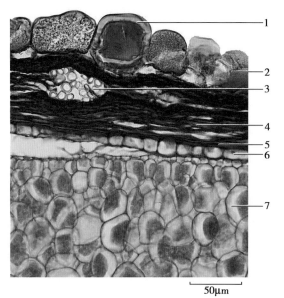

图 12-5 苦杏仁种子横切面详图
1. 石细胞 2. 表皮 3. 维管束 4. 薄壁细胞 5. 外胚乳 6. 内胚乳 7. 子叶细胞

粉末：黄白色。①种皮石细胞单个散在或数个成群，淡黄色或黄棕色；侧面观大多呈贝壳形、卵圆形或类圆形；底部较宽，层纹无或少见，孔沟甚密；顶部层纹明显，孔沟少；表面观呈类圆形、类多角形，纹孔大而密。②种皮外表皮薄壁细胞黄棕色或棕色，皱缩，细胞界限不清，常与石细胞相连。③内胚乳细胞类多角形，内含糊粉粒等。④子叶细胞含糊粉粒及油滴；较大的糊粉粒中有细小草酸钙簇晶。（图 12-6）

【主要成分】含苦杏仁苷（amygdalin，约 3%）、脂肪油（约 50%）、苦杏仁酶（emulsin）。苦杏仁酶为多种酶的混合物，包括苦杏仁苷酶（amygdalase）、樱苷酶（prunase）、醇腈酶（oxynitrilase）以及可溶性蛋白质。苦杏仁苷水解后产生氢氰酸、苯甲醛及葡萄糖。

目前，质量评价的主要指标成分为苦杏仁苷。

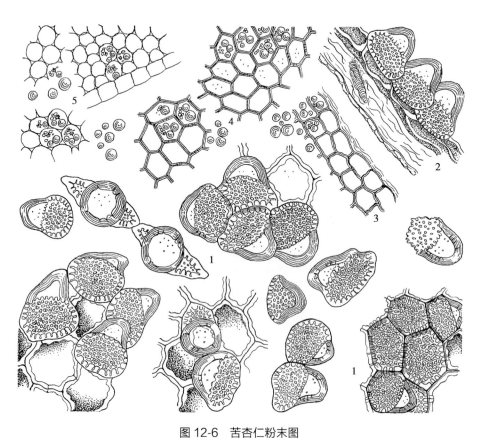

图 12-6 苦杏仁粉末图
1. 种皮外表皮石细胞 2. 种皮细胞断面观 3. 外、内胚乳断面观 4. 内胚乳细胞（示糊粉粒及脂肪油滴） 5. 子叶细胞（示糊粉粒、脂肪油滴及草酸钙簇晶）

【理化鉴别】

（1）取药材数粒，加水共研，即产生苯甲醛的特殊香气。

（2）取药材数粒，捣碎，置试管中，加适量水湿润，试管顶端悬挂一条三硝基苯酚钠（苦味酸钠）试纸条，用软木塞塞紧，置温水浴中，10分钟后，试纸显砖红色。

（3）粉末依次用二氯甲烷、甲醇提取，以甲醇提取液为供试品溶液。用苦杏仁苷作对照，按薄层色谱法，用硅胶G板，以三氯甲烷-乙酸乙酯-甲醇-水（15∶40∶22∶10）于5~10℃放置12小时的下层溶液为展开剂，用0.8%磷钼酸硫酸的15%硫酸乙醇溶液浸板，在105℃加热至斑点显色清晰。供试品色谱中，在与对照品色谱相应的位置上，显相同颜色的斑点。

【含量测定】按高效液相色谱法测定，含苦杏仁苷（$C_{20}H_{27}NO_{11}$）不得少于3.0%。

【功效、应用及现代研究】性微温，味苦；有小毒。降气止咳平喘，润肠通便。用于咳嗽气喘，胸满痰多，肠燥便秘。内服不宜过量，以免中毒。苦杏仁煎剂有降气、止咳、平喘的作用。苦杏仁热水提取物有抗肿瘤作用。苦杏仁苷具有镇咳、祛痰、平喘、降血糖、抗肿瘤、抗炎、抗溃疡、泻下、镇痛等活性。苦杏仁苷在肠道微生物作用下，水解产生氢氰酸和苯甲醛。大量服用苦杏仁或苦杏仁苷均易出现消化系统毒性、心电图T波改变、房性期前收缩等毒性反应。

桃仁

（Taoren；Persicae Semen）

为蔷薇科植物桃 *Prunus persica*（L.）Batsch 或山桃 *Prunus davidiana*（Carr.）Franch. 的干燥成熟种子。全国大部分地区均产，主产于四川、云南、陕西、山东等地。果实成熟后采收，除去果肉和核壳，取出种子，晒干。桃仁：呈扁长卵形。表面黄棕色至红棕色，密布颗粒状突起。一端尖，中部膨大，另一端钝圆稍偏斜，边缘较薄。尖端一侧有短线形种脐，圆端有颜色略深不甚明显的合点，自合点处散出多数纵向维管束。种皮薄，子叶2，类白色，富油性。气微，味微苦。山桃仁：呈类卵圆形，较小而肥厚。含氰苷类（苦杏仁苷、野樱苷）、甾体及其糖苷（柠檬甾二烯醇）、有机酸（绿原酸）、脂肪油等成分。性平，味苦、甘。活血祛瘀，润肠通便，止咳平喘。

郁李仁

（Yuliren；Pruni Semen）

为蔷薇科植物欧李 *Prunus humilis* Bge.、郁李 *Prunus japonica* Thunb. 或长柄扁桃 *Prunus pedunculata* Maxim. 的干燥成熟种子。前两种习称"小李仁"，后一种习称"大李仁"。欧李主产于辽宁、黑龙江、河北、山东等地。郁李主产于华东、河北、河南、山西等地。长柄扁桃主产于内蒙古、宁夏等地。夏、秋二季采收成熟果实，除去果肉和核壳，取出种子，干燥。小李仁：呈卵形，长5~8mm，直径3~5mm。表面黄白色或浅棕色，一端尖，另一端钝圆。尖端一侧有线形种脐，圆端中央有深色合点，自合点处向上具多条纵向维管束脉纹，种皮薄，子叶2，乳白色，富油性。气微，味微苦。大李仁：长6~10mm，直径5~8mm，表面黄棕色。三者均含苦杏仁苷、郁李仁苷（prunuside）A 和 B、脂肪油等成分。性平，味辛、苦、甘。润肠通便，下气利水。

金樱子

（Jinyingzi；Rosae Laevigatae Fructus）

为蔷薇科植物金樱子 *Rosa laevigata* Michx. 的干燥成熟果实。主产于广东、江西、浙江、

笔记栏

广西等地。10—11月果实成熟变红时采收,干燥,除去毛刺。本品为花托发育而成的假果,呈倒卵形。表面红黄色或红棕色,有突起的棕色小点,系毛刺脱落后的残基。顶端有盘状花萼残基,中央有黄色柱基,下部渐尖。质硬。切开后,花托壁厚1~2mm,内有多数坚硬的小瘦果,内壁及瘦果均有淡黄色茸毛。气微,味甘、微涩。粉末可见单细胞或多细胞的非腺毛,壁木化或微木化,表面常有螺旋状条纹,胞腔内含黄棕色物;表皮细胞多角形,壁厚;草酸钙方晶多见。果实含多糖、鞣质、黄酮类、三萜类等成分。性平,味酸、甘、涩。固精缩尿,固崩止带,涩肠止泻。

沙苑子

(Shayuanzi;Astragali Complanati Semen)

为豆科植物扁茎黄芪 *Astragalus complanatus* R. Br. 的干燥成熟种子。主产于陕西、山西等省,又名"潼蒺藜"。秋末冬初果实成熟、尚未开裂时采割植株,晒干,打下种子,除去杂质,晒干。略呈肾形而稍扁。表面光滑,褐绿色或灰褐色,边缘一侧微凹处具圆形种脐。质坚硬,不易破碎。子叶2,淡黄色,胚根弯曲。气微,味淡,嚼之有豆腥味。种子含黄酮类成分;主要为沙苑子苷(complanatoside)、沙苑子新苷(neocomplanoside),并含脂肪油、糖类、三萜类、甾醇、蛋白质、氨基酸等成分。性温,味甘。补肾助阳,固精缩尿,养肝明目。

决明子

(Juemingzi;Cassiae Semen)

为豆科植物钝叶决明 *Cassia obtusifolia* L. 或决明(小决明) *Cassia tora* L. 的干燥成熟种子。主产于安徽、江苏、浙江、广东等省。秋季采收成熟果实,晒干,打下种子,除去杂质。决明:略呈菱方形或短圆柱形,两端平行倾斜。表面绿棕色或暗棕色,平滑有光泽。一端较平坦,另一端斜尖,背腹面各有1条突起的棱线,棱线两侧各有1条斜向对称而色较浅的线形凹纹。质坚硬,不易破碎。种皮薄,子叶2,黄色,呈S形折曲并重叠。气微,味微苦。小决明:呈短圆柱形,较小。表面棱线两侧各有1片宽广的浅黄棕色带。种子含游离羟基蒽醌衍生物,如大黄素、大黄酚、大黄素甲醚、决明素(obtusin)、橙黄决明素(aurantioobtusin)等,并含脂肪油、蛋白质等。性微寒,味甘、苦、咸。清热明目,润肠通便。

补骨脂

Buguzhi

Psoraleae Fructus

【基原】豆科植物补骨脂 *Psoralea corylifolia* L. 的干燥成熟果实。除东北、西北地区外,全国其他地区均产,主产于四川、河南、安徽、陕西等地。秋季果实成熟时采收果序,晒干,搓出果实,除去杂质。

【性状鉴别】呈肾形,略扁,长3~5mm,宽2~4mm,厚约1.5mm。表面黑色、黑褐色或灰褐色,具细微网状皱纹。顶端圆钝,有一小突起,凹侧有果梗痕。质硬。果皮薄,与种子不易分离。种子1枚,子叶2,黄白色,有油性。气香,味辛、微苦。(图12-7)

【显微鉴别】果实中部横切面:①果皮波状弯曲,表皮细胞1列,凹陷处表皮下有众多扁圆形壁内腺。②中果皮薄壁细胞组织中有小型外韧维管束;薄壁细胞含有草酸钙小柱晶。③种皮外表皮为1列栅状细胞,其内为1列哑铃状支持细胞。④种皮薄壁组织中有小型维管束。色素细胞1列,与种皮内表皮细胞相邻。⑤子叶细胞充满糊粉粒与油滴。(图12-8)

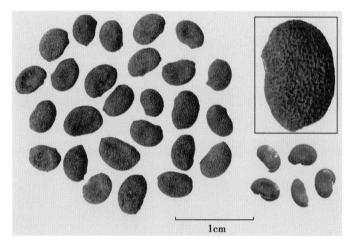

图 12-7　补骨脂药材图

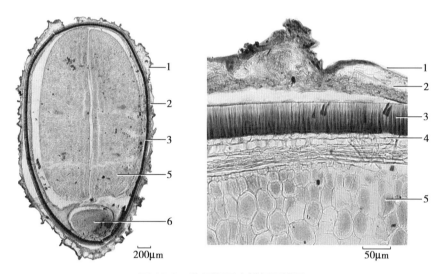

图 12-8　补骨脂果实横切面详图
1. 表皮　2. 中果皮　3. 种皮外表皮　4. 支持细胞　5. 子叶细胞　6. 胚根

粉末与表面特征:①壁内腺类圆形,表皮细胞多达数十个至百个,中心细胞较小,多角形,周围细胞径向延长,辐射状排列,腺体腔内有众多油滴。②腺毛多成梨形;腺柄短,多单细胞,腺头多细胞或单细胞。③支持细胞侧面观哑铃状,顶面观类圆形。④种皮栅状细胞众多,侧面观有纵沟纹,光辉带 1 条,位于上侧近边缘处;顶面观多角形,胞腔极小,孔沟细。⑤非腺毛顶端细胞特长,壁密布疣点。⑥气孔平轴式,表皮细胞具条状角质纹。此外,还有草酸钙小柱晶、小方晶、纤维、子叶细胞等。(图 12-9)

【主要成分】　香豆素类有补骨脂素(psoralen)、异补骨脂素(isopsoralen)、补骨脂定(psoralidin)、异补骨脂定、双羟异补骨脂定、8-甲氧基补骨脂素等。黄酮类有补骨脂甲素(bavachin)、补骨脂乙素(corylifolinin)、补骨脂甲素甲醚(bavachinin)、异补骨脂甲素、补骨脂异黄酮(isoflavone)、新补骨脂异黄酮(neobavaisoflavone)、补骨脂异黄酮醛、补骨脂查耳酮(bavachalcone)、新补骨脂查耳酮、补骨脂色烯素、补骨脂宁(corylin)等。挥发油中有柠檬烯、4-萜品醇、芳樟醇等成分。还有脂类、非酯化脂肪酸、单萜酚类、豆甾醇及皂苷等成分。

目前,质量评价的主要指标成分为补骨脂素、异补骨脂素。

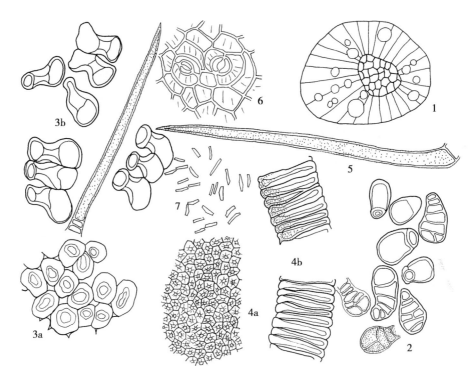

图 12-9 补骨脂粉末与表面图
1. 壁内腺 2. 腺毛 3. 种皮支持细胞(3a. 顶面观 3b. 侧面观) 4. 种皮栅状细胞
(4a. 顶面观 4b. 侧面观) 5. 非腺毛 6. 表皮及气孔 7. 草酸钙小柱晶

【理化鉴别】粉末乙酸乙酯超声提取液作为供试品溶液。以补骨脂素和异补骨脂素对照品作对照,按薄层色谱法,用硅胶 G 板,以正己烷-乙酸乙酯(4∶1)为展开剂,10%氢氧化钾甲醇溶液显色,置紫外光灯(365nm)下检视。供试品色谱中,在与对照品色谱相应的位置上,显相同的两个荧光斑点。

【含量测定】按高效液相色谱法测定,含补骨脂素($C_{11}H_6O_3$)和异补骨脂素($C_{11}H_6O_3$)的总量不得少于 0.70%。

【功效、应用及现代研究】性温,味辛、苦。温肾助阳,纳气平喘,温脾止泻;外用消风祛斑。用于肾阳不足,阳痿遗精,遗尿尿频,腰膝冷痛,肾虚作喘、五更泄泻;外用治白癜风、斑秃。补骨脂有防止骨吸收,增加骨密度的雌激素样作用。补骨脂提取物具有显著增强机体免疫功能、抗炎、抗肿瘤作用;补骨脂素、异补骨脂素具有雌激素样作用及止血、抗癌或光敏作用;补骨脂甲素具有抗氧化和 α-葡糖苷酶抑制活性;补骨脂乙素具有强心和扩张冠状动脉、增加冠脉血流量的作用;补骨脂多糖可以增强正常小鼠机体的免疫力。

枳壳
Zhiqiao
Aurantii Fructus

【基原】芸香科植物酸橙 *Citrus aurantium* L. 及其栽培变种的干燥未成熟果实。主产于江西、四川、湖北、贵州等省。以江西清江、新干最为闻名,商品习称"江枳壳"。多系栽培。7月果皮尚绿时采收,自中部横切为两半,晒干或低温干燥。

【性状鉴别】呈半球形,直径 3~5cm。外果皮棕褐色至褐色,有颗粒状突起,突起的顶端有凹点状油室;有明显的花柱残迹或果梗痕。切面中果皮黄白色,光滑而稍隆起,厚 0.4~

1.3cm,边缘散有 1~2 列油室,瓢囊 7~12 瓣,少数至 15 瓣,汁囊干缩呈棕色至棕褐色,内藏种子。质坚硬,不易折断。气清香,味苦、微酸。(图 12-10)

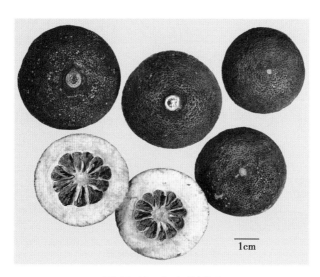

图 12-10　枳壳药材图

【显微鉴别】横切面:①表皮由极小的细胞组成,外被角质层,并具气孔。②中果皮发达,油室较大,不规则排列成 1~2 列,油室呈卵形或椭圆形。③中果皮外侧细胞散有较多草酸钙斜方晶或棱晶;内侧细胞排列极疏松,维管束纵横散布。④薄壁细胞具橙皮苷结晶。(图 12-11)

粉末:黄白色或棕黄色。①果皮表皮细胞表面观多角形、类方形或长方形;气孔环式,副卫细胞 5~9 个,侧面观外被角质层。②中果皮细胞类圆形或形状不规则,壁大多呈不均匀增厚。③草酸钙方晶存在于果皮和汁囊细胞中,呈斜方形、多面体形或双锥形。④汁囊组织淡黄色或无色,细胞多皱缩,并与下层细胞交错排列。⑤螺纹导管、网纹导管及管胞细小。⑥橙皮苷结晶存在于薄壁细胞中,黄色或无色,呈圆形或无定形团块,有的可见放射状条纹。(图 12-12)

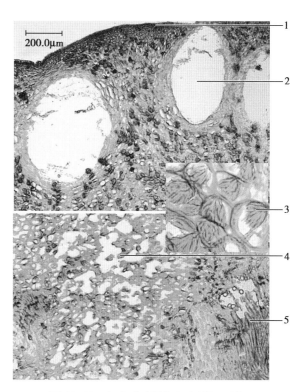

图 12-11　枳壳(酸橙)果实横切面详图
1. 表皮　2. 油室　3. 橙皮苷结晶　4. 中果皮　5. 维管束

【主要成分】黄酮类成分有柚皮苷(naringin)、橙皮苷、新橙皮苷(neohesperidin)、川陈皮素等。挥发油类成分有右旋柠檬烯(d-limonene)、β-月桂烯(β-myrcene)、β-蒎烯(β-pinene)、枸橼醛(citral)、右旋芳樟醇(d-linalool)、邻苯氨基苯甲酸甲酯等。生物碱类成分有辛弗林(synephrine)、N-甲基酪胺

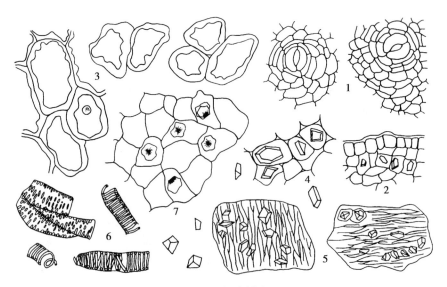

图 12-12 枳壳粉末图

1. 表皮细胞及气孔 2. 表皮细胞示角质层 3. 中果皮细胞 4. 草酸钙结晶 5. 汁囊组织 6. 导管及管胞 7. 橙皮苷结晶

（N-methyltyramine）。

目前，质量评价的主要指标成分为柚皮苷、新橙皮苷。

【理化鉴别】

（1）取本品粉末 0.5g，加甲醇 10ml，加热回流 10 分钟，滤过；取滤液 1ml，加四氢硼钾约 5mg，摇匀，加盐酸数滴，溶液显樱红色至紫红色。

（2）粉末甲醇超声提取液作为供试品溶液。以柚皮苷和新橙皮苷对照品作对照，按薄层色谱法，用硅胶 G 板，以三氯甲烷-甲醇-水（13∶6∶2）下层溶液为展开剂，喷 3% 三氯化铝乙醇溶液加热显色，置紫外光灯（365nm）下检视。供试品色谱中，在与对照品色谱相应的位置上，呈相同颜色的荧光斑点。

【含量测定】按高效液相色谱法测定，含柚皮苷（$C_{27}H_{32}O_{14}$）不得少于 4.0%，含新橙皮苷（$C_{28}H_{34}O_{15}$）不得少于 3.0%。

【功效、应用及现代研究】性微寒，味苦、辛、酸。理气宽中，行滞消胀。用于胸胁气滞，胀满疼痛，食积不化，痰饮内停，脏器下垂。枳壳具有调节胃肠平滑肌、调节子宫平滑肌、抗溃疡、强心、收缩血管平滑肌、扩张冠状动脉、抗氧化等作用。枳壳水煎液对胃肠平滑肌呈双相调节作用，既兴奋胃肠，使其蠕动增强，又有降低胃肠平滑肌张力和解痉作用；橙皮苷和柚皮苷具有保肝作用；辛弗林有较强的扩张气管和支气管作用；N-甲基酪胺有利尿等作用。

【附药】

枳实（Zhishi；Aurantii Fructus Immaturus） 为芸香科植物酸橙 Citrus aurantium L. 及其栽培变种或甜橙 Citrus sinensis Osbeck 的干燥幼果。主产于江西、四川、浙江等地。5—6 月收集自落的果实，较大者自中部横切为两半，晒干或低温干燥，较小者直接晒干或低温干燥。呈半球形，少数为球形。外果皮黑绿色或棕褐色，具颗粒状突起和皱纹，有明显的花柱残迹或果梗痕。切面中果皮略隆起，边缘散有 1~2 列油室，瓤囊棕褐色。质坚硬。气清香，味苦、微酸。幼果含橙皮苷、柚皮苷等黄酮类及辛弗林等生物碱类成分。性微寒，味苦、辛、酸。破气消积，化痰散痞。

香橼

（Xiangyuan；Citri Fructus）

　　为芸香科植物枸橼 *Citrus medica* L. 或香圆 *Citrus wilsonii* Tanaka 的干燥成熟果实。主产于浙江、江苏、广东、广西等地。秋季果实成熟时采收，趁鲜切片，晒干或低温干燥；香圆亦可整个或对剖两半。枸橼：呈圆形或长圆形片。横切片外果皮黄色或黄绿色，边缘呈波状，散有凹入的油点；中果皮厚 1~3cm，黄白色或淡棕黄色，有不规则网状突起的维管束；瓤囊 10~17 室。纵切片中心柱较粗壮。质柔韧。气清香，味微甜而苦辛。香圆：呈类球形，半球形或圆片。表面黑绿色或黄棕色，密被凹陷的小油点及网状隆起的粗皱纹，顶端有花柱残痕及隆起的环圈，基部有果梗残基。质坚硬。剖面或横切薄片的边缘油点明显；中果皮厚约 0.5cm；瓤囊 9~11 室，棕色或淡红棕色，间或有黄白色种子。气香，味酸而苦。枸橼果实含挥发油，主要成分为右旋柠檬烯（*d*-limonene）、柠檬醛（citral），并含柚皮苷等黄酮类及有机酸类成分。性温，味辛、苦、酸。疏肝理气，宽中，化痰。

陈皮

（Chenpi；Citri Reticulatae Pericarpium）

　　为芸香科植物橘 *Citrus reticulata* Blanco 及其栽培变种的干燥成熟果皮。主产于广东、福建、四川、江苏等省。药材分为"陈皮"和"广陈皮"。广陈皮主产于广东新会。采摘成熟果实，剥取果皮，晒干或低温干燥。陈皮：常剥成数瓣，基部相连，有的呈不规则的片状。外表面橙红色或红棕色，有细皱纹及凹下的点状油室；内表面浅黄白色，粗糙，附黄白色或黄棕色筋络状维管束。质稍硬而脆。气香，味辛、苦。广陈皮：常 3 瓣相连，形状整齐，厚度均匀。外表面橙黄色至棕褐色，点状油室较大，对光照视，透明清晰。质较柔软。果皮含挥发油，主要成分为右旋柠檬烯（*d*-limonene），并含橙皮苷、川陈皮素、橘皮素（tangeritin）等黄酮类成分。性温，味辛、苦。理气健脾，燥湿化痰。

【附药】

　　1. 青皮（Qingpi；Citri Reticulatae Pericarpium Viride）　为芸香科植物橘 *Citrus reticulata* Blanco 及其栽培变种的干燥幼果或未成熟果实的果皮。较小者直接晒干，习称"个青皮"；较大者将果皮纵剖成 4 瓣，基部相连，除尽瓤瓣，晒干，习称"四花青皮"。主产于福建、四川、广东等省。个青皮：呈类球形。表面灰绿色或黑绿色，微粗糙，有细密凹下的油室，顶端有稍突起的柱基，基部有圆形果梗痕。质硬，断面果皮黄白色或淡黄棕色，外缘有油室 1~2 列。瓤 8~10 瓣，淡棕色。气清香，味酸、苦、辛。四花青皮：果皮剖成 4 裂片，裂片长椭圆形。外表面灰绿色或黑绿色，密生多数油室；内表皮类白色或黄白色，粗糙，附黄白色或黄棕色小筋络。质稍硬，易折断，断面外缘有油室 1~2 列。气香，味苦、辛。含挥发油及橙皮苷等黄酮类成分。性温，味苦、辛。疏肝破气，消积化滞。

　　2. 橘核（Juhe；Citri Reticulatae Semen）　为芸香科植物橘 *Citrus reticulata* Blanco 及其栽培变种的干燥成熟种子。略呈卵圆形。表面淡黄白色或淡灰白色，光滑，一侧有种脊棱线，一端钝圆，另一端渐尖成小柄状。外种皮薄而韧，内种皮菲薄，淡棕色，子叶 2，黄绿色，有油性。气微，味苦。种子含脂肪油等。性平，味苦。理气，散结，止痛。

化橘红

（Huajuhong；Citri Grandis Exocarpium）

　　为芸香科植物化州柚 *Citrus grandis* 'Tomentosa' 或柚 *Citrus grandis*（L.）Osbeck 的未成

熟或近成熟的干燥外层果皮。前者习称"毛橘红",后者习称"光七爪""光五爪"。主产于广东、广西等地。多为栽培。小暑前采收未成熟果实,沸水烫过,将果皮割成 7 或 5 瓣,除去果瓤和部分中果皮,晒干或烘干,再用水润软,对折,压平,烘干。化州柚:呈对折的七角或展平的五角星状,单片呈柳叶形。外表面黄绿色,密布茸毛,有皱纹及小油室;内表面黄白色或淡黄棕色,有脉络纹。质脆,易折断,断面不整齐,外缘有 1 列不整齐的下凹油室,内侧稍柔而有弹性。气芳香,味苦、微辛。柚:外表面黄绿色至黄棕色,无毛。含挥发油、柚皮苷等黄酮类成分。性温,味辛、苦。理气宽中,燥湿化痰。

佛手
(Foshou;Citri sarcodactylis Fructus)

为芸香科植物佛手 *Citrus medica* L. var. *sarcodactylis* Swingle 的干燥成熟果实。秋季果实尚未变黄或刚变黄时采收,纵切成薄片,晒干或低温干燥。呈类椭圆形或卵圆形的薄片,常皱缩或卷曲。顶端稍宽,常有 3~5 个手指状的裂瓣,基部略窄,有的可见果梗痕。外皮黄绿色或橙黄色,有皱纹及油点。果肉浅黄白色,散有凹凸不平的线状或点状维管束。质硬而脆,受潮后柔韧。气香,味微甜后苦。果实含挥发油,主要成分为柠檬烯,并含橙皮苷等黄酮、香豆素等。性温,味辛、苦、酸。疏肝理气,和胃止痛,燥湿化痰。

吴茱萸
Wuzhuyu
Euodiae Fructus

【基原】 芸香科植物吴茱萸 *Euodia rutaecarpa* (Juss.) Benth.、石虎 *Euodia rutaecarpa* (Juss.) Benth. var. *officinalis* (Dode) Huang 或 疏毛吴茱萸 *Euodia rutaecarpa* (Juss.) Benth. var. *bodinieri* (Dode) Huang 的干燥近成熟果实。主产于贵州、广西、湖南等地。8—11 月待果实呈茶绿色尚未开裂时采摘,剪下果枝,晒干或低温干燥,除去枝、叶、果梗等杂质。

【性状鉴别】 呈球形或略呈五角状扁球形,直径 2~5mm。表面暗黄绿色至褐色,粗糙,有多数点状突起或凹下的油点。顶端有五角星状的裂隙,基部残留被有黄色茸毛的果梗。质硬而脆,横切面子房 5 室,每室有淡黄色种子 1 粒。气芳香浓郁,味辛辣而苦。用水浸泡果实,有黏液渗出。(图 12-13)

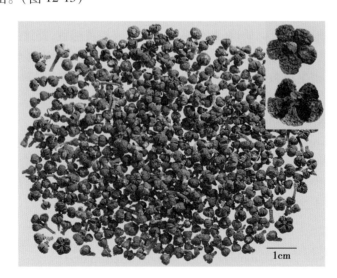

图 12-13 吴茱萸药材图

【显微鉴别】粉末:褐色。①非腺毛2~6细胞,壁疣明显,有的胞腔内含棕黄色至棕红色物。②腺毛头部7~14细胞,椭圆形,常含黄棕色内含物;柄2~5细胞。③草酸钙簇晶较多,偶有方晶。④石细胞类圆形或长方形,胞腔大。⑤油室碎片有时可见,淡黄色。(图12-14)

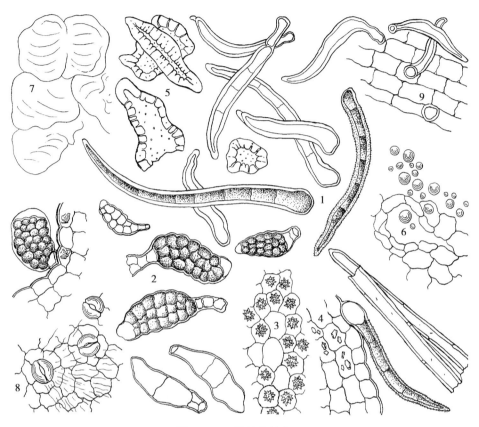

图 12-14　吴茱萸粉末图
1.非腺毛　2.腺毛　3.草酸钙簇晶　4.草酸钙方晶　5.石细胞　6.油室碎片　7.黏液细胞(具网纹)　8.果皮表皮细胞(示气孔)　9.果柄表皮细胞

【主要成分】含挥发油,油中主要成分为吴茱萸烯(evodene),为油的香气成分;并含吴茱萸内酯、罗勒烯。含生物碱,如吴茱萸碱(evodiamine)、吴茱萸次碱(rutaecarpine)、去甲基吴茱萸碱(demethyl evodiamin)等。另含柠檬苦素(Limonin)、吴茱萸苦素等。

目前,质量评价的主要指标成分为吴茱萸碱、吴茱萸次碱及柠檬苦素。

【理化鉴别】粉末乙醇超声提取液作为供试品溶液。以吴茱萸碱和吴茱萸次碱对照品为对照,按薄层色谱法,用硅胶 G 板,以石油醚(60~90℃)-乙酸乙酯-三乙胺(7:3:0.1)为展开剂,置紫外光灯(365nm)下检视。供试品色谱中,在与对照品色谱相应的位置上,显相同颜色的荧光斑点。

【含量测定】按高效液相色谱法测定,含吴茱萸碱($C_{19}H_{17}N_3O$)和吴茱萸次碱($C_{18}H_{13}N_3O$)的总量不得少于0.15%;含柠檬苦素($C_{26}H_{30}O_8$)不得少于0.20%。

【功效、应用及现代研究】性热,味辛、苦;有小毒。散寒止痛,降逆止呕,助阳止泻。用于厥阴头痛,寒疝腹痛,寒湿脚气,经行腹痛,脘腹胀痛,呕吐吞酸,五更泄泻。吴茱萸具有镇痛、抗炎、抗血栓、抗肿瘤等作用,同时对消化系统、生殖系统及血压均有影响。大量吴茱萸

笔记栏

对中枢有兴奋作用,并可引起视力障碍、错觉等;吴茱萸碱、吴茱萸次碱有较强的镇痛作用;吴茱萸碱具有抗肿瘤作用;柠檬苦素具有抗病毒和抗肿瘤活性。

川楝子
(Chuanlianzi；Toosendan Fuctus)

为楝科植物川楝 *Melia toosendan* Sieb. et Zucc. 的干燥成熟果实,主产于四川、云南、贵州等省。冬季果实呈黄色时采收,或收集经霜后落下的黄色果实,晒干或烘干。呈类球形。表面金黄色至棕黄色,微具光泽,微有凹陷或皱缩,具深棕色小点。顶端有花柱残痕,基部凹陷,有果梗痕。外果皮革质,与果肉间常成空隙,果肉松软,淡黄色,遇水润湿显黏性。果核球形或卵圆形,质坚硬,两端平截,有 6~8 条纵棱,内分 6~8 室,每室含黑棕色长圆形的种子1 粒。气特异,味酸、苦。果实含四环三萜类,主要成分为川楝素(chuanliansu)及异川楝素(isochuanliansu)。性寒,味苦。有小毒。疏肝泄热,行气止痛,杀虫。

巴豆
Badou
Crotonis Fructus

【基原】大戟科植物巴豆 *Croton tiglium* L. 的干燥成熟果实。主产于四川、广西、云南、贵州等地。秋季果实成熟,果皮未开裂时采摘,堆积 2~3 天发汗,摊开晾晒或烘干。

【性状鉴别】呈卵圆形,一般具三棱,长 1.8~2.2cm,直径 1.4~2cm。表面灰黄色或稍深,粗糙,有纵线 6 条,顶端平截,基部有果梗痕。破开果壳,可见 3 室,每室含种子 1 粒。种子呈略扁的椭圆形,长 1.2~1.5cm,直径 0.7~0.9cm,表面棕色或灰棕色,一端有小点状的种脐和种阜的疤痕,另端有微凹的合点,其间有隆起的种脊;外种皮薄而脆,内种皮呈白色薄膜;种仁黄白色,油质。气微,味辛辣。(图 12-15)

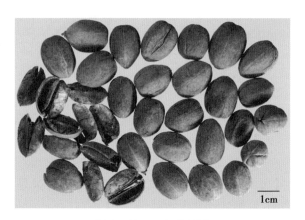

图 12-15 巴豆药材图

【显微鉴别】果实及种子横切面:①外果皮为 1 列表皮细胞,外被多细胞星状毛。②中果皮外侧有 10 余列薄壁细胞,散有石细胞、草酸钙方晶及簇晶;中部有约 4 列纤维状石细胞组成的环带;内侧为数列薄壁细胞。③内果皮为 3~5 列纤维状厚壁细胞。④种皮表皮细胞由 1 列径向延长的长方形细胞组成,其下为 1 列厚壁性栅状细胞,胞腔线性,外端略膨大。(图 12-16)

粉末:浅黄棕色。①外果皮星状毛多细胞呈放射状排列,层纹明显,近基部略膨大,具孔沟。②果皮石细胞壁孔和层纹明显。③内果皮纤维状厚壁细胞,壁孔和层纹明显。④种皮表皮细胞表面观呈多角形,胞腔有含棕色物或颗粒状物。⑤种皮薄壁栅状细胞 1 列,类长方形,径向壁细波状弯曲。⑥种皮厚壁栅状细胞 1 列,细长圆柱形,排列紧密,壁极厚,孔沟极细而密,常与种皮薄壁栅状细胞相连。⑦外胚乳颓废组织细胞界限不明显。⑧内胚乳细胞类圆形,内含脂肪油滴、糊粉粒及草酸钙簇晶。⑨草酸钙簇晶,棱角多尖锐。(图 12-17)

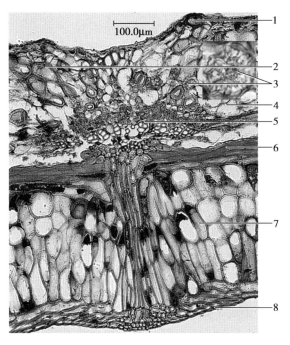

图 12-16　巴豆果皮横切面详图
1. 外果皮　2. 石细胞　3. 草酸钙簇晶　4. 中果皮
5. 维管束　6. 纤维状石细胞环　7. 薄壁细胞　8. 内果
皮(纤维层)

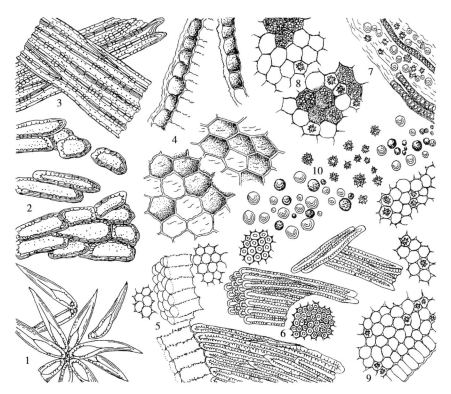

图 12-17　巴豆粉末图
1. 外果皮星状毛　2. 果皮石细胞　3. 内果皮纤维状厚壁细胞　4. 种皮表皮细胞　5. 种皮
薄壁栅状细胞　6. 种皮厚壁栅状细胞　7. 外胚乳颓废组织　8. 内胚乳细胞　9. 子叶细胞
10. 草酸钙簇晶

【主要成分】含巴豆油约 34%～57%，蛋白质约 18%。巴豆油中主要为巴豆树脂(croton resin)，系巴豆醇(phorbol)、甲酸、丁酸及巴豆油酸(crotonic acid)结合而成的酯，有强烈的致泻作用；油中尚含强刺激性成分(具泻下作用)和致癌成分，为亲水性的巴豆醇的 10 多种双酯化合物。此外，尚含一种毒性球蛋白巴豆毒素(crotin)、巴豆苷、二萜及其酯类、生物碱、氨基酸和酶等。

目前，质量评价的主要指标成分为脂肪油和巴豆苷。

【理化鉴别】种仁粉末石油醚(30～60℃)超声提取液作为供试品溶液。以巴豆对照药材作对照，按薄层色谱法，用硅胶 G 板，以石油醚(60～90℃)-乙酸乙酯-甲酸(10∶1∶0.5)为展开剂，喷以 10%硫酸乙醇溶液显色。供试品色谱中，在与对照药材色谱相应的位置上，显相同颜色的斑点。

【含量测定】含脂肪油不得少于 22.0%；按高效液相色谱法测定，含巴豆苷($C_{10}H_{13}N_5O_5$)不得少于 0.80%。

【功效、应用及现代研究】性热，味辛；有大毒。外用蚀疮。用于恶疮疥癣，疣痣。巴豆提取物有抗菌、抗肿瘤作用；巴豆油注射液在体外能杀死癌细胞；巴豆浸出液能杀灭血吸虫的中间寄主钉螺、姜片虫的中间寄主扁卷螺；巴豆水浸液为杀灭钉螺的特效药，对鱼虾、田螺及蚯蚓等均有毒杀作用。巴豆毒素能抑制蛋白质的合成；巴豆苷刺激胃肠道，增进肠胃蠕动，腹腔内和静脉注射具有显著的抗肿瘤活性；巴豆油能刺激肠道蠕动而致泻，大量的巴豆油可引起剧烈泻下，甚至导致死亡，而小剂量巴豆霜具有止泻作用。

酸枣仁
(Suanzaoren;Ziziphi Spinosae Semen)

为鼠李科植物酸枣 *Ziziphus jujuba* Mill. var. *spinosa*(Bunge)Hu ex H. F. Chou 的干燥成熟种子。主产于河北、陕西、辽宁、河南等省。秋末冬初果实成熟时采收，除去果肉及果核壳，收集种子，晒干。呈扁圆形或扁椭圆形。表面紫红色或紫褐色，平滑有光泽，有的有裂纹。有的两面均呈圆隆状突起；有的一面较平坦，中间有 1 条隆起的纵线纹；另一面稍突起，边缘略薄。一端凹陷，可见线形种脐；另一端有细小突起的合点。种皮较脆，胚乳白色，子叶 2，浅黄色，富油性。气微，味淡。种子含三萜皂苷，主要成分为酸枣仁皂苷(jujuboside)A 和 B，并含三萜和斯皮诺素(spinosin)等黄酮类等成分。性平，味甘、酸。养心补肝，宁心安神，敛汗，生津。

胖大海
(Pangdahai;Sterculiae Lychnophorae Semen)

为梧桐科植物胖大海 *Sterculia lychnophora* Hance 的干燥成熟种子。产于越南、泰国、印度尼西亚和马来西亚等国，以越南产的品质最佳。4—6 月果实开裂时，采下成熟的种子，晒干。呈纺锤形或椭圆形。先端钝圆，基部略尖而歪，具浅色的圆形种脐。表面棕色或暗棕色，微有光泽，具不规则的干缩皱纹。外层种皮极薄，质脆，易脱落。中层种皮较厚，黑褐色，质松易碎，遇水膨胀成海绵状。断面可见散在的树脂状小点。内层种皮可与中层种皮剥离，稍革质，内有 2 片肥厚胚乳，广卵形；子叶 2 片，菲薄，紧贴于胚乳内侧，与胚乳等大。气微，味淡，嚼之有黏性。种子含聚戊糖、黏液质、胖大海素(sterculin)、西黄蓍胶黏素(bassorin)、挥发油、脂肪油等成分。性寒，味甘。清热润肺，利咽开音，润肠通便。

使君子

（Shijunzi；Quisqualis Fructus）

　　为使君子科植物使君子 *Quisqualis indica* L. 的干燥成熟果实。主产于广东、广西、云南、四川等地。秋季果皮变紫黑色时采收,除去杂质,干燥。呈椭圆形或卵圆形,具 5 条纵棱,偶有 4~9 棱;表面黑褐色至紫黑色,平滑,微具光泽。顶端狭尖,基部钝圆,有明显圆形的果梗痕。质坚硬,横切面多呈五角星形,棱角处壳较厚,中间呈类圆形空腔。种子长椭圆形或纺锤形,表面棕褐色或黑褐色,有多数纵皱纹;种皮薄,易剥离,子叶 2,黄白色,有油性,断面有裂隙。气微香,味微甜。果实含使君子氨酸(quisqualic acid)及多种氨基酸,并含胡芦巴碱及脂肪油等。性温,味甘。杀虫消积。

诃子

（Hezi；Chebulae Fructus）

　　为使君子科植物诃子 *Terminalia chebula* Retz. 或绒毛诃子 *Terminalia chebula* Retz. var. *tomentella* Kurt. 的干燥成熟果实。主产于云南、广东、广西等地。秋、冬二季果实成熟时采收,除去杂质,晒干。呈长圆形或卵圆形。表面黄棕色或暗棕色,略具光泽,有 5~6 条纵棱线和不规则的皱纹。基部有圆形果梗痕。质坚实。果肉黄棕色或黄褐色。果核浅黄色,粗糙,坚硬。种子狭长纺锤形,种皮黄棕色,子叶 2,白色,相互重叠卷旋。气微,味酸涩后甜。果实含鞣质,主要成分为诃子酸(chebulinic acid)、诃黎勒酸(chebulagic acid)。性平,味苦、酸、涩。涩肠止泻,敛肺止咳,降火利咽。

小茴香

Xiaohuixiang

Foeniculi Fructus

　　【基原】伞形科植物茴香 *Foeniculum vulgare* Mill. 的干燥成熟果实,主产于宁夏、山西、内蒙古、甘肃等地。秋季果实成熟时采收,将全株割下,晒干后,打下果实,除去杂质。

　　【性状鉴别】为双悬果,呈圆柱形,有的稍弯曲,长 4~8mm,直径 1.5~2.5mm。表面黄绿色或淡黄色,两端略尖,顶端残留黄棕色突起的柱基,有的基部有细小的果梗。分果呈长椭圆形,背面有纵棱 5 条,接合面平坦而较宽。横切面略呈五边形,背面的四边约等长。有特异香气,味微甜、辛。(图 12-18)

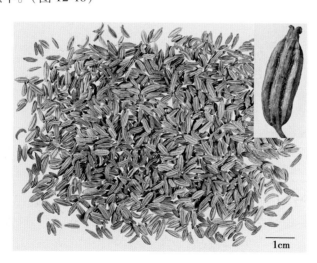

图 12-18　小茴香药材图

笔记栏

【显微鉴别】分果横切面:①外果皮为1列切向延长的扁平细胞,外被角质层。②中果皮纵棱处有维管束柱,由2个外韧维管束及纤维束连接而成,韧皮部位于束柱两侧,维管束柱内、外侧有多数大型木化网纹细胞;有6个油管,其中接合面2个,背面纵棱间1个。③内果皮为1列扁平薄壁细胞,细胞长短不一。④种皮为1列扁长细胞,含棕色物,于接合面中央为数列细胞,有细小种脊维管束。⑤内胚乳细胞多角形,含多数细小糊粉粒,每个糊粉粒中含细小草酸钙簇晶。(图12-19)

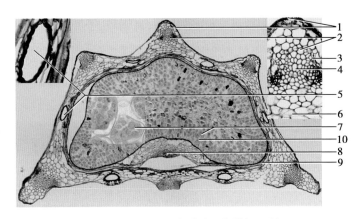

图 12-19　小茴香果实(分果)横切面详图
1. 外果皮　2. 维管束　3. 韧皮部　4. 木质部　5. 油管　6. 网纹细胞　7. 糊粉粒　8. 种脊维管束　9. 内果皮　10. 内胚乳

知识链接:
镶嵌细胞
的特征

　　粉末:绿黄色或黄棕色。①网纹细胞壁厚,木化,具卵圆形网状纹孔;②油管黄棕色或深红棕色,分泌细胞多角形;③内果皮细胞为镶嵌细胞,5~8个狭长细胞为1组,以其长轴相互作不规则方向嵌列;④内胚乳细胞多角形,壁颇厚,含多数糊粉粒,每一糊粉粒中含1个细小草酸钙簇晶。(图12-20)

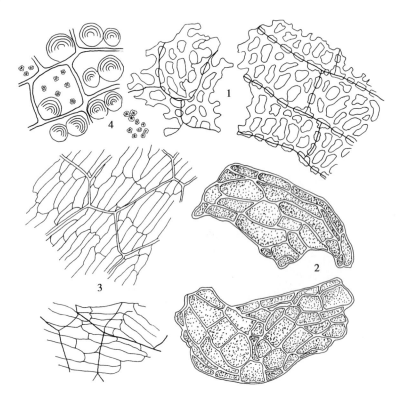

图 12-20　小茴香粉末图
1. 网纹细胞　2. 油管碎片　3. 镶嵌状细胞　4. 内胚乳细胞及草酸钙簇晶

【主要成分】含挥发油,主要为反式茴香脑(*trans*-anethole)、茴香醚(anethole)、α-小茴香酮(α-fenchone)、甲基胡椒酚(methylchavicol)、茴香醛(anisaldehyde)、β-香叶烯(β-myrcene)、α-蒎烯(α-pinene)、β-蒎烯(β-pinene)、莰烯(camphene)、α-水芹烯(α-phellandrene)、草蒿脑(estragole)等。此外,尚含脂肪油、香豆素、黄酮、甾醇、生物碱、维生素和氨基酸等成分。

目前,质量评价的主要指标成分为反式茴香脑、茴香醛及挥发油。

【理化鉴别】粉末乙醚超声提取液作为供试品溶液。以茴香醛对照品作对照,按薄层色谱法,用硅胶 G 板,以石油醚(60~90℃)-乙酸乙酯(17:2.5)为展开剂,喷以二硝基苯肼试液显色。供试品色谱中,在与对照品色谱相应的位置上,显相同的橙红色斑点。

【含量测定】按挥发油测定法测定,含挥发油不得少于 1.5%(ml/g);按气相色谱法测定,含反式茴香脑($C_{10}H_{12}O$)不得少于 1.4%。

【功效、应用及现代研究】性温,味辛。散寒止痛,理气和胃。用于寒疝腹痛,睾丸偏坠,痛经,少腹冷痛,脘腹胀痛,食少吐泻。小茴香能抗炎、抗菌、增强胃肠蠕动,并对胃液分泌、Shay 溃疡和应激性溃疡有抑制作用;还有利胆作用,能促进胆汁分泌,使胆汁固体成分增加。小茴香煎剂有抗凝和抗纤溶活性。挥发油对豚鼠气管平滑肌有松弛作用,并能促进肝组织再生、镇痛,还有己烯雌酚样作用等。反式茴香脑作为升白成分,对治疗癌症及长期接触放射线或药物所致或原因不明的低白细胞症,具有较好的疗效。

蛇床子
(Shechuangzi;Cnidii Fructus)

为伞形科植物蛇床 *Cnidium monnieri*(L.)Cuss. 的干燥成熟果实。主产于河北、山东、广西、浙江等地。夏、秋二季果实成熟时采收,除去杂质,晒干。为双悬果,呈椭圆形。表面灰黄色或灰褐色,顶端有 2 枚向外弯曲的柱基,基部偶有细梗。分果的背面有薄而突起的纵棱 5 条,接合面平坦,有 2 条棕色略突起的纵棱线。果皮松脆,揉搓易脱落,种子细小,灰棕色,显油性。气香,味辛凉,有麻舌感。果实含挥发油和蛇床子素(osthole)等香豆素类成分。性温,味辛、苦;有小毒。燥湿祛风,杀虫止痒,温肾壮阳。

山茱萸
Shanzhuyu
Corni Fructus

【基原】山茱萸科植物山茱萸 *Cornus officinalis* Sieb. et Zucc. 的干燥成熟果肉。主产于河南、浙江、陕西等省。秋末冬初果实颜色变红时采收果实。文火焙烘或置沸水中略烫后,及时除去果核,干燥。

【性状鉴别】呈不规则的片状或囊状,长 1~1.5cm,宽 0.5~1cm。表面紫红色至紫黑色,皱缩,有光泽。顶端有的有圆形宿萼痕,基部有果梗痕。质柔软。气微,味酸、涩、微苦。(图 12-21)

【显微鉴别】粉末:红褐色。①果皮表皮细胞表面观呈多角形或稍延长,垂周壁连珠状增厚,外平周壁颗粒状角质增厚,胞腔含淡橙黄色物。②石细胞类方形、卵圆形或长方形,纹孔明显,胞腔大。③纤维较少,细长或较粗短,末端尖、钝圆或较平截,木化,纹孔圆点状或人字形。④草酸钙簇晶较少。⑤菊糖类圆形,存在于中果皮细胞中。⑥中果皮薄壁细胞橙棕色,大多皱缩,界限不明显。⑦主要为螺纹导管。⑧内果皮细胞呈不规则多角形,有的含棕色团块。(图 12-22)

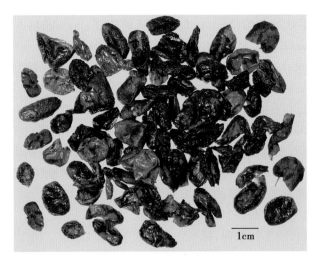

图 12-21 山茱萸药材图

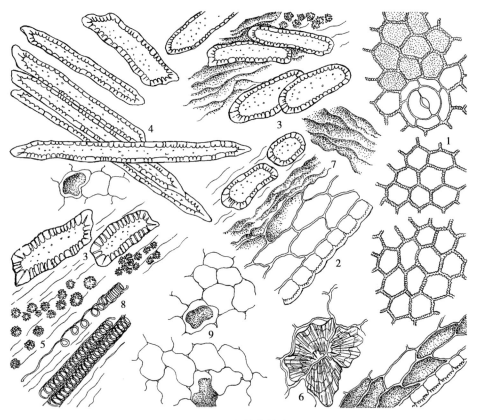

图 12-22 山茱萸粉末图

1.果皮表皮细胞表面观(示气孔) 2.果皮表皮细胞断面观 3.石细胞 4.纤维 5.草酸钙
簇晶 6.菊糖团块 7.中果皮薄壁组织 8.螺纹导管 9.内果皮细胞

【主要成分】 主要含苷类成分,包括山茱萸苷(cornin)、马钱苷(loganin)、莫诺苷(morro-niside)、獐牙菜苷(sweroside)、山茱萸新苷(cornuside)等,还含有挥发性成分、鞣质、有机酸、氨基酸及维生素 A 等成分。

目前,质量评价的主要指标成分为莫诺苷、马钱苷。

【理化鉴别】 粉末甲醇超声提取液作为供试品溶液。以莫诺苷对照品和马钱苷对照品作对照,按薄层色谱法,用硅胶 G 板,以三氯甲烷-甲醇(3∶1)为展开剂,10%硫酸乙醇溶液显色,在105℃加热至斑点显色清晰,置紫外光灯(365nm)下检视。供试品色谱中,在与对照品色谱相应的位置上,显相同颜色的荧光斑点。

【含量测定】按原子吸收分光光度法或电感耦合等离子体质谱法测定,铅不得过 5mg/kg;镉不得过 1mg/kg;砷不得过 2mg/kg;汞不得过 0.2mg/kg;铜不得过 20mg/kg。按水溶性浸出物测定法冷浸法测定,含水溶性浸出物不得少于 50.0%。按高效液相色谱法测定,含莫诺苷($C_{17}H_{26}O_{11}$)和马钱苷($C_{17}H_{26}O_{10}$)的总量不得少于 1.2%。

【功效、应用及现代研究】性微温,味酸、涩。补益肝肾,收涩固脱。用于眩晕耳鸣,腰膝酸痛,阳痿遗精,遗尿尿频,崩漏带下,大汗虚脱,内热消渴。山茱萸对 1 型糖尿病患者有抗糖尿病的作用,以环烯醚萜总苷加多糖小剂量组效果最佳。山茱萸可减轻自由基对机体造成的损害,具有较强的抗氧化能力。马钱苷对非特异性免疫功能有增强作用,能促进巨噬细胞的吞噬功能,延缓衰老;并有防癌、防辐射、抗炎、抗菌、镇咳、祛痰等作用。山茱萸苷毒性很低,不溶血,但有较弱的兴奋副交感神经的作用。

<h1 style="text-align:center">连翘</h1>

Lianqiao

Forsythiae Fructus

【基原】木犀科植物连翘 *Forsythia suspensa*(Thunb.)Vahl 的干燥果实。主产于山西、陕西、河南等地。秋季果实初熟尚带绿色时采收,除去杂质,蒸熟,晒干,习称"青翘";熟透时采收,除去杂质,晒干,习称"老翘"。

【性状鉴别】呈长卵形至卵形,稍扁,长 1.5~2.5cm,直径 0.5~1.3cm。表面有不规则的纵皱纹及多数突起的小斑点,两面各有 1 条明显的纵沟;顶端锐尖,基部有小果柄或已脱落。青翘多不开裂,表面绿褐色,突起的灰白色小斑点较少;质硬;种子多数,黄绿色,细长,一侧有翅。老翘自顶端开裂或裂成两瓣,表面黄棕色或红棕色,内表面多为浅黄棕色,平滑,具一纵隔;质脆;种子棕色或黄棕色,多已脱落。气微香,味苦。(图 12-23)

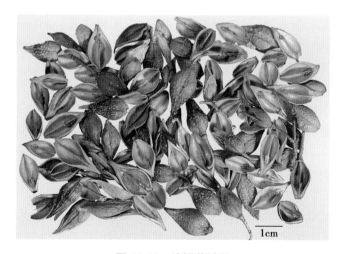

图 12-23　连翘药材图

【显微鉴别】果皮横切面:①外果皮为 1 列扁平细胞,外壁及侧壁增厚,被角质层。②中果皮外侧薄壁组织中散有维管束,中果皮内侧为多列纤维束及石细胞,长条形、类圆形或长圆形,壁厚薄不一,多切向镶嵌状排列。③内果皮为 1 列薄壁细胞。(图 12-24)

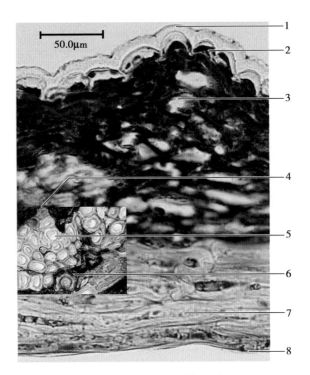

图 12-24　连翘果皮横切面详图
1. 角质层　2. 外果皮　3. 中果皮　4. 维管束　5. 木质
部　6. 纤维束及石细胞　7. 纤维状石细胞层　8. 内
果皮

粉末:淡黄棕色。①果皮表皮细胞表面观呈多角形,有不规则或网状角质纹理;断面观呈类方形,有角质层。②纤维束上下层纵横交错排列,纤维呈短梭形或不规则形,壁厚薄不均。③石细胞甚多,长方形至多角形,有的三面壁较厚,一壁较薄。④中果皮薄壁细胞棕黄色,壁略作连珠状增厚。⑤导管为螺纹导管。(图 12-25)

【主要成分】含木脂素类,如连翘苷(phillyrin)、连翘苷元(phillygenin)、牛蒡子苷元(arctigenin)、连翘脂素(phillygenin);苯乙醇苷类,如连翘酯苷 A(forsythoiaside A)等;黄酮类,如芦丁、槲皮素等;萜类如齐墩果酸等;以及连翘酚(forsythol)等成分。

目前,质量评价的主要指标成分为连翘苷、连翘酯苷 A。

【理化鉴别】粉末经石油醚超声提取后的药渣,再经甲醇超声提取;提取液蒸干,以甲醇溶解作为供试品溶液。以连翘对照药材作对照,按薄层色谱法,用硅胶 G 板,以环己烷-甲酸乙酯-甲酸(15:10:0.25)为展开剂,10%硫酸乙醇溶液显色,于105℃加热至显色斑点清晰。供试品色谱中,在与对照药材色谱相应的位置上,显相同颜色的斑点。

【含量测定】按醇溶性浸出物测定法冷浸法测定,用 65%乙醇溶液作溶剂,含醇溶性浸出物,青翘不得少于 30.0%,老翘不得少于 16.0%。按挥发油测定法,青翘含挥发油不得少于 2.0%(ml/g)。按高效液相色谱法测定,含连翘苷($C_{27}H_{34}O_{11}$)不得少于 0.15%;青翘含连翘酯苷 A($C_{29}H_{36}O_{15}$)不得少于 3.5%,老翘含连翘酯苷 A($C_{29}H_{36}O_{15}$)不得少于 0.25%。

【功效、应用及现代研究】性微寒,味苦。清热解毒,消肿散结,疏散风热。用于痈疽,瘰疬,乳痈,丹毒,风热感冒,温病初起,温热入营,高热烦渴,神昏发斑,热淋涩痛。连翘具有抗炎、抗菌、抗病毒、解热、保肝、镇吐等作用。连翘苷具有降脂、抗氧化等活性;连翘酯苷具有解热、抗病原微生物、抗氧化、利胆等作用。

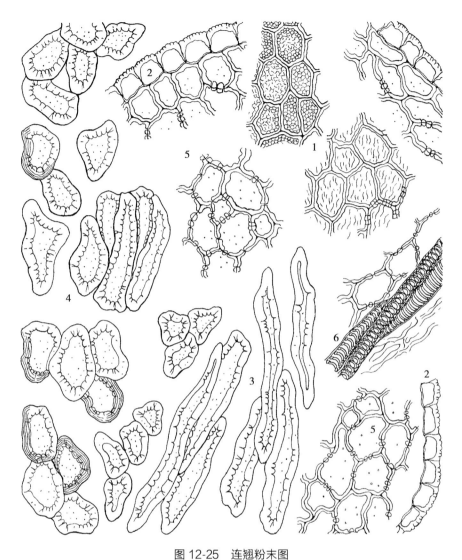

图 12-25　连翘粉末图

1.果皮表皮细胞表面观　2.果皮表皮细胞断面观　3.内果皮纤维　4.石细胞　5.中果皮薄壁细胞　6.螺纹导管及管胞

女贞子

(Nüzhenzi；Ligustri Lucidi Fructus)

　　为木犀科植物女贞 *Ligustrum lucidum* Ait. 的干燥成熟果实。主产于浙江、江苏、福建、湖南等省。冬季果实成熟时采收,除去枝叶,稍蒸或置沸水中略烫后,干燥;或直接干燥。呈卵形、椭圆形或肾形。表面黑紫色或灰黑色,皱缩不平,基部有果梗痕或具宿萼及短梗。体轻。外果皮薄,中果皮较松软,易剥离,内果皮木质,黄棕色,具纵棱,破开后种子通常为 1 粒,肾形,紫黑色,油性。气微,味甘、微苦涩。粉末灰棕色或黑灰色,外果皮表皮细胞断面观略呈扁圆形,外壁及侧壁呈圆拱形增厚,腔内含黄棕色物。内果皮纤维无色或淡黄色,上下数层纵横交错排列。种皮细胞散有类圆形分泌细胞,淡棕色,内含黄棕色分泌物及油滴。含特女贞苷(specnuezhenide)、齐墩果酸、4-羟基-β-苯乙基-β-*D*-葡萄糖苷等成分。性凉,味甘、苦。滋补肝肾,明目乌发。

马钱子

Maqianzi

Strychni Semen

【基原】 马钱科植物马钱 *Strychnos nux-vomica* L. 的干燥成熟种子。主产于印度、越南、泰国等地。冬季采收成熟果实,取出种子,晒干。

【性状鉴别】 呈纽扣状圆板形,常一面隆起,另一面稍凹下,直径 1.5~3cm,厚 3~6mm。表面密被灰棕色或灰绿色绢状茸毛,自中央向四周呈辐射状排列,有丝样光泽。边缘微隆起,较厚,有突起的珠孔,底面中心有突起的圆点状种脐。质坚,沿边缘剖开,平行剖面可见淡黄白色胚乳,角质状;子叶心形,有叶脉 5~7 条及短小的胚根。气微,味极苦。(图 12-26)

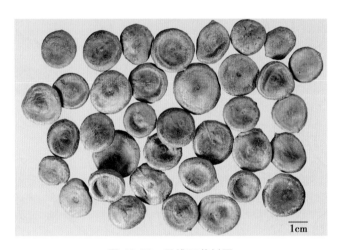

1cm

图 12-26 马钱子药材图

【显微鉴别】 种子横切面:种皮表皮细胞形成单细胞毛茸,细胞壁厚,强烈木化,具纵条纹,基部膨大略似石细胞样;种皮内层为颓废组织,含有色素;胚乳细胞多角形,壁厚,内含脂肪油及糊粉粒。(图 12-27)

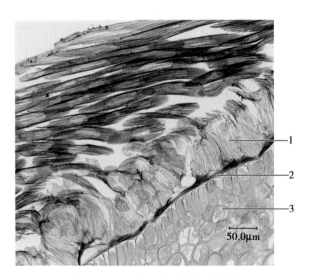

1

2

3

50.0μm

图 12-27 马钱子种子横切面详图
1. 表皮(示厚壁性非腺毛) 2. 种皮内层(颓废组织) 3. 胚乳

粉末:灰黄色。①非腺毛单细胞,基部膨大似石细胞,壁极厚,多碎断,木化。②内胚乳细胞多角形,壁厚,孔沟细密(胞间连丝),内含脂肪油及糊粉粒;外胚乳细胞较大。③色素层(颓废组织)细胞界限不明显。(图12-28)

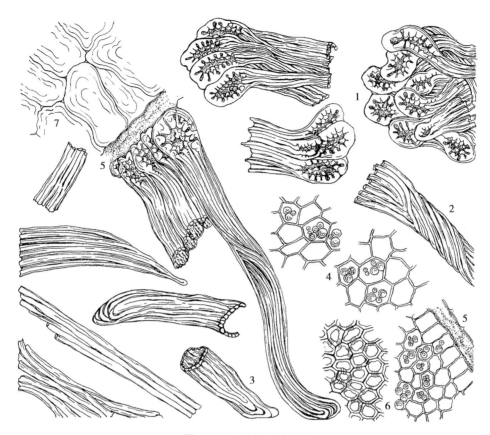

图 12-28　马钱子粉末图
1.非腺毛基部　2.非腺毛中段裂片　3.非腺毛顶端裂片　4.内胚乳细胞　5.色素层(颓废组织)
6.孔沟细密(胞间连丝)的内胚乳细胞　7.壁厚的内胚乳细胞

【主要成分】　主要含生物碱,如士的宁(番木鳖碱,strychnine)、马钱子碱(brucine)、番木鳖次碱、伪番木鳖碱、伪马钱子碱等;萜类、甾体及其苷类,如番木鳖苷、马钱子苷;有机酸类,如绿原酸、棕榈酸;还含脂肪油、蛋白质、多糖等成分。

目前,质量评价的主要指标成分为士的宁、马钱子碱。

【理化鉴别】

(1)　取本品的胚乳部分切片,加1%钒酸铵的硫酸溶液1滴,胚乳即显紫色;另取胚乳切片,加发烟硝酸1滴,胚乳即显橙红色。

(2)　粉末的三氯甲烷-乙醇(10∶1)混合液与浓氨试液作供试品溶液。以士的宁和马钱子碱对照品为对照,按薄层色谱法,用硅胶G板,以甲苯-丙酮-乙醇-浓氨(4∶5∶0.6∶0.4)为展开剂,稀碘化铋钾试液显色。供试品色谱中,在与对照品色谱相应的位置上,显相同颜色的斑点。

【含量测定】　按高效液相色谱法测定,含士的宁($C_{21}H_{22}N_2O_2$)应为1.20%~2.20%,含马钱子碱($C_{23}H_{26}N_2O_4$)不得少于0.80%。

【功效、应用及现代研究】　性温,味苦;有大毒。通络止痛,散结消肿。用于跌打损伤,骨折肿痛,风湿顽痹,麻木瘫痪,痈疽疮毒,咽喉肿痛。因马钱子有毒,孕妇禁用;不宜多服、久服及生用;运动员慎用;有毒成分能经皮肤吸收,外用不宜大面积涂敷。士的宁、马钱子碱具有兴奋中枢和镇痛作用,马钱子碱还有抗肿瘤及抗血栓作用。但士的宁和马钱子碱均具有毒性。

菟丝子
(Tusizi;Cuscutae Semen)

为旋花科植物南方菟丝子 *Cuscuta australis* R. Br. 或菟丝子 *Cuscuta chinensis* Lam. 的干燥成熟种子。主产于江苏、辽宁、吉林、河北等省。秋季果实成熟时采收植株,晒干,打下种子,除去杂质。呈类球形。表面灰棕色至棕褐色,粗糙,种脐线形或扁圆形。质坚实,以指甲不易压碎。少量加沸水浸泡后表面有黏性;加热煮至种皮破裂时,可露出黄白色卷旋状的胚,形如吐丝。气微,味淡。粉末黄褐色或深褐色,种皮表皮细胞表面观呈圆多角形,角隅处壁明显增厚;断面观呈类方形或类长方形,侧壁增厚。种皮栅状细胞成片,表面观呈多角形,皱缩;断面观2列,外列细胞较内列细胞短,具光辉带,位于内侧细胞的上部。胚乳细胞呈多角形或类圆形,胞腔内含糊粉粒。子叶细胞含糊粉粒及脂肪油滴。含金丝桃苷(hyperoside)、紫云英苷(astrgalin)、菟丝子苷(cuscutinoside)、槲皮素、胆甾醇、菜油甾醇、β-谷甾醇、香豆精、氨基酸等成分。性平,味辛、甘。补益肝肾,固精缩尿,安胎,明目,止泻;外用消风祛斑。

牵牛子
(Qianniuzi;Pharbitidis Semen)

为旋花科植物裂叶牵牛 *Pharbitis nil*(L.)Choisy 或圆叶牵牛 *Pharbitis purpurea*(L.)Voigt 的干燥成熟种子。主产于辽宁省。秋末果实成熟、果壳未开裂时采割植株,晒干,打下种子,除去杂质。呈橘瓣状。表面灰黑色(黑丑)或淡黄白色(白丑),背面有一条浅纵沟,腹面棱线的下端有一点状种脐,微凹。质硬,横断面可见淡黄色或黄绿色皱缩折叠的子叶,微显油性。水浸后种皮呈龟裂状,有明显黏液。气微,味辛、苦、有麻舌感。粉末淡黄棕色,种皮表皮细胞深棕色,形状不规则,壁波状。非腺毛单细胞,黄棕色,稍弯曲。子叶碎片中有分泌腔,圆形或椭圆形。具草酸钙簇晶。栅状组织碎片和光辉带有的可见。裂叶牵牛种子含牵牛子苷(pharbitin)、咖啡酸、牵牛子酸(pharbitic acid)、巴豆酸(tiglic acid)、裂叶牵牛子酸(nilic acid)、α-甲基丁酸(α-methylbutyric acid)及戊酸(valeric acid)等。性寒,味苦;有毒。泻水通便,消痰涤饮,杀虫攻积。

夏枯草
(Xiakucao;Prunellae Spica)

为唇形科植物夏枯草 *Prunella vulgaris* L. 的干燥果穗。主产于江苏、安徽、河南等省。夏季果穗呈棕红色时采收,除去杂质,晒干。呈圆柱形,略扁,淡棕色至棕红色。全穗由数轮至十数轮宿萼与苞片组成,每轮有对生苞片2片,呈扇形,先端尖尾状,脉纹明显,外表面有白毛。每一苞片内有花3朵,花冠多已脱落,宿萼二唇形,内有小坚果4枚,卵圆形,棕色,尖端有白色突起。体轻。气微,味淡。含夏枯草苷(prunellin)、迷迭香酸(rosmarinic acid)、齐墩果酸等。性寒,味辛、苦。清肝泻火,明目,散结消肿。

枸杞子
(Gouqizi;Lycii Fructus)

为茄科植物宁夏枸杞 *Lycium barbarum* L. 的干燥成熟果实。主产于宁夏、新疆、陕西等地。夏、秋二季果实呈红色时采收,热风烘干,除去果梗。或晾至皮皱后,晒干,除去果梗。呈类纺锤形或椭圆形。表面红色或暗红色,顶端有小突起状的花柱痕,基部有白色的果梗痕。果皮柔韧,皱缩;果肉肉质,柔润。种子 20~50 粒,类肾形,扁而翘,长 1.5~1.9mm,宽 1~1.7mm,表面浅黄色或棕黄色。气微,味甜。含枸杞多糖、甜菜碱(betaine)等成分。性平,味甘。滋补肝肾,益精明目。

栀子
(Zhizi;Gardeniae Fructus)

为茜草科植物栀子 *Gardenia jasminoides* Ellis 的干燥成熟果实。主产于湖南、江西、湖北、浙江等省。9—11 月果实成熟呈红黄色时采收,除去果梗及杂质,蒸至上气或置沸水中略烫,取出,干燥。呈长卵圆形或椭圆形。表面红黄色或棕红色,具 6 条翅状纵棱,棱间常有 1 条明显的纵脉纹,并有分枝。顶端残存萼片,基部稍尖,有残留果梗。果皮薄而脆,略有光泽;内表面色较浅,有光泽,具 2~3 条隆起的假隔膜。种子多数,扁卵圆形,集结成团,深红色或红黄色,表面密具细小疣状突起。气微,味微酸而苦。含环烯醚萜类成分,如栀子苷(geniposide)、羟异栀子苷(gardenoside)等;另含藏红花酸(crocetin)、藏红花素(crocin)等色素。性寒,味苦。泻火除烦,清热利尿,凉血解毒;外用消肿止痛。

瓜蒌
(Gualou;Trichosanthis Fructus)

为葫芦科植物栝楼 *Trichosanthes kirilowii* Maxim. 或双边栝楼 *Trichosanthes rosthornii* Harms 的干燥成熟果实。主产于山东、江西等省。秋季果实成熟时,连果梗剪下,置通风处阴干。呈类球形或宽椭圆形。表面橙红色或橙黄色,皱缩或较光滑,顶端有圆形的花柱残基,基部略尖,具残存的果梗。轻重不一。质脆,易破开,内表面黄白色,有红黄色丝络,果瓤橙黄色,黏稠,与多数种子黏结成团。具焦糖气,味微酸、甜。主要含三萜皂苷、脂肪油等成分。性寒,味甘、微苦。清热涤痰,宽胸散结,润燥滑肠。

【附药】

1. 瓜蒌皮(Gualoupi;Trichosanthis Pericarpium) 为植物栝楼或双边栝楼的干燥成熟果皮。常切成 2 至数瓣,边缘向内卷曲,长 6~12cm。外表面橙红色或橙黄色,皱缩,有的有残存果梗;内表面黄白色。质较脆,易折断。具焦糖气,味淡、微酸。性寒,味甘。清化热痰,利气宽胸。

2. 瓜蒌子(Gualouzi;Trichosanthis Semen) 为植物栝楼或双边栝楼的干燥成熟种子。栝楼呈扁平椭圆形,长 1.2~1.5cm,宽 0.6~1.0cm,厚约 3.5mm。表面淡棕色或棕褐色,平滑。沿边缘有 1 圈沟纹。顶端较尖,有种脐,基部钝圆或较狭。种皮坚硬,内种皮膜质,子叶 2,黄白色,富油性。气微,味淡。双边栝楼较大而扁,长 1.5~1.9cm,宽 0.8~1cm,厚约 2.5mm。表面棕褐色,沟纹明显而环边较宽,顶端平截。性寒,味甘、苦。润肺化痰,滑肠通便。

牛蒡子
(Niubangzi;Arctii Fructus)

为菊科植物牛蒡 *Arctium lappa* L. 的干燥成熟果实。主产于东北、浙江等地。秋季果实成熟时采收果序,晒干,打下果实,除去杂质,再晒干。呈长倒卵形,略扁,微弯曲。表面灰褐色,带紫黑色斑点,有数条纵棱,通常中间 1~2 条较明显。顶端钝圆,稍宽,顶面有圆环,中间具点状花柱残迹;基部略窄,着生面色较淡。果皮较硬,子叶 2,淡黄白色,富油性。气微,味苦后微辛而稍麻舌。主要含牛蒡苷(arctiin)。性寒,味辛、苦。疏散风热,宣肺透疹,解毒利咽。

苍耳子
（Cangerzi；Xanthii Fructus）

为菊科植物苍耳 *Xanthium sibiricum* Patr. 的干燥成熟带总苞的果实。产于全国各地。秋季果实成熟时采收，干燥，除去梗、叶等杂质。呈纺锤形或卵圆形。表面黄棕色或黄绿色，全体有钩刺，顶端有 2 枚较粗的刺，分离或相连，基部有果梗痕。质硬而韧，横切面中央有纵隔膜，2 室，各有 1 枚瘦果。瘦果略呈纺锤形，一面较平坦，顶端具 1 突起的花柱基，果皮薄，灰黑色，具纵纹。种皮膜质，浅灰色，子叶 2，有油性。气微，味微苦。含羟基苍术苷（carboxy-actractyloside）、苍耳苷（atractyloside）、绿原酸等成分。性温，味辛、苦。散风寒，通鼻窍，祛风湿。

薏苡仁
（Yiyiren；Coicis Semen）

为禾本科植物薏苡 *Coix lacryma-jobi* L. var. *mayuen*（Roman.）Stapf 的干燥成熟种仁。主产于河北、福建、辽宁、浙江等省。秋季果实成熟时采割植株，晒干，打下果实，再晒干，除去外壳、黄褐色种皮及杂质，收集种仁。呈宽卵形或长椭圆形。表面乳白色，光滑，偶有残存的黄褐色种皮。一端钝圆，另一端较宽而微凹，有 1 淡棕色点状种脐；背面圆凸，腹面有 1 条较宽而深的纵沟。质坚实，断面白色，粉性。气微，味微甜。含甘油三油酸酯（glyceryl tri-oleate）、薏苡仁酯等成分。性凉，味甘、淡。利水渗湿，健脾止泻，除痹，排脓，解毒散结。

槟榔
Binglang
Arecae Semen

【基原】棕榈科植物槟榔 *Areca catechu* L. 的干燥成熟种子。主产于海南、云南、广东等省。春末至秋初采收成熟果实，用水煮后，干燥，除去果皮，取出种子，干燥。

【性状鉴别】扁球形或圆锥形，高 1.5~3.5cm，底部直径 1.5~3cm。表面淡黄棕色或淡红棕色，具稍凹下的网状沟纹，底部中心有圆形凹陷的种孔，其旁有 1 明显瘢痕状种脐。质坚硬，不易破碎，断面可见棕色种皮与白色胚乳相间的大理石样花纹。气微，味涩、微苦。（图 12-29）

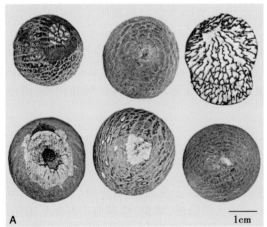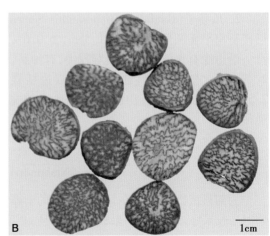

图 12-29 槟榔药材图
A. 药材 B. 饮片

【显微鉴别】　横切面：①种皮组织分内、外层，外层为数列切向延长的扁平石细胞，内含红棕色物，石细胞形状、大小不一，常有细胞间隙；内层为数列薄壁细胞，含棕红色物，并散有少数维管束。②外胚乳较狭窄，种皮内层与外胚乳常插入内胚乳中，形成错入组织。③内胚乳细胞白色，多角形，壁厚，纹孔大，含油滴及糊粉粒。（图 12-30）

粉末：红棕色至淡棕色。①内胚乳碎片众多，完整的细胞呈不规则多角形或类方形，有大的类圆形或矩圆形纹孔。②种皮石细胞纺锤形、长方形或多角形，壁不甚厚，纹孔明显。③外胚乳细胞类长方形、类多角形，内含红棕色至深棕色物。（图 12-31）

【主要成分】　含生物碱，如槟榔碱（arecoline）、槟榔次碱（arecaidine）、去甲基槟榔碱（guvacoline）、去甲基槟榔次碱（guvacine）、异去甲基槟榔次碱（isoguvacine）、高槟榔碱（homoarecoline）等；含脂肪油；含有机酸，如肉豆蔻酸（myristic acid）、月桂酸（lauric acid）、棕榈酸（palmitic acid）等；含氨基酸，包括脯氨酸、酪氨酸、苯丙氨酸和精氨酸等。此外，还含缩合鞣质、槟榔红色素（areca red）。

ER-12-2

知识链接：
错入组织
的类型

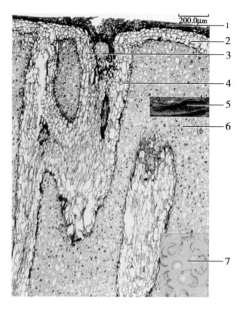

图 12-30　槟榔种子横切面详图
1. 种皮　2. 外胚乳　3. 维管束　4. 错入组织　5. 种皮石细胞　6. 内胚乳　7. 内胚乳（放大）

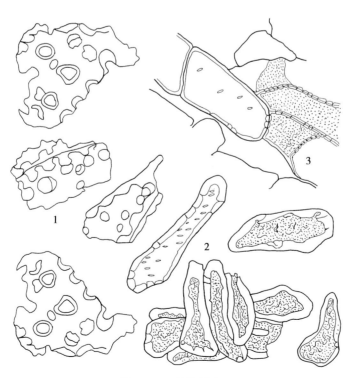

图 12-31　槟榔粉末图
1. 内胚乳细胞　2. 种皮石细胞　3. 外胚乳细胞

目前,质量评价的主要指标成分为槟榔碱。

【理化鉴别】 粉末用乙醚和碳酸盐缓冲液回流提取,分取乙醚液,挥干;加甲醇溶解的上清液作供试品溶液。以槟榔对照药材与氢溴酸槟榔碱对照品作对照,按薄层色谱法,用硅胶G 板,以环己烷-乙酸乙酯-浓氨(7.5∶7.5∶0.2)为展开剂,用氨蒸气预饱和展开,置碘蒸气中熏至斑点清晰。供试品色谱中,在与对照药材色谱和对照品色谱相应的位置上,显相同的橘红色斑点。

【含量测定】 按黄曲霉毒素测定法测定,每1 000g 含黄曲霉毒素 B_1 不得过 5μg,含黄曲霉毒素 B_1、B_2、G_1 和 G_2 的总量不得过 10μg。按高效液相色谱法测定,含槟榔碱($C_8H_{13}NO_2$)不得少于 0.20%。

【功效、应用及现代研究】 性温,味苦、辛。杀虫,消积,行气,利水,截疟。用于绦虫病、蛔虫病、姜片虫病,虫积腹痛,积滞泻痢,里急后重,水肿脚气,疟疾。槟榔碱有使寄生虫产生松弛性麻痹的驱虫作用以及兴奋 M 胆碱受体的作用,还有驱虫、抗肿瘤、抗病原微生物等活性;此外,有致癌、致突变、生殖毒性等毒性作用。

砂仁
Sharen
Amomi Fructus

【基原】 姜科植物阳春砂 *Amomum villosum* Lour.、绿壳砂 *Amomum villosum* Lour. var. *xanthioides* T. L. Wu et Senjen 或海南砂 *Amomum longiligulare* T. L. Wu 的干燥成熟果实。主产于广东(阳春、阳江)、云南、海南等地。夏、秋二季果实成熟时采收,晒干或低温干燥。

【性状鉴别】

1. 阳春砂、绿壳砂 呈椭圆形或卵圆形,有不明显的三棱,长 1.5~2cm,直径 1~1.5cm。表面棕褐色,密生刺状突起,顶端有花被残基,基部常有果梗。果皮薄而软。种子结集成团,具三钝棱,中有白色隔膜,将种子团分成 3 瓣,每瓣有种子 5~26 粒。种子为不规则多面体,直径 2~3mm;表面棕红色或暗褐色,有细皱纹,外被淡棕色膜质假种皮;质硬,胚乳灰白色。气芳香而浓烈,味辛凉、微苦。

2. 海南砂 呈长椭圆形或卵圆形,有明显的三棱,长 1.5~2cm,直径 0.8~1.2cm。表面被片状、分枝状软刺,基部具果梗痕。果皮厚而硬。种子团较小,每瓣有种子 3~24 粒;种子直径 1.5~2mm。气味稍淡。(图 12-32)

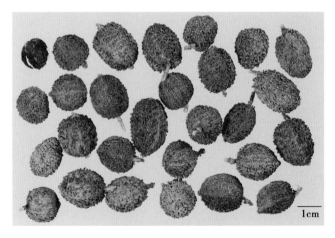

图 12-32 砂仁药材图

【显微鉴别】阳春砂种子横切面：①假种皮有时残存。②种皮表皮细胞 1 列，径向延长，壁稍厚；下皮细胞 1 列，含棕色或红棕色物。③油细胞层为 1 列油细胞，长 76～106μm，宽 16～25μm，含黄色油滴。④色素层为数列棕色细胞，细胞多角形，排列不规则。⑤内种皮为 1 列栅状厚壁细胞，黄棕色，内壁及侧壁极厚，细胞小，内含硅质块。⑥外胚乳细胞含淀粉粒，并有少数细小草酸钙方晶。内胚乳细胞含细小糊粉粒和脂肪油滴。（图 12-33）

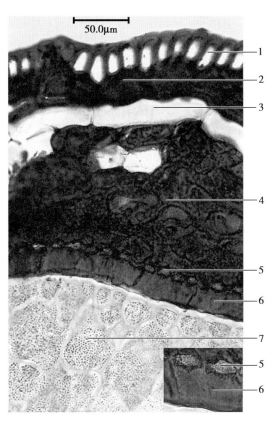

图 12-33　砂仁（阳春砂）种子横切面详图
1. 表皮　2. 下皮　3. 油细胞层　4. 色素层　5. 硅
质块　6. 内种皮　7. 外胚乳

粉末：灰棕色。①种皮表皮细胞淡黄色，表面观长条形，常与下皮细胞上下层垂直排列；下皮细胞含棕色或红棕色物。②内种皮厚壁细胞红棕色或黄棕色，表面观多角形，壁厚，非木化，胞腔内含硅质块；断面观为 1 列栅状细胞，内壁及侧壁极厚，胞腔偏外侧，内含硅质块。③油细胞无色，壁薄，偶见油滴散在。④外胚乳细胞类长方形或不规则形，充满细小淀粉粒集结成的淀粉团，有的包埋细小草酸钙方晶。（图 12-34）

【主要成分】砂仁种子含挥发油，其中阳春砂与海南砂的挥发油组分相似，主要为乙酸龙脑酯（bornyl acetate）、樟烯（camphene）、樟脑（camphor）、龙脑（borneol）、柠檬烯（limonene）、α-蒎烯等；绿壳砂尚含有橙花叔醇（nerolidol）、樟脑烯（camphorene）等。此外，砂仁含槲皮苷（quercitrin）、异槲皮苷（isoquercitrin）、多糖、有机酸、无机元素等。

目前，质量评价的主要指标成分为挥发油、乙酸龙脑酯。

【理化鉴别】挥发油的乙醇溶液作供试品溶液。以乙酸龙脑酯对照品作对照，按薄层色谱法，用硅胶 G 板，以环己烷-乙酸乙酯（22∶1）为展开剂，5% 香草醛硫酸溶液显色。供试品色谱中，在与对照品色谱相应的位置上，显相同的紫红色斑点。

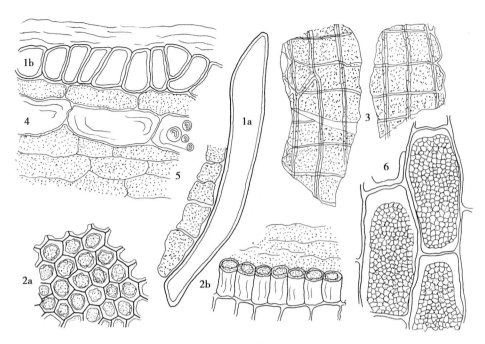

图 12-34 砂仁粉末图

1. 种皮表皮细胞(1a. 表面观 1b. 断面观) 2. 内种皮厚壁细胞(2a. 表面观 2b. 断面观)
3. 下皮细胞 4. 油细胞 5. 色素层细胞 6. 外胚乳细胞及淀粉团

【含量测定】按挥发油测定法,阳春砂、绿壳砂种子团含挥发油不得少于 3.0%(ml/g);海南砂种子团含挥发油不得少于 1.0%(ml/g)。按气相色谱测定法,含乙酸龙脑酯($C_{12}H_{20}O_2$)不得少于 0.90%。

【功效、应用及现代研究】性温,味辛。化湿开胃,温脾止泻,理气安胎。用于湿浊中阻,脘痞不饥,脾胃虚寒,呕吐泄泻,妊娠恶阻,胎动不安。砂仁具有增进肠道运动,促进胃排空及肠道传输,以及显著的镇痛、抗炎作用;砂仁对 ADP 诱导的血小板聚集有明显抑制作用;乙酸龙脑酯具有显著抑制番泻叶所致小鼠腹泻,冰乙酸所致小鼠疼痛和离体家兔小肠平滑肌运动的作用。

草果

(Caoguo;Tsaoko Fructus)

为姜科植物草果 *Amomum taso-ko* Crevost et Lemaire 的干燥成熟果实。主产于云南、广西、贵州等地。秋季果实成熟时采收,除去杂质,晒干或低温干燥。呈长椭圆形,具三钝棱。表面灰棕色至红棕色,具纵沟及棱线,顶端有圆形突起的柱基,基部有果梗或果梗痕。果皮质坚韧,易纵向撕裂。剥去外皮,中间有黄棕色隔膜,将种子团分成 3 瓣,每瓣有种子多为 8~11 粒。种子呈圆锥状多面体,直径约 5mm;表面红棕色,外被灰白色膜质的假种皮,种脊为一条纵沟,尖端有凹陷的种脐;质硬,胚乳灰白色,有特异香气,味辛、微苦。含挥发油,油中主要含桉油精(cineole)、对伞花羟(*p*-cymene)、牻牛儿醛(geranial)、橙花叔醇等成分。性温,味辛。燥湿温中,截疟除痰。

豆蔻

(Doukou;Amomi Fructus Rotundus)

为姜科植物白豆蔻 *Amomum kravanh* Pierre ex Gagnep. 或爪哇白豆蔻 *Amomum compac-*

tum Soland ex Maton 的干燥成熟果实。按产地不同分为"原豆蔻"和"印尼白蔻"。原豆蔻呈类球形。表面黄白色至淡黄棕色,有 3 条较深的纵向槽纹,顶端有突起的柱基,基部有凹下的果柄痕,两端均具有浅棕色茸毛。果皮体轻,质脆,易纵向裂开,内分 3 室,每室含种子约10 粒;种子呈不规则多面体,背面略隆起,直径 3~4mm,表面暗棕色,有皱纹,并被有残留的假种皮。气芳香,味辛凉略似樟脑。印尼白蔻个略小。表面黄白色,有的微显紫棕色,果皮较薄,种子瘦瘪。气味较弱。含挥发油,主要为桉油精。性温,味辛。化湿行气,温中止呕,开胃消食。

红豆蔻
(Hongdoukou;Galangae Fructus)

为姜科植物大高良姜 *Alpinia galanga* Willd. 的干燥成熟果实。主产于广东、广西、海南、云南等地。秋季果实变红时采收,除去杂质,阴干。呈长球形,中部略细。表面红棕色或暗红色,略皱缩,顶端有黄白色管状宿萼,基部有果梗痕。果皮薄,易破碎。种子 6 粒,扁圆形或三角状多面形,黑棕色或红棕色,外被黄白色膜质假种皮,胚乳灰白色。气香,味辛辣。主要含挥发油。性温,味辛。散寒燥湿、醒脾消食。

草豆蔻
(Caodoukou;Alpiniae Katsumadai Semen)

为姜科植物草豆蔻 *Alpinia katsumadai* Hayata 的干燥近成熟种子。主产于广东、广西等地。夏、秋二季采收,晒至九成干,或用水略烫,晒至半干,除去果皮,取出种子团,晒干。为类球形的种子团。表面灰褐色,中间有黄白色的隔膜,将种子团分成 3 瓣,每瓣有种子多数,粘连紧密,种子团略光滑。种子为卵圆状多面体,长 3~5mm,直径约 3mm,外被淡棕色膜质假种皮,种脊为一条纵沟,一端有种脐;质硬,将种子沿种脊纵剖两瓣,纵断面观呈斜心形,种皮沿种脊向内伸入部分约占整个表面积的 1/2;胚乳灰白色。气香,味辛,微苦。含挥发油,主要为山姜素(alpinetin)、乔松素(pinocembrin)、小豆蔻明(cardamonin)、桤木酮(alnustone)等成分。性温,味辛。燥湿行气,温中止呕。

益智
(Yizhi;Alpiniae Oxyphyllae Fructus)

为姜科植物益智 *Alpinia oxyphylla* Miq. 的干燥成熟果实。主产于海南、广东等地。夏、秋间果实由绿变红时采收,晒干或低温干燥。呈椭圆形,两端略尖。表面棕色或灰棕色,有纵向凹凸不平的突起棱线 13~20 条,顶端有花被残基,基部常残存果梗。果皮薄而稍韧,与种子紧贴,种子集结成团,中有隔膜将种子团分为 3 瓣,每瓣有种子 6~11 粒。种子呈不规则的扁圆形,略有钝棱,表面灰褐色或灰黄色,外被淡棕色膜质的假种皮;质硬,胚乳白色。有特异香气,味辛、微苦。含挥发油,主要有桉油精、姜烯(zingiberene)、姜醇(zingiberol)、益智仁酮(yakuchinone)A、益智仁酮 B、益智新醇(neonootkarol)等成分。性温,味辛。暖肾固精缩尿,温脾止泻摄唾。

复习思考题

1. 简述果实类中药与种子类中药之间的关系。
2. 中药材青翘与老翘有哪些区别?

笔记栏

3. 简述马钱子的来源、质量评价指标及含量限度。

4. "错入组织"是如何形成的？举出断面有大理石样花纹的常见种子类药材。

5. 请简要比较来源于姜科的果实种子类中药砂仁、草果、豆蔻、红豆蔻、草豆蔻和益智的基原、形状、表面颜色、气味特征。

第十三章

全草类中药

PPT 课件

📌 **学习目标**

1. 掌握全草类常用中药的来源、性状鉴别特征;麻黄、广藿香、薄荷、穿心莲、茵陈、石斛的显微鉴别特征及其主要活性成分;道地药材的主产地。
2. 熟悉全草类常用中药的理化鉴定方法,以及纯度、含叶量等检测内容。
3. 了解全草类常用中药的浸出物、含量测定方法,以及性味功效等内容。

第一节　概　　述

全草类(herba)中药通常指以草本植物的全体或地上部分入药的中药。大多为草本植物的茎叶,如广藿香;有的为带根或根茎的全株,如蒲公英;有的为带花或果实的地上部分,如荆芥;也有常绿寄生小灌木,如槲寄生;或小灌木的草质茎,如麻黄;或带鳞叶的肉质茎,如肉苁蓉。

一、性状鉴定

全草类药材的鉴定应按其所包括的器官,如根、茎、叶、花、果实、种子等分别处理。这些器官的性状鉴别参见相关章节。这类药材主要由草本植物的全株或地上部分某些器官直接干燥而成,原植物的特征通常能反映药材的性状特征。因此,全草类中药的鉴定主要依靠原植物的性状特征。

二、显微鉴定

根据药材所含的药用部位,通常对根、根茎、茎、叶等横切面,叶的表面制片,以及全药材或某些药用部位的粉末制片等进行显微观察。注意药材所含有的药用部位的构造特点,找出鉴别特征。

双子叶植物草质茎的组织构造从外向内分为表皮、皮层和维管束 3 部分。①表皮为一列长方形、扁平、排列整齐、无细胞间隙的细胞。应观察是否有毛茸、气孔、角质层、蜡被等附属物。②皮层主要由大型、排列疏松的薄壁细胞组成。靠近表皮的细胞常具叶绿体,使嫩茎呈绿色。有的具有厚角组织,排列成环或分布在茎的棱角处。还应注意观察有无纤维、石细胞、分泌组织等。③维管束占较大比例。大多数草本植物的维管束之间距离较大,呈环状排列,髓部发达,髓射线较宽。

单子叶植物草质茎横切面的最外为表皮,向内为基本薄壁组织,其中散布多数有限外韧型维管束,无皮层和髓及髓射线之分。还应注意观察有无厚壁组织、草酸钙结晶、分泌组织等。

全草类药材的粉末鉴别通常应注意观察以下特征:茎、叶的保护组织如毛茸(非腺毛、腺毛)、气孔轴式等,全草中的机械组织、厚壁组织、分泌组织、细胞后含物(草酸钙及碳酸钙结晶、淀粉粒)或带花药材的花粉粒等情况。

第二节 常用中药材

伸筋草

(Shenjincao;Lycopodii Herba)

为石松科植物石松 *Lycopodium japonicum* Thunb. 的干燥全草。主产于浙江、湖北、江苏等省。夏、秋二季茎叶茂盛时采收,除去杂质,晒干。匍匐茎呈细圆柱形,略弯曲,长可达 2m,直径 1~3mm,其下有黄白色细根;直立茎作二叉状分枝。叶密生茎上,螺旋状排列,皱缩弯曲,线形或针形,黄绿色至淡黄棕色,无毛,先端芒状,全缘,易碎断。质柔软,断面皮部浅黄色,木部类白色。气微,味淡。全草含多种生物碱。性温,味微苦、辛。祛风除湿,舒筋活络。

麻黄

Mahuang

Ephedrae Herba

知识拓展:麻黄的副作用和易制毒特性

【基原】 麻黄科植物草麻黄 *Ephedra sinica* Stapf、中麻黄 *Ephedra intermedia* Schrenk et C. A. Mey. 或木贼麻黄 *Ephedra equisetina* Bge. 的干燥草质茎。主产于内蒙古、山西、陕西、宁夏等地。秋季采割绿色的草质茎,晒干。

【性状鉴别】

1. 草麻黄 呈细长圆柱形,少分枝,直径 1~2mm。有的带少量棕色木质茎。表面淡绿色至黄绿色,有细纵脊线,触之微有粗糙感。节明显,节间长 2~6cm。节上有膜质鳞叶,长3~4mm;裂片 2(稀 3),锐三角形,先端灰白色,反曲,基部联合成筒状,红棕色。体轻,质脆,易折断,断面略呈纤维性,周边绿黄色,髓部红棕色,近圆形。气微香,味涩、微苦。(图 13-1)

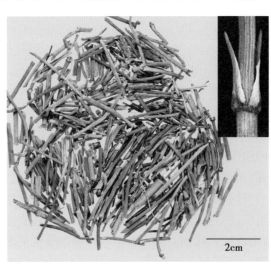

图 13-1 麻黄(草麻黄)药材图

2. 中麻黄 多分枝,直径 1.5~3mm,有粗糙感。节间长 2~6cm,节上膜质鳞叶长 2~3mm,裂片 3(稀 2),先端锐尖。断面髓部呈三角状圆形。

3. 木贼麻黄 较多分枝,直径 1~1.5mm,无粗糙感。节间长 1.5~3cm。膜质鳞叶长 1~2mm;裂片 2(稀 3),上部为短三角形,灰白色,先端多不反曲,基部棕红色至棕黑色。

【显微鉴别】

1. 茎横切面

(1) 草麻黄:①表皮细胞外被厚的角质层;脊线较密,有蜡质疣状突起,两脊线间有下陷气孔。②下皮纤维束位于脊线处,壁厚,非木化。③皮层较宽,纤维成束散在。④中柱鞘纤维束新月形。⑤维管束外韧型,8~10 个。⑥形成层环类圆形。⑦木质部呈三角状。⑧髓部薄壁细胞含棕色块;偶有环髓纤维。⑨表皮细胞外壁、皮层薄壁细胞及纤维均有多数微小草酸钙砂晶或方晶。(图 13-2)

(2) 中麻黄:①维管束 12~15 个。②形成层环类三角形。③环髓纤维成束或单个散在。

(3) 木贼麻黄:①维管束 8~10 个。②形成层环类圆形。③无环髓纤维。

2. 粉末

草麻黄:淡棕色。①气孔特异,内陷,保卫细胞侧面观呈哑铃形、顶面观呈电话听筒状。②表皮组织碎片甚多,细胞外壁含颗粒状草酸钙结晶,角质层极厚,呈脊状突起。③纤维细长,壁极厚,胞腔狭小或不明显,外壁附众多细小的草酸钙砂晶和方晶,形成嵌晶纤维。草酸钙砂晶众多,存在于表皮细胞外壁、皮层显微壁及皮层薄壁细胞中。④螺纹或具缘纹孔导管,导管分子端壁斜面相接,具多个圆形穿孔,称为麻黄式穿孔板。⑤髓部薄壁细胞壁增厚,孔沟明显,内含形状不规则的棕色块。(图 13-3)

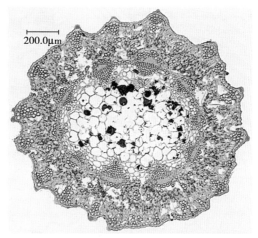

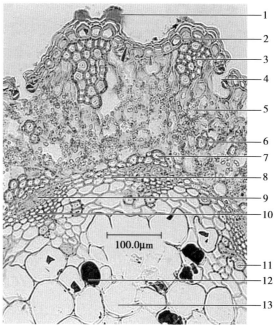

图 13-2 麻黄(草麻黄)茎横切面详图
1. 角质层 2. 表皮 3. 下皮纤维 4. 气孔 5. 皮层
6. 皮层纤维 7. 中柱鞘纤维 8. 形成层 9. 韧皮部
10. 木质部 11. 环髓纤维 12. 棕色块 13. 髓部

【主要成分】3 种麻黄均含生物碱,主要存在于麻黄草质茎的髓部。草麻黄含生物碱约 1.32%,主要为左旋麻黄碱(*l*-ephedrine)和右旋伪麻黄碱(*d*-pseudoephedrine)。尚含微量左旋甲基麻黄碱(*l-N*-methyl-ephedrine)、右旋甲基伪麻黄碱(*d-N*-methyl-pseudoephedrine)、左

笔记栏

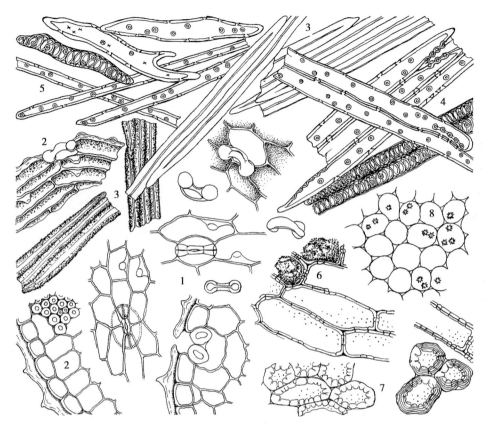

图 13-3　麻黄（草麻黄）粉末图
1. 气孔　2. 表皮碎片（示角质层及乳突、嵌晶表皮细胞、嵌晶皮层纤维）　3. 皮层纤维　4. 导管
5. 纤维管胞　6. 髓部细胞及棕色块　7. 石细胞（茎节部位）　8. 皮层薄壁细胞（含小簇晶）

旋去甲基麻黄碱（*l*-norephedrine）、右旋去甲基伪麻黄碱（*d*-norpseudoephedrine）等。另外，还含挥发性的苄甲胺（benzylmethylamine）、儿茶酚、鞣质以及少量挥发油。木贼麻黄中生物碱含量最高，为 1.02%~3.33%，其中麻黄碱占 55%~75%，右旋伪麻黄碱占 25%~45%，并含甲基麻黄碱等。中麻黄中生物碱含量最低，为 0.25%~0.89%。

目前，质量评价的主要指标成分为麻黄碱、伪麻黄碱。

【理化鉴别】

（1）纵剖面置紫外光灯下，皮部显亮白色荧光，髓部显亮棕色荧光。

（2）粉末甲醇提取液作为供试品溶液，以盐酸麻黄碱为对照品，按薄层色谱法，以三氯甲烷-甲醇-浓氨（20:5:0.5）为展开剂，茚三酮显色。供试品色谱中，在与对照品色谱相应的位置上，显相同的红色斑点。

【含量测定】按高效液相色谱法测定，含盐酸麻黄碱（$C_{10}H_{15}NO \cdot HCl$）和盐酸伪麻黄碱（$C_{10}H_{15}NO \cdot HCl$）的总量不得少于 0.80%。

【功效、应用及现代研究】性温，味辛、微苦。发汗散寒，宣肺平喘，利水消肿。用于风寒感冒，胸闷喘咳，风水浮肿。麻黄碱和伪麻黄碱具有发汗和中枢兴奋作用；麻黄碱和麻黄噁唑烷酮具有抗炎作用；麻黄碱能兴奋 α- 和 β- 肾上腺素受体，并能促进神经介质释放，直接或间接发挥肾上腺素作用。甲基麻黄碱能舒张支气管平滑肌。麻黄次碱能降低血压。2,3,5,6-四甲基吡嗪和 1α- 萜品烯醇具有平喘作用。

槲寄生
Hujisheng
Visci Herba

【基原】桑寄生科植物槲寄生 *Viscum coloratum*（Komar.）Nakai 的干燥带叶茎枝。主产于东北、华北各地。冬季至次春采割,除去粗茎,切段,干燥,或蒸后干燥。

【性状鉴别】茎枝呈圆柱形,2~5 叉状分枝,长约 30cm,直径 0.3~1cm;表面黄绿色、金黄色或黄棕色,有纵皱纹;节膨大,节上有分枝或枝痕。体轻,质脆,易折断,断面不平坦,皮部黄色,木部色较浅,射线放射状,髓部常偏向一侧。叶对生于枝梢,易脱落,无柄;叶片呈长椭圆状披针形,长 2~7cm,宽 0.5~1.5cm;先端钝圆,基部楔形,全缘;表面黄绿色,有细皱纹,主脉 5 出,中间 3 条明显;革质。气微,味微苦,嚼之有黏性。(图 13-4)

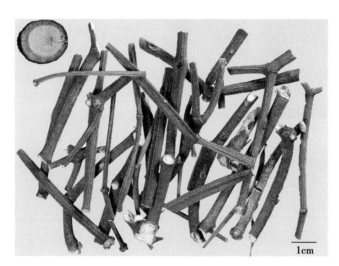

图 13-4　槲寄生药材图

【显微鉴别】茎横切面:①表皮细胞长方形,外被黄绿色角质层,厚 19~80μm。②皮层较宽广,纤维数十个成束,微木化。③老茎石细胞甚多,单个散在或数个成群。④韧皮部较窄,老茎散有石细胞。⑤形成层不明显。⑥木质部散有纤维束;导管周围纤维甚多,并有少数异形细胞。⑦髓明显,常偏向一侧,具环髓纤维。⑧薄壁细胞含草酸钙簇晶和少数方晶。(图 13-5)

粉末:淡黄色。①表皮碎片黄绿色,细胞类长方形,可见气孔。②石细胞类方形、类多角形或不规则形。③纤维成束,壁较厚,略成波状,微木化。④异形细胞形状不规则,壁较厚,微木化,胞腔大。⑤草酸钙簇晶多,方晶较少。⑥导管多为双螺纹,也有螺纹及网纹,有的具有三生增厚。(图 13-6)

【主要成分】含齐墩果酸(oleanolic acid)、β-香树脂醇乙酸酯(β-amyrin acetate)、内消旋肌醇(*meso*-inositol)、紫丁香苷(syringin)、羽扇豆醇(lupeol)、肉豆蔻酸(myristic acid)及黄酮类化合物黄槲寄生苷 A、B,高黄槲寄生苷 B。

目前,质量评价的主要指标成分为紫丁香苷。

【理化鉴别】粉末无水乙醇提取液作为供试品溶液。以槲寄生对照药材及齐墩果酸对照品作对照,按薄层色谱法,以环己烷-乙酸乙酯-冰乙酸(20∶6∶1)为展开剂,10%硫酸乙醇(80℃)显色。供试品色谱中,在与对照药材色谱和对照品色谱相应的位置上,显相同颜色的斑点;再置紫外光灯(365nm)下检视,显相同颜色的荧光斑点。

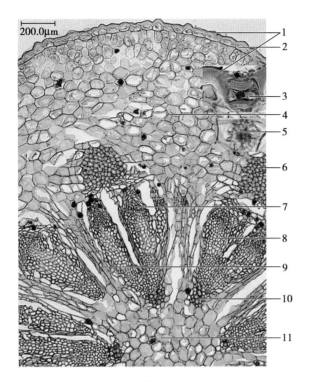

图 13-5　槲寄生茎横切面详图
1. 角质层　2. 表皮　3. 气孔
4. 皮层　5. 草酸钙簇晶　6. 纤维束
7. 韧皮部　8. 木质部　9. 髓射线
10. 环髓纤维　11. 髓部

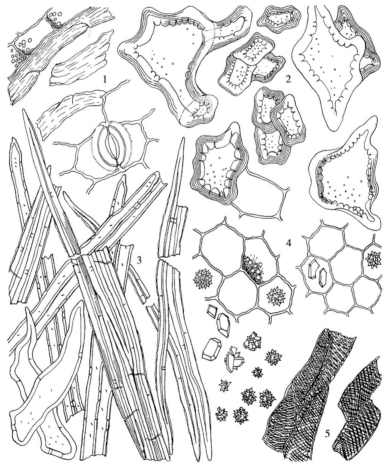

图 13-6　槲寄生粉末图
1. 表皮细胞（气孔、角质层、淀粉粒）　2. 石细胞　3. 纤维（中柱纤维、木质部纤维、
异形细胞）　4. 薄壁组织（草酸钙簇晶、方晶及淀粉粒）　5. 导管（具三生增厚）

笔记栏

【含量测定】按醇溶性浸出物测定法热浸法测定,用乙醇作溶剂,含醇溶性浸出物不得少于 20.0%。按高效液相色谱法测定,含紫丁香苷($C_{17}H_{24}O_9$)不得少于 0.040%。

【功效、应用及现代研究】性平,味苦。祛风湿,补肝肾,强筋骨,安胎元。槲寄生能抗炎、调节免疫、增加冠状动脉血流量、改善冠状动脉循环,对心肌局部缺血引起的心律失常有防治作用。

桑寄生
(Sangjisheng;Taxilli Herba)

为桑寄生科植物桑寄生 *Taxillus chinensis* (DC.) Danser 的干燥带叶茎枝。主产于福建、广东、广西等地。冬季至次年春采割,除去粗茎,切段,干燥,或蒸后干燥。茎枝呈圆柱形,表面红褐色或灰褐色,具细纵纹,并有多数细小突起的棕色皮孔,嫩枝有的可见棕褐色茸毛;质坚硬,断面不整齐,皮部红棕色,木部色较浅。叶多卷曲,具短柄;叶片展平后呈卵形或椭圆形;表面黄褐色。幼叶被细茸毛,先端钝圆,基部圆形或宽楔形,全缘,革质。气微,味涩。粉末淡黄棕色,可见石细胞、草酸钙方晶、纤维束、导管及星状毛分枝碎片等。主要含槲皮素、萹蓄苷(avicularin)等。性平,味苦、甘。祛风湿,补肝肾,强筋骨,安胎元。

鱼腥草
(Yuxingcao;Houttuyniae Herba)

为三白草科植物蕺菜 *Houttuynia cordata* Thunb. 的新鲜全草或干燥地上部分。主产于长江以南各地。鲜品全年均可采割;干品夏季茎叶茂盛花穗多时采割,除去杂质,晒干。鲜鱼腥草:茎呈圆柱形,上部绿色或紫红色,下部白色,节明显,下部节上生有须根,无毛或被疏毛。叶互生,叶片心形,先端渐尖,全缘;上表面绿色,密生腺点,下表面常紫红色;叶柄细长,基部与托叶合生成鞘状。穗状花序顶生。具鱼腥气,味涩。干鱼腥草:茎呈扁圆柱形,扭曲,表面黄棕色,具纵棱数条;质脆,易折断。叶片卷折皱缩,展平后呈心形,上表面暗黄绿色至暗棕色,下表面灰绿色或灰棕色。穗状花序黄棕色;搓破有鱼腥气,味微涩。主要含挥发油,油中有效成分为癸酰乙醛(decanoylacetaldehyde)、月桂醛(lauraldehyde),二者均有特异臭气;癸酰乙醛是本品种具有鱼腥气味的成分。性微寒,味辛。清热解毒,消痈排脓,利尿通淋。

肿节风
(Zhongjiefeng;Sarcandrae Herba)

为金粟兰科植物草珊瑚 *Sarcandra glabra* (Thunb.) Nakai 的干燥全草。产于我国长江流域以南各地。夏、秋二季采收,除去杂质,晒干。本品长 50~120cm。根茎较粗大,密生细根。茎圆柱形,多分枝;表面暗绿色至暗褐色,有明显细纵纹,散有纵向皮孔,节膨大;质脆,易折断,断面有髓或中空。叶对生,叶片卵状披针形至卵状椭圆形,表面绿色、绿褐色至棕褐色或棕红色,光滑;边缘有粗锯齿,齿尖腺体黑褐色;叶柄长约 1cm;近革质。穗状花序顶生,常分枝。气微香,味微辛。粉末黄绿色至绿棕色,含类方形、类圆形或不规则多角形的石细胞,单个或成群,胞腔较大,孔沟明显,内含分泌物。另外可见木薄壁细胞、纤维、叶表皮细胞及导管等。主要含挥发油、落新妇苷(astilbin)、异嗪皮啶(isofraxidin)、金粟兰内酯 A(chloranthalactone A)、草珊瑚内酯 A[(-)-istanbulin A]、延胡酸、琥珀酸、迷迭香酸及鞣质等。性平,味苦、辛。清热凉血,活血消斑,祛风通络。其所含挥发油、有机酸、黄酮等均有一定的抗癌活性。

仙鹤草

（Xianhecao；Agrimoniae Herba）

为蔷薇科植物龙芽草 *Agrimonia pilosa* Ledeb. 的干燥地上部分。主产于浙江、江苏、湖北，全国其他大部分地区亦产。夏、秋二季茎叶茂盛时采割，除去杂质，干燥。全体被白色柔毛，长 50~100cm。茎下部圆柱形，红棕色，上部方柱形，四面略凹陷，绿褐色，有纵沟和棱线，有节；体轻，质硬，易折断，断面中空。奇数羽状复叶互生，暗绿色，皱缩卷曲；质脆，易碎；叶片有大小 2 种，相间生于叶轴上，顶端小叶较大，完整小叶片展平后呈卵形或长椭圆形，先端尖，基部楔形，边缘有锯齿；托叶 2，抱茎，斜卵形。总状花序细长，花萼下部呈筒状，萼筒上部有钩刺，先端 5 裂，花瓣黄色。气微，味微苦。全草含间苯三酚缩合体类化合物仙鹤草酚（agrimol）A、B、C、D、E、F、G 等。性平，味苦、涩。收敛止血，截疟，止痢，解毒，补虚。

紫花地丁

（Zihuadiding；Violae Herba）

为堇菜科植物紫花地丁 *Viola yedoensis* Makino 的干燥全草。主产于浙江、江苏及东北地区。春、秋二季采挖带花或果的全草，洗净泥土，除去杂质，晒干。常皱缩成团，无毛或被疏柔毛。主根圆锥形，直径 1~3mm；淡黄棕色，有细纵皱纹。叶基生，灰绿色，湿润展开后叶片披针形或卵状披针形，长 1.5~6cm，宽 1~2cm；先端钝，基部截形或稍心形，边缘具钝锯齿，两面有毛；叶柄细，长 2~6cm，上部具明显狭翅。花茎纤细；花瓣 5，紫堇色或淡棕色；花距细管状。蒴果椭圆形通常三角状裂开，种子多数，淡棕色。气微，味微苦而稍黏。全草含苷类、黄酮类、黏液质及对羟基苯甲酸、二十四酰对羟基苯乙胺等。性寒，味苦、辛。清热解毒，凉血消肿。

金钱草

（Jinqiancao；Lysimachiae Herba）

为报春花科植物过路黄 *Lysimachia christinae* Hance 的干燥全草。主产于四川等地。夏、秋二季采收，除去杂质，晒干。常缠结成团，无毛或被疏柔毛。茎扭曲，表面棕色或暗棕红色，有纵纹，下部茎节上有的具须根，断面实心。叶对生，多皱缩，展平后呈宽卵形或心形，基部微凹，全缘；上表面灰绿色或棕褐色，下表面色较浅，主脉明显突起，用水浸后，对光透视可见黑色或褐色条纹；叶柄长 1~4cm。有的带花，花黄色，单生叶腋，具长梗。蒴果球形。气微，味淡。含槲皮素、山奈素等黄酮类成分。性微寒，味甘、咸。利湿退黄，利尿通淋，解毒消肿。

广藿香

Guanghuoxiang

Pogostemonis Herba

【基原】唇形科植物广藿香 *Pogostemon cablin*（Blanco）Benth. 的干燥地上部分。主产于广州石牌，海南、台湾、广西、云南等地亦有栽培。按产地不同分为石牌广藿香和海南广藿香。夏、秋季枝叶茂盛时采割，日晒夜闷，反复至干。

【性状鉴别】茎略呈方柱形，多分枝，枝条稍曲折；表面被柔毛；质脆，易折断，断面中部有髓;老茎类圆柱形,直径1~1.2cm,被灰褐色栓皮。叶对生,皱缩成团,展平后叶片呈卵形或椭圆形;两面均被灰白色茸毛;先端短尖或钝圆,基部楔形或钝圆,边缘具大小不规则的钝齿;叶柄细,被柔毛。气香特异,味微苦。(图13-7)

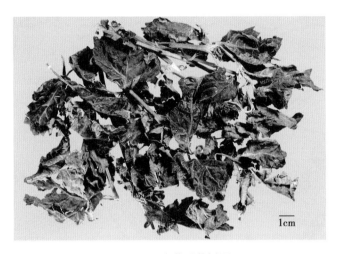

图13-7　广藿香药材图

1. 石牌广藿香　枝条瘦小,表面较皱缩,灰黄色或灰褐色,节间长3~7cm,叶痕较大而凸出,中部以下被栓皮,纵皱纹较深,断面呈类圆形,髓部较小。叶片较小而厚,暗绿褐色或灰棕色。

2. 海南广藿香　枝条较粗壮,表面较平坦,灰棕色或浅紫棕色,节间长5~13cm,叶痕较小,不明显凸出,枝条近下部始有栓皮,纵皱纹较浅,断面呈钝方形。叶片较大而薄,浅棕褐色或浅黄棕色。

【显微鉴别】叶片粉末:淡棕色。①叶表皮细胞呈不规则形,气孔直轴式。②非腺毛1~6细胞,平直或先端弯曲,壁具疣状突起,有的胞腔含黄棕色物。③腺鳞头部扁球形,由8个细胞组成;柄单细胞,极短。④间隙腺毛存在于叶肉组织的细胞间隙中,头部单细胞,呈不规则囊状;柄短,单细胞。⑤小腺毛头部2细胞;柄1~3细胞,甚短。⑥草酸钙针晶细小,散在于叶肉细胞中。(图13-8)

【主要成分】全草含挥发油,油中主要成分为百秋李醇(patchouli alcohol),占52%~57%。另含广藿香酮(pogostone)、苯甲醛、丁香酚、桂皮醛、α-及β-广藿香萜烯、丁香烯、β-榄香烯、β-桉树烯、β-龙脑胶萜烯、γ-杜松烯、菖蒲烯等成分。不同产地的广藿香含油量及油中组分比例明显不同,海南广藿香挥发油含量比石牌产的含量高。广藿香酮为石牌产广藿香油中的主要成分,但在海南产的广藿香油中含量甚微。

目前,质量评价的主要指标成分为百秋李醇。

【理化鉴别】

(1)取本品挥发油1滴,加三氯甲烷0.5ml,滴加5%溴的三氯甲烷液数滴。石牌广藿香先褪色,继显绿色;海南广藿香先褪色,继显紫色。

(2)取本品的挥发油1滴,加苯0.5ml,再加5%乙酸铜溶液少量,充分混合,放置分层,吸取上层苯液,点于载玻片上,待苯挥发后,于残渣上加乙醇1~2滴,放置后,置显微镜下观察:石牌广藿香可见众多灰蓝色针状结晶;海南广藿香可见少量灰蓝色针状结晶及绿色无定形物。

(3)薄层色谱:取本品的挥发油0.5ml,加乙酸乙酯稀释至5ml,作为供试品溶液。以百

知识链接:
间隙腺毛
的存在

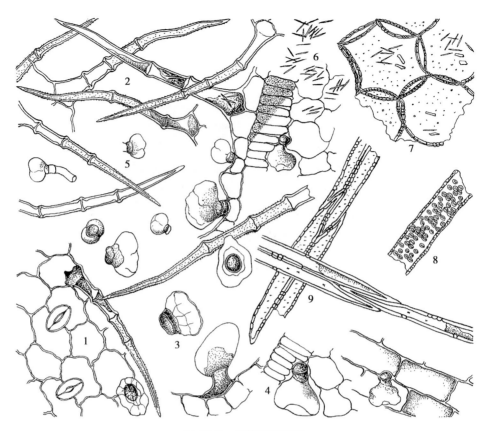

图 13-8　广藿香粉末图
1. 叶表皮细胞及气孔　2. 非腺毛　3. 腺鳞　4. 间隙腺毛　5. 小腺毛　6. 草酸钙小针晶
7. 髓薄壁细胞　8. 导管　9. 中柱鞘纤维及木纤维

秋李醇对照品作对照,以石油醚(30~60℃)-乙酸乙酯-冰乙酸(95:5:0.2)为展开剂,以5%三氯化铁乙醇溶液显色。供试品色谱中,在与对照品色谱相应的位置上,显相同的紫蓝色斑点。

【含量测定】按醇溶性浸出物测定法冷浸法测定,用乙醇作溶剂,含醇溶性浸出物不得少于2.5%。按气相色谱法测定,含百秋李醇($C_{15}H_{26}O$)不得少于0.10%。

【功效、应用及现代研究】性微温,味辛。芳香化浊,和中止呕,发表解暑。广藿香具有促进胃液分泌、调整胃肠运动、镇痛等作用;广藿香的水提物、去油水提物和挥发油均可抑制离体兔肠的自发收缩性和乙酰胆碱、氯化钡引起的痉挛性收缩,对抗番泻叶引起的小鼠腹泻;百秋李醇具有抗幽门螺杆菌和抗炎活性;广藿香酮对体外白假丝酵母菌、新型隐球菌、黑根霉菌等真菌有明显抑制作用,对甲型溶血性链球菌等细菌也有抑制作用。

荆芥

（Jingjie；Schizonepetae Herba）

为唇形科植物荆芥 *Schizonepeta tenuifolia* Briq. 的干燥地上部分。主产于江苏、浙江、河南、河北等省。多为栽培。夏、秋二季花开到顶、穗绿时采割,除去杂质,晒干。茎呈方柱形,上部有分枝,表面淡黄绿色或淡紫红色,被短柔毛;体轻,质脆,断面类白色。叶对生,多已脱落,叶片3~5羽状分裂,裂片细长。穗状轮伞花序顶生。花冠多脱落,宿萼钟状,先端5齿裂,淡棕色或黄绿色,被短柔毛;小坚果棕黑色。气芳香,味微涩而辛凉。主要含挥发油。性微温,味辛。解表散风,透疹,消疮。

益母草
（Yimucao；Leonuri Herba）

为唇形科植物益母草 *Leonurus japonicus* Houtt. 的新鲜或干燥地上部分。全国各地均有野生或栽培。鲜品春季幼苗期至初夏花前期采割；干品夏季茎叶茂盛、花未开或初开时采割，晒干，或切段晒干。鲜益母草：幼苗期无茎，基生叶圆心形，5~9浅裂，每裂片有2~3钝齿。花前期茎呈方柱形，上部多分枝，四面凹下成纵沟；表面青绿色；质鲜嫩，断面中部有髓。叶交互对生，有柄；叶片青绿色，质鲜嫩，揉之有汁；下部茎生叶掌状3裂，上部叶羽状深裂或浅裂成3片，裂片全缘或具少数锯齿。气微，味微苦。干益母草：茎表面灰绿色或黄绿色；体轻，质韧，断面中部有髓。叶片灰绿色，多皱缩、破碎、易脱落。轮伞花序腋生，小花淡紫色，花萼筒状，花冠二唇形。主要含益母草碱（leonurine），约0.05%。性微寒，味苦、辛。活血调经，利尿消肿，清热解毒。

【附药】

茺蔚子（Chongweizi；Leonuri Fructus）　为唇形科植物益母草 *Leonurus japonicus* Houtt. 的干燥成熟果实。秋季果实成熟时采割地上部分，晒干，打下果实，除去杂质。呈三棱形，表面灰棕色至灰褐色，有深色斑点，一端稍宽，平截状，另一端渐窄而钝尖。果皮薄，子叶类白色，富油性。气微，味苦。性微寒，味辛、苦。活血调经，清肝明目。

薄荷
Bohe
Menthae Haplocalycis Herba

【基原】唇形科植物薄荷 *Mentha haplocalyx* Briq. 的干燥地上部分。主产于江苏太仓及浙江、湖南等地。夏、秋二季茎叶茂盛或花开至三轮时，选晴天，分次采割，晒干或阴干。

【性状鉴别】茎呈方柱形，有对生分枝；表面紫棕色或淡绿色，棱角处具茸毛；质脆，断面白色，髓部中空。叶对生，有短柄；叶片皱缩卷曲，完整者展平后呈宽披针形、长椭圆形或卵形；上表面深绿色，下表面灰绿色，稀被茸毛，有凹点状腺鳞。轮伞花序腋生，花萼钟状，先端5齿裂。花冠淡紫色。揉搓后有特殊清凉香气，味辛凉。（图13-9）

【显微鉴别】茎横切面：呈四方形。①表皮细胞1列，外被角质层，有扁球形腺鳞、单细

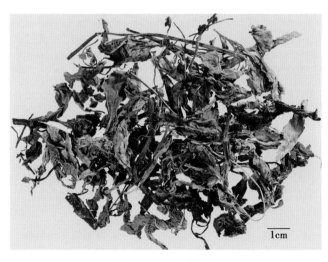

图 13-9　薄荷药材图

笔记栏

胞头的腺毛和非腺毛。②皮层为数列薄壁细胞,排列疏松。③四角有明显的棱脊,向内有 10 数列厚角细胞。④内皮细胞 1 列,凯氏点清晰可见。⑤维管束于四角处较发达,于相邻两角间具数个小维管束。韧皮部狭窄;木质部于四角处较发达,由导管、木薄壁细胞及木纤维等组成;髓部由大型薄壁细胞组成。⑥薄壁细胞内含有针簇状橙皮苷结晶。(图 13-10)

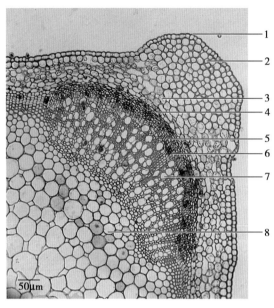

图 13-10 薄荷茎横切面详图
1. 表皮 2. 厚角组织 3. 皮层 4. 内皮层 5. 韧皮部 6. 形成层 7. 木质部 8. 髓部

知识链接:腺鳞的形状

叶横切面:①上表皮细胞呈长方形,下表皮细胞细小扁平,均被角质层,有气孔;上下表皮凹陷处有腺鳞。②栅栏组织通常为 1 列细胞。③海绵组织 4~5 列细胞。主脉上下表皮内侧有厚角组织及薄壁组织。④主脉维管束外韧形,木质部导管常 2~6 个排列成行,韧皮部细胞细小。⑤薄壁细胞及导管中有时含有橙皮苷结晶。(图 13-11)

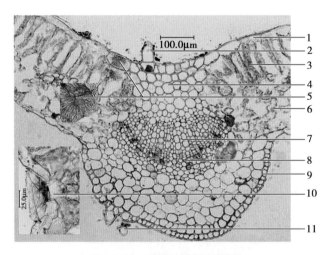

图 13-11 薄荷叶横切面详图
1. 上表皮 2. 非腺毛 3. 栅栏组织 4. 厚角组织 5. 橙皮苷结晶 6. 海绵组织 7. 木质部 8. 韧皮部 9. 下表皮 10. 腺鳞 11. 小腺毛

叶粉末:黄绿色。①表皮细胞壁薄,表面观呈微波状弯曲,上、下表皮均有直轴式气孔,以下表皮为多。②腺鳞头部呈扁球形,由 8 个分泌细胞排列成辐射状;腺柄单细胞,极短。③小腺毛头部为单细胞,柄部多为单细胞。④非腺毛由 1~8 个细胞组成,常弯曲,壁厚,微具疣突。⑤橙皮苷结晶针簇状。(图 13-12)

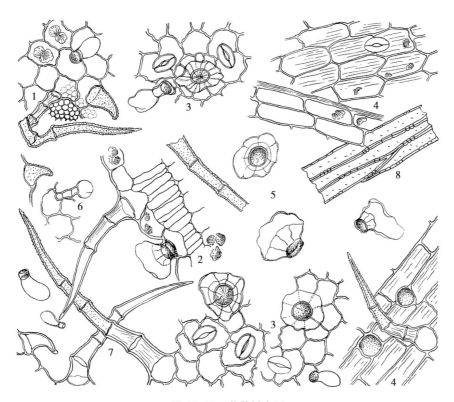

图 13-12　薄荷粉末图
1.叶上表皮细胞表面观(示非腺毛及栅栏组织)　2.叶上表皮细胞断面观(示腺鳞及栅栏组织)　3.叶下表皮细胞(示气孔、腺鳞及小腺毛)　4.茎表皮细胞(示气孔、非腺毛)　5.腺鳞　6.小腺毛　7.非腺毛　8.木纤维

　　【主要成分】茎和叶含挥发油 1.3%~2.0%,称薄荷油,油中主要含 l-薄荷脑(l-menthol,62.3%~87.2%),其次为 l-薄荷酮(l-menthone,约 12%)、异薄荷酮、胡薄荷酮(pulegone)及薄荷酯(3%~6%)等。叶片中含油量以盛蕾期为最高,而原油含薄荷脑量则以盛花期为最高。叶尚含苏氨酸、丙氨酸、谷氨酸、天冬酰胺等多种游离氨基酸。

　　目前,质量评价的指标成分为挥发油、薄荷脑。

　　【理化鉴别】

　　(1) 取本品叶的粉末少量,经微量升华得油状物,加硫酸 2 滴及香草醛结晶少量,初显黄色至橙黄色,再加水 1 滴,即变紫红色。

　　(2) 粉末的无水乙醇提取液作为供试品溶液。以薄荷对照药材和薄荷脑对照品作对照,按薄层色谱法,用硅胶 G 板,以甲苯-乙酸乙酯(9∶1)为展开剂,以 2%对二甲氨基苯甲醛的 40%硫酸乙醇溶液为显色剂,在 80℃加热至斑点显色清晰,置紫外光灯(365nm)下检视。供试品色谱中,在与对照药材和对照品色谱相应的位置上,显相同颜色的斑点。

　　【含量测定】按挥发油含量测定法测定,含挥发油不得少于 0.80ml/g。按气相色谱法测定,含薄荷脑($C_{10}H_{20}O$)不得少于 0.20%。

　　【功效、应用及现代研究】性凉,味辛。疏散风热,清利头目,利咽,透疹,疏肝行气。用于风热感冒,风温初起,头痛、目赤、喉痹、口疮、风疹、麻疹,胸胁胀闷。薄荷具有解热、抗炎作用;薄荷脑有很强的杀菌及祛痰作用;外用具镇痛、止痒作用。

肉苁蓉

（Roucongrong；Cistanches Herba）

为列当科植物肉苁蓉 *Cistanche deserticola* Y. C. Ma 或管花肉苁蓉 *Cistanche tubulosa*（Schenk）Wight 的干燥带鳞叶的肉质茎。肉苁蓉主产于内蒙古,管花肉苁蓉主产于新疆。春季苗刚出土时或秋季冻土之前采挖,除去茎尖。切段,晒干。肉苁蓉:扁圆柱形,稍弯曲,表面棕褐色或灰棕色,密被覆瓦状排列的肉质鳞叶,通常鳞叶先端已断。体重,质硬,微有柔性,不易折断,断面棕褐色,有淡棕色点状维管束,排列成波状环纹。气微,味甜、微苦。管花肉苁蓉:呈类纺锤形、扁纺锤形或扁柱形,稍弯曲,表面棕褐色至黑褐色。断面颗粒状,灰棕色至灰褐色,散生点状维管束。性温,味甘、咸。补肾阳,益精血,润肠通便。

穿心莲

Chuanxinlian

Andrographis Herba

【基原】爵床科植物穿心莲 *Andrographis paniculata*（Burm. f.）Nees 的干燥地上部分。主要栽培于福建、广东、广西等地。秋初茎叶茂盛时采割,晒干。

【性状鉴别】茎呈方柱形,多分枝,节稍膨大;质脆,易折断。单叶对生,叶柄短或近无柄;叶片皱缩、易碎,完整者展平后呈披针形或卵状披针形,先端渐尖,基部楔形下延,全缘或波状;上表面绿色,下表面灰绿色,两面光滑。气微,味极苦。（图 13-13）

【显微鉴别】叶横切面:①上表皮细胞类方形或长方形,下表皮细胞较小,上、下表皮均含有圆形、长椭圆形或棒状钟乳体的晶细胞;并有腺鳞,有的可见非腺毛。②栅栏组织 1~2 列细胞,贯穿于主脉上方;海绵组织排列疏松。③主脉维管束外韧型,呈凹槽状,木质部上方亦有晶细胞。（图 13-14）

粉末:绿色。①上下表皮均有增大的晶细胞,内含大型螺状钟乳体,较大端有脐点样痕,层纹波状。②腺鳞头部扁球形,4、6 或 8 细胞,柄极短。③气孔直轴式,副卫细胞大小悬殊,偶见不定式。④非腺毛 1~4 细胞,表面有角质纹理。（图 13-15）

【主要成分】含大量苦味素,为二萜内酯类化合物,主要为穿心莲内酯（andrographol-

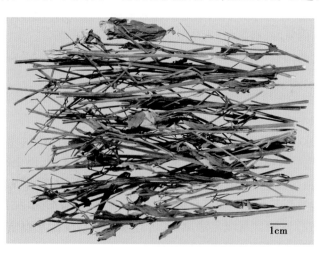

图 13-13　穿心莲药材图

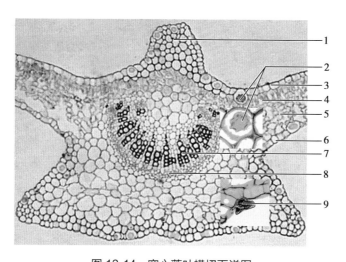

图 13-14　穿心莲叶横切面详图
1. 厚角组织　2. 钟乳体　3. 上表皮　4. 栅栏组织　5. 海绵组织
6. 下表皮　7. 木质部　8. 韧皮部　9. 腺鳞

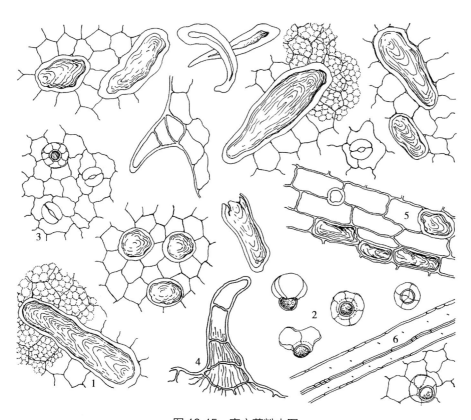

图 13-15　穿心莲粉末图
1. 含钟乳体晶细胞　2. 腺鳞　3. 气孔　4. 非腺毛　5. 茎表皮细胞　6. 茎木纤维

ide)、14-去氧穿心莲内酯(14-deoxyandrographolide)、新穿心莲内酯(neo-andrographolide)和脱水穿心莲内酯(dehydroandrographolide)等。

目前,质量评价的指标成分为穿心莲内酯、新穿心莲内酯、14-去氧穿心莲内酯和脱水穿心莲内酯。

【理化鉴别】 粉末醇提液作为供试品溶液。以穿心莲对照药材、脱水穿心莲内酯和穿心莲内酯对照品为对照,按薄层色谱法,用硅胶 G 薄层板,以三氯甲烷-甲苯-甲醇(8∶1∶1)为展开剂展开,喷以 10%硫酸乙醇溶液,在 105℃加热至斑点显色清晰,置紫外光灯(365nm)下检视。供试品色谱中,在与对照药材色谱和对照品色谱相应的位置上,分别显相同颜色的斑点。

【含量测定】按醇溶性浸出物测定法热浸法测定,用乙醇作溶剂,含醇溶性浸出物不得少于 8.0%。按高效液相色谱法测定,含穿心莲内酯($C_{20}H_{30}O_5$)、新穿心莲内酯($C_{26}H_{40}O_8$)、14-去氧穿心莲内酯($C_{20}H_{30}O_4$)和脱水穿心莲内酯($C_{20}H_{28}O_4$)的总量不得少于 1.5%。

【功效、应用及现代研究】性寒,味苦。清热解毒,凉血,消肿。用于感冒发热,咽喉肿痛,口舌生疮,顿咳劳嗽,泄泻痢疾,热淋涩痛,痈肿疮疡,蛇虫咬伤。穿心莲内酯类成分均具有不同程度的抗炎活性。新穿心莲内酯高浓度时具有抗炎活性,低浓度时具有免疫刺激活性。

车前草
(Cheqiancao;Plantaginis Herba)

为车前科植物车前 *Plantago asiatica* L. 或平车前 *Plantago depressa* Willd. 的干燥全草。车前产于全国各地,平车前主产于东北。夏季采挖,除去泥沙,晒干。车前:根丛生,须状。叶基生,具长柄;叶片皱缩,展平后呈卵状椭圆形或宽卵形,表面灰绿色或污绿色,具明显弧形脉 5~7 条;先端钝或短尖,基部宽楔形,全缘或有不规则波状浅齿。穗状花序数条,花茎长。蒴果盖裂,萼宿存。气微香,味微苦。平车前:主根直而长。叶片较狭,长椭圆形或椭圆状披针形。全草含大车前苷、高车前苷、桃叶珊瑚苷等。性寒,味甘。清热利尿通淋,祛痰,凉血,解毒。

【附药】

车前子(Cheqianzi;Plantaginis semen)　为车前科植物车前 *Plantago asiatica* L. 或平车前 *Plantago depressa* Willd. 的干燥成熟种子。呈椭圆形、不规则长圆形或三角状长圆形,略扁,长约 2mm,宽约 1mm。表面黄棕色至黑褐色,有细皱纹,一面有灰白色凹点状种脐。质硬。气微,味淡。含车前黏液 A(plantago-muciage A)、脂肪油。性寒,味甘。清热利尿通淋,渗湿止泻,明目,祛痰。

白花蛇舌草
(Baihuasheshecao;Hedyotidis Diffusae Herba)

为茜草科植物白花蛇舌草 *Hedyotis diffusa* Willd. [*Oldencandia diffusa* (Willd.) Roxb.]的干燥或新鲜全草。药材常扭缠成团状,灰绿色或灰棕色。主根 1 条,须根纤细,淡灰棕色。茎细而卷曲,质脆易折断,中央有白色髓部。叶多破碎,极皱缩,易脱落;有托叶,长 1~2mm,膜质,下部联合,顶端有细齿。花腋生,多具梗。蒴果扁球形,顶端有 4 枚宿存的萼齿。气微,味淡。性凉,味甘、淡。清热解毒,利尿消肿,活血止痛。

茵陈
Yinchen

Artemisiae Scopariae Herba

【基原】　菊科植物滨蒿 *Artemisia scoparia* Waldst. et Kit. 或茵陈蒿 *Artemisia capillaris* Thunb. 的干燥地上部分。滨蒿主产于东北地区及河北、山东等省,茵陈蒿主产于山西、陕西、安徽等省。春、秋二季采收,除去杂质及老茎,晒干。春季幼苗高 6~10cm 时采收的习称

"绵茵陈";秋季花初开时采割的称"花茵陈"。

【性状鉴别】

1. 绵茵陈　多卷曲成团状,灰白色或灰绿色,全体密被白色茸毛,绵软如绒。茎细小,除去表面白色茸毛后可见明显纵纹;质脆,易折断。叶具柄;展平后叶片呈一至三回羽状分裂,小裂片卵形或稍呈倒披针形、条形,先端锐尖。气清香,味微苦。

2. 花茵陈　茎呈圆柱形,多分枝;表面淡紫色或紫色,有纵条纹,被短柔毛;体轻,质脆,断面类白色。叶密集,或多脱落;下部叶二至三回羽状深裂,裂片条形或细条形,两面密被白色柔毛;茎生叶一至二回羽状全裂,基部抱茎,裂片细丝状。头状花序卵形,多数集成圆锥状,有短梗;总苞片 3~4 层,卵形,苞片 3 裂;外层雌花 6~10 个,可多达 15 个,内层两性花 2~10 个。瘦果长圆形,黄棕色。气芳香,味微苦。(图 13-16)

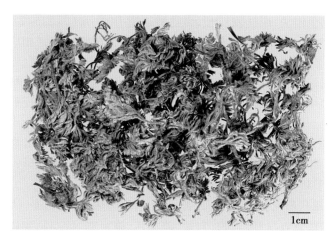

图 13-16　茵陈药材图

【显微鉴别】绵茵陈粉末:灰绿色。①非腺毛呈"T"字形,长 600~1 700μm,中部折合成"V"字形,两臂不等长,细胞壁极厚,胞腔常呈细缝状,柄 1~2 个细胞。②叶上表皮细胞壁较平直,下表皮细胞垂周壁波状弯曲。气孔不定式,副卫细胞 3~5 个。③腺毛较小,顶面观呈椭圆形或鞋底形,细胞成对叠生,常充满淡黄色油状物质。(图 13-17)

【主要成分】滨蒿含滨蒿内酯(scoparone,即 6,7-二甲氧基香豆素)、茵陈色原酮(capillarisin)、挥发油、水杨酸、壬二酸等。挥发油中主要成分为侧柏醇、正丁醛、α-蒎烯、糠醛、甲

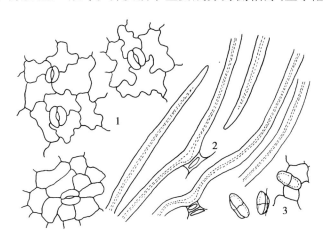

图 13-17　茵陈(茵陈蒿叶)粉末图
1. 表皮(气孔)　2. 非腺毛　3. 腺毛

庚烯酮等。茵陈蒿含滨蒿内酯(开花期含量最高,达1.98%)、绿原酸、挥发油(约0.27%)等。油中主要成分为茵陈二炔酮(capillin)、茵陈炔醇(capillanol)、茵陈素(capillene)、β-蒎烯等。

目前,质量评价的指标成分为滨蒿内酯、绿原酸。

【理化鉴别】

(1) 取滨蒿、茵陈蒿各2g,加水30ml温浸4小时,冷后过滤,取滤液20ml,以等量三氯甲烷萃取3次,合并萃取液,用无水硫酸钠脱水后,蒸去溶剂,分别得到黄色油状物。将上述黄色油状物的一半以乙醇0.5ml溶解,加入0.5% 2,4-二硝基苯肼2mol/L盐酸溶液4滴,振摇,滨蒿溶液即呈橘红色且同时析出颗粒状沉淀;茵陈蒿溶液呈淡橘红色,且沉淀极少,或无沉淀(检查对羟基苯乙酮)

(2) 薄层色谱:①绵茵陈:粉末用50%甲醇超声提取液作为供试品溶液。以绿原酸对照品作对照,按薄层色谱法,用硅胶G板,以乙酸丁酯-甲酸-水(7:2.5:2.5)的上层溶液为展开剂,于紫外光灯(365nm)下检视。供试品色谱中,在与对照品色谱相应的位置上,显相同颜色的荧光斑点。②花茵陈:粉末用甲醇超声提取液作为供试品溶液。以滨蒿内酯对照品为对照,按薄层色谱法,用硅胶G板,以石油醚(60~90℃)-乙酸乙酯-丙酮(6:3:0.5)为展开剂,于紫外光灯(365nm)下检视。供试品色谱中,在与对照品色谱相应的位置上,显相同颜色的荧光斑点。

【含量测定】按水溶性浸出物测定法热浸法测定,含水溶性浸出物不得少于25.0%。按高效液相色谱法测定,绵茵陈含绿原酸($C_{16}H_{18}O_9$)不得少于0.50%;花茵陈含滨蒿内酯($C_{11}H_{10}O_4$)不得少于0.20%。

【功效、应用及现代研究】性微寒,味苦、辛。清利湿热,利胆退黄。用于黄疸尿少,湿温暑湿,湿疮瘙痒。茵陈具有保肝、利胆、利尿、降血压、降血脂、抗动脉粥样硬化、抗肿瘤等作用。茵陈中的香豆素类成分具有抗四氯化碳和半乳糖胺诱发的大鼠肝损伤的作用,能促进胆汁分泌和肝细胞再生;茵陈中的6,7-二甲氧基香豆素具有利胆退黄、镇痛、解热、抗炎作用;滨蒿内酯具有抗凝血、抗血管舒张作用,以及抗炎活性。

青蒿

(Qinghao;Artemisiae Annuae Herba)

为菊科植物黄花蒿 Artemisia annua L. 的干燥地上部分。全国大部分地区均产。秋季花盛开时采割地上部分,除去老茎,阴干。茎呈圆柱形,上部多分枝;表面黄绿色或棕黄色,具纵棱线;质略硬,易折断,断面中部有髓。叶互生,暗绿色或棕绿色,卷缩易碎,完整者展平后为三回羽状深裂,裂片和小裂片矩圆形或长椭圆形,两面被短毛。气香特异,味微苦。含多种倍半萜内酯,如青蒿素(artemisinin)、青蒿乙素(arteannuin B)、青蒿酸(artemisic acid)、黄花蒿内酯(annulide)、青蒿醇(artemisinol)等。另含挥发油、香豆素和黄酮类成分。性寒,味苦、辛。清虚热,除骨蒸,解暑热,截疟,退黄。

思政元素

青蒿素的发现——中医药对世界的贡献

20世纪60年代,越南等热带地区国家疟疾流行,而当时对疟疾疗效最好的药物氯喹已经无效,迫切需要寻找新的抗疟药物。为了支援越南,1967年5月23日,国家科委、解放军总后勤部召开了"疟疾防治药物研究工作协作会议",全国10个单位组成了攻关协作组,500 多名科研人员从生药、中药提取物、方剂、奎宁类衍生物、新合成药、针灸等六个大方向开展研究。屠呦呦带领的研究小组从中草药中提取抗疟疾成分,从2 000 多种中草药制剂中获得 380 多种提取物。然而,当青蒿提取物显示对寄生虫有作用时,该结果在随后的实验中不能再现,并且似乎与文献中记录的内容相矛盾。为了寻求解释,屠呦呦从东晋葛洪《肘后备急方》"青蒿一握,以水二升渍,绞取汁,尽服之"的截疟记载中获得启示,改用低沸点溶剂提取,避免高温,获得了具有抗疟作用的提取物。之后,进一步分离、纯化、鉴定为青蒿素,开发成青蒿素胶囊新药。在此基础上,我国成功研制出青蒿琥酯、蒿甲醚、双氢青蒿素 3 个一类抗疟药,挽救了无数人的生命。青蒿素是我国在世界上首先研制成功的抗疟新药,被世界卫生组织评价为治疗疟疾唯一真正有效的药物。伊斯坦布尔第十届国际化疗会议上,各国医坛专家公认青蒿素是世界医药史上的创举,是对人类的重大贡献。2015 年,屠呦呦因此获得诺贝尔生理学或医学奖。

大蓟

(Daji;Cirsii Japonici Herba)

为菊科植物蓟 *Cirsium japonicum* Fisch. ex DC. 的干燥地上部分。主产于安徽、山东、江苏等地。夏、秋二季花开时采割地上部分,除去杂质,晒干。茎呈圆柱形,基部直径可达1.2cm;表面绿褐色或棕褐色,有数条纵棱,被丝状毛;断面灰白色,髓部疏松或中空。叶皱缩,多破碎,完整叶片展平后呈倒披针形或倒卵状椭圆形,羽状深裂,边缘具不等长的针刺;上表面灰绿色或黄棕色,下表面色较浅,两面均具灰白色丝状毛。头状花序顶生,球形或椭圆形,总苞黄褐色,羽状冠毛灰白色。气微,味淡。含柳穿鱼叶苷(pectolinarin,约 2.0%,具有止血作用)、蒙花苷(linarin)、大蓟黄酮等成分。性凉,味甘、苦。凉血止血,散瘀解毒消痈。

【附药】

小蓟(Xiaoji;Cirsii Herba) 菊科植物刺儿菜 *Cirsium setosum* (Willd.) MB. 的干燥地上部分。茎呈圆柱形,有的上部分枝,长 5~30cm,直径 0.2~0.5cm;表面灰绿色或带紫色,具纵棱及白色柔毛;质脆,易折断,断面中空。叶互生,无柄或有短柄;叶片皱缩或破碎,完整者展平后呈长椭圆形或长圆状披针形,长 3~12cm,宽 0.5~3cm;全缘或微齿裂至羽状深裂,齿尖具针刺;上表面绿褐色,下表面灰绿色,两面均具白色柔毛。头状花序单个或数个顶生;总苞钟状,苞片 5~8 层,黄绿色;花紫红色。气微,味微苦。含芦丁、蒙花苷、原儿茶苷、咖啡酸及绿原酸等。凉血止血,散瘀解毒消痈。

蒲公英

(Pugongying;Taraxaci Herba)

为菊科植物蒲公英 *Taraxacum mongolicum* Hand. -Mazz.、碱地蒲公英 *Taraxacum borealisinense* Kitam. 或同属数种植物的干燥全草。全国大部分地区均产。春至秋季花初开时采挖,除去杂质,洗净,晒干。呈皱缩卷曲的团块。根呈圆锥状,多弯曲;表面棕褐色,抽皱;根头部有棕褐色或黄白色的茸毛,有的已脱落。叶基生,多皱缩破碎,完整叶片呈倒披针形,绿褐色或暗灰绿色,先端尖或钝,边缘浅裂或羽状分裂,基部渐狭,下延呈柄状,下表面主脉明显。花茎 1 至数条,每条顶生头状花序,总苞片多层,内面一层较长,花冠黄褐色或淡黄白色。有的可见多数具白色冠毛的长椭圆形瘦果。气微,味微苦。全草含蒲公英甾醇、咖啡酸等。性寒,味苦、甘。清热解毒,消肿散结,利尿通淋。

淡竹叶

Danzhuye

Lophatheri Herba

【基原】 禾本科植物淡竹叶 *Lophatherum gracile* Brongn. 的干燥茎叶。主产于浙江、江苏、湖南、湖北等省。夏季未抽花穗前采割,晒干。

【性状鉴别】 带叶的茎长 25~75cm。茎呈圆柱形,有节,表面淡黄绿色,断面中空。叶鞘开裂;叶片披针形,有的皱缩卷曲,长 5~20cm,宽 1~3.5cm;表面浅绿色或黄绿色。叶脉平行,具横行小脉,形成长方形的网格状,下表面尤为明显。体轻,质柔韧。气微,味淡。(图 13-18)

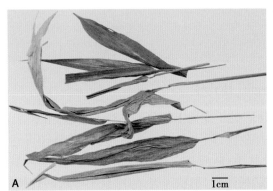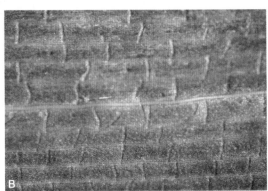

图 13-18 淡竹叶药材图
A. 药材 B. 示叶脉网格状

【显微鉴别】 叶横切面:①上表皮主要由大型的运动细胞组成,长方形或类方形,大小不一,径向延长,位于叶脉间的细胞大而呈扇形排列;下表皮细胞较小,椭圆形,排列整齐,切向延长。上下表皮均有气孔及长形和短形 2 种非腺毛,以下表皮气孔较多。②叶肉栅栏组织为 1 列圆柱形细胞;海绵组织为 1~2(3)列排列疏松的不规则圆形细胞。③主脉维管束外韧型,木质部导管稀少,排成 V 形,其下为韧皮部,木质部与韧皮部之间具 1~3 列纤维间隔,其外具维管束鞘纤维 1~2 列。叶脉处上下表皮内侧均有小型厚壁纤维。(图 13-19)

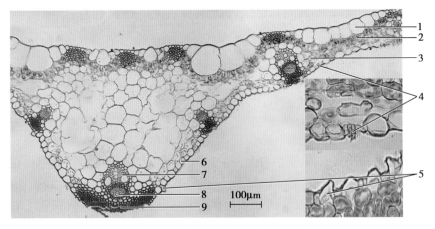

图 13-19 淡竹叶叶横切面详图
1.运动细胞 2.栅栏组织 3.海绵组织 4.气孔 5.非腺毛 6.下表皮 7.木质部 8.韧皮部 9.纤维层

叶表面观:①叶下表皮:长细胞与短细胞交替排列或数个相连,长细胞长方形,垂周壁薄,波状弯曲;短细胞为哑铃形硅质细胞和类方形栓质细胞,于叶脉处短细胞成串;气孔较多,保卫细胞哑铃形,副卫细胞近圆三角形。②叶上表皮:细胞长方形或类方形,较大,垂周壁波状弯曲;有非腺毛及少数气孔,上表皮下栅栏细胞明显。③非腺毛有 3 种:一种为单细胞长型非腺毛,有的具螺纹,基部周围细胞隆起;一种为单细胞短型非腺毛,呈短圆锥形,先端尖,基部圆,于叶缘处的略呈三角形,基部横卧;另一种为双细胞短小毛茸,偶见。(图 13-20)

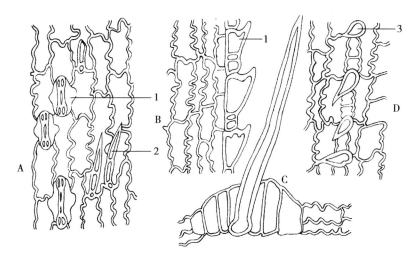

图 13-20　淡竹叶叶表面
A. 下表皮　B. 边缘部分表皮　C. 下表皮(示单细胞非腺毛)　D. 上表皮叶脉
处　1. 气孔　2. 双细胞小非腺毛　3. 单细胞短非腺毛

【主要成分】茎、叶含三萜化合物,如芦竹素(arundoin)、白茅素(cylindrin)、蒲公英萜醇(taraxerol)、无羁萜(friedelin)。地上部分含酚性成分、氨基酸、有机酸、糖类等。

【功效、应用及现代研究】性寒,味甘、淡。清热泻火,除烦止渴,利尿通淋。用于热病烦渴,小便短赤涩痛,口舌生疮。淡竹叶具有利尿、解热、抗病原微生物作用。

石斛

Shihu

Dendrobii Caulis

【基原】兰科植物金钗石斛 *Dendrobium nobile* Lindl.、霍山石斛 *Dendrobium huoshanense* C. Z. Tang et S. J. Cheng、鼓槌石斛 *Dendrobium chrysotoxum* Lindl. 或流苏石斛 *Dendrobium fimbriatum* Hook. 的栽培品及其同属植物近似种的新鲜或干燥茎。主产于华南、西南等地。全年均可采收,鲜用者除去根和泥沙;干用者采收后,除去杂质,用开水略烫或烘软,再边搓边烘晒,至叶鞘搓净,干燥。霍山石斛 11 月至翌年 3 月采收,除去叶、根须及泥沙等杂质,洗净,鲜用,或加热除去叶鞘制成干条;或边加热边扭成螺旋状或弹簧状,干燥,称霍山石斛枫斗。

【性状鉴别】

1. 鲜石斛　呈圆柱形或扁圆柱形,长约 30cm,直径 0.4~1.2cm。表面黄绿色,光滑或有纵纹,节明显,色较深,节上有膜质叶鞘。肉质多汁,易折断。气微,味微苦而回甜,嚼之有黏性。

2. 金钗石斛　呈扁圆柱形,长 20~40cm,直径 0.4~0.6cm,节间长 2.5~3cm。表面金黄色或黄中带绿色,有深纵沟。质硬而脆,断面较平坦而疏松。气微,味苦。(图 13-21)

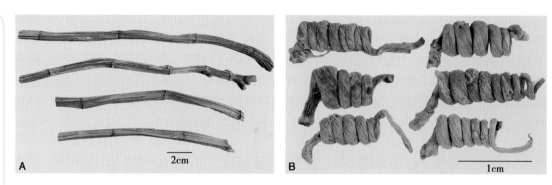

图 13-21 石斛药材图
A. 条形 B. 霍山石斛枫斗形

3. 霍山石斛 干条呈直条状或不规则弯曲形,长 2~8cm,直径 1~4mm。表面淡黄绿色至黄绿色,偶有黄褐色斑块,有细纵纹,节明显,节上有的可见残留的灰白色膜质叶鞘;一端可见茎基部残留的短须根或须根痕,另一端为茎尖,较细。质硬而脆,易折断,断面平坦,灰黄色至灰绿色,略角质状。气微,味淡,嚼之有黏性。鲜品稍肥大。肉质,易折断,断面淡黄绿色至深绿色。气微,味淡,嚼之有黏性且少有渣。枫斗呈螺旋形或弹簧状,通常为 2~5 个旋纹,茎拉直后性状同干条。

4. 鼓槌石斛 呈粗纺锤形,中部直径 1~3cm,具 3~7 节。表面光滑,金黄色,有明显凸起的棱。质轻而松脆,断面海绵状。气微,味淡,嚼之有黏性。

5. 流苏石斛等 呈长圆柱形,长 20~150cm,直径 0.4~1.2cm,节明显,节间长 2~6cm。表面黄色至暗黄色,有深纵槽。质疏松,断面平坦或呈纤维性。味淡或微苦,嚼之有黏性。

【显微鉴别】金钗石斛横切面:①表皮细胞 1 列,扁平,外被鲜黄色角质层。②基本组织细胞大小悬殊,有壁孔,散在多数外韧型维管束,排成 7~8 圈。③维管束外侧纤维束新月形或半圆形,其外侧薄壁细胞有的含类圆形硅质块,木质部有 1~3 个导管直径较大。④含草酸钙针晶细胞多见于维管束旁。(图 13-22)

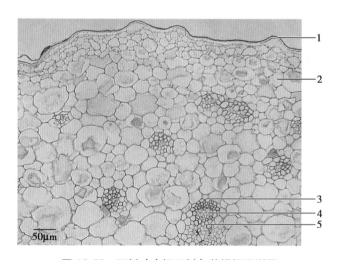

图 13-22 石斛(金钗石斛)茎横切面详图
1. 表皮 2. 基本组织 3. 纤维束 4. 韧皮部 5. 木质部

霍山石斛:表皮细胞 1 列,扁平,外壁及侧壁稍增厚,微木化,外被黄色或橘黄色角质层,有的外层可见无色的薄壁细胞组成的叶鞘层。基本薄壁组织细胞多角形,大小相似,其间散在 9~47 个维管束,近维管束处薄壁细胞较小,维管束为有限外韧型,维管束鞘纤

笔记栏

维群呈单帽状,偶成双帽状,纤维 1~2 列,外侧纤维直径通常小于内侧纤维,有的外侧小型薄壁细胞中含有硅质块。草酸钙针晶束多见于近表皮处薄壁细胞或近表皮处维管束旁的薄壁细胞中。

鼓槌石斛:表皮细胞扁平,外壁及侧壁增厚,胞腔狭长形;角质层淡黄色。基本组织细胞大小差异较显著。多数外韧型维管束略排成 10~12 圈。木质部导管大小近似。有的可见含草酸钙针晶束细胞。

流苏石斛等:表皮细胞扁圆形或类方形,壁增厚或不增厚。基本组织细胞大小相近或有差异,散列多数外韧型维管束,略排成数圈。维管束外侧纤维束新月形或呈帽状,其外缘小细胞有的含硅质块;内侧纤维束无或有,有的内外侧纤维束连接成鞘。有的薄壁细胞中含草酸钙针晶束和淀粉粒。

金钗石斛粉末:灰黄色或灰绿色。①束鞘纤维成束或离散,长梭形或细长,壁较厚,微木化,纹孔稀少;纤维束周围细胞中含类圆形硅质块,排成纵行。②草酸钙针晶成束或散在存在于薄壁细胞中,针晶较粗大。③表皮细胞断面观呈类长方形,壁稍厚,角质层黄色或金黄色;表面观呈类多角形,垂周壁连珠状增厚,角质层表面有网状裂纹。④木纤维多成束,细长,纹孔较多,点状、斜裂缝状、十字形或人字状。⑤导管多为网纹、梯纹。(图 13-23)

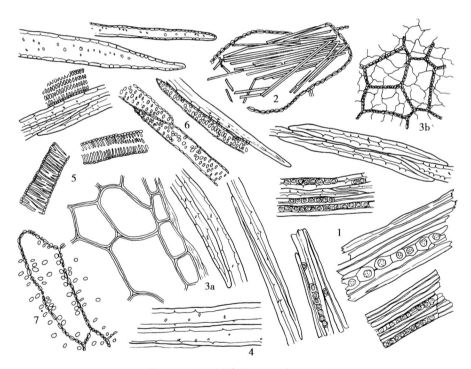

图 13-23　石斛(金钗石斛)粉末图
1. 束鞘纤维及含硅质块细胞　2. 草酸钙针晶　3. 表皮细胞(3a. 横切面　3b. 表面观)
4. 木纤维　5. 导管　6. 木薄壁细胞　7. 薄壁细胞

【主要成分】金钗石斛茎含生物碱 0.3%,主要为石斛碱(dendrobine)、石斛次碱(nobilonine)、6-羟基石斛碱(6-hydroxydendrobine)、石斛醚碱(dendroxine)、6-羟基石斛醚碱、4-羟基石斛醚碱、石斛酯碱(dendrine)及次甲基石斛碱(nobilmethylene)等。鲜茎含挥发油,主要成分为柏泪醇(manool,达 50.46%),另有单萜、倍半萜及其衍生物。此外,尚含黏液质及多糖等。霍山石斛含多糖;鼓槌石斛含毛兰素;流苏石斛含石斛酚。

目前,质量评价的指标成分为石斛碱、石斛酚、毛兰素和无水葡萄糖。

【理化鉴定】

（1）金钗石斛：甲醇提取液作为供试品溶液。以石斛碱对照品为对照，按薄层色谱法，用硅胶 G 板，以石油醚（60~90℃）-丙酮（7：3）为展开剂，以碘化铋钾显色。供试品色谱中，在与对照品色谱相应的位置上，显相同颜色的斑点。

（2）霍山石斛：甲醇提取液作为供试品溶液。以霍山石斛对照药材和夏佛塔苷为对照，按薄层色谱法，用聚酰胺薄膜，以乙醇-丁酮-乙酰丙酮-水（4：4：1：17）为展开剂，喷 5% 三氯化铝乙醇溶液，105℃加热 3 分钟显色。于紫外光灯（365nm）下检视。供试品色谱中，在与对照品色谱相应的位置上，显相同颜色的斑点。

（3）鼓槌石斛：甲醇提取液作为供试品溶液。以毛兰素对照品为对照，按薄层色谱法，用高效硅胶 G 板，以石油醚（60~90℃）-乙酸乙酯（3：2）为展开剂，喷 10%硫酸乙醇溶液，105℃加热，显色。供试品色谱中，在与对照品色谱相应的位置上，显相同颜色的斑点。

（4）流苏石斛等：甲醇提取液作为供试品溶液。以石斛酚对照品为对照，按薄层色谱法，用高效硅胶 G 板，以石油醚（60~90℃）-乙酸乙酯（3：2）为展开剂，以 10%硫酸乙醇溶液，105℃加热，显色。供试品色谱中，在与对照品色谱相应的位置上，显相同颜色的斑点。

（5）霍山石斛：聚合酶链式反应-限制性片段长度多态性方法。

提取霍山石斛及其对照药材 DNA 作为模板，以 5′-ATTCTTCATCAAGT TTAGTGCATTC-3′和 5′-AGAGCTGATGGGCCTTTGA-3′为引物，在 95℃预变性 5 分钟，循环反应 40 次（95℃ 10 秒，56℃ 20 秒，72℃ 20 秒），72℃延伸 5 分钟。取 PCR 反应液，置 200μl 离心管中，*Alu* I 内切酶（10U/μl）对 PCR 产物进行酶切，采用琼脂糖凝胶电泳法对酶切产物进行检测。霍山石斛供试品凝胶电泳图谱中，在与对照药材凝胶电泳图谱相应位置上，在 100~200bp 间应有单一 DNA 条带，且 PCR 产物与酶切产物条带位置一致。空白对照无条带。

【含量测定】 按醇溶性浸出物测定法，用乙醇作溶剂，霍山石斛含醇溶性浸出物不得少于 8.0%。按气相色谱法测定，金钗石斛含石斛碱（$C_{16}H_{25}NO_2$）不得少于 0.40%。按紫外-可见分光光度法测定，霍山石斛含多糖以无水葡萄糖（$C_6H_{12}O_6$）记，不得少于 17.0%。按高效液相色谱法测定，鼓槌石斛含毛兰素（$C_{18}H_{22}O_5$）不得少于 0.030%。

【功效、应用及现代研究】 性微寒，味甘。益胃生津，滋阴清热。用于热病津伤，口干烦渴，胃阴不足，食少干呕，病后虚热不退，阴虚火旺，骨蒸劳热，目暗不明，筋骨痿软。石斛具有抗氧化、抗衰老、抗肿瘤、增强免疫、抗血栓、促进胃液分泌等作用。毛兰素为抗肿瘤的有效成分；石斛碱具有抗病毒活性。

复习思考题

1. 全草类中药与单一药用部位中药的鉴定方法有何不同？
2. 试述草麻黄、中麻黄及木贼麻黄在性状及组织构造上的主要区别。
3. 薄荷的质量评价为什么规定含叶量不少于 30%？哪些类型的植物中药可能存在这种情况？
4. 试述薄荷和广藿香的共同点，各自所含的主要活性成分，以及主要的性状鉴别特征。

第十四章

藻、菌、地衣类中药

学习目标

　　1. 掌握菌丝体、子实体等的概念;冬虫夏草、灵芝、茯苓的来源、性状、显微及理化鉴别内容。

　　2. 熟悉海藻、猪苓、雷丸、马勃、松萝的来源、性状鉴别等内容。

　　3. 了解藻类、菌类和地衣类的植物形态、化学成分及药用价值。

第一节　概　　述

　　藻类、菌类和地衣类均为低等植物。在形态上无根、茎、叶等器官的分化,是单细胞或多细胞的叶状体或菌丝体,分枝或不分枝。在构造上一般无组织分化,无中柱和胚胎。

一、藻类

　　藻类是植物界中一群最原始的低等植物。在植物学上常把藻类植物称为原植体植物。主要生长在水中,植物体大小不一,形态各异;有的个体很小,直径只有几微米,大的可长达百米以上。

　　藻类植物含有各种色素,大多含叶绿素,能进行光合作用。依据藻类光合作用色素的种类、贮存养分的种类、细胞壁的成分、鞭毛着生的位置和类型、生殖方式和生活史等不同,通常将其分为 8 个门,即蓝藻门、裸藻门、绿藻门、轮藻门、金藻门、甲藻门、红藻门和褐藻门。其中,与药用关系密切的藻类主要集中在褐藻门和红藻门,少数在绿藻门及蓝藻门。

　　藻类常含多聚糖、糖醇、糖醛酸、氨基酸及其衍生物、胆碱、蛋白质、甾醇,另含叶绿素、藻蓝素、藻褐素、藻红素等色素,以及碘、钾、钙、铁等无机元素。藻类药用历史悠久,《中华本草》中记载的药用藻类达 50 余种。现代研究结果表明,藻类植物具有抗肿瘤、抗病毒、抗菌等作用。

二、菌类

　　菌类一般不含光合作用色素,为异养原植体植物,包括细菌门、黏菌门及真菌门。其中,真菌门的药用种类较多。真菌营养体的基本结构单位为菌丝;菌丝交织在一起形成菌丝体。在不同的环境条件下,菌丝体有不同的表现形式。当环境条件不良或繁殖时,菌丝相互紧密缠结,变态形成一定的菌丝组织体。常见的菌丝组织体有根状菌索、子座、菌核和子实体。

　　根状菌索是菌丝纠结成绳索状,外形似高等植物根的菌丝体。

　　子座是容纳子实体的褥座,是由疏丝组织和拟薄壁组织构成的,是真菌从营养阶段到繁殖阶段的一种过渡的菌丝体。子座形成后,往往随即在上面产生子实体。

　　菌核是真菌为了渡过不良环境,菌丝相互紧密地缠结成一种坚硬的菌丝休眠体。菌核质地坚硬,外表呈一定颜色,外观形态多样,表面凹凸不平,或有瘤状突起。在适宜条件下,菌核可萌发产生子实体。

子实体是高等真菌在生殖时期形成的具有一定形态和结构,能产生孢子的菌丝体。

真菌类中药多分布在子囊菌纲和担子菌纲。子囊菌的主要特征是在特殊的子囊中形成子囊孢子,如冬虫夏草等。担子菌的主要特征是不形成子囊,而依靠担子形成外生担孢子来繁殖。药用部分主要是它们的子实体(如灵芝、马勃等)和菌核(如茯苓、猪苓、雷丸等)。

菌类常含多糖、氨基酸、生物碱、蛋白质、蛋白酶、甾醇和抗生素等成分。其中,多糖类成分如灵芝多糖、茯苓多糖、猪苓多糖、云芝多糖等有增强免疫及抗肿瘤作用。

三、地衣类

地衣是藻类和真菌共生的复合体。由于藻、菌之间长期生物结合,使其具有独特的形态、结构、生理和遗传等生物学特性。地衣中共生的真菌绝大多数为子囊菌,少数为担子菌;藻类为蓝藻及绿藻。

地衣类的形态主要由真菌决定,而藻类分布于地衣内部,真菌的菌丝附着于藻类的藻细胞上而建立密切的共生关系。地衣中的藻细胞能进行光合作用,为植物体提供养分;而真菌则能吸收水分和无机盐,为藻类的光合作用提供原料。

地衣类的成分与藻类、菌类不同,含特有的地衣酸、地衣色素、地衣多糖、地衣淀粉等。最特殊的为地衣酸类,是地衣的主要代谢产物,多数具有明显的药理作用。因此,地衣类是很有药用潜力的植物资源。

第二节 常用中药材

海藻
(Haizao;Sargassum)

为马尾藻科植物海蒿子 *Sargassum pallidum*(Turn.)C. Ag. 或羊栖菜 *Sargassum fusiforme*(Harv.)Setch. 的干燥藻体。前者习称"大叶海藻",后者习称"小叶海藻"。主产于辽宁、山东、浙江、福建等沿海区域。夏、秋二季采捞,除去杂质,洗净,晒干。大叶海藻:皱缩卷曲,黑褐色,有的被白霜;主干呈圆柱状,具圆锥形突起;主枝自主干两侧生出,侧枝自主枝叶腋生出,具短小的刺状突起;初生叶披针形或倒卵形,全缘或具粗锯齿;次生叶条形或披针形,叶腋间有着生条状叶的小枝;气囊黑褐色,球形或卵圆形。质脆,潮润时柔软,水浸后膨胀,肉质,黏滑。气腥,味微咸。小叶海藻:较小,分枝互生,无刺状突起;叶条形或细匙形,先端稍膨大,中空;气囊腋生,纺锤形或球形,囊柄较长。质较硬。性寒,味苦、咸。消痰软坚散结,利水消肿。

冬虫夏草
Dongchongxiacao
Cordyceps

【基原】麦角菌科真菌冬虫夏草菌 *Cordyceps sinensis*(Berk.)Sacc. 寄生在蝙蝠蛾科昆虫幼虫上的子座和幼虫尸体的干燥复合体。主产于四川、青海、西藏等地,生长在海拔 3 000~4 500m 排水良好的高寒草甸上。夏初子座出土、孢子未发散时挖取,晒至六七成干,除去似纤维状的附着物及杂质,晒干或低温干燥。

【性状鉴别】由虫体与从虫头部长出的真菌子座相连而成。虫体似蚕,长 3~5cm,直径

0.3~0.8cm;表面深黄色至黄棕色,有环纹 20~30 个,近头部的环纹较细;头部红棕色;足 8 对,中部 4 对较明显;质脆,易折断,断面略平坦,淡黄白色。子座细长圆柱形,长 4~7cm,直径约 0.3cm;表面深棕色至棕褐色,有细纵皱纹,上部稍膨大,尖端有一段光滑的不孕顶端;质柔韧,断面类白色。气微腥,味微苦。(图 14-1)

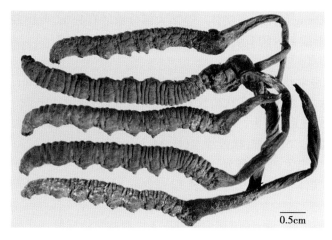

图 14-1　冬虫夏草药材图

【显微鉴别】子座头部横切面:类圆形。①周围由 1 列子囊壳组成,子囊壳卵形或椭圆形,大部陷入子座中,先端突出于子座之外;②子囊壳内有多数长条状的线形子囊,每个子囊内有 2~4 个具有隔膜的子囊孢子;③子座中充满菌丝,其间有裂隙;④子座先端不育部分无子囊壳。(图 14-2)

【主要成分】含有核苷、蛋白质和多糖等。其中,核苷类成分主要有腺苷(adenosine)、虫草素(cordycepin)、尿嘧啶、腺嘌呤等;粗蛋白达 25%~30%;多糖主要为虫草多糖,含量 6%~7%。此外,尚含虫草酸(cordycepic acid,即 D-甘露醇)、氨基酸、脂肪、甾醇维生素等成分。

目前,质量评价的主要指标成分为腺苷。

【含量测定】按原子吸收分光光度法或电感耦合等离子体质谱法测定,含铅不得过 5mg/kg;镉不得过 1mg/kg;汞不得过 0.2mg/kg;铜不得过 20mg/kg。按高效液相色谱法测定,含腺苷($C_{10}H_{13}N_5O_4$)不得少于 0.010%。

【功效、应用及现代研究】性平,味甘。补肺益肾,止血化痰。用于肾虚精亏,阳痿遗精,腰膝酸痛,久咳虚喘,劳嗽咯血。冬虫夏草能调节机体免疫功能,并保护肾及心脏,具有抗肿瘤、增强骨髓造血功能、抗疲劳、保肝、抗衰老及性激素样作用等。冬虫夏草和虫草菌丝具有抗排斥反应作用。

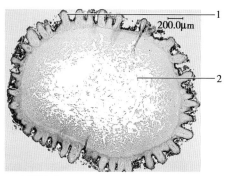

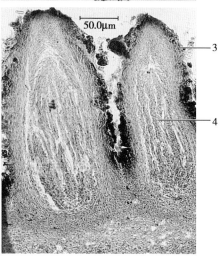

图 14-2　冬虫夏草子座横切面详图
1. 子囊壳　2. 菌丝　3. 子囊壳放大　4. 子囊

灵芝

Lingzhi

Ganoderma

【基原】 多孔菌科真菌赤芝 *Ganoderma lucidum* (Leyss. ex Fr.) Karst. 或紫芝 *Ganoderma sinense* Zhao, Xu et Zhang 的干燥子实体。全国大部分地区有分布,现在多人工培植。全年可采收,除去杂质,阴干或 40~50℃ 烘干。

【性状鉴别】

1. 赤芝 外形呈伞状,菌盖肾形、半圆形或近圆形,直径 10~18cm,厚 1~2cm。皮壳坚硬,黄褐色至红褐色,有光泽,具环状棱纹和辐射状皱纹,边缘薄而平截,常稍内卷。菌肉白色至淡棕色。菌柄圆柱形,侧生,少偏生,长 7~15cm,直径 1~3.5cm,红褐色至紫褐色,光亮。孢子细小,黄褐色。气微香,味苦涩。(图 14-3)

2. 紫芝 皮壳紫黑色,有漆样光泽。菌肉锈褐色。菌柄长 17~23cm。(图 14-3)

3. 栽培品 子实体较粗壮、肥厚,直径 12~22cm,厚 1.5~4cm。皮壳外常被有大量粉尘样的黄褐色孢子。

【显微鉴别】 菌盖纵切面:①纵切面可见皮壳由栅状组织样紧密排列的菌丝组成。②菌肉无环纹,由无隔而有分枝的菌丝交织而成,与菌管层交界处有棕色环。③菌管细长且弯曲,纵切面呈多层。④横切面菌管口类多边形或类圆形,直径 132~172μm,管孔隔厚 16~40μm。(图 14-4)

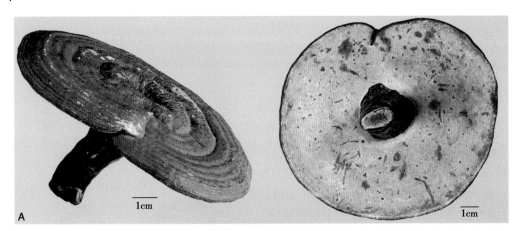

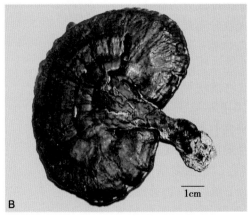

图 14-3 灵芝药材图
A. 赤芝　B. 紫芝

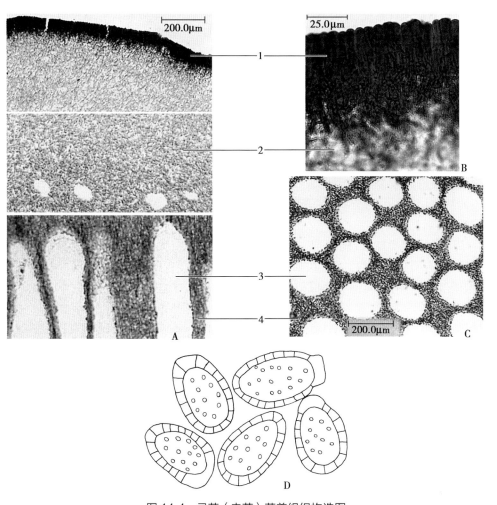

图 14-4　灵芝（赤芝）菌盖组织构造图
A. 菌盖纵切面　B. 菌盖纵切面（放大）　C. 菌盖横切面　D. 孢子放大　1. 皮壳（栅栏组织）
2. 菌肉（菌丝）　3. 菌管　4. 菌孔隔

粉末：浅棕色、棕褐色至紫褐色。①菌丝散在或黏结成团，无色或淡棕色，细长，稍弯曲，有分枝，直径 $2.5 \sim 6.5 \mu m$。②孢子褐色，卵形，顶端平截，外壁无色，内壁有疣状突起，长 $8 \sim 12 \mu m$，宽 $5 \sim 8 \mu m$。（图 14-4）

【主要成分】主要含有多糖、三萜类成分，如灵芝多糖（ganoderan）、灵芝酸（ganoderic acid）。还含有核苷类、氨基酸类、蛋白质等。

目前，质量评价的主要指标成分为灵芝多糖、三萜、甾醇。

【理化鉴别】粉末乙醇回流提取液，蒸干后用甲醇溶解作为供试品溶液。以灵芝对照药材为对照，按照薄层色谱法，用硅胶 G 板，以石油醚（60~90℃）-甲酸乙酯-甲酸（15：5：1）的上层溶液为展开剂，置紫外光灯（365nm）下检视。供试品色谱中，在与对照药材色谱相应的位置上，显相同颜色的荧光斑点。

【含量测定】按水溶性浸出物测定法热浸法测定，含水溶性浸出物不得少于 3.0%。按紫外-可见分光光度法测定，含灵芝多糖以无水葡萄糖（$C_6H_{12}O_6$）计，不得少于 0.90%；含三萜及甾醇以齐墩果酸（$C_{30}H_{48}O_3$）计，不得少于 0.50%。

【功效、应用及现代研究】性平，味甘。补气安神，止咳平喘。用于心神不宁，失眠心悸，肺虚咳喘，虚劳短气，不思饮食。灵芝能增强机体免疫功能，可抗辐射、抗衰老、抗氧化、抗肿瘤、镇静,以及具有对心血管系统、呼吸系统的作用;灵芝多糖为增强免疫和抗肿瘤作用的有效成分。

茯苓
Fuling
Poria

【基原】多孔菌科真菌茯苓 *Poria cocos*(Schw.) Wolf 的干燥菌核。主产于云南、安徽等省。现多为栽培,大部分地区均有分布。野生者以云南产的品质最佳,称"云苓";栽培者以安徽产量最大,称"安苓"。多于7—9月采挖,挖出后除去泥沙,堆置"发汗"后,摊开晾至表面干燥,再"发汗",反复数次至现皱纹、内部水分大部散失后,阴干,称"茯苓个";或将鲜茯苓按不同部位切制,阴干,分别称"茯苓块"和"茯苓片"。

【性状鉴别】

1. 茯苓个 呈类球形、椭圆形、扁圆形或不规则团块,大小不一。外皮薄而粗糙,棕褐色至黑褐色,有明显的皱纹。体重,质坚实,断面颗粒性,有的具裂隙,外层淡棕色,内部白色,少数淡红色,有的中间抱有松根(茯神)。气微,味淡,嚼之粘牙。(图14-5)

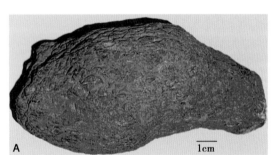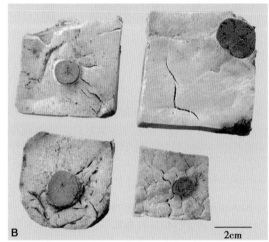

图14-5 茯苓药材图
A.茯苓个 B.茯神

2. 茯苓块 为去皮后切制的茯苓,呈立方块状或方块状厚片,大小不一。白色、淡红色或淡棕色。

3. 茯苓片 为去皮后切制的茯苓,呈不规则厚片,厚薄不一,白色、淡红或淡棕色。

4. 茯神 呈方块状,附有切断的一块松根(茯神木),质坚实,色白。(图14-5)

【显微鉴别】粉末:灰白色。①水或稀甘油装片,可见无色不规则颗粒状团块或末端钝圆的分枝状团块。②用水合氯醛液或5%氢氧化钾液装片,则团块溶化露出菌丝,菌丝无色或淡棕色(外层菌丝),细长,稍弯曲,有分枝,直径3~8μm,稀至16μm,横壁偶可察见。(图14-6)

【主要成分】含多糖和三萜类成分。多糖中的β-茯苓聚糖(β-pachyman)水解后生成茯苓次聚糖(pachymaran),亦称茯苓多糖。三萜类有茯苓酸(pachymic acid)等成分。此外,尚含氨基酸及微量元素等。

【理化鉴别】

(1) 取本品粉末少量,加碘化钾碘试液1滴,显深红色。

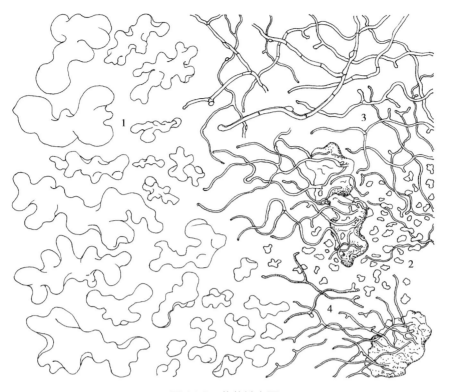

图 14-6 茯苓粉末图
1. 分枝状团块 2. 颗粒状团块 3. 无色菌丝 4. 棕色菌丝

（2）粉末乙醚超声提取液,蒸干后用甲醇溶解作为供试品溶液。以茯苓对照药材作对照,按薄层色谱法,用硅胶 G 板,以甲苯-乙酸乙酯-甲酸(20∶5∶0.5)为展开剂,用 2%香草醛硫酸溶液-乙醇(4∶1)混合溶液显色,在 105℃加热至斑点显色清晰。供试品色谱中,在与对照药材色谱相应的位置上,显相同颜色的主斑点。

【含量测定】按醇溶性浸出物测定法热浸法测定,用稀乙醇作溶剂,含醇溶性浸出物不得少于 2.5%。

【功效、应用及现代研究】性淡,味甘。利水渗湿,健脾,宁心。用于水肿尿少,痰饮眩悸,脾虚食少,便溏泄泻,心神不安,惊悸失眠。茯苓具有增强免疫、抗肿瘤、利尿、保肝、抗炎、镇静等多方面作用。茯苓素为利尿的有效成分;茯苓多糖为增强免疫和抗肿瘤的有效成分。

【附药】

茯苓皮(Fulingpi;Poriae Cutis) 多孔菌科真菌茯苓 *Poria cocos*(Schw.)Wolf 菌核的干燥外皮。呈长条形或不规则块片,大小不一。外面棕褐色至黑褐色,内面白色或淡棕色。体软质松,略具弹性。气微,味淡,嚼之粘牙。利水消肿。用于水肿,小便不利。

猪苓

(Zhuling;Polyporus)

为多孔菌科真菌猪苓 *Polyporus umbellatus*(Pers.)Fries 的干燥菌核。全国各地均有栽培。春、秋二季采挖,除去泥沙,干燥。呈条形、类圆形或扁块状,有的分枝。表面黑色、灰黑色或棕黑色,皱缩或有瘤状突起。体轻,质硬,断面类白色或黄白色,略呈颗粒状。菌丝团大多无色(内部菌丝),少数棕色(外部菌丝),散在草酸钙结晶。气微,味淡。性平,味甘、淡。利水渗湿。

笔记栏

雷丸
(Leiwan；Omphalia)

为白蘑科真菌雷丸 *Omphalia lapidescens* Schroet. 的干燥菌核。主产于四川、云南、广西、陕西等地。秋季采挖,洗净,晒干。类球形或不规则团块。表面黑褐色或棕褐色,有略隆起的不规则网状细纹。质坚实,不易破裂,断面不平坦,白色或浅灰黄色,常有黄白色大理石样纹理。气微,味微苦,嚼之有颗粒感,微带黏性,久嚼无渣。断面色褐呈角质样者,不可供药用。性寒,味微苦。杀虫消积。

马勃
(Mabo；Lasiosphaera Calvatia)

为灰包科真菌脱皮马勃 *Lasiosphaera fenzlii* Reich.、大马勃 *Calvatia gigantea* (Batsch ex Pers.) Lloyd 或紫色马勃 *Calvatia lilacina* (Mont. et Berk.) Lloyd 的干燥子实体。脱皮马勃主产于辽宁、甘肃、江苏、安徽等地;大马勃主产于内蒙古、青海、河北、甘肃等地;紫色马勃主产于广东、广西、江苏、湖北等地。夏、秋二季子实体成熟时及时采收,除去泥沙,干燥。脱皮马勃:呈扁球形或类球形,无不孕基部;包被灰棕色至黄褐色,纸质,常破碎呈块片状,孢体灰褐色或浅褐色,紧密,有弹性,用手撕之,内有灰褐色棉絮状的丝状物,触之则孢子呈尘土样飞扬,手捻有细腻感。臭似尘土,无味。大马勃:孕基部小或无,残留的包被由黄棕色的膜状外包被和较厚的灰黄色内包被所组成,光滑,质硬而脆,成块脱落,孢体浅青褐色,手捻有润滑感。紫色马勃:呈陀螺形,或已压扁呈扁圆形,不孕基部发达,包被薄,两层,紫褐色,粗皱,有圆形凹陷,外翻,上部常裂成小块或已部分脱落,孢体紫色。取本品置火焰上,轻轻抖动,即可见微细的火星飞扬,熄灭后,发生大量白色浓烟。性平,味辛。清肺利咽,止血。

松萝
(Songluo；Usnea)

为松萝科植物环裂松萝 *Usnea diffracta* Vain. 或长松萝 *Usnea longissima* Ach. 的干燥地衣体。全体灰绿色,长丝状,基部生于潮湿山林老树或沟谷的岩壁上。环裂松萝地衣体长10~40cm,呈二叉状分枝。表面灰绿色或黄绿色,粗枝表面有明显的环状裂纹,故称"节松萝"。长松萝地衣体呈丝状,长可达 1.3m,主轴单一,两侧侧枝密生,侧枝长 0.3~1.5cm,似蜈蚣足状,故名"蜈蚣松萝"。性平,味甘、苦。止咳平喘,活血通络,清热解毒。

复习思考题

1. 试述冬虫夏草、灵芝和茯苓中菌丝体的形成条件及存在形式。
2. 简述茯苓的来源、产地、采收及其制品。
3. 茯苓中能增强免疫力的主要成分是什么? 如何对其进行检识?

第十五章

树脂类中药

学习目标

1. 掌握树脂类中药的化学组成、分类、通性及鉴别方法。中药血竭、乳香、没药的来源、性状鉴别、主要化学成分和理化鉴别及质量评价。
2. 熟悉苏合香、阿魏、安息香的来源、产地及性状鉴别。
3. 了解树脂的形成、存在及采收方法。

第一节　概　　述

树脂(resina)类中药是指以树脂为主要组成的植物分泌物入药的一类中药。树脂类中药常具有芳香开窍、活血祛瘀、抗菌消炎、消肿止痛、防腐生肌等功效,临床用于治疗冠心病、心绞痛、中风、跌打损伤等。中成药中应用树脂类中药较多,如苏合香丸等。有的树脂类中药还可作为填齿料及硬膏制剂的原料。

一、树脂的形成、存在和采收

树脂一般认为是植物体内的挥发油成分(如萜类)经过复杂的化学变化(如氧化、聚合、缩合等)而形成。因此,树脂常和挥发油并存于植物的树脂道、分泌细胞、导管或细胞间隙等中。树脂能被苏丹Ⅲ试液或紫草试液染成红色。

药用树脂大多采自种子植物,如松科植物的松油脂、松香、加拿大油树脂,豆科的吐鲁香、秘鲁香,金缕梅科的苏合香、枫香脂,橄榄科的乳香、没药,漆树科的洋乳香,伞形科的阿魏,安息香科的安息香,藤黄科的藤黄,棕榈科的血竭等。根据树脂产生的方式不同,分为正常代谢物和非正常代谢物。正常代谢物是植物体在生长发育过程中,其组织和细胞所产生的代谢产物或分泌物,如血竭等。非正常代谢物是植物体受到损伤后产生的分泌物,如安息香、苏合香等。有的植物受到机械损伤后,分泌物逐渐增加,如松树中的松油脂。

树脂的采收,除一部分为收集自然渗出的树脂外,大多是将植物体某些部位经机械损伤,如用刀切割树皮,使树脂从切割处流出,收集流出的树脂,加工而成;或用植物含树脂的部位经提取、精制而得到。

二、树脂的化学组成、分类和通性

(一)化学组成

树脂由多种化学成分组成,但多数是二萜烯和三萜烯的衍生物(除真菌、致病霉菌及海绵动物中的二倍半萜类衍生物以外)。其主要化学成分分为以下 4 类。

1. 树脂酸类(resin acids) 主要是二萜酸类、三萜酸类及其衍生物类成分。树脂酸类分子量较大,常有 1 个或几个羟基及羧基,能溶于碱性水溶液形成肥皂样的乳液,大多游离存在。如松香中含有 90%以上的松香酸,属于二萜烯酸类;乳香中含有大量的乳香酸,为三萜烯酸类。

2. 树脂醇类(resin alcohols) 可分为树脂醇(resinol)和树脂鞣醇(resino tannol)两类。树脂醇含醇性羟基,是无色物质,遇三氯化铁试液不显颜色反应。树脂鞣醇含酚性羟基,分子量较大,遇三氯化铁试液显鞣质样蓝黑色反应。它们在树脂中呈游离状态或与芳香酸结合成酯存在。

3. 树脂酯类(resin esters) 由树脂醇或树脂鞣醇与树脂酸或芳香酸化合而成的酯。芳香酸在树脂中亦有游离存在,通称香脂酸(如苯甲酸、桂皮酸、阿魏酸、水杨酸等)。它们多数是香树脂中的主要成分,有的能与氢氧化钾的醇溶液共煮则皂化,常是代表树脂生理活性的成分。

4. 树脂烃类(resenes) 其化学组成为倍半萜烯及多萜烯的衍生物。树脂烃是一类化学性质较稳定,不溶于碱、不被水解和氧化及不导电的物质。它与光线、空气、水或一般化学试剂等长久接触均不起变化。含有较多树脂烃的树脂可用作丸剂或硬膏的原料。工业上因其能形成坚固的薄膜而多用作油漆、涂料等。

（二）树脂的分类

树脂主要由树脂酸、树脂醇、树脂酯、树脂烃等多种成分组成,常混有挥发油、树胶及游离芳香酸等成分。药用树脂通常根据其中所含的主要化学成分分为以下 5 类。

1. 单树脂类(resina) 一般不含或很少含挥发油及树胶。通常又分为:①酸树脂:主成分为树脂酸,如松香;②酯树脂:主成分为树脂酯,如枫香脂、血竭等;③混合树脂:无明显主成分,如洋乳香。

2. 胶树脂类(gummi-resina) 主要组成为树脂及树胶,如藤黄。

3. 油胶树脂类(oleo-gummi resina) 为胶树脂中含有较多挥发油者,如乳香、没药、阿魏等。

4. 油树脂类(oleo-resina) 主要组成为树脂及挥发油,如松油脂、加拿大油树脂等。

5. 香树脂类(balsamum) 为油树脂中含有多量游离芳香酸者,如苏合香、安息香等。

（三）通性

树脂是由树脂烃、树脂酸、高级醇及酯等多种成分组成的混合物。大多为无定形的固体或半固体,极少数为液体。表面微有光泽,质硬而脆。不溶于水,也不吸水膨胀,易溶于醇、乙醚、三氯甲烷等有机溶剂;在碱性溶液中能部分溶解或完全溶解;在酸性溶液中不溶。加热后则软化,最后熔融。燃烧时有浓烟,并具有特殊气味。将树脂的乙醇溶液蒸干,则形成薄膜状物质。

树脂的商品名称常易与树胶混称,如"加拿大油树脂",进口商品名称为"Canada balsam"(加拿大香脂),但国内商品却误称"加拿大树胶"。实际上树脂和树胶是化学组分完全不同的两类物质。树胶为多糖类,能溶于水或吸水膨胀,或能在水中成为混悬液,不溶于有机溶剂;加热焦炭化分解,发出焦糖样臭气,无一定的熔点。

三、树脂类中药的鉴定

树脂类中药的鉴定主要采用性状鉴定和理化鉴定的方法。树脂类中药的外形各异、大小不等,但每种药材均有较为固定的形态。因此,树脂类中药的性状特征具有一定的鉴别意义。性状鉴定主要应注意其形状、大小、颜色、表面特征、质地、破碎面、光泽、透明度、气味等特征。每种树脂类中药均有相对固定的化学成分及组成，通常采用理化鉴定的方法对其主成分或特征性成分进行定性或定量分析。由于商品树脂中常混有沙石、泥土等杂质，需注意对其品质的优良度进行控制。根据树脂的种类不同，理化鉴别主要测定其溶解度、水分、灰分、浸出物、酸值、皂化值、碘值、香脂酸含量和醇不溶物等。

第二节　常用中药材

苏合香
（Suhexiang；Styrax）

为金缕梅科植物苏合香树 *Liquidambar orientalis* Mill. 的树干渗出的香树脂经加工精制而成。原产于土耳其、叙利亚、埃及和索马里等国，我国广西、云南现有引种。初夏将 3~4 年树龄的树皮击伤或割破至木部，使其分泌树脂并渗入树皮内，秋季割下树皮及木部外层边材，加水煮后用布袋压榨过滤，滤液除去水分，即得粗品苏合香；再将粗品溶解于95%乙醇溶液中，滤过，滤液蒸去乙醇，则得精制苏合香。通常贮藏于铁桶中，并灌以清水浸之，以防香气挥失，置于阴凉处。为半流动性的浓稠液体；棕黄色或暗棕色，半透明；质黏稠。气芳香。在90%乙醇、二硫化碳、三氯甲烷或冰乙酸中溶解，在乙醚中微溶。粗制品含树脂约36%，其余为油样液体。树脂中含苏合香树脂醇（storesinol）、齐墩果酮酸（oleanonic acid）等，一部分游离，一部分与肉桂酸相结合。油状液体中含有苯乙烯（styrene）、乙酸桂皮酯（cinnamyl acetate）、肉桂酸（cinnamic acid）、桂皮醛（cinnamaldehyde）、桂皮醇酯（styracin）、桂酸苯丙酯（phenylpropyl cinnamate）、香草醛（vanillin）、桂皮酸（cinnamic acid）等。游离肉桂酸的含量为17%~23%，结合肉桂酸的含量为24%~25%。目前，质量评价的主要指标成分为肉桂酸、桂皮醛。性温，味辛。开窍，辟秽，止痛。

乳香
（Ruxiang；Olibanum）

为橄榄科植物乳香树 *Boswellia carterii* Birdw. 及同属植物 *Boswellia bhaw-dajiana* Birdw. 树皮渗出的油胶树脂。主产于索马里、埃塞俄比亚及阿拉伯半岛南部。分为索马里乳香和埃塞俄比亚乳香。春、夏均可采收，以春季为盛产期。采收时，于树干的皮部由下至上切伤，开一狭沟，使树脂从伤口渗出，流入沟中，数天后凝成硬块，即可采取。其中呈小形乳头状、泪滴状者称"乳香珠"，小块者称"原乳香"。宜密闭防尘，置于阴凉处。呈长卵形滴乳状、类圆形颗粒或粘合成大小不等的不规则块状物。大者长达 2cm（乳香珠）或 5cm（原乳香）。表面黄白色，半透明，被有黄白色粉末，久存则颜色加深。质脆，遇热软化。破碎面有玻璃样或蜡样光泽。具特异香气，味微苦。燃之有香气，冒黑烟；加水研磨形成白色或黄白色乳状液。含树脂60%~70%，其酸性部分主要含 α-、β-乳香酸（α-、β-boswellic acid）及其衍生物，中性部分含 α-、β-香树脂素（α-、β-amyrin）的衍生物，如 α-香树脂酮（α-amyrenone）等；还含乳香树脂烃。含树胶27%~35%，主要为多聚糖、西黄芪胶黏素及苦味质等。含挥发油3%~8%。索马里乳香挥发油中主要含 α-蒎烯（α-pinene）41%、柠檬烯等，目前质量评价的主要指标成分为 α-蒎烯；埃塞俄比亚乳香挥发油主要含乙酸辛酯、不含或含少量 α-蒎烯，目前质量评价的主要指标成分为乙酸辛酯。性温，味辛、苦。活血定痛，消肿生肌。

【附药】

洋乳香(Yangruxiang;Mastix) 为漆树科植物黏胶乳香树 Pistacia lentiscus L. 的树干或树枝切伤后流出并干燥的树脂。主产于希腊。与乳香相似,但颗粒较小而圆,直径 3~8mm;新鲜品表面有光泽,半透明;质脆,断面透明,玻璃样;气微香,味苦。咀嚼时先碎成粉末,后软化成可塑性团块,不粘牙齿。加水研磨,不形成乳状液体。含树脂酸约 43%、树脂烃约50%、挥发油约 2%。从树脂中曾分离出熏陆香二烯酮酸(masticadienonic acid)、异熏陆香二烯酮酸(isomasticadienonic acid),可用作硬膏剂原料和填齿料。

没药

(Moyao;Myrrha)

为橄榄科植物地丁树 Commiphora myrrha Engl. 或哈地丁树 Commiphora molmol Engl. 的树干皮部渗出的油胶树脂。主产于索马里、埃塞俄比亚、阿拉伯半岛南部以及印度等地。分为天然没药和胶质没药。从索马里和埃塞俄比亚进口的没药称天然没药。11月至次年2月间将树刺伤,树脂由伤口或裂缝口自然渗出(没药树干的韧皮部有许多离生的树脂道,受伤后,其周围细胞被破坏,形成大型溶生树脂腔,内含油胶树脂)。初为淡黄白色液体,在空气中渐变成红棕色硬块。采后拣去杂质。天然没药:呈不规则颗粒性团块,大小不等,大者直径长达6cm以上。表面黄棕色或红棕色,近半透明,部分呈棕黑色,被有黄色粉尘。质坚脆,破碎面不整齐,无光泽。有特异香气,味苦而微辛。胶质没药:呈不规则块状和颗粒,多黏结成大小不等的团块,大者直径长达6cm以上,表面棕黄色至棕褐色,不透明,质坚实或疏松,有特异香气,味苦而有黏性。加水研磨成黄色乳状液。含树脂 25%~35%。树脂中含有 α-、β-、γ-没药脂酸(α-、β-、γ-commiphoric acid),次没药脂酸(commiphorinic aicd),α-、β-罕没药脂酚(α-、β-heerabomyrrhol),以及乙酸异芳香脂(isolinalyl acetate)、β-乙酸异芳香脂、没药萜醇(commiferin)等。含树胶 57%~61%,类似阿拉伯树胶,水解后得阿拉伯糖、木糖、半乳糖等。含挥发油 7%~17%,油中含丁香油酚(eugenol)、间甲基苯酚(m-cresol)、桂皮醛等。性平,味辛、苦。散瘀定痛,消肿生肌。

阿魏

(Awei;Ferulae Resina)

为伞形科植物新疆阿魏 Ferula sinkiangensis K. M. Shen 或阜康阿魏 Ferula fukanensis K. M. Shen 的油胶树脂。主产于新疆。春末夏初盛花期至初果期,分次由茎上部往下斜割,收集渗出的树脂,阴干。呈不规则的块状和脂膏状。颜色深浅不一,表面蜡黄色至棕黄色。块状者体轻,质地似蜡,断面稍有孔隙;新鲜切面颜色较浅,放置后色渐深。脂膏状者黏稠,灰白色。具强烈而持久的蒜样特异臭气,味辛辣,嚼之有灼烧感。含挥发油 3%~19.5%,主要成分为萜烯及多种二硫化物;硫化物含量约 16.4%,其中仲丁基丙烯基二硫化物(sectutyl propenyl disulfide)是本品具特殊蒜臭的原因。含树脂约 24.4%,主要含阿魏树脂鞣醇(asa-resinotannol)、阿魏内酯等。尚含树胶约 25%,以及游离阿魏酸(ferulic acid)约 1.3%等。目前,质量评价的主要指标成分为阿魏酸。性温,味苦、辛。消积,化癥,散痞,杀虫。

【附药】

进口阿魏 为同属植物胶阿魏草 Ferula assafoetida L. 的油胶树脂。产于伊朗、阿富汗及印度等国家。呈卵圆形颗粒,直径 0.5~4cm,但大多凝聚成不规则团块,大小不等;表面灰白色至棕黄色,陈久者则变成红棕色;质坚硬或稍软略有黏性,加温则软化;新鲜切面类黄色或乳白色而带混浊,逐渐变为粉红色或红色,很少保持白色不变;加水研磨成白色乳状液;具强烈而持久的蒜样臭气,味苦辣而有刺激性。含挥发油 5.8%~20%,油中主要含有机硫化物,是阿魏的臭气成分;树脂含量 9.4%~65.1%,其中主要含阿魏树脂鞣醇,除了部分游离外,大部分与阿魏酸结合成酯;树胶含量 12%~48%。功用同新疆阿魏。

安息香
（Anxixiang；Benzoinum）

为安息香科植物白花树 *Styrax tonkinensis*（Pierre）Craib ex Hart. 的干燥香树脂。主产于云南、广西、广东等地。树干经自然损伤或于夏、秋二季割裂树干,收集流出的树脂,阴干。为不规则的小块,稍扁平,常黏结成团块,表面橙黄色,具蜡样光泽（自然出脂）;或为不规则的圆柱状、扁平块状,表面灰白色至淡黄白色（人工割脂）。质脆,易碎,断面平坦,白色,放置后逐渐变为淡黄棕色至红棕色。加热则软化熔融。气芳香,味微辛,嚼之有沙粒感。含树脂 70%~80%,其中总香脂酸约 28%、游离香脂酸约 15.8%。主要成分为泰国树脂酸（siaresinolic acid）、苯甲酸松柏醇酯（coniferyl benzoate）,并含苯甲酸 11.7%、苯甲酸桂皮醇脂 2.3%、香草醛 0.3%,不含肉桂酸。目前,质量评价的主要指标成分为苯甲酸。性平,味辛、苦。开窍醒神,行气活血,止痛。

【附药】

1. 泰国安息香　据记载,品种和白花树一致。主要从泰国、越南、老挝等国家进口。为扁球状颗粒或黏结成团块,颗粒直径 1~5cm;表面黄棕色,断面乳白色。主要含树脂 70%~80%,为泰国树脂酸松柏醇的苯甲酸酯,其次含游离苯甲酸 20%、香草醛等。还含总香脂酸约 39%,其中绝大部分为苯甲酸,肉桂酸含量极少。

2. 苏门答腊安息香　为同属植物 *Styrax benzoin* Dryand. 的干燥香树脂。分布于印度尼西亚苏门答腊。呈球状颗粒,黏结成团块,表面不平坦,红棕色或灰棕色,嵌有黄白色不透明的杏仁样碎粒;常温时质脆,加热则软化。有香气,嚼之有沙粒感。主要含树脂 90%,其次含肉桂酸肉桂酯 2%~3%、香草醛 1%、肉桂酸苯基丙酯 1%,以及游离苯甲酸和肉桂酸等。总的苯甲酸含量为 10%~20%,总的肉桂酸含量为 10%~30%;总香脂酸 26%~35%,其中大部分为肉桂酸。

血竭
Xuejie
Draconis Sanguis

【基原】棕榈科植物麒麟竭 *Daemonorops draco* Bl. 果实渗出的树脂经加工制成。主产于印度尼西亚、马来西亚和印度等国。采集成熟果实,充分晒干,加贝壳同入笼中强力振摇,松脆的树脂块即脱落,筛去果实鳞片及杂质,用布包起,入热水中使软化成团,取出放冷,即为原装血竭;加入辅料如达玛树脂、原白树脂等,称加工血竭。加工血竭常见的商品有手牌、皇冠牌等,均在血竭底部印有金色商标。

【性状鉴别】

1. 原装血竭　呈四方形或不定形块状,大小不等。表面铁黑色或黑红色,常附有因摩擦而产生的红粉。质硬而脆,断面有光泽或粗糙而无光泽,黑红色,研粉呈血红色。气微,味淡。

2. 加工血竭　呈类圆四方形,底部平圆,顶端有加工成型而形成的折纹。表面暗红色,有光泽,附有因摩擦而成的红粉。质硬而脆,破碎面红色,研粉为砖红色。在水中不溶,在热水中软化,易溶于乙醇、二硫化碳、三氯甲烷及碱液中。（图 15-1）

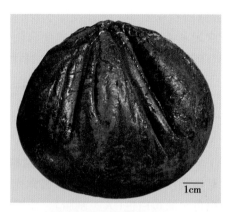

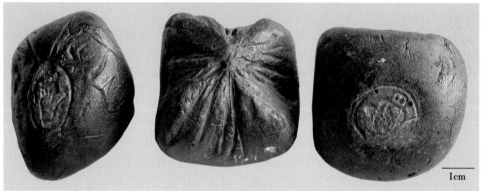

图 15-1 加工血竭药材图

【主要成分】 主要含红色树脂酯约57%，从中分离出结晶形红色素，包括血竭红素（dracorubin）、血竭素（dracorhodin）、去甲基血竭红素（nordracorubin）、去甲基血竭素（nordracorhodin）、（2S）-5-甲氧基-6-甲基黄烷-7-醇（简称黄烷素）、（2S）-5-甲氧基黄烷-7-醇等。红色树脂为血竭树脂鞣醇（dracoresinotannol）与苯甲酸及苯甲酰乙酸的化合物。其次，含有机酸，如松脂酸（pimaric acid）、异松脂酸（isopimaric acid）、去氢松香酸（dehydroabietic acid）、山答腊松脂酸（sandalpine acid）等。

目前，质量评价的主要指标成分为血竭素。

【理化鉴别】

（1）取本品粉末，置白纸上，用火隔纸烘烤即熔化，应无扩散的油迹，对光照视呈鲜艳的血红色。以火燃烧则产生呛鼻的烟气。

（2）粉末乙醚提取液作为供试品溶液。以血竭对照药材、血竭素高氯酸盐对照品作对照，按薄层色谱法，用硅胶G板，以三氯甲烷-甲醇（19∶1）为展开剂，检视。供试品色谱中，在与对照药材色谱和对照品色谱相应的位置上，显相同的橙色斑点。

（3）粉末0.5g，加乙醇10ml，振摇提取，提取液加稀盐酸5ml，混匀，析出棕黄色沉淀，放置后逐渐凝成棕黑色树脂状物。取树脂状物，用稀盐酸10ml分次充分洗涤，弃去洗液，加20%氢氧化钾溶液10ml，研磨，加三氯甲烷5ml振摇提取，取红色三氯甲烷层溶液作为供试品溶液。以血竭对照药材作对照，按薄层色谱法，用硅胶G板，以三氯甲烷-甲醇（19∶1）为展开剂，检视。供试品色谱中，在与对照药材色谱相应的位置上，显相同的橙色斑点。

【含量测定】 按高效液相色谱法测定，含血竭素（$C_{17}H_{14}O_3$）不得少于1.0%。

【功效、应用及现代研究】 性平，味甘、咸。活血定痛，化瘀止血，生肌敛疮。用于跌打损伤，心腹瘀痛，外伤出血，疮疡不敛。血竭能降血糖、降血脂、抗炎、镇痛、抗菌、降低血细胞比容及血浆黏度、加快红细胞及血小板的电泳速度、抑制血小板聚集、扩张血管,增加血流量。血竭素及血竭红素对金黄色葡萄球菌、包皮垢分枝杆菌和白念珠菌均有抑制作用。

【附药】

国产血竭　从百合科植物剑叶龙血树 *Dracaena cochinchinensis*(Lour.)S. C. Chen 的含脂木质部提取而得的树脂,又称"龙血竭""广西血竭"。主产于广西、云南等地。呈不规则块状;表面红棕色至黑棕色,具光泽,有的附少量红棕色的粉末;质脆;气微,味微涩,嚼之有粘牙感。主要含黄酮类、酚类、皂苷类、挥发油及鞣质等成分。目前,质量评价的主要指标成分为龙血素 A、B。具有活血散瘀、镇痛止血、敛疮生肌等功效。尚有海南龙血树 *Dracaena cambodiana* Pierre ex Gagnep. 含脂木质部提取的树脂亦供药用。

复习思考题

1. 根据主要化学成分,树脂类中药可分为哪几类?
2. 请阐述血竭的来源、主产地及加工方法。
3. 请从来源和性状上阐述乳香和没药的区别。

第十六章

其他类中药

学习目标

1. 掌握海金沙的来源、性状、显微和理化鉴别方法。
2. 熟悉其他类药材的来源、性状、显微和理化鉴别方法。
3. 了解冰片、芦荟的来源、产地和鉴别。

第一节　概　　述

其他类中药是指本教材上述各章中未能收载的中药。主要包括：①蕨类植物的成熟孢子，如海金沙；②植物的某一部位或某些部位及其加工品，如樟脑、冰片、青黛、儿茶、芦荟等；③某些植物体上的虫瘿，如五倍子、没食子；④植物体分泌或渗出的非树脂类混合物，如天竺黄。

本类中药一般采用性状鉴定方法。少数中药可采用显微鉴定方法，如海金沙、五倍子等。对一些加工品，如樟脑、冰片，可根据其有效成分或主要成分的性质，采用理化鉴定进行定性鉴别和质量评价。

第二节　常用中药材

海金沙

Haijinsha

Lygodii Spora

【基原】海金沙科植物海金沙 *Lygodium japonicum*（Thunb.）Sw. 的干燥成熟孢子。主产于广东、浙江、江苏、湖北、湖南等地。秋季孢子未脱落时采割藤叶，晒干，搓揉或打下孢子，除去藤叶。

【性状鉴别】呈粉末状，棕黄色或浅棕黄色。体轻，手捻有光滑感，置手中易由指缝滑落。气微，味淡。取少量撒于水中，则浮于水面，加热逐渐下沉。取少量撒于火上，即发出轻微爆鸣及明亮的火焰。（图 16-1）

【显微鉴别】粉末：棕黄色或浅棕黄色。孢子为四面体、三角状圆锥形，顶面观三面锥形，可见三叉状裂隙，侧面观类三角形，底面观类圆形，直径 60～85μm，外壁有颗粒状雕纹。有的可见非腺毛。（图 16-2）

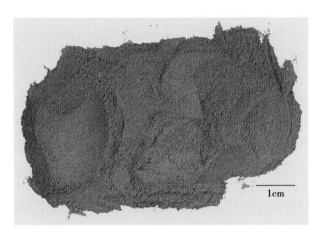

图 16-1　海金沙药材图

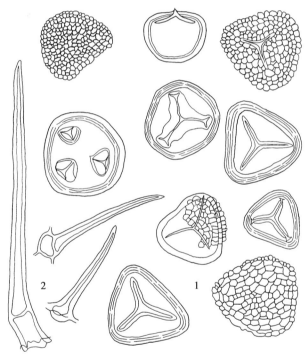

图 16-2　海金沙粉末图
1. 孢子　2. 非腺毛

【主要成分】含水溶性成分海金沙素（lygodin）；其次为脂肪酸，包括油酸、亚油酸、棕榈酸和肉豆蔻酸等。此外，尚含反式-对-香豆酸（*trans-p*-coumarinic acid）、咖啡酸（caffeic acid）等。

【理化鉴别】本品甲醇超声提取液作为供试品溶液。以海金沙对照药材作对照，按薄层色谱法，用聚酰胺薄膜，以甲醇-冰乙酸-水（4∶1∶5）为展开剂，三氯化铝试液显色，置紫外光灯（365nm）下检视。供试品色谱中，在与对照药材色谱相应的位置上，显相同颜色的荧光斑点。

【功效、应用及现代研究】性寒，味甘、咸。清利湿热，通淋止痛。用于热淋、石淋、血淋、膏淋，尿道涩痛。海金沙水提醇沉法得到的提取物能有效防止大鼠肾草酸钙结石的形成。反式-对-香豆酸能增加大鼠胆汁量，而不增加胆汁中胆红素和胆固醇的浓度。

青黛
Qingdai
Indigo Naturalis

【基原】 爵床科植物马蓝 *Baphicacanthus cusia* (Nees) Bremek.、蓼科植物蓼蓝 *Polygonum tinctorium* Ait. 或十字花科植物菘蓝 *Isatis indigotica* Fort. 的叶或茎叶经过加工制得的干燥粉末、团块或颗粒。主产于福建、河北、云南、江苏、安徽等地。夏、秋二季采收茎叶,置大缸或木桶中,加水浸泡 2~3 昼夜,至叶腐烂、茎脱皮时,捞去茎叶残渣;每 50kg 茎叶加石灰 4~5kg,充分搅拌;待浸液由乌绿色变为紫红色时,捞取液面产生的蓝色泡沫状物,晒干。

【性状鉴别】 为深蓝色的粉末,体轻,易飞扬;或呈不规则多孔性的团块、颗粒,用手搓捻即成细末。微有草腥气,味淡。(图 16-3)

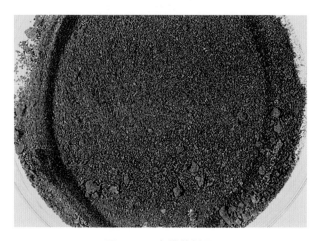

图 16-3 青黛药材图

【主要成分】 含靛玉红(indirubin)和靛蓝(indigo)。马蓝制成的青黛尚含异靛蓝(isoindigo)、靛黄(indo-yellow)、靛棕(indo-brown)等。蓼蓝制成的青黛尚含靛苷(indican)、菘蓝苷(isatan B)、色氨酮(tryptantrin)、青黛酮(qingdainone)等。菘蓝制成的青黛尚含靛红(isatin)等。

目前,质量评价的主要指标成分为靛蓝、靛玉红。

【理化鉴别】

(1) 取本品少量,用微火灼烧,有紫红色的烟雾产生。

(2) 取本品少量,滴加硝酸,产生气泡,并显棕红色或黄棕色。

(3) 本品三氯甲烷提取液作为供试品溶液。以靛蓝、靛玉红对照品作对照,按薄层色谱法,用硅胶 G 薄层板,以甲苯-三氯甲烷-丙酮(5:4:1)为展开剂,检视。供试品色谱中,在与对照品色谱相应的位置上,显相同的蓝色和浅紫红色的斑点。

(4) 取本品 0.5g,加水 10ml,振摇后放置片刻,水层不得显深蓝色(检查水溶性色素)。

【含量测定】 按高效液相色谱法测定,含靛蓝($C_{16}H_{10}N_2O_2$)不得少于 2.0%;含靛玉红($C_{16}H_{10}N_2O_2$)不得少于 0.13%。

【功效、应用及现代研究】 性寒,味咸。清热解毒,凉血消斑,泻火定惊。用于温毒发斑,血热吐衄,胸痛咳血,口疮,痄腮,喉痹,小儿惊痫。采用醇提法提取青黛有效成分,其中靛玉红含量大于 80%,对体外培养的人红白细胞白血病细胞(HEL)具有显著抑制作用,且可诱导细胞早期凋亡和单核系分化;靛蓝具有抗紫外线、抗氧化、抗菌、抗炎、免疫抑制等作用。青黛内服、外用均有一定的镇痛、抗炎作用。

儿茶
Ercha
Catechu

【基原】豆科植物儿茶 *Acacia catechu*（L. f.）Willd. 去皮枝、干的干燥煎膏,商品习称"儿茶膏"或"黑儿茶"。主产于云南西双版纳傣族自治州,以及广东、广西、福建、海南等地。冬季采收枝、干,除去外皮,砍成大块,加水煎煮,浓缩,干燥。

【性状鉴别】呈方形或不规则块状,大小不一。表面棕褐色或黑褐色,光滑而稍有光泽。质硬,易碎,断面不整齐,具光泽,有细孔,遇潮有黏性。气微,味涩、苦,略回甜。(图 16-4)

【显微鉴别】粉末棕褐色。水装片可见针状结晶及黄棕色块状物。

【主要成分】含儿茶鞣质 20%～50%、儿茶素(*d*-catechin)2%～20%、表儿茶素(epicatechin)及儿茶鞣红等(catechu red tanned)。此外,还含槲皮素、树胶及低聚糖等。

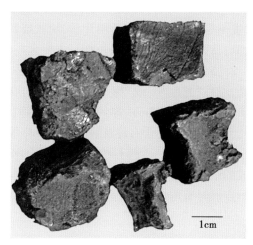

图 16-4 儿茶药材图

目前,质量评价的主要指标成分为儿茶素、表儿茶素。

【理化鉴别】

(1) 取火柴杆浸于本品水浸液中,使轻微着色,待干燥后,再浸入盐酸中立即取出,置火焰附近烘烤,杆上即显深红色。

(2) 粉末乙醚超声提取液蒸干,残渣加甲醇溶解,作为供试品溶液。以儿茶素、表儿茶素对照品作对照,按薄层色谱法,用纤维素预制板,以正丁醇-乙酸-水(3:2:1)为展开剂,用 10% 硫酸乙醇溶液显色,检视。供试品色谱中,在与对照品色谱相应的位置上,显相同的红色斑点。

【含量测定】按高效液相色谱法测定,含儿茶素($C_{15}H_{14}O_6$)和表儿茶素($C_{15}H_{14}O_6$)的总量不得少于 21.0%。

【功效、应用及现代研究】性微寒,味苦、涩。活血止痛,止血生肌,收湿敛疮,清肺化痰。用于跌仆伤痛,外伤出血,吐血衄血,疮疡不敛,湿疹、湿疮,肺热咳嗽。儿茶中含有缩合性鞣质,能与蛋白质结合形成痂。儿茶素对四氯化碳引起的肝损伤有明显保护作用,能抑制羟自由基(OH·)诱导的脂质过氧化反应。

【附药】

方儿茶 为茜草科植物儿茶钩藤 *Uncaria gambier* Roxb. 带叶嫩枝的干燥煎膏,商品习称"方儿茶"或"棕儿茶"。主产于缅甸、印度及马来西亚等国。割取带叶小枝,放入铜锅中,煮沸 6～8 小时,待枝叶变黄时,取出,药液浓缩成糖浆状,倒入木盆中冷却,凝固后切成方块,干燥。呈方块状,边长约 2cm,表面向内凹缩,暗棕色至黑褐色,多平坦,无光泽,有时可见裂纹;质坚实或较松脆;断面浅棕红色;气微,味苦、涩。含儿茶鞣质约 24%、儿茶素 30%～50%、儿茶荧光素(gambir fluorescein)、棕儿茶碱(gambirine)及槲皮素等成分。

冰片(合成龙脑)
(Bingpian;Borneolum Syntheticum)

为樟脑、松节油等经化学方法合成的结晶,习称"机制冰片"。主产于上海、天津、广东等地。为无色透明或白色半透明的片状结晶,直径 5~15mm,厚 2~3mm。表面有裂冰样纹理。质松脆,可剥离成薄片,手捻易粉碎。气清香,味辛、凉。具挥发性。点燃发生浓烟,并有带光的火焰。在乙醇、三氯甲烷或乙醚中易溶,在水中几乎不溶。熔点应为 205~210℃。主要含消旋龙脑(dl-borneol)及异龙脑(isoborneol)等。性微寒,味辛、苦。开窍醒神,清热止痛。

【附药】中药冰片尚有:

1. 艾片 为菊科植物艾纳香 Blumea balsamifera DC. 的叶提取的结晶。主产于广东、广西、贵州等地。呈白色半透明片状、块状或颗粒状结晶,质稍硬而脆,手捻不易碎,气清香,味辛、凉,具挥发性,烧之有浓黑烟。主要含左旋龙脑(l-borneol)等。

2. 龙脑冰片 为龙脑香科植物龙脑香 Dryobalanops aromatica Gaertn. f. 的树干提取的结晶,习称"龙脑片"或"梅片"。主产于印度尼西亚。呈类白色至淡灰棕色半透明块状或颗粒状结晶,直径 1~7mm,厚约 1mm;质松脆,手捻易碎;气清香,味清凉,嚼之慢慢溶化。燃烧时几无黑烟。主要含右旋龙脑(d-borneol)等。

3. 天然冰片 为樟科植物樟 Cinnamomum camphora(L.)Presl 的新鲜枝、叶经提取加工制成的结晶,习称"右旋龙脑"。呈白色结晶性粉末或片状结晶。气清香,味辛、凉,具挥发性。点燃时有浓烟,火焰呈黄色。熔点为 204~209℃。含右旋龙脑不得少于 96.0%。

五倍子

Wubeizi

Galla Chinensis

【基原】漆树科植物盐肤木 Rhus chinensis Mill.、青麸杨 Rhus potaninii Maxim. 或红麸杨 Rhus punjabensis Stew. var. sinica(Diels)Rehd. et Wils 叶上的虫瘿,主要由五倍子蚜 Melaphis chinensis(Bell)Baker 寄生而形成。按外形不同,分为"肚倍"和"角倍"。主产于四川、贵州、云南、陕西等省。秋季采摘,置沸水中略煮或蒸至表面呈灰色,杀死蚜虫,取出,干燥。

【性状鉴别】

1. 肚倍 呈长圆形或纺锤形囊状,长 2.5~9cm,直径 1.5~4cm。表面灰褐色或灰棕色,微有柔毛。质硬而脆,易破碎,断面角质样,有光泽,壁厚 2~3mm,内壁平滑,有黑褐色死蚜虫及灰色粉状排泄物。气特异,味涩。

2. 角倍 呈菱形,具不规则的钝角状分枝,柔毛较明显,壁较薄。(图 16-5)

【显微鉴别】横切面:①表皮细胞 1 列,往往分化成 1~3~6 细胞的非腺毛。②内侧薄壁

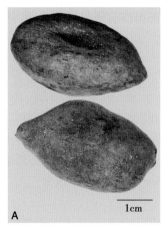
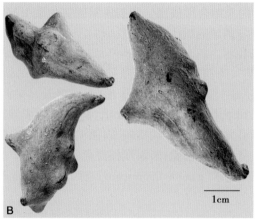

图 16-5 五倍子药材图
A. 肚倍 B. 角倍

组织中散有多数外韧型维管束,维管束外侧有大型树脂道。薄壁细胞含糊化淀粉粒及少数草酸钙结晶。(图 16-6)

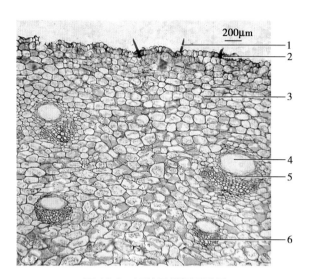

图 16-6 五倍子横切面详图
1. 非腺毛 2. 外表皮 3. 基本组织 4. 树脂道
5. 韧皮部 6. 木质部

【主要成分】 含五倍子鞣质(gallotannin),习称五倍子鞣酸(gallotanninic acid),含量60%~78%(肚倍约70%,角倍约50%)。尚含没食子酸 2%~4%、脂肪、树脂及蜡质等。

目前,质量评价的主要指标成分为鞣质和没食子酸。

【理化鉴别】 粉末甲醇超声提取液作为供试品溶液。以五倍子对照药材、没食子酸对照品作对照,按薄层色谱法,用硅胶 GF$_{254}$ 薄层板,以三氯甲烷-甲酸乙酯-甲酸(5∶5∶1)为展开剂,置紫外光灯(254nm)下检视。供试品色谱中,在与对照药材色谱和对照品色谱相应的位置上,显相同颜色的斑点。

【含量测定】 按鞣质含量测定法测定,含鞣质不得少于 50.0%。按高效液相色谱法测定,含鞣质以没食子酸($C_7H_6O_5$)计,不得少于 50.0%。

【功效、应用及现代研究】 性寒,味酸、涩。敛肺降火,涩肠止泻,敛汗,止血,收湿敛疮。用于肺虚久咳,肺热痰嗽,久泻久痢,自汗盗汗,消渴,便血痔血,外伤出血,痈肿疮毒,皮肤湿烂。五倍子提取液可使皮肤、黏膜、溃疡等部位组织的蛋白质凝固,呈收敛作用,能促进血液凝固而止血。五倍子煎剂对多种革兰氏阳性和阴性细菌及皮肤真菌均有明显抑制作用。

芦荟

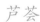
(Luhui;Aloe)

为百合科植物库拉索芦荟 *Aloe barbadensis* Miller、好望角芦荟 *Aloe ferox* Miller 或其他同属近缘植物叶的汁液浓缩干燥物,前者习称"老芦荟"或"肝色芦荟";后者习称"新芦荟"或"光亮芦荟"。库拉索芦荟主产于南美洲的库拉索、阿津巴、博内尔等岛以及西印度群岛,我国南方部分地区有引种;好望角芦荟主产于非洲南部。多为栽培。全年可采收。自基部割取库拉索芦荟叶片,切口向下直放入容器中,取其流出的汁,蒸发浓缩至适当的浓度,任其逐渐冷却凝固即得老芦荟。割取好望角芦荟叶片,经垫有羊皮或厚布的地穴收集叶的汁液,用猛火蒸至稠膏状,迅速冷却凝固,即得新芦荟。老芦荟呈不规则块状,常破裂为多角形,大小不一;表面暗红褐色或深褐色,无光泽;体轻,质硬,不易破碎,断面粗糙或显麻纹,富吸湿性;

有特殊臭气,味极苦。新芦荟表面呈暗褐色,略显绿色,有光泽;体轻,质松,易碎,断面玻璃样而有层纹。老芦荟含芦荟总苷约25%,以芦荟苷(barbaloin)为主,还含异芦荟苷(isobarbaloin)和芦荟大黄素(aloe emodin);尚含树脂约12%,为芦荟树脂鞣酚(aloe resinotannol)与桂皮酸(cinnamic acid)结合的酯;另含多糖混合物及芦荟多糖(aloeferan)等。新芦荟含芦荟苷约9%、异芦荟苷、好望角芦荟苷(feroxin)A、好望角芦荟苷 B 及好望角芦荟苷元;还含有芦荟树脂(aloeresin)A、B、C、D,其中芦荟树脂 B 即芦荟苦素(aloesin)。目前,质量评价的主要指标成分为芦荟苷。性寒,味苦。泻下通便,清肝泻火,杀虫疗癣。

复习思考题

1. 其他类中药主要有哪些中药材?
2. 如何鉴别海金沙药材的真伪?
3. 中药青黛的来源如何? 性状上如何鉴别?
4. 请阐述中药材五倍子的来源及主要化学成分。

第十七章

动物类中药

笔记栏 🔖

PPT 课件

> **学习目标**
>
> 　1. 掌握动物类常用中药的来源、性状鉴别特征;全蝎、斑蝥、蟾酥、蛤蚧、金钱白花蛇、蕲蛇、熊胆粉、麝香、鹿茸、牛黄、羚羊角的显微鉴别特征和主要成分;道地药材的主产地。
>
> 　2. 熟悉动物类中药的分类;动物类常用中药的理化鉴定方法。
>
> 　3. 了解动物类常用中药的含量测定方法、性味功效及现代应用。

第一节　概　　述

　　动物类中药是以动物的全体、部分器官、生理或病理产物以及动物体的加工品等入药的一类中药。

一、动物类中药的应用及研究

　　动物类中药的应用在我国有悠久的历史。在 3 000 多年前,就开始了蜜蜂的药用,而鹿茸、麝香、阿胶、蕲蛇等药的应用在 2 000 年以上,珍珠贝、牡蛎的养殖史也长达 2 000 年。历代本草记载动物药达 600 余种。其中,《神农本草经》载有动物药 65 种,《新修本草》载有128 种,《本草纲目》载有 461 种,《本草纲目拾遗》载有 160 种。现代的《中药大辞典》收载动物药 740 种;《中国药用动物志》共收载动物药 1 257 种;《中国动物药》收载动物药 546 种;《中国动物药志》收载动物药 975 种,药用动物 1 546 种;《中国中药资源志要》(1995 年)记载我国药用动物 1 584 种,分属 414 科;《动物本草》收载动物药 1 731 种,药用动物 1 567 种。据新出版的《中国动物药资源》统计,我国现有药用动物 2 215 种。

　　传统医学历来认为动物类中药属"血肉有情之品",因疗效确切而备受重视。部分动物药对某些顽症、重病具有独特疗效,或能显著增强人体免疫力。如全蝎、蟾酥、斑蝥、土鳖虫临床广泛应用于治疗各种肿瘤和癌症。鹿茸、阿胶、鹿鞭等中药抗衰老、抗疲劳、增强体力效果显著。现代研究结果表明,动物药中所含的化学成分与人体中某些物质相似,可直接用于改善人体的生理功能,具有较强的生物活性。如蝮蛇毒中的蝮蛇抗栓酶用于治疗脑血管疾病;甲壳纲动物及昆虫中含丰富的甲壳质可作为药物的良好载体,并有降低胆固醇、降血脂作用;乌贼墨主要成分黑色素蛋白中的黑色素为吲哚-5,6-醌与 2-羧基吲哚-5,6 醌(4∶1)的共聚物,具有止血作用。

　　我国海域辽阔,海洋药用动物资源也极为丰富。其中,石决明、牡蛎、海螵蛸、珍珠母、海

笔记栏

马、海龙等为常用中药。现代研究表明,海洋动物药多具有不同程度的抗肿瘤、抗真菌、抗病毒活性,并在防治心血管疾病方面有确切疗效。例如,刺参中的刺参黏多糖具有抗凝血、抗肿瘤、抗氧化作用;海参皂苷类等具有显著的抗肿瘤和抗真菌活性。目前,海洋动物药的开发与研究正受到广泛重视。

部分具有独特疗效的珍稀动物药,因长期广泛地使用而导致药源紧缺。因此,必须对濒危珍稀动物类中药的野生资源加强保护,变野生为家养,积极寻找代用品,以利于可持续应用。为保护濒危药用动物资源,国家颁布了《野生药材资源保护管理条例》,公布了重点保护野生药材物种名录,并划出珍稀动物自然保护区。在野生变家养、人工繁殖等方面也取得很大进展,人工养殖的动物药材已有30种左右,如人工养麝及活体取香,鹿的驯化及鹿茸的生产,河蚌的人工育珠,蛤蚧、金钱白花蛇、蕲蛇、全蝎、蜈蚣等的养殖等,都已成为商品药材的重要来源。

代用品的研究已取得显著成绩。例如,用小灵猫香、麝鼠香代替麝香的研究,人工麝香的合成,虎骨的代用品塞隆骨的开发与应用,犀角的代用品水牛角粉和水牛角浸膏的使用等,既保护了野生动物资源,使之可持续利用,又获得了贵重的商品药材。人工培植牛黄及人工牛黄的生产为珍稀贵重药材的生产拓展了新方法和思路。对动物药的化学成分已开展了人工合成研究,如麝香中的麝香酮、斑蝥素的半合成品羟基斑蝥胺等研究工作,使动物药的资源得以拓展。利用细胞工程、基因工程等现代生物技术生产有效成分,如水蛭素基因工程、羚羊角蛋白质基因工程等,为减轻对自然资源的依赖和破坏,获得高含量有效成分的中药开辟了新途径。

二、动物类中药的分类

在古代本草中,根据动物药的不同类别或药用部位、动物的习性、药材特征来进行分类。例如,《新修本草》将动物药分为人、兽、禽、虫、鱼五部;《本草纲目》将动物药由低等动物到高等动物,从无脊椎动物到脊椎动物,由虫到兽到人分为虫、鳞、介、禽、兽、人六部,每部之中又再进一步细分,这种分类方法和排列次序已具有进化论的思想。

现代动物药的分类方法较多。包括:根据药用动物在自然界的分类地位进行分类;按药用部位进行分类;按动物药所含化学成分进行分类;按药理作用或功效进行分类等。常用的是按药用部位将动物药分为以下几类。

1. 动物的干燥全体　如水蛭、全蝎、蜈蚣、斑蝥、土鳖虫、九香虫等。

2. 除去内脏的动物体　如地龙、蛤蚧、乌梢蛇、蕲蛇、金钱白花蛇等。

3. 动物体的某一部分

（1）角类:如鹿茸、鹿角、羚羊角、水牛角等。

（2）鳞、甲类:如穿山甲、龟甲、鳖甲等。

（3）骨类:如豹骨、狗骨、猴骨等。

（4）贝壳类:如石决明、牡蛎、珍珠母、海螵蛸、蛤壳、瓦楞子等。

（5）脏器类:如哈蟆油、鸡内金、紫河车、鹿鞭、海狗肾、桑螵蛸、水獭肝、刺猬皮等。

4. 动物的生理产物

（1）分泌物:如麝香、蟾酥、熊胆粉、虫白蜡、蜂蜡等。

（2）排泄物:如五灵脂、蚕砂、夜明砂等。

（3）其他生理产物:如蝉蜕、蛇蜕、蜂蜜、蜂房等。

5. 动物的病理产物　如珍珠、僵蚕、牛黄、马宝、猴枣、狗宝等。

6. 动物体的加工品　如阿胶、鹿角胶、鹿角霜、龟甲胶、血余炭、水牛角浓缩粉等。

三、动物类中药的鉴定

动物类中药的鉴定方法与植物药的鉴定相同。根据具体情况选用一种或多种方法配合进行,以得到准确和可靠的结果。

（一）基原鉴定

动物类中药的基原鉴定应具有动物的分类学知识和解剖学的基础知识。动物界的自然分类系统与植物界一样,也划分为若干等级,如门、纲、目、科、属、种,并以种为分类的基本单位。动物分类主要是根据动物细胞的分化、胚层的形成、体腔的有无、对称的形式、体节的分化、骨骼的性质、附肢的特点及其他器官系统的发生、发展等基本特征而划分为若干动物类群。药用种类较多的为脊索动物门、节肢动物门和软体动物门,其次是环节动物门和棘皮动物门。这几个动物门的主要特征简述如下:

1. 环节动物门 为真体腔动物,是高等无脊椎动物的开端。体圆筒形或扁平形,由相似的环节(体节)组成。两侧对称,身体分节,具三胚层。具真体腔及闭管式循环系统,多数具运动器官刚毛或疣足。消化道发达,有口和肛门。药用动物如蚯蚓、水蛭等。

2. 软体动物门 为动物界的第二大门。除腹足纲外,体形一般左右对称,身体不分节,具次生体腔。体柔软,由头、足和内脏团组成,被体壁延伸而成的外套膜覆盖或包裹着,并由其分泌出一个或两个柔软体部的贝壳。药用动物如珍珠贝、牡蛎、乌贼等。

3. 节肢动物门 为动物界第一大门。身体多由头部、胸部和腹部组成,附肢常分节。体外被几丁质外骨骼,生长发育过程需蜕皮。肌肉为横纹肌,常成束,消化系统完整,口器适于咀嚼或吸吮。开管式循环系统。呼吸方式多样(鳃、气管或书肺)。陆生或水生。药用较多的为甲壳纲、蛛形纲、多足纲及昆虫纲,其中又以昆虫纲种类最多,药用种类也最多。药用动物如全蝎、蜈蚣、土鳖虫、僵蚕、蝉蜕等。

4. 棘皮动物门 属于无脊椎动物中后口动物类群,形态多样,有星形、球形、圆柱形、树枝形等。幼体两侧对称,成体辐射对称。体表有许多棘状突起;体腔发达,体腔的一部分形成独有的水管系统,另一部分形成围血系统。有原口(肛门)和后口(口)。药用动物如海参、海胆等。

5. 脊索动物门 为动物进化系统中最高等的类群。有脊索;中枢神经系统呈管状,高等种类神经管分化为脑和脊髓两部分。药用较多的是脊椎动物亚门的鱼纲、两栖纲、爬行纲、鸟纲和哺乳纲。药用动物如海马、中国林蛙、乌龟、蕲蛇、鸡、穿山甲、驴等。

动物的命名大多数采用林奈首创的双名法,由2个拉丁字或拉丁化的文字分别表示动物学名的属名和种名,在学名之后附加定名人的姓氏:属名+种名+定名人姓氏。如意大利蜂 *Apis mellifera* Linnaeus、大连湾牡蛎 *Ostrea talienwhanensis* Crosse。动物命名与植物命名不同之处在于:①如有亚种时,则采用三名法:属名+种名+亚种名+定名人姓氏,如中华大蟾蜍 *Bufo bufo gargarizans* Cantor、中国林蛙 *Rana temporaria chensinensis* David 等;②如有亚属,则为属名+(亚属名)+种名+定名人姓氏(亚属名使用较少),如乌龟 *Chinemys* (*Geoclcmys*) *reevesii* (Gray);③若属名改变,则为属名+种名+(原定名人姓氏),表示该学名的属名已由原来的属名改为现在的属名,但仍保留了原种名,如拟海龙 *Syngnathoides biaculeatus* (Bloch);④一般不用变种、变型。拉丁学名中的属名、亚属名及命名人的第一个拉丁字母大写,其余均小写。

（二）性状鉴定

性状鉴别是动物类中药最常用的鉴定方法,主要通过观、摸(手试)、嗅、尝、试(水试、火试)等方法识别药材。动物类中药的来源及药用部位差异较大,在进行性状鉴定前首先要注意动物药的类别,药用部分是动物的何种器官或部位。根据药用类别确定鉴别的要点,如完整动物体可根据其形态特征进行动物分类学鉴定,昆虫类主要注意其形状、大小、虫体各部位的颜色和特征、气味等,蛇类要注意其鳞片特征,角类应注意其类型、洞角还是实角、有无骨环等,骨类应注意骨的断面特点,分泌物类应注意其气味、颜色,贝壳类应注意其形状、大小、外表面的纹理颜色等。特别要注意观察其专属性的特征,如麝香的特异香气;熊胆粉味苦回甜,有钻舌感等。此外,一些传统经验鉴别方法仍是鉴定动物类中药的有效而重要的手段。手试法:如麝香仁以水湿润,手搓能成团,轻揉即散,不应粘手、染手、顶指或结块。水试法:如哈蟆油以水浸泡可膨胀 10~15 倍;熊胆仁投入水杯中,即在水面旋转并呈现黄线下沉而不扩散;牛黄水液可使指甲染黄,习称"挂甲"。火试法:如马宝粉置于锡纸上加热,其粉聚集,发出马尿臭。

（三）显微鉴定

动物药材组成复杂,显微鉴定常受到一定的影响和限制。但根据不同种类的动物药材的组织结构及微观特征的差异,可进行显微特征鉴定,尤其是对贵重或破碎的药材进行鉴定,具有一定的优势。根据不同的鉴定对象,制作粉末片、组织切片或磨片等进行观察。例如,麝香、牛黄及多数动物药均可进行粉末显微鉴别;角类药如羚羊角、鹿茸、鹿角的组织、粉末鉴别;蛇类药如蕲蛇、乌梢蛇、金钱白花蛇鳞片的显微鉴别;骨类药、贝壳类药进行磨片显微鉴别,特别是珍珠,显微磨片可见明显的同心环状结构及珍珠虹光环,是区别于伪品的重要依据。扫描电子显微镜应用于某些动物类中药的鉴别,具有样品制备简单、分辨率高、可直接观察自然状态的样品表面等独特的优点。如蛇背鳞的电镜特征对蛇类药的鉴别有一定的价值;海珍珠和湖珍珠的扫描电镜观察,可找到它们在断层上的鉴别特征;麝香仁基本结构观察,发现板层结构是麝香特有的组成部分。

（四）理化鉴定

理化鉴别已成为鉴别动物药真伪、优劣的重要手段,使得动物药的鉴定更具科学性和准确性。光谱法:如用红外光谱法对蚂蚁、哈蟆油、龟甲、蛤蚧、蕲蛇、五灵脂、鹿鞭等 50 余种动物药的鉴别研究表明,绝大多数动物药鉴别特征明显,稳定性、重现性均好。色谱法:薄层色谱法在动物药的真实性鉴别中简便易行,如对熊胆粉、牛黄、蟾酥、斑蝥等药的鉴别;运用高效液相色谱法对熊胆粉等多种动物胆汁进行指纹图谱分析,可找到各自的鉴别特征图谱。利用动物药所含蛋白质、氨基酸的组成和性质的不同,采用凝胶电泳系列技术,将动物药与类似品、伪品区别开来。如蛇类、胶类、角类、海马类、海龙类中药的电泳图谱彼此存在显著差异,可根据谱带的位置、数目、着色程度将其鉴别开来。DNA 分子遗传标记技术已被用于龟甲、鳖甲、蛇类等中药的鉴定。

（五）含量测定

为控制药材的内在质量,需要对动物类中药的主要有效成分进行定性、定量分析,特别是麝香、牛黄、熊胆粉等名贵药材以及斑蝥、蟾酥等毒性药材,含量测定更是十分重要。如用高效液相色谱法测定蟾酥中的华蟾酥毒基和脂蟾毒配基的含量,熊胆粉中牛磺熊去氧胆酸的含量,斑蝥中斑蝥素的含量;用气相色谱法测定麝香中麝香酮的含量等。此外,生物活性测定法在中药质量的控制方面具有独特优势,如采用生物效价检测方法用于水蛭的质量控制。

第二节 常用中药材

地龙

（Dilong；Pheretima）

为钜蚓科动物参环毛蚓 *Pheretima aspergillum*（E. Perrier）、通俗环毛蚓 *Pheretima vulgaris*

笔记栏

Chen、威廉环毛蚓 *Pheretima guillelmi*（Michaelsen）或栉盲环毛蚓 *Pheretima pectinifera* Michaelsen 的干燥体。前 1 种习称"广地龙"，后 3 种习称"沪地龙"。广地龙主产于广东、广西、福建等地，沪地龙主产于上海、浙江、江苏、安徽等地。野生或人工养殖。广地龙春季至秋季捕捉，沪地龙夏季捕捉，及时剖开腹部，除去内脏和泥沙，洗净，晒干或低温干燥。广地龙：呈长条状薄片，弯曲，边缘略卷，长 15～20cm，宽 1～2cm。全体具环节，背部棕褐色至紫灰色，腹部浅黄棕色；第 14～16 环节为生殖带，习称"白颈"，较光亮。体前端稍尖，尾端钝圆，刚毛圈粗糙而硬，色稍浅。雄生殖孔在第 18 环节腹侧刚毛圈一小孔突上，雄交配腔不翻出，外缘有数个环绕的浅皮褶，内侧刚毛圈隆起，前面两边有横排（1 排或 2 排）小乳突，每边 10～20 个不等。受精囊孔 2 对，位于 7/8～8/9 环节间一椭圆形突起上，约占节周的 5/11。体轻，略呈革质，不易折断。气腥，味微咸。沪地龙：全体具环节，背部棕褐色至黄褐色，腹部浅黄棕色；第 14～16 环节为生殖带，较光亮。第 18 环节有一对雄生殖孔。通俗环毛蚓的雄交配腔能全部翻出，呈花菜状或阴茎状；威廉环毛蚓的雄交配腔孔呈纵向裂缝状；栉盲环毛蚓的雄生殖孔内侧有 1 或多个小乳突。受精囊孔 3 对，在 6/7～8/9 环节间。本品粉末淡灰色或灰黄色；可见斜纹肌纤维无色或淡棕色，散在或相互绞结成片状，多稍弯曲，边缘常不平整；表皮细胞呈棕黄色，细胞界限不明显，布有暗棕色的色素颗粒；刚毛少见，常碎断散在，淡棕色或黄棕色，先端多钝圆，有的表面可见纵裂纹。主要含次黄嘌呤（hypoxanthine）、蚯蚓解热碱（lumbrofebrine）、琥珀酸（succinic acid）、蚯蚓素（lumbritin）、地龙毒素（terrestrolumbrolysin）等。此外，尚含蛋白质、氨基酸、酶、脂类成分。性寒，味咸。清热定惊，通络，平喘，利尿。

水蛭

（Shuizhi；Hirudo）

为水蛭科动物蚂蟥 *Whitmania pigra* Whitman、水蛭 *Hirudo nipponica* Whitman 或柳叶蚂蟥 *Whitmania acranulata* Whitman 的干燥体。蚂蟥及水蛭产于全国各地，柳叶蚂蟥产于河北、安徽、江苏、福建等省。夏、秋二季捕捉，洗净，用沸水烫死，晒干或低温干燥。蚂蟥：呈扁平纺锤形，有多数环节，长 4～10cm，宽 0.5～2cm。背部黑褐色或黑棕色，稍隆起，用水浸后，可见黑色斑点排成 5 条纵纹；腹面平坦，棕黄色。两侧棕黄色，前端略尖，后端钝圆，两端各具 1 吸盘，前吸盘不显著，后吸盘较大。质脆，易折断，断面胶质状。气微腥。水蛭：呈扁长圆柱形，体多弯曲扭转，长 2～5cm，宽 2～3mm，黑棕色。柳叶蚂蟥：体狭长而扁，长 5～12cm，宽 1～5mm。活水蛭唾液腺中含有水蛭素（hirudin），系 65 个氨基酸组成的多肽，在 70℃ 以下可保持活性，干燥药材中水蛭素已被破坏。此外，含蛋白质及肝素（heparin）、抗凝血酶（antithrombin Ⅲ）等抗凝血物质。性平，味咸、苦，有小毒。破血通经，逐瘀消癥。

知识链接：
水蛭生物
效价检测

石决明

（Shijueming；Haliotidis Concha）

为鲍科动物杂色鲍 *Haliotis diversicolor* Reeve、皱纹盘鲍 *Haliotis discus hannai* Ino、羊鲍 *Haliotis ovina* Gmelin、澳洲鲍 *Haliotis ruber*（Leach）、耳鲍 *Haliotis asinina* Linnaeus 或白鲍 *Haliotis laevigate*（Donovan）的贝壳。杂色鲍产于福建以南沿海，皱纹盘鲍产于辽宁、山东、江苏等地沿海，羊鲍、耳鲍产于台湾、海南、西沙群岛，澳洲鲍产于澳大利亚、新西兰，白鲍多混在澳洲鲍中，具体产地不详。夏、秋二季捕捞，去肉，洗净，干燥。杂色鲍：呈长卵圆形，内面观略呈耳形。表面暗红色，有多数不规则的螺肋和细密生长线，螺旋部小，体螺部大，从螺旋部顶处开始向右排列有 20 余个疣状突起，末端 6～9 个开孔，孔口与壳面平。内面光滑，具珍珠样彩色光泽。壳较厚，质坚硬，不易破碎。气微，味微咸。皱纹盘鲍：呈长椭圆形，长 8～12cm，宽6~8cm,高2~3cm。表面灰棕色,有多数粗糙而不规则的皱纹,生长线明显,常有苔藓类或石灰虫等附着物,末端4~5个开孔,孔口突出壳面,壳较薄。羊鲍:近圆形,长4~8cm,宽2.5~6cm,高0.8~2cm。壳顶位于近中部而高于壳面,螺旋部与体螺部各占1/2,从螺旋部边缘有2行整齐的突起,尤以上部较为明显,末端4~5个开孔,呈管状。澳洲鲍:呈扁平卵圆形,长13~17cm,宽11~14cm,高3.5~6cm。表面砖红色,螺旋部约为壳面的1/2,螺肋和生长线呈波状隆起,疣状突起30余个,末端7~9个开孔,孔口突出壳面。耳鲍:狭长,略扭曲,呈耳状,长5~8cm,宽2.5~3.5cm,高约1cm。表面光滑,具翠绿色、紫色及褐色等多种颜色形成的斑纹,螺旋部小,体螺部大,末端5~7个开孔,孔口与壳平,多为椭圆形。壳薄,质较脆。白鲍:呈卵圆形,长11~14cm,宽8.5~11cm,高3~6.5cm。表面砖红色,光滑,壳顶高于壳面,生长线颇为明显,螺旋部约为壳面的1/3,疣状突起30余个,末端9个开孔,孔口与壳面平。主要含碳酸钙、多种氨基酸。性寒,味咸。平肝潜阳,清肝明目。

珍珠

(Zhenzhu;Margarita)

为珍珠贝科动物马氏珍珠贝 *Pteria martensii*(Dunker)、蚌科动物三角帆蚌 *Hyriopsis cumingii*(Lea)或褶纹冠蚌 *Cristaria plicata*(Leach)等双壳类动物受刺激形成的珍珠。马氏珍珠贝所产的珍珠称"海珠",天然和人工培养均有;主产于广东、广西、海南及台湾等地。三角帆蚌和褶纹冠蚌所产的珍珠称"淡水珠",多人工培养;主产于浙江、江苏、江西及湖南等省。天然珍珠全年可采,通常以12月较多,淡水养珍珠以养殖2~3年为佳,秋末后采收。自动物体内取出,洗净,干燥。呈类球形、长圆形、卵圆形或棒形,直径1.5~8mm。表面类白色、浅粉红色、浅黄绿色或浅蓝色,半透明,光滑或微有凹凸,具特有的彩色光泽。质坚硬,破碎面显层纹。气微,味淡。粉末类白色;可见不规则碎块,半透明,具彩虹样光泽。表面显颗粒性,由数至十数薄层重叠,片层结构排列紧密,可见致密的成层线条或极细密的微波状纹理。磨片具同心性环状层纹,称"珍珠结构环",粗层纹较明显,连续成环或断续成环,层纹间距为60~500μm;粗层纹间有细层纹,细层纹有些部位明显,多数不甚明显,间距小于32μm。置暗视野中,可见珍珠特有的一圈圈彩虹般光泽,称"珍珠虹光环"。主要含碳酸钙;壳角蛋白;少量的卟啉、色素及无机元素 Mg、Mn、Sr、Cu、Al、Na、Zn 等。性寒,味甘、咸。安神定惊,明目消翳,解毒生肌,润肤祛斑。

【附药】

珍珠母(Zhenzhumu;Margaritifera Concha) 为上述3种珍珠原动物的贝壳。去肉,洗净,干燥。马氏珍珠贝:呈斜四方形,后耳大,前耳小,背缘平直,腹缘圆,生长线极细密,成片状。闭壳肌痕大,长圆形,具一凸起的长形主齿。三角帆蚌:略呈不等边四角形。壳面生长轮呈同心环状排列。后背缘向上突起,形成大的三角形帆状后翼。壳内面外套痕明显;前闭壳肌痕呈卵圆形,后闭壳肌痕略呈三角形。左右壳均具2枚拟主齿,左壳具2枚长条形侧齿,右壳具1枚长条形侧齿;具光泽。质坚硬,气微腥,味淡。褶纹冠蚌:呈不等边三角形。后背缘向上伸展成大形的冠。壳内面外套痕略明显;前闭壳肌痕呈楔形,后闭壳肌痕呈不规则卵圆形,在后侧齿下方有与壳面相应的纵肋和凹沟。左、右壳均具1枚短而略粗的后侧齿及1枚细弱的前侧齿,均无拟主齿。化学成分与珍珠相似。性寒,味咸。平肝潜阳,安神定惊,明目退翳。

牡蛎

(Muli;Ostreae Concha)

为牡蛎科动物长牡蛎 *Ostrea gigas* Thunberg、大连湾牡蛎 *Ostrea talienwhanensis* Crosse 或

近江牡蛎 *Ostrea rivularis* Gould 的贝壳。长牡蛎主产于山东以北至东北沿海,大连湾牡蛎主产于辽宁、河北、山东等省沿海,近江牡蛎主产地较广,沿海大部分地区均产。主要为野生品,亦有养殖者。全年均可捕捞,去肉,洗净,晒干。长牡蛎:呈长片状,背腹缘几平行,长10~50cm,高4~15cm。右壳较小,鳞片坚厚,层状或层纹状排列。壳外面平坦或具数个凹陷,淡紫色、灰白色或黄褐色;内面瓷白色,壳顶两侧无小齿。左壳凹陷深,鳞片较右壳粗大,壳顶附着面小。质硬,断面层状,洁白。气微,味微咸。大连湾牡蛎:呈类三角形,背腹缘呈八字形。右壳外面淡黄色,具疏松的同心鳞片,鳞片起伏成波浪状,内面白色。左壳同心鳞片坚厚,自壳顶部放射肋数个,明显,内面凹下呈盒状,铰合面小。近江牡蛎:呈圆形、卵圆形或三角形等。右壳外面稍不平,有灰、紫、棕、黄等色,环生同心鳞片,幼体者鳞片薄而脆,多年生者鳞片层层相叠,内面白色,边缘有的呈淡紫色。不同牡蛎的无机元素含量及种类均有差异,主要含碳酸钙,尚含磷酸钙、硫酸钙、氧化铁、铝、镁、硅及硬蛋白质等。性微寒,味咸。重镇安神,潜阳补阴,软坚散结。

海螵蛸
（Haipiaoxiao；Sepiae Endoconcha）

为乌贼科动物无针乌贼 *Sepiella maindroni* de Rochebrune 或金乌贼 *Sepia esculenta* Hoyle 的干燥内壳。无针乌贼产于浙江、江苏和广东等省;金乌贼主产于辽宁、山东等省。收集乌贼鱼的骨状内壳,洗净,干燥。无针乌贼:呈扁长椭圆形,中间厚,边缘薄。背面有磁白色脊状隆起,两侧略显微红色,有不甚明显的细小疣点;腹面白色,自尾端到中部有细密波状横层纹;角质缘半透明,尾部较宽平,无骨针。体轻,质松,易折断,断面粉质,显疏松层纹。气微腥,味微咸。金乌贼:背面疣点明显,略呈层状排列;腹面的细密波状横层纹占全体大部分,中间有纵向浅槽;尾部角质缘渐宽,向腹面翘起,末端有1骨针,多已断落。主要含碳酸钙和甲壳质。性微温,味咸、涩。收敛止血,涩精止带,制酸止痛,收湿敛疮。

全蝎
Quanxie

Scorpio

【基原】钳蝎科动物东亚钳蝎 *Buthus martensii* Karsch 的干燥体。主产于河南、山东等地,以山东省产量最大,野生或饲养。春末至秋初捕捉,除去泥沙,置沸水或沸盐水中,煮至全身僵硬,捞出,置通风处,阴干。

【性状鉴别】头胸部与前腹部呈扁平长椭圆形,后腹部呈尾状,皱缩弯曲,完整者体长约6cm。头胸部呈绿褐色,前面有1对短小的螯肢及1对较长大的钳状脚须,形似蟹螯,背面覆有梯形背甲,腹面有足4对,均为7节,末端各具2爪钩;前腹部由7节组成,第7节色深,背甲上有5条隆脊线。背面绿褐色,后腹部棕黄色,6节,节上均有纵沟,末节有锐钩状毒刺,毒刺下方无距。气微腥,味咸。(图17-1)

【显微鉴别】粉末:黄棕色或淡棕色。①体壁碎片外表皮表面观呈多角形网格样纹理,表面密布细小颗粒,可见毛窝、细小圆孔和淡棕色或近无色的瘤状突起;内表皮无色,有横向条纹,内、外表皮纵贯较多长短不一的微细孔道。②横纹肌纤维多碎断,明带较暗带宽,明带中有一暗线,暗带有致密的短纵纹理。③刚毛红棕色,多碎断,先端锐尖或钝圆,具纵直纹理,髓腔细窄。(图17-2)

【主要成分】主要含蝎毒素(scorpion toxin),为一种含碳、氢、氧、氮、硫等元素的毒性蛋

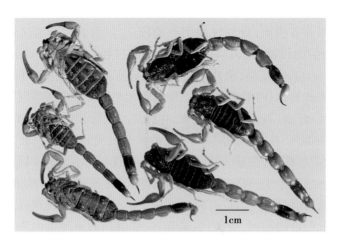

图 17-1 全蝎药材图

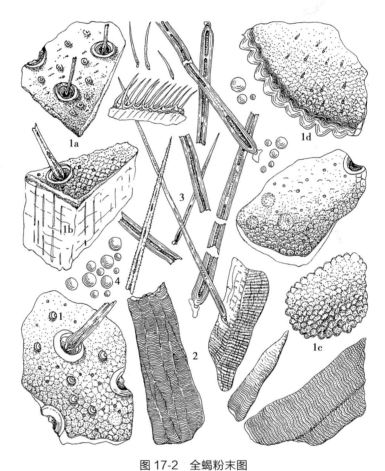

图 17-2 全蝎粉末图
1.体壁碎片(1a.表面观 1b.断面观 1c.未骨化的外表皮 1d.环节
部分) 2.横纹肌纤维 3.刚毛 4.脂肪油滴

白,与蛇的神经毒素类似,但含硫量较高。

【理化鉴别】粉末甲醇超声提取液作为供试品溶液。以赖氨酸对照品作对照,按薄层色
谱法,用硅胶 G 薄层板,以正丁醇-乙醇-冰乙酸-水(4∶1∶1∶2)为展开剂,以 0.5%茚三酮丙酮
溶液显色,加热至斑点清晰。供试品色谱中,在与对照药材色谱相应的位置上,显相同颜色

的斑点。

【含量测定】按真菌毒素测定法测定,每1000g含黄曲霉毒素 B_1 不得过 $5\mu g$,黄曲霉毒素 G_2、黄曲霉毒素 G_1、黄曲霉毒素 B_2 和黄曲霉毒素 B_1 的总量不得过 $10\mu g$。按醇溶性浸出物测定法热浸法测定,含醇溶性浸出物不得少于 18.0%。

【功效、应用及现代研究】性平,味辛;有毒。息风镇痉,通络止痛,攻毒散结。用于肝风内动,痉挛抽搐,小儿惊风,中风口眼㖞斜,半身不遂,破伤风,风湿顽痹,偏正头痛,疮疡,瘰疬。全蝎具有镇痛、抗惊厥、抗血栓形成、抗肿瘤、促纤溶等作用;蝎毒素为一种类似蛇毒神经毒的蛋白质,对心血管系统有活性。

蜈蚣
(Wugong;Scolopendra)

为蜈蚣科动物少棘巨蜈蚣 *Scolopendra subspinipes mutilans* L. Koch 的干燥体。主产于浙江、湖北、江苏、安徽等省。现多为家养。春、夏二季捕捉,用竹片插入头尾,绷直,干燥。呈扁平长条形,长 9~15cm,宽 0.5~1cm。由头部和躯干部组成,全体共 22 个环节。头部暗红色或红褐色,略有光泽,有头板覆盖,头板近圆形,前端稍突出,两侧贴有颚肢 1 对,前端两侧有触角 1 对。躯干部第 1 背板与头板同色,其余 20 个背板为棕绿色或墨绿色,具光泽,自第 4 背板至第 20 背板上常有 2 条纵沟线;腹部淡黄色或棕黄色,皱缩;自第 2 节起,每节两侧有步足 1 对;步足黄色或红褐色,偶有黄白色,呈弯钩形,最末 1 对步足尾状,故又称尾足,易脱落。质脆,断面有裂隙。气微腥,有特殊刺鼻的臭气,味辛、微咸。主要含组胺(histamine)样物质和溶血蛋白质,两种均是类似蜂毒的有毒成分。性温,味辛;有毒。息风镇痉,通络止痛,攻毒散结。

土鳖虫
(Tubiechong;Eupolyphaga Steleophaga)

为鳖蠊科昆虫地鳖 *Eupolyphaga sinensis* Walker 或冀地鳖 *Steleophaga plancyi*(Boleny)的雌虫干燥体。地鳖主产于江苏、安徽、河南等省,有养殖。冀地鳖主产于河北、山东等地,养殖为主。捕捉后,置沸水中烫死,晒干或烘干。地鳖:呈扁平卵形。前端较窄,后端较宽,背部紫褐色,具光泽,无翅。前胸背板较发达,盖住头部;腹背板 9 节,呈覆瓦状排列。腹面红棕色,头部较小,有丝状触角 1 对,常脱落,胸部有足 3 对,具细毛和刺。腹部有横环节。质松脆,易碎。气腥臭,味微咸。冀地鳖:背部黑棕色,通常在边缘带有淡黄褐色斑块及黑色小点。主要含氨基酸类(amino acids)成分;其次为挥发油(volatile oils),其中的萘(naphthalene)含量最高。性寒,味咸;有小毒。破瘀血,续筋接骨。

桑螵蛸
(Sangpiaoxiao;Mantidis Oötheca)

为螳螂科昆虫大刀螂 *Tenodera sinensis* Saussure、小刀螂 *Statilia macu lata*(Thunberg)或巨斧螳螂 *Hierodula patellifera*(Serville)的干燥卵鞘。依次习称"团螵蛸""长螵蛸"及"黑螵蛸"。全国各地均产。深秋至次春采收,除去杂质,蒸至虫卵死后,干燥。团螵蛸:略呈圆柱形或半圆形,由多层膜状薄片叠成。表面浅黄褐色,上面带状隆起不明显,底面平坦或有凹沟。体轻,质松而韧,横断面可见外层为海绵状,内层为许多放射状排列的小室,室内各有一细小椭圆形卵,深棕色,有光泽。气微腥,味淡或微咸。长螵蛸:略呈长条形,一端较细。表面灰黄色,上面带状隆起明显,带的两侧各有 1 条暗棕色浅沟及斜向纹理。质硬而脆。黑螵蛸:略呈平行四边形。表面灰褐色,上面带状隆起明显,两侧有斜向纹理,近尾端微向上翘。质硬而韧。主要含磷脂类(phospholipid)成分。性平,味甘、咸。固精缩尿,补肾助阳。

蝉蜕

(Chantui ; Cicadae Periostracum)

为蝉科昆虫黑蚱 *Cryptotympana pustulata* Fabricius 的若虫羽化时脱落的皮壳。主产于浙江、山东、江苏、河北等省。夏、秋二季收集,除去泥沙,晒干。略呈椭圆形而弯曲。表面黄棕色,半透明,有光泽。头部有丝状触角1对,多已断落,复眼突出。额部先端突出,口吻发达,上唇宽短,下唇伸长成管状。胸部背面呈十字形裂开,裂口向内卷曲,脊背两旁具小翅2对;腹面有足3对,被黄棕色细毛。腹部钝圆,共9节。体轻,中空,易碎。气微,味淡。主要含氨基酸和甲壳质。性寒,味甘。疏散风热,利咽,透疹,明目退翳,解痉。

斑蝥

Banmao

Mylabris

【基原】芫青科昆虫南方大斑蝥 *Mylabris phalerata* Pallas 或黄黑小斑蝥 *Mylabris cichorii* Linnaeus 的干燥体。主产于河南、安徽、广西、云南等地。夏、秋二季捕捉,闷死或烫死,晒干。

【性状鉴别】

1. 南方大斑蝥　呈长圆形,长1.5~2.5cm,宽0.5~1cm。头及口器向下垂,有较大的复眼及触角各1对,触角多已脱落。背部具革质鞘翅1对,黑色,有3条黄色或棕黄色的横纹;鞘翅下面有棕褐色薄膜状透明的内翅2片。胸腹部乌黑色,胸部有足3对。有特殊臭气。(图17-3)

2. 黄黑小斑蝥　体型较小,长1~1.5cm。

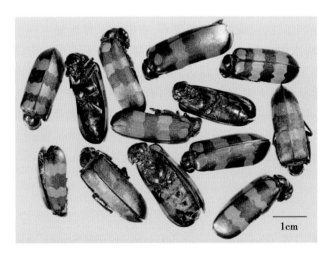

1cm

图17-3　斑蝥(南方大斑蝥)药材图

【显微鉴别】南方大斑蝥粉末:棕褐色。①刚毛多碎断,完整者平直或呈镰刀状弯曲,先端锐尖;细刺状者长50~450μm;短刺状者长5~10μm,排列紧密。②体壁碎片棱角明显,表面隐见斜向纹理,可见短小密集的刺和刚毛脱落后的小凹窝。③肌纤维板块状、条状或成束,黄白色,微透明,可见顺直纹理,有时具横向环纹。④鞘翅碎片淡棕黄色或棕红色,角质不规则形,表面有稀疏刚毛及凹陷的圆形环,直径 28～120μm。⑤气管壁碎片不规则,条状增厚壁呈棕色或深棕色螺旋状。(图 17-4)

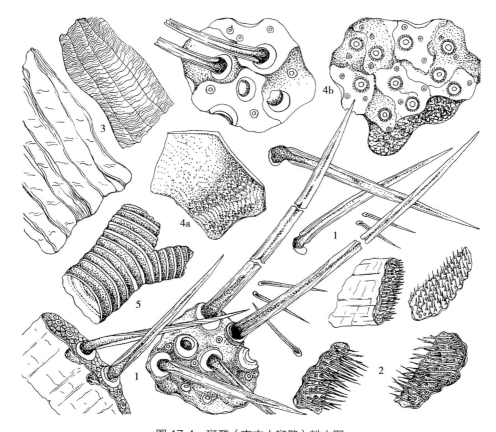

图 17-4　斑蝥(南方大斑蝥)粉末图

1.刚毛　2.体壁碎片　3.肌纤维碎片　4.鞘翅碎片(4a.内翅碎片　4b.外翅碎片)
5.气管壁碎片

【主要成分】 主要含斑蝥素(cantharidin)。

目前,质量评价的主要指标成分为斑蝥素。

【理化鉴别】

(1) 微量升华:粉末微量升华可得白色升华物,置显微镜下观察,可见柱形、棱形结晶。

(2) 粉末三氯甲烷提取液作为供试品溶液。以斑蝥素对照品作对照,按薄层色谱法,用硅胶 G 薄层板,以三氯甲烷-丙酮(49∶1)为展开剂,以 0.1% 溴甲酚绿乙醇溶液显色,加热至斑点显色清晰。供试品色谱中,在与对照品色谱相应的位置上,显相同颜色的斑点。

【含量测定】 按高效液相色谱法测定,含斑蝥素($C_{10}H_{12}O_4$)不得少于 0.35%。

【功效、应用及现代研究】 性热,味辛;有大毒。破血逐瘀,散结消癥,攻毒蚀疮。用于癥瘕,经闭,顽癣,瘰疬,赘疣,痈疽不溃,恶疮死肌。斑蝥能抑制肿瘤细胞的蛋白质合成,促进肿瘤细胞凋亡,能升高白细胞,并在肿瘤细胞侵袭和转移方面具有很强的抵抗作用,对多种癌症治疗效果好;对病毒性肝炎、鼻炎、气管炎等也有显著效果。

僵蚕

(Jiangcan;Bombyx Batryticatus)

为蚕蛾科昆虫家蚕 *Bombyx mori* Linnaeus 的 4～5 龄幼虫感染(或人工接种)白僵菌

笔记栏

Beauveria bassiana(Bals.)Vuillant 而致死的干燥体。主产于江苏、浙江、四川、广东等省。多于春、秋季生产,将感染白僵菌病死的蚕干燥。略呈圆柱形,多弯曲皱缩。表面灰黄色,被有白色粉霜状的气生菌丝和分生孢子。头部较圆,足 82 对,体节明显,尾部略呈二分歧状。质硬而脆,易折断,断面平坦,外层白色,中间有亮棕色或亮黑色的丝腺环 4 个。气微腥,味微咸。主要含蛋白质(protein)、氨基酸和草酸铵(oxalic acid diammonium salt)。性平,味咸、辛。息风止痉,祛风止痛,化痰散结。

蜂蜜
(Fengmi;Mel)

为蜜蜂科昆虫中华蜜蜂 *Apis cerana* Fabricius 或意大利蜂 *Apis mellifera* Linnaeus 所酿的蜜。全国各地均产。春至秋季采收,滤过。为半透明、带光泽、浓稠的液体,白色至淡黄色或橘黄色至黄褐色,放久或遇冷渐有白色颗粒状结晶析出。气芳香,味极甜。主要含葡萄糖(dextrose anhydrate)和果糖(fructose)。性平,味甘。补中,润燥,止痛,解毒。

【附药】

蜂蜡(Fengla;Cera Flava)　为蜜蜂科昆虫中华蜜蜂 *Apis cerana* Fabricius 或意大利蜂 *Apis mellifera* Linnaeus 分泌的蜡。将蜂巢置水中加热,滤过,冷凝取蜡或再精制而成。为不规则团块,大小不一。呈黄色、淡黄棕色或黄白色,不透明或微透明,表面光滑。体较轻,蜡质,断面砂粒状,用手搓捏能软化。有蜂蜜样香气,味微甘。主要含软脂酸蜂花酯(myricyl palmitate)和游离的蜡酸(cerotic acid)。性微温,味甘。解毒,敛疮,生肌,止痛。

海马
(Haima;Hippocampus)

为海龙科动物线纹海马 *Hippocampus kelloggi* Jordan et Snyder、刺海马 *Hippocampus histrix* Kaup、大海马 *Hippocampus kuda* Bleeker、三斑海马 *Hippocampus trimaculatus* Leach 或小海马(海蛆)*Hippocampus japonicus* Kaup 的干燥体。主产于广东、福建、台湾等地。夏、秋二季捕捞,洗净,晒干;或除去皮膜及内脏,晒干。线纹海马:呈扁长形而弯曲。表面黄白色。头略似马头,有冠状突起,具管状长吻,口小,无牙,两眼深陷。躯干部七棱形,尾部四棱形,渐细卷曲,体上有瓦楞形的节纹并具短棘。体轻,骨质,坚硬。气微腥,味微咸。刺海马:头部及体上环节间的棘细而尖。大海马:黑褐色。三斑海马:体侧背部第 1、4、7 节的短棘基部各有 1 黑斑。小海马(海蛆):体形小。黑褐色。节纹及短棘均较细小。主要含蛋白质、氨基酸、甾体类化合物(steroid)。性温,味甘、咸。温肾壮阳,散结消肿。

海龙
(Hailong;Syngnathus)

为海龙科动物刁海龙 *Solenognathus hardwickii*(Gray)、拟海龙 *Syngnathoides biaculeatus*(Bloch)或尖海龙 *Syngnathus acus* Linnaeus 的干燥体。刁海龙、拟海龙主产于广东、福建沿海。尖海龙产于我国沿海各省区。多于夏、秋二季捕捞,刁海龙、拟海龙除去皮膜及内脏,洗净,晒干;尖海龙直接洗净,晒干。刁海龙:体狭长侧扁。表面黄白色或灰褐色。头部具管状长吻,口小,无牙,两眼圆而深陷,头部与体轴略呈钝角。躯干部五棱形,尾部前方六棱形,后方渐细,四棱形,尾端卷曲。背棱两侧各有 1 列灰黑色斑点状色带。全体被以具花纹的骨环及细横纹,各骨环内有突起粒状棘。胸鳍短宽,背鳍较长,有的不明显,无尾鳍。骨质,坚硬。气微腥,味微咸。拟海龙:体长平扁,躯干部略呈四棱形。表面灰黄色。头部常与体轴成一直线。尖海龙:体细长,呈鞭状,未去皮膜。表面黄褐色。有的腹面可见育儿囊,有尾鳍。质较脆弱,易撕裂。主要含蛋白质、氨基酸、甾体类化合物。性温,味甘、咸。温肾壮阳,散结消肿。

蟾酥

Chansu

Bufonis Venenum

【基原】 蟾蜍科动物中华大蟾蜍 *Bufo bufo gargarizans* Cantor 或黑眶蟾蜍 *Bufo melanostictus* Schneider 的干燥分泌物。主产于河北、江苏、浙江等省。多于夏、秋二季捕捉蟾蜍,洗净,挤取耳后腺及皮肤腺的白色浆液,加工,干燥。把浆液放入圆模型中晒干或低温干燥,为团蟾酥;把浆液涂于玻璃板上晒干或低温干燥,为片蟾酥。

【性状鉴别】 呈扁圆形团块状或片状。棕褐色或红棕色。团块状者质坚,不易折断,断面棕褐色,角质状,微有光泽;片状者质脆,易碎,断面红棕色,半透明。气微腥,味初甜而后有持久的麻辣感,粉末嗅之作嚏。(图 17-5)

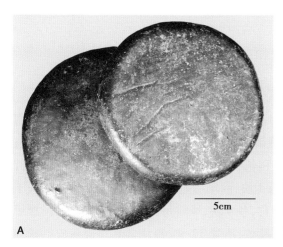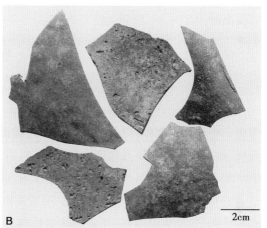

图 17-5 蟾酥药材图

A.团蟾酥 B.片蟾酥

【显微鉴别】 粉末:淡棕色。①稀甘油装片观察,呈半透明不规则碎块,并附有砂粒状固体。②浓硫酸装片显橙黄色或橙红色,四周逐渐溶解缩小,呈透明类圆形小块,表面显龟裂斑纹,逐渐溶解消失。③水装片观察,不应含有淀粉粒。

【主要成分】 强心甾类化合物,主要为华蟾酥毒基(cinobufagin)、脂蟾毒配基(resibufogenin)、蟾毒灵(bufalin)、羟基华蟾毒基(cinobufaginol)、蟾毒配基(bufotalin)、远华蟾毒基(telocinobufagin)、海蟾蜍精(marinobufagin)、洋地黄毒苷元(digitoxigenin)、沙门苷元(sarmentogenin)等。吲哚类生物碱,主要为蟾酥碱(bufotenine)、蟾酥甲碱(bufotenidine)、去氢蟾酥碱(dehydrobufotenine)、蟾酥硫碱(bufothionine)、5-羟色胺(serotonin)等。

目前,质量评价的主要指标成分为华蟾酥毒基、蟾毒灵和脂蟾毒配基。

【理化鉴别】

(1) 本品断面蘸水,即呈乳白色隆起。

(2) 粉末甲醇提取液作为供试品溶液。以蟾酥对照药材甲醇提取液作对照,按薄层色谱法,用硅胶 G 薄层板,以环己烷-三氯甲烷-丙酮(4:3:3)为展开剂,以 10% 硫酸乙醇溶液显色,加热至斑点显色清晰,分别置日光和紫外光灯(365nm)下检视。供试品色谱中,在与对照药材色谱相应的位置上,显相同颜色的斑点;或荧光斑点。

【含量测定】按高效液相色谱法测定,含华蟾酥毒基($C_{26}H_{34}O_6$)、蟾毒灵($C_{24}H_{34}O_4$)和脂蟾毒配基($C_{24}H_{32}O_4$)的总量不得少于7.0%。

【功效、应用及现代研究】性温,味辛;有毒。解毒,止痛,开窍醒神。用于痈疽疔疮,咽喉肿痛,中暑神昏,痧胀腹痛吐泻。蟾酥具有强心、抗心肌缺血、抗肿瘤等作用,常用于白血病、肝癌、肺癌、结肠癌、胰腺癌等肿瘤的治疗。蟾毒配基类具有中枢兴奋作用。

哈蟆油
(Hamayou; Ranae Oviductus)

为蛙科动物中国林蛙 *Rana temporaria chensinensis* David 雌蛙的输卵管,经采制干燥而得。主产于黑龙江、吉林、辽宁等省,有养殖。呈不规则块状,弯曲而重叠。表面黄白色,呈脂肪样光泽,偶有带灰白色薄膜状干皮。摸之有滑腻感,在温水中浸泡体积可膨胀。气腥,味微甘,嚼之有黏滑感。主要含多种氨基酸和激素(hormone)。性平,味甘、咸。补肾益精,养阴润肺。

龟甲
(Guijia; Testudinis Carapax et Plastrum)

为龟科动物乌龟 *Chinemys reevesii* (Gray)的背甲及腹甲。主产于安徽、浙江、湖北、湖南等省。全年均可捕捉,以秋、冬二季为多,捕捉后杀死,或用沸水烫死,剥取背甲及腹甲,除去残肉,晒干。药材背甲及腹甲由甲桥相连,背甲稍长于腹甲,与腹甲常分离。背甲呈长椭圆形拱状;外表面棕褐色或黑褐色,脊棱3条;颈盾1块,前窄后宽;椎盾5块,第1椎盾长大于宽或近相等,第2~4椎盾宽大于长;肋盾两侧对称,各4块,缘盾每侧11块,臀盾2块。腹甲呈板片状,近长方椭圆形;外表面淡黄棕色至棕黑色,盾片12块,每块常具紫褐色放射状纹理,腹盾、胸盾和股盾中缝均长,喉盾、肛盾次之,肱盾中缝最短;内表面黄白色至灰白色,有的略带血迹或残肉,除净后可见骨板9块,呈锯齿状嵌接;前端钝圆或平截,后端具三角形缺刻,两侧残存呈翼状向斜上方弯曲的甲桥。质坚硬。气微腥,味微咸。主要含多种氨基酸、甾体类化合物、角蛋白(keratin)和锶、铬、锌等微量元素。性微寒,味咸、甘。滋阴潜阳,益肾强骨,养血补心,固经止崩。

鳖甲
(Biejia; Trionycis Carapax)

为鳖科动物鳖 *Trionyx sinensis* Wiegmann 的背甲。主产于湖北、安徽、江苏、河南等省。全年均可捕捉,以秋、冬二季为多,捕捉后杀死,置沸水中烫至背甲上的硬皮能剥落时,取出,剥取背甲,除去残肉,晒干。呈椭圆形或卵圆形,背面隆起。外表面黑褐色或墨绿色,略有光泽,具细网状皱纹及灰黄色或灰白色斑点,中间有1条纵棱,两侧各有左右对称的横凹纹8条,外皮脱落后,可见锯齿状嵌接缝。内表面类白色,中部有突起的脊椎骨,颈骨向内卷曲,两侧各有肋骨8条,伸出边缘。质坚硬。气微腥,味淡。主要含动物胶(gelatin)、角蛋白和多种氨基酸。性微寒,味咸。滋阴潜阳,退热除蒸,软坚散结。

蛤蚧

Gejie

Gecko

【基原】壁虎科动物蛤蚧 *Gekko gecko* Linnaeus 的干燥体。主产于广西。全年均可捕捉，除去内脏，拭净，用竹片撑开，使全体扁平顺直，低温干燥。

【性状鉴别】呈扁片状，头颈部及躯干部长 9～18cm，头颈部约占 1/3，腹背部宽 6～11cm，尾长 6～12cm。头略呈扁三角状，两眼多凹陷成窟窿，口内有细齿，生于颚的边缘，无异型大齿。吻部半圆形，吻鳞不切鼻孔，与鼻鳞相连，上鼻鳞左右各 1 片，上唇鳞 12～14 对，下唇鳞（包括颏鳞）21 片。腹背部呈椭圆形，腹薄。背部呈灰黑色或银灰色，有黄白色、橙红色或灰绿色斑点散在或密集成不显著的斑纹，脊椎骨及两侧肋骨突起。四足均具 5 趾；趾间仅具蹼迹，足趾底有吸盘。尾细而坚实，微现骨节，与背部颜色相同，有 6～7 个明显的银灰色环带，有的再生尾较原生尾短，且银灰色环带不明显。全身密被圆形或多角形微有光泽的细鳞。气腥，味微咸。（图 17-6）

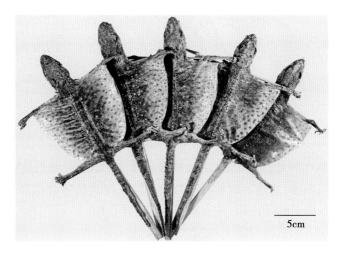

5cm

图 17-6　蛤蚧药材图

【显微鉴别】粉末：淡黄色或淡灰黄色。①鳞片近无色，表面可见半圆形或类圆形的隆起，略作覆瓦状排列，布有极小的粒状物，有的可见圆形孔洞。②皮肤碎片表面可见棕色或棕黑色色素颗粒。③横纹肌纤维侧面观有波峰状或稍平直的细密横纹；横断面观三角形、类圆形或类方形。④骨碎片不规则碎块状，表面有细小裂缝状或针状空隙；可见裂缝状骨陷窝。（图 17-7）

【主要成分】主要含肌肽（carnosine）、胆碱（choline）、肉毒碱（carnitine）和鸟嘌呤（guanine）等成分。

【理化鉴别】粉末乙醇提取液作为供试品溶液。以蛤蚧对照药材作对照，按薄层色谱法，用硅胶 G 薄层板，以正丁醇-冰乙酸-水（3∶1∶1）为展开剂，以茚三酮溶液显色，在 105℃加热至斑点显色清晰。供试品色谱中，在与对照药材色谱相应的位置上，显相同颜色的斑点。

【含量测定】按醇溶性浸出物测定法冷浸法测定，用稀乙醇作溶剂，含醇溶性浸出物不得少于 8.0%。

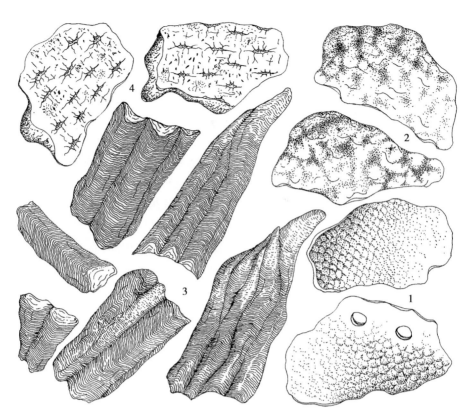

图 17-7 蛤蚧粉末图

1.鳞片碎片 2.皮肤碎片 3.横纹肌纤维 4.骨碎片

【功效、应用及现代研究】性平,味咸。补肺益肾,纳气定喘,助阳益精。用于肺肾不足,虚喘气促,劳嗽咳血,阳痿,遗精。蛤蚧具有抗炎、平喘、提高机体抗应激反应、免疫调节、抗衰老、影响生殖系统、降血糖等作用;并有双相性激素样作用。

金钱白花蛇

Jinqianbaihuashe

Bungarus Parvus

【基原】眼镜蛇科动物银环蛇 *Bungarus multicinctus* Blyth 的幼蛇干燥体。主产于广东、广西等地。夏、秋二季捕捉,剖开蛇腹,除去内脏,擦净血迹,用乙醇浸泡处理后,盘成圆形,用竹签固定,干燥。

【性状鉴别】呈圆盘状,盘径 3~6cm,蛇体直径 2~4mm。头盘在中间,尾细,常纳口内,口腔内上颌骨前端有毒沟牙 1 对,鼻间鳞 2 片,无颊鳞,上下唇鳞通常各为 7 片。背部黑色或灰黑色,有白色环纹 45~58 个,黑白相间,白环纹在背部宽 1~2 行鳞片,向腹面渐增宽,黑环纹宽 3~5 行鳞片,背正中明显突起 1 条脊棱,脊鳞扩大呈六角形,背鳞细密,通身 15 行,尾下鳞单行。气微腥,味微咸。(图 17-8)

【显微鉴别】粉末:浅黄色。①背鳞片外表面黄白色,具众多细密纵直条纹,条纹间距 1.1~1.7μm,沿鳞片基部至先端方向径向排列;背鳞横切面内、外表皮均较平直,真皮不向外方突出,色素较少。②骨碎片透明,骨质纹理明显,疏密不一,骨陷窝以椭圆形多,尚有圆形或不规则形,骨小管不明显。

【主要成分】蛇体主要含蛋白质、脂肪、鸟嘌呤核苷(guanosine hydrate)等。头部蛇毒中

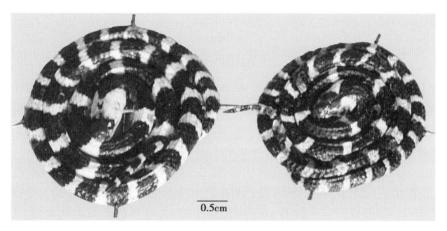

图 17-8　金钱白花蛇药材图

含磷酸腺苷酶（adenosine triphosphatase）、磷脂酶（phospholipase）等多种酶；另含 α-环蛇毒（α-bungarotoxin）、β-环蛇毒、γ-环蛇毒（为强烈的神经性毒）及神经生长因子（nerve growth factor）等。

【理化鉴别】

1. 紫外吸收光谱　石油醚浸出液测定紫外吸收光谱，在 220.6nm、240.0nm、246.0nm 处有吸收峰，乙醇浸出液在 207.6nm、220.4nm 处有吸收峰。

2. 聚合酶链式反应法

（1）模板 DNA 提取：取本品 0.5g，置乳钵中，加液氮研磨使成粉末，取 50mg，置 2.0ml 离心管中，加入提取缓冲液 200μl 后，加 0.1mol/L Tris-盐酸溶液（pH8.0）800μl，混匀、离心（转速为每分钟 12 000 转）5 分钟，反复 3 次；将上清液 50μl 转移至另一离心管中，加入无菌双蒸水 450μl，混匀，作为供试品溶液，置-20℃保存备用。另取金钱白花蛇对照药材 0.5g，同法制成对照药材模板 DNA 溶液。

（2）PCR 反应：鉴别引物为 5′-GAAATTTCGGCTCTATGC TTATAACCTGTCTTT-3′ 和 5′-GGAATCTTATCGATATCTGAATTAGTA-3′。PCR 反应体系：在 200μl 离心管中进行，反应总体积为 25μl，反应体系包括 10×PCR 缓冲液 2.5μl，dNTP（10mmol/L）1μl，鉴别引物（10μmol/L）各 0.2μl，Taq DNA 聚合酶（5U/μl）0.2μl，模板 DNA 1μl，25%聚乙烯吡咯烷酮-40 溶液 1μl，10mg/ml 牛血清蛋白 0.5μl，无菌双蒸水 18.4μl。将离心管置于 PCR 仪，PCR 反应参数：95℃预变性 5 分钟，循环反应 30 次（95℃ 30 秒，60℃ 45 秒），延伸（72℃）5 分钟。

（3）电泳检测：按琼脂糖凝胶电泳法。胶浓度为 1.5%，每 100ml 胶中加入 10 000×核酸凝胶染色剂 GelRed 5μl；供试品与对照药材 PCR 反应溶液的上样量分别为 5μl，进行凝胶电泳检测。电泳结束后，取凝胶片在凝胶成像仪上或紫外透射仪上检视。供试品凝胶电泳图谱中，在与对照药材凝胶电泳图谱相应的位置上，在 500~750bp 之间应有单一 DNA 条带，空白对照无条带。

【含量测定】按醇溶性浸出物测定法热浸法测定，用稀乙醇作溶剂，含醇溶性浸出物不得少于 15.0%。

【功效、应用及现代研究】性温，味甘、咸；有毒。祛风，通络，止痉。用于风湿顽痹，麻木拘挛，中风口眼㖞斜，半身不遂，抽搐痉挛，破伤风，麻风，疥癣。金钱白花蛇具有促进神经再生及抗神经退化变性、镇痛、抗炎、外周筒箭毒样等作用。

蕲蛇
Qishe
Agkistrodon

【基原】 蝰科动物五步蛇 *Agkistrodon acutus*（Güenther）的干燥体。主产于浙江温州、丽水，江西、福建、湖南等省也产。多于夏、秋二季捕捉，剖开蛇腹，除去内脏，洗净，用竹片撑开腹部，盘成圆盘状，干燥后拆除竹片。

【性状鉴别】 呈圆盘状，盘径 17~34cm，体长可达 2m。头在中间稍向上，呈三角形而扁平，吻端向上，习称"翘鼻头"。上腭有管状毒牙，中空尖锐。背部两侧各有黑褐色与浅棕色组成的 V 形斑纹 17~25 个，其 V 形的两上端在背中线上相接，习称"方胜纹"，有的左右不相接，呈交错排列。腹部撑开或不撑开，灰白色，鳞片较大，有黑色类圆形的斑点，习称"连珠斑"；腹内壁黄白色，脊椎骨的棘突较高，呈刀片状上突，前后椎体下突基本同形，多为弯刀状，向后倾斜，尖端明显超过椎体后隆面。尾部骤细，末端有三角形深灰色的角质鳞片 1 枚，习称"佛指甲"。气腥，味微咸。（图 17-9）

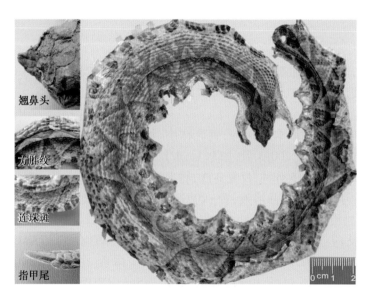

翘鼻头

方胜纹

连珠斑

指甲尾

图 17-9 蕲蛇药材图

【显微鉴别】 粉末：浅黄色或黄白色。①角质鳞片近无色或淡黄色，侧面观表面具半圆形或乳头状突起，表面观呈类圆形、卵形或类多角形隆起，覆瓦状排列，布有淡灰色或淡棕色细颗粒状物。②表皮近无色或淡黄色，表面观细胞界限不清楚，密布暗棕色色素颗粒，多聚集成不规则网状或分枝状。③横纹肌纤维较多，无色或淡黄色，多碎断，侧面观多呈薄片状，边缘较平直，有细密横纹，明暗相间，横纹平直或微波状，有的不清晰；横断面呈圆形或类椭圆形，有小孔或裂隙。④骨碎片近无色或淡灰色，呈不规则碎块，骨陷窝类圆形或梭形，大多同方向排列，少数排列不规则，骨小管较细，有的表面可见细密的斜行交错纹理。（图 17-10）

【主要成分】 蛇体主要含蛋白质、脂肪、氨基酸等。头部毒腺中含多量出血性毒，少量神经性毒，微量的溶血成分及促进血液凝固成分。

蛇毒为乳白色半透明的黏稠液体。主要含凝血酶样物质、酯酶及 3 种抗凝血活酶。尚含鸟嘌呤核苷及微量元素 Zn、Mn、Fe、Ca、Mg、Cu、Mo、Co、P、Si 等。

笔记栏

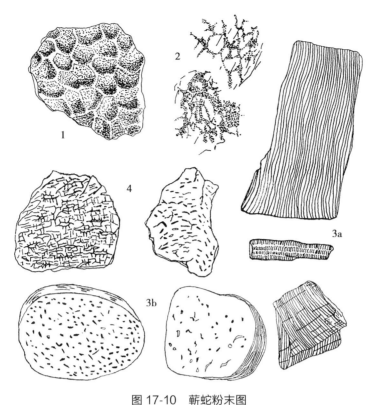

图 17-10　蕲蛇粉末图
1. 角质鳞片　2. 表皮　3. 横纹肌纤维（3a. 侧面观　3b. 横断面）　4. 骨碎片

【理化鉴别】聚合酶链式反应法。

1. 模板 DNA 提取　取本品 0.5g 置乳钵中,加液氮适量,充分研磨使成粉末。取 0.1g 置 1.5ml 离心管中,经过消化、裂解、纯化后,离心(转速为每分钟 10 000 转)1 分钟;弃去过滤液,用上述洗脱液反复洗脱 3 次,每次离心(转速为每分钟 10 000 转)1 分钟;弃去过滤液,再离心 2 分钟,将 DNA 纯化柱转移入另一离心管中,加入无菌双蒸水 100μl,室温放置 2 分钟后,离心(转速为每分钟 10 000 转)2 分钟,取上清液作为供试品溶液,置−20℃保存备用。另取蕲蛇对照药材 0.5g,同法制成对照药材模板 DNA 溶液。

2. PCR 反应　鉴别引物:5′-GGCAATTCACTACACAGCCAACATCAACT-3′ 和 5′-CCAT-AGTCAGGTGGTTAGTGATAC-3′。PCR 反应体系:在 200μl 离心管中进行,反应总体积为 25μl,反应体系包括 10×PCR 缓冲液 2.5μl,dNTP(2.5mmol/L)2μl,鉴别引物(10μmol/L)各 0.5μl,高保真 Taq DNA 聚合酶(5U/μl)0.2μl,模板 0.5μl,无菌双蒸水 18.8μl。将离心管置于 PCR 仪,PCR 反应参数:95℃预变性 5 分钟,循环反应 30 次(95℃ 30 秒,63℃ 45 秒),延伸(72℃)5 分钟。

3. 电泳检测　按琼脂糖凝胶电泳法检测。胶浓度为 1%,胶中加入核酸凝胶染色剂 GelRed;供试品与对照药材 PCR 反应溶液的上样量分别为 8μl,DNA 分子量标记上样量为 2μl(0.5μg/μl)。电泳结束后,取凝胶片在凝胶成像仪上或紫外透射仪上检视。供试品凝胶电泳图谱中,在与对照药材凝胶电泳图谱相应的位置上,在 300～400bp 处应有单一 DNA 条带。

【含量测定】按醇溶性浸出物测定法热浸法测定,用稀乙醇作溶剂,含醇溶性浸出物不得少于 10.0%。

【功效、应用及现代研究】性温,味甘、咸;有毒。祛风,通络,止痉。用于风湿顽痹,麻木

319

拘挛,中风口眼㖞斜,半身不遂,抽搐痉挛,破伤风,麻风,疥癣。蕲蛇常用于类风湿关节炎的治疗,能较好地减轻关节疼痛,缓解关节炎症;蕲蛇中提取的蕲蛇酶能溶解血栓和抑制血栓形成。

乌梢蛇
(Wushaoshe;Zaocys)

为游蛇科动物乌梢蛇 *Zaocys dhumnades*(Cantor)的干燥体。主产于浙江、江苏、安徽、江西等省。多于夏、秋二季捕捉,剖开蛇腹或先剥去蛇皮留头尾,除去内脏,盘成圆盘状,干燥。呈圆盘状。表面黑褐色或绿黑色,密被菱形鳞片;背鳞行数成双,背中央 2~4 行鳞片强烈起棱,形成 2 条纵贯全体的黑线。头盘在中间,扁圆形,眼大而下凹陷,有光泽。上唇鳞 8 枚,第 4、5 枚入眶,颊鳞 1 枚,眼前下鳞 1 枚,较小,眼后鳞 2 枚。脊部高耸成屋脊状。腹部剖开边缘向内卷曲,脊肌肉厚,黄白色或淡棕色,可见排列整齐的肋骨。尾部渐细而长。尾下鳞双行。剥皮者仅留头尾之皮鳞,中段较光滑。主要含蛋白质、脂肪及钙、磷、镁、铁、锌、锶等元素。气腥,味淡。性平,味甘。祛风,通络,止痉。

鸡内金
(Jineijin;Galli Gigerii Endothelium Corneum)

为雉科动物家鸡 *Gallus gallus domesticus* Brisson 的干燥沙囊内壁。全国各地均产。杀鸡后,取出鸡肫,立即剥下内壁,洗净,干燥。为不规则卷片。表面黄色、黄绿色或黄褐色,薄而半透明,具明显的条状皱纹。质脆,易碎,断面角质样,有光泽。气微腥,味微苦。主要含谷氨酸(*l*-glutamic acid)、天冬氨酸(*l*-aspartic acid)、亮氨酸(*l*-leucine)等多种氨基酸。性平,味甘。健胃消食,涩精止遗,通淋化石。

穿山甲
(Chuanshanjia;Manis Squama)

为鲮鲤科动物穿山甲 *Manis pentadactyla* Linnaeus 的鳞甲。主产于长江流域以南各地。收集鳞甲,洗净,晒干。呈扇面形、三角形、菱形或盾形的扁平片状或半折合状,中间较厚,边缘较薄,大小不一。外表面黑褐色或黄褐色,有光泽,宽端有数十条排列整齐的纵纹及数条横线纹;窄端光滑。内表面色较浅,中部有 1 条明显突起的弓形横向棱线,其下方有数条与棱线相平行的细纹。角质,半透明,坚韧而有弹性,不易折断。气微腥,味淡。主要含大量角蛋白、多种氨基酸。性微寒,味咸。活血消癥,通经下乳,消肿排脓,搜风通络。

五灵脂
(Wulingzhi;Trogopterori Faeces)

为鼯鼠科动物复齿鼯鼠 *Trogopterus xanthipes* Milne-Edwards 的干燥粪便。主产于河北、山西、湖北、四川等省。全年可采收。将砂石、泥土等杂质除净,晒干。灵脂块:呈不规则的块状,大小不一。表面黑棕色、红棕色或灰色,凹凸不平,有油润性光泽。黏附的颗粒呈长椭圆柱形,表面常碎裂,显纤维性。质硬。断面黄棕色或棕褐色,不平坦,有的可见颗粒,间或有黄棕色树脂状物质。气腥臭。灵脂米:呈长椭圆形圆柱状颗粒,表面黑棕色、红棕色或灰棕色,较光滑或微粗糙,常可见淡黄色纤维,有的略具光泽。体轻,质松,易折断,断面黄绿色或黄褐色,不平坦,纤维性。气微。主要含氨基酸类化合物和酚酸类化合物。性温,味咸、甘。活血止痛,化瘀止血,消积解毒。

熊胆粉
Xiongdanfen
Ursi Fellis Pulvis

【基原】 熊科动物黑熊 *Selenarctos thibetanus* G. Cuvier 经胆囊手术引流胆汁而得的干燥品。主产于黑龙江、四川、吉林、云南等省。黑熊经胆囊手术后引流得到胆汁,经 2 次过滤或减压过滤、低温离心方式除去胆汁中的异物,自然干燥、低温干燥或冷冻干燥。

【性状鉴别】 呈不规则碎片或粉末状,也可见呈颗粒者。黄色至深棕色,有的黄绿色或黑褐色,半透明或微透明,有玻璃样光泽。质脆,易吸潮。气清香微腥,味极苦、微回甜,有清凉感。(图 17-11)

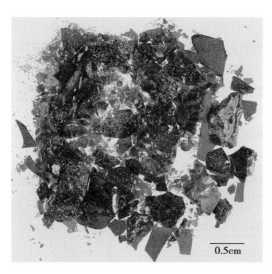

0.5cm

图 17-11 熊胆粉药材图

【主要成分】 含胆汁酸类成分,主要为牛磺熊去氧胆酸(tauro-ursodesoxycholic acid)、牛磺鹅去氧胆酸(tauro-chenodeoxycholic acid)及少量牛磺胆酸(tauro-cholic acid)、牛磺去氧胆酸(tauro-deoxycholic acid)等。

目前,质量评价的主要指标成分为牛磺熊去氧胆酸。

【理化鉴别】 粉末经水解处理后的乙酸乙酯提取液,蒸干,乙醇溶解液作为供试品溶液。以胆酸、熊去氧胆酸、鹅去氧胆酸和猪去氧胆酸作对照,按薄层色谱法,用硅胶 G 薄层板,以异辛烷-乙醚-冰乙酸-正丁醇-水(10∶5∶5∶3∶1)的上层液为展开剂,以 10%硫酸溶液显色,在105℃加热至斑点显色清晰,置紫外光灯(365nm)下检视。供试品色谱中,在与熊去氧胆酸、鹅去氧胆酸对照品色谱相应的位置上,显相同颜色的荧光斑点;在与猪去氧胆酸对照品色谱相应的位置上,不得显相同颜色的荧光斑点。

【含量测定】 按高效液相色谱法测定,含牛磺熊去氧胆酸($C_{26}H_{45}NO_6S$)不得少于 23.0%。

【功效、应用及现代研究】 性寒,味苦。清热,平肝,明目。用于热病惊痫,小儿惊风,目赤,咽喉肿痛,痈肿疔疮,痔疮肿痛,黄疸。熊胆粉具有解热、镇痛、镇咳、镇静、抗惊厥、解痉、保肝、利胆、抗菌、消炎等作用,能预防和溶解胆石。

阿胶
(Ejiao;Asini Corii Colla)

为马科动物驴 *Equus asinus* L. 的干燥皮或鲜皮经煎煮、浓缩制成的固体胶。主产于山东东阿、浙江等地。呈长方形块、方形块或丁状,棕色至黑褐色,有光泽。质硬而脆,断面光亮,碎片对光照视呈棕色半透明状。气微,味微甘。主要含明胶蛋白(glutin)、多种氨基酸和多种微量元素。性平,味甘。补血滋阴,润燥,止血。

麝香

Shexiang

Moschus

【基原】鹿科动物林麝 *Moschus berezovskii* Flerov、马麝 *Moschus sifanicus* Przewalski 或原麝 *Moschus moschiferus* Linnaeus 成熟雄体香囊中的干燥分泌物。主产于四川、西藏及云南等地。野麝多在冬季至次春猎取,猎获后,割取香囊,阴干,习称"毛壳麝香";剖开香囊,除去囊壳,习称"麝香仁"。家麝直接从其香囊中取出麝香仁,阴干或用干燥器密闭干燥。

【性状鉴别】

1. 毛壳麝香　为扁圆形或类椭圆形的囊状体,直径 3~7cm,厚 2~4cm。开口面的皮革质,棕褐色,略平,密生白色或灰棕色短毛,从两侧围绕中心排列,中间有一小囊孔。另一面为棕褐色略带紫色的皮膜,微皱缩,偶显肌肉纤维,略有弹性,剖开后可见中层皮膜呈棕褐色或灰褐色,半透明,内层皮膜呈棕色,内含颗粒状、粉末状的麝香仁和少量细毛及脱落的内层皮膜(习称"银皮")。(图 17-12)

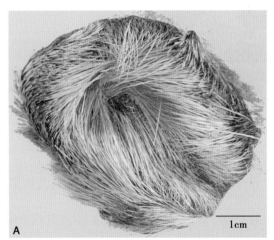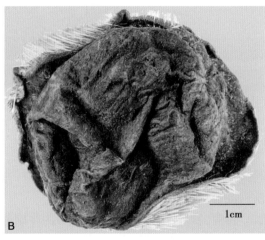

图 17-12　麝香(毛壳麝香)药材图
A.囊口面　B.麝囊割取面

2. 麝香仁　野生者质软,油润,疏松;其中,呈不规则圆球形或颗粒状者习称"当门子",表面多呈紫黑色,油润光亮,微有麻纹,断面深棕色或黄棕色;呈粉末状者多棕褐色或黄棕色,并有少量脱落的内层皮膜和细毛。养殖者呈颗粒状、短条形或不规则的团块;表面不平,紫黑色或深棕色,显油性,微有光泽,并有少量毛和脱落的内层皮膜。气香浓烈而特异,味微辣、微苦带咸。(图 17-13)

【显微鉴别】麝香仁粉末:棕褐色或黄棕色。①为无数不定形颗粒状物集成的半透明或透明团块,淡黄色或淡棕色。②团块中包埋或散在方形、柱状、八面体或不规则的晶体。③可见圆形油滴。④偶见毛和内皮层膜组织,无色或淡黄色,半透明,有纵皱纹。(图 17-14)

【主要成分】含大环酮类,如麝香酮(muscone);生物碱类,如麝香吡啶、羟基麝香吡啶 A、羟基麝香吡啶 B;甾族化合物,如胆甾醇(cholesterol)、胆甾-4-烯-3-酮(cholest-4-en-3-

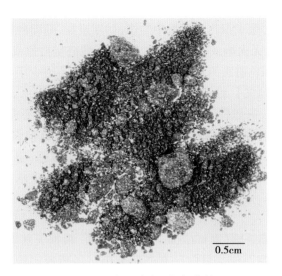

图 17-13　麝香（麝香仁）药材图

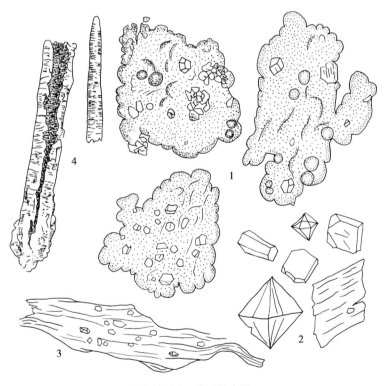

图 17-14　麝香粉末图
1. 分泌物团块　2. 晶体　3. 表皮组织碎片　4. 麝毛

one)、5α-雄甾烷-3,17-二酮(5α-androstane-3,17-dione)等。

目前,质量评价的主要指标成分为麝香酮。

【理化鉴别】

(1) 取毛壳麝香,用特制槽针从囊孔插入,转动槽针,提取麝香仁,立即检视。槽内的麝香仁应有逐渐膨胀高出槽面的现象,习称"冒槽"。麝香仁油润,颗粒疏松,无锐角,香气浓烈。不应有纤维等异物或异常气味。

(2) 取麝香仁粉末少量,置手掌中,加水润湿,用手搓之能成团,再用手指轻揉即散,不

下篇 各 论

笔记栏

应粘手、染手、顶指或结块。

（3）取麝香仁少量，撒于炽热的坩埚中灼烧，初则迸裂，随即融化膨胀起泡似珠，香气浓烈四溢，应无毛、肉焦臭，无火焰或火星出现。灰化后，残渣呈白色或灰白色。

【含量测定】 按气相色谱法测定，含麝香酮（$C_{16}H_{30}O$）不得少于2.0%。

【功效、应用及现代研究】 性温，味辛。开窍醒神，活血通经，消肿止痛。用于热病神昏，中风痰厥，气郁暴厥，中恶昏迷，经闭，癥瘕，难产死胎，胸痹心痛，心腹暴痛，跌仆伤痛，痹痛麻木，痈肿瘰疬，咽喉肿痛。麝香对中枢神经系统具有双向调节作用，小剂量兴奋中枢，大剂量则抑制中枢；对子宫有兴奋作用，对妊娠子宫更敏感；麝香对心血管系统具有一定的保护作用。此外，麝香还有抗肿瘤、抗炎、镇痛等作用，其中水溶性多肽是麝香抗炎的活性成分。

【附药】

人工麝香 以合成麝香酮（*dl*-muscone）为主要原料，根据天然麝香的分析研究结果，按规定比例与其他物质配制而成。目前已有产品上市。经药理实验、理化分析、临床试用证明，人工麝香与天然麝香的性质和作用具有一定的相似性。人工麝香为油状液体，消旋性，沸点90℃。可用于小儿百日咳及声门痉挛，并对心绞痛有显著缓解作用。

鹿茸

Lurong

Cervi Cornu Pantotrichum

【基原】 鹿科动物梅花鹿 *Cervus nippon* Temminck 或马鹿 *Cervus elaphus* Linnaeus 的雄鹿未骨化密生茸毛的幼角。前者习称"花鹿茸"，后者习称"马鹿茸"。花鹿茸主产于吉林、辽宁、黑龙江、河北等地；马鹿茸主产于黑龙江、吉林、内蒙古、新疆等地。现均有人工饲养。花鹿茸的二杠茸每年采收2次，第1次多在清明后，即脱盘后45~50天（头茬茸），采后50~60天锯第2次（二茬茸）；三岔茸只收1次，约在7月下旬，经加工后，阴干或烘干。

【性状鉴别】

1. 花鹿茸 呈圆柱状分枝，具1个分枝者习称"二杠"，主枝习称"大挺"，长17~20cm，锯口直径4~5cm，离锯口约1cm处分出侧枝，习称"门庄"，长9~15cm，直径较大挺略细。外皮红棕色或棕色，多光润，表面密生红黄色或棕黄色细茸毛，上端较密，下端较疏；分岔间具1条灰黑色筋脉，皮茸紧贴。锯口黄白色，外围无骨质，中部密布细孔。具2个分枝者，习称"三岔"，大挺长23~33cm，直径较二杠细，略呈弓形，微扁，枝端略尖，下部多有纵棱筋及突起疙瘩；皮红黄色，茸毛较稀而粗。体轻。气微腥，味微咸。（图17-15）

二茬茸与头茬茸相似，但挺长而不圆或下粗上细，下部有纵棱筋。皮灰黄色，茸毛较粗糙，锯口外围多已骨化。体较重。无腥气。

2. 马鹿茸 较花鹿茸粗大，分枝较多，侧枝1个者习称"单门"，2个者习称"莲花"，3个者习称"三岔"，4个者习称"四岔"或更多。按产地分为"东马鹿茸"和"西马鹿茸"。

（1）东马鹿茸："单门"大挺长25~27cm，直径约3cm。外皮灰黑色，茸毛灰褐色或灰黄色，锯口面外皮较厚，灰黑色，中部密布细孔，质嫩；"莲花"大挺长可达33cm，下部有棱筋，锯口面蜂窝状小孔稍大；"三岔"皮色深，质较老；"四岔"茸毛粗而稀，大挺下部具棱筋及疙瘩，分枝顶端多无毛，习称"捻头"。

（2）西马鹿茸：大挺多不圆，顶端圆扁不一，长30~100cm。表面有棱，多抽缩干瘪，分枝较长且弯曲，茸毛粗长，灰色或黑灰色。锯口色较深，常见骨质。气腥臭，味咸。

【显微鉴别】 粉末：淡黄棕色或黄棕色。①表皮角质层表面呈颗粒状，茸毛脱落后的毛

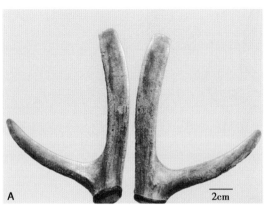

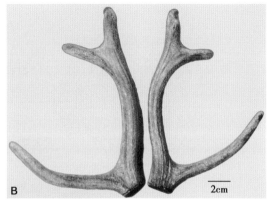

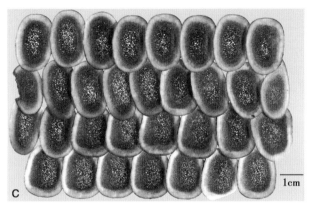

图 17-15 鹿茸（花鹿茸）药材及饮片图

A. 二杠　　B. 三岔　　C. 饮片

窝呈圆洞状。②毛茸多碎断，表面由扁平细胞（鳞片）呈覆瓦状排列的毛小皮包围，细胞的游离缘指向毛尖，皮质有棕色色素，髓质断续或无，毛根常与毛囊相连，基部膨大作撕裂状。③未骨化的组织近无色，具多数不规则的块状突起物。④骨碎片表面有纵向纹理及点状孔隙，骨陷窝呈类圆形或类梭形，边缘骨小管呈放射状沟纹；横断面可见大的圆形孔洞，边缘凹凸不平。⑤角化梭形细胞多散在。（图 17-16）

【主要成分】含溶血磷脂酰胆碱（lysophosphatidyl choline）、次黄嘌呤（hypoxanthine）、尿嘧啶（uracil）、尿嘧啶核苷（uridine）、精脒（spermidine）、精胺（spermine）、腐胺（putrescine）、脑素（ceramide）、雌酮（estrone）、雌二醇（estradiol）、神经鞘磷脂（sphingomyeline）、氨基酸等成分。

【理化鉴别】粉末 70% 乙醇提取液作为供试品溶液。以鹿茸对照药材和甘氨酸对照品作对照，按薄层色谱法，用硅胶 G 薄层板，以正丁醇-冰乙酸-水（3∶1∶1）为展开剂，以 2% 茚三酮丙酮溶液显色，在 105℃ 加热至斑点显色清晰。供试品色谱中，在与对照药材色谱相应的位置上，显相同颜色的主要斑点；在与对照品色谱相应的位置上，显相同颜色的斑点。

【功效、应用及现代研究】性温，味甘、咸。壮肾阳，益精血，强筋骨，调冲任，托疮毒。用于肾阳不足，精血亏虚，阳痿滑精，宫冷不孕，羸瘦，神疲，畏寒，眩晕，耳鸣，耳聋，腰脊冷痛，筋骨痿软，崩漏带下，阴疽不敛。鹿茸能延缓衰老，增强免疫功能，促进创伤愈合，对神经系统、心血管系统、性功能等都有较好的作用。

【附药】

1. 鹿角（Lujiao；Cervi Cornu）　为鹿科动物马鹿 *Cervus elaphus* Linnaeus 或梅花鹿 *Cervus*

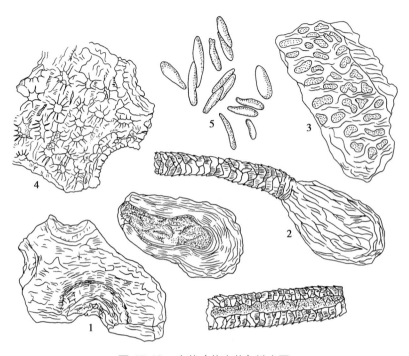

图 17-16 鹿茸（花鹿茸）粉末图
1. 表皮角质层 2. 毛茸 3. 未骨化骨组织碎片 4. 骨碎片 5. 角化梭形细胞

nippon Temminck 已骨化的角或锯茸后翌年春季脱落的角基,分别习称"马鹿角""梅花鹿角""鹿角脱盘"。多于春季拾取,除去泥沙,风干。

(1) 马鹿角:呈分枝状,通常分成 4~6 枝,全长 50~120cm。主枝弯曲,直径 3~6cm,基部盘状,上具不规则瘤状突起,习称"珍珠盘",周边常有稀疏细小的孔洞。侧枝多向一面伸展,第一枝与珍珠盘相距较近,与主干几成直角或钝角伸出;第二枝靠近第一枝伸出,习称"坐地分枝";第二枝与第三枝相距较远。表面灰褐色或灰黄色,有光泽,角尖平滑,中、下部常具疣状突起,习称"骨钉",并具长短不等的断续纵棱,习称"苦瓜棱"。质坚硬,断面外圈骨质,灰白色或微带淡褐色,中部多呈灰褐色或青灰色,具蜂窝状孔。无臭,味微咸。

(2) 梅花鹿角:通常分成 3~4 枝,全长 30~60cm,直径 2.5~5cm。侧枝多向两旁伸展,第一枝与珍珠盘相距较近,第二枝与第一枝相距较远,主枝末端分成两小枝。表面黄棕色或灰棕色,枝端灰白色。枝端以下具明显骨钉,纵向排成"苦瓜棱",顶部灰白色或灰黄色,有光泽。

(3) 鹿角脱盘:呈盔状或扁盔状,直径 3~6cm(珍珠盘直径 4.5~6.5cm),高 1.5~4cm。表面灰褐色或灰黄色,有光泽。底面平,蜂窝状,多呈黄白色或黄棕色。珍珠盘周边常有稀疏细小的孔洞。上面略平或呈不规则的半球形。质坚硬,断面外圈骨质,灰白色或类白色。性温,味咸。温肾阳,强筋骨,行血消肿。用于肾阳不足,阳痿遗精,腰脊冷痛,阴疽疮疡,乳痈初起,瘀血肿痛。

2. 鹿角霜(Lujiaoshuang;Cervi Cornu Degelatinatum) 为鹿角去胶质的角块。春、秋二季生产,将骨化角熬去胶质,取出角块,干燥。呈长圆柱形或不规则的块状,大小不一。表面灰白色,显粉性,常具纵棱,偶见灰色或灰棕色斑点。体轻,质酥,断面外层较致密,白色或灰白色,内层有蜂窝状小孔,灰褐色或灰黄色,有吸湿性。气微,味淡,嚼之有粘牙感。性温,味咸、涩。温肾助阳,收敛止血。用于脾肾阳虚,白带过多,遗尿尿频,崩漏下血,疮疡不敛。

笔记栏

牛黄
Niuhuang
Bovis Calculus

【基原】　牛科动物牛 *Bos taurus domesticus* Gmelin 的干燥胆结石,习称"天然牛黄"。在胆囊中产生的牛黄称"胆黄"或"蛋黄";在胆管中产生的牛黄称"管黄";在肝管中产生的牛黄称"肝黄"。主产于华北、东北、西北、西南等地。宰牛时,如发现有牛黄,即滤去胆汁,将牛黄取出,除去外部薄膜,阴干。

【性状鉴别】

1. 蛋黄　多呈卵形、类球形、三角形或四方形,大小不一,直径 0.6~3(4.5)cm,少数呈管状或碎片。表面黄红色至棕黄色,有的表面挂有一层黑色光亮的薄膜,习称"乌金衣";有的粗糙,具疣状突起,有的具龟裂纹。体轻,质酥脆,易分层剥落,断面金黄色,可见细密的同心层纹,有的夹有白心。气清香,味苦而后甘,有清凉感,嚼之易碎,不粘牙。(图 17-17)

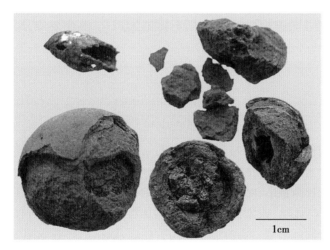

图 17-17　牛黄药材图

2. 管黄　呈管状,长约3cm,直径1~1.5cm。表面不平或有横曲纹,有裂纹及小突起,红棕色或棕褐色。质酥脆,断面有较少的层纹,有的中空,色较深。

【显微鉴别】粉末:黄色或金黄色。不规则团块众多,由多数黄棕色或棕红色小颗粒集成,遇水合氯醛液迅速溶解,并显鲜明的金黄色,久置后变绿色。

【主要成分】　含胆色素 72.0%~76.0%,主要为胆红素及其钙盐。含胆汁酸 7.0%~10.0%,包括胆酸、去氧胆酸、鹅去氧胆酸等及其盐类。

目前,质量评价的主要指标成分为胆酸、胆红素。

【理化鉴别】

(1) 取本品少量,加清水调和,涂于指甲上,能将指甲染成黄色,习称"挂甲"。

(2) 粉末三氯甲烷提取液作为供试品溶液。以胆酸对照品、去氧胆酸对照品作对照,按薄层色谱法,用硅胶 G 薄层板,以异辛烷-乙酸乙酯-冰乙酸(15:7:5)为展开剂,以 10%硫酸乙醇溶液显色,在 105℃加热至斑点显色清晰,置紫外光灯(365nm)下检视。供试品色谱中,在与对照品色谱相应的位置上,显相同颜色的荧光斑点。

(3) 粉末三氯甲烷-冰乙酸(4:1)提取液作为供试品溶液。以胆红素对照品作对照,按薄层色谱法,用硅胶 G 薄层板,以环己烷-乙酸乙酯-甲醇-冰乙酸(10:3:0.1:0.1)为展开剂。

供试品色谱中,在与对照品色谱相应的位置上,显相同颜色的斑点。

【含量测定】按薄层扫描色谱法测定,含胆酸($C_{24}H_{40}O_5$)不得少于4.0%;按高效液相色谱法测定,含胆红素($C_{33}H_{36}N_4O_6$)不得少于25.0%。

【功效、应用及现代研究】性凉,味甘。清心,豁痰,开窍,凉肝,息风,解毒。用于热病神昏,中风痰迷,惊痫抽搐,癫痫发狂,咽喉肿痛,口舌生疮,痈肿疔疮。牛黄具有镇静、解热、抗惊厥、抗癫痫、抗炎等作用;牛磺酸对中枢神经系统和心血管系统具有显著活性;牛黄能松弛胆总管与括约肌,有显著的促胆汁分泌作用。此外,牛黄还有增强免疫功能、抗氧化等作用。

【附药】

1. 人工牛黄(Rengongniuhuang,Bovis Calculus Artifactus) 由牛胆粉、胆酸、猪去氧胆酸、牛磺酸、胆红素、胆固醇、微量元素等加工而成。药材多呈粉末状,浅棕黄色或金黄色。质轻,疏松。味苦、微甘,入口无清凉感。有明显的解热、抗惊厥、祛痰和抑菌作用。

2. 培植牛黄 在牛的活体胆囊内培植的胆结石。药材呈不规则的块片或粉末,棕黄色或黄褐色。质较疏松。间有灰白色疏松状物和乌黑硬块。气微腥,味微苦而后甘,有清凉感。培植牛黄与天然牛黄碎片相似,但断面不具同心层纹。其主要成分、药理作用和功能主治与天然牛黄相近。

羚羊角
Lingyangjiao
Saigae Tataricae Cornu

【基原】牛科动物赛加羚羊 *Saiga tatarica* Linnaeus 的角。主产于俄罗斯等国,我国新疆北部边境地区亦产。猎取后锯取其角,晒干。以8—10月捕捉锯下的角最好。

【性状鉴别】呈长圆锥形,略呈弓形弯曲,长15~33cm,类白色或黄白色,基部稍呈青灰色。嫩枝对光透视有"血丝"或紫黑色斑纹,光润如玉,无裂纹,老枝则有细纵裂纹。除尖端部分外,有10~16个隆起环脊,间距约2cm,用手握之,四指正好嵌入凹处,习称"合把"。角的基部横截面圆形,直径3~4cm,内有坚硬质重的角柱,习称"骨塞";骨塞长约占全角的1/2或1/3,表面有突起的纵棱与其外面角鞘内的凹沟紧密嵌合,从横断面观,其结合部呈锯齿状。除去骨塞后,角的下半段成空洞,全角呈半透明,对光透视,上半段中央有一条隐约可辨的细孔道直通角尖,习称"通天眼"。质坚硬。气微,味淡。(图17-18)

【显微鉴别】横切面:①可见组织构造多少呈波浪状起伏。角顶部组织波浪起伏最为明显,在峰部往往有束存在,束多呈三角形;角中部稍呈波浪状,束多呈双凸透镜形;角基

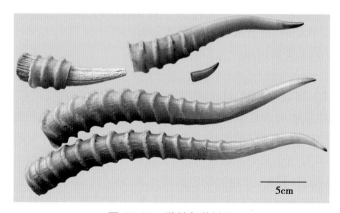

图 17-18 羚羊角药材图

部波浪形不明显,束呈椭圆形至类圆形。②髓腔的大小不一,长径10~50(80)μm,以角基部的髓腔最大。③束的皮层细胞扁梭形,3~5层。④束间距离较宽广,充满着近等径性多边形、长菱形或狭长形的基本角质细胞。⑤皮层细胞或基本角质细胞均显无色透明,其中不含或仅含少量细小浅灰色色素颗粒,细胞中央往往可见一个折光性强的圆粒或线状物。(图17-19)

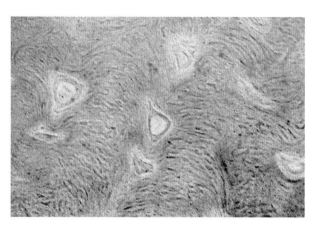

图17-19 羚羊角横切面图

粉末:类白色。①横断面碎片可见双凸透镜形、椭圆形、类圆形或类三角形髓腔,其周围有3~5层同心性排列的窄梭形皮层细胞,外侧为菱形、长方形或多角形基本角质细胞,细胞均不含或仅含少量灰色色素颗粒,细胞中央常有1个发亮的圆粒或线状物。②纵断面碎片可见髓腔呈长管形,基本角质细胞为长梭形。(图17-20)

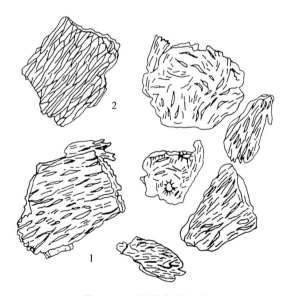

图17-20 羚羊角粉末图
1.横断面碎片 2.纵断面碎片

【主要成分】 主要含角蛋白(keratin)、多种氨基酸、脂类和无机元素等。

【功效、应用及现代研究】 性寒,味咸。平肝息风,清肝明目,散血解毒。用于肝风内动,惊痫抽搐,妊娠子痫,高热痉厥,癫痫发狂,头痛眩晕,目赤翳障,温毒发斑,痈肿疮毒。羚羊角具有解热、镇痛、镇静、抗惊厥等作用。

笔记栏

复习思考题

1. 表述动物类中药的分类,并谈谈你对中药动物药代用品的看法。

2. 斑蝥、蟾酥均为有毒中药,二者目前质量评价的主要指标成分分别是什么? 请说出1~2种它们各自常用的理化鉴定方法。

3. 蕲蛇又名"大白花蛇",它与金钱白花蛇的原动物来源及性状特征有何不同?

4.《中华人民共和国药典》2020年版一部未收载中药穿山甲,请结合穿山甲谈谈你对动物药资源开发和利用的看法。

5. 熊胆粉是我国传统名贵中药,具有不可替代的特有药用价值。熊胆粉价格昂贵,市场上常有将牛、羊、猪等动物的胆汁干燥加工成粉混入熊胆粉销售。谈谈你对熊胆粉的认识。如何实现熊胆粉的鉴定?

第十八章

矿物类中药

18章PPT

PPT 课件

📝 **学习目标**

1. 掌握矿物类常用中药的来源、性状鉴别特征和主要成分。

2. 熟悉矿物类中药的分类；矿物类中药朱砂、雄黄、自然铜、石膏、芒硝的理化鉴定方法。

3. 了解矿物的一般性质；矿物类常用中药的安全性检查、含量测定方法，以及性味功效及现代应用。

第一节 概 述

矿物类中药是以天然矿物（如朱砂、炉甘石、自然铜等）、矿物加工品（如轻粉、芒硝等）及动物或动物骨骼化石（如龙骨、石燕等）入药的一类中药。

我国利用矿物作为药物已有悠久的历史。公元前 2 世纪，能从丹砂中制炼出水银。11 世纪，从人尿中提取制造"秋石"。《神农本草经》记载玉石类药物 41 种。《名医别录》新增矿物药 32 种，并将"玉石"类药单独立卷，放在首位。《新修本草》新增矿物药 14 种，《本草拾遗》新增矿物药 17 种，唐代矿物药种类已达 104 种。宋代《证类本草》等书籍记载的矿物药达 139 种。《本草纲目》记载矿物药 161 种，分别记述在土部、金石部，特别在金石部记述比较完整，分为金、玉、石、卤 4 类。《本草纲目拾遗》又新增矿物药 38 种。

矿物药具有重要的医疗价值。例如，朱砂能清心镇惊、安神解毒；石膏为清解气分实热之要药，用于外感热病、高热烦渴等；炉甘石用于明目退翳，收湿止痒；硫黄和雄黄外用解毒杀虫；芒硝泻下通便，润燥软坚；自然铜具有散瘀止痛、续筋接骨之功。现代研究结果表明，含镁、钾、钠等盐类矿物药具有泻下、利尿作用；含铜、铁、钙、磷、锰等矿物药具有滋养性、兴奋性和强壮作用；铝、铅、锌盐具有收敛作用。有些无机盐类具有重要的生理功能，如构成骨骼、牙齿（Ca^{2+}、Mg^{2+}、Na^+、PO_4^{3-}、CO_3^{2-} 等），调节组织与体液间的正常渗透压和酸碱平衡（K^+、Na^+、Cl^-、HPO_4^{2-}等），维持神经肌肉的正常应激性，影响酶的活性，构成体内有特殊功能的化合物。近年来，用砒霜治疗白血病、晚期肝癌的研究取得新的突破，可抑制肿瘤，延长生命，具有潜在的临床应用价值。

一、矿物的性质

矿物除少数是自然元素外，绝大多数是自然化合物，大多数呈固态，如朱砂，也有的呈液态，如水银。每种固体矿物具有一定的物理和化学性质。这些性质取决于矿物的内部结构和化学成分。利用这些性质的不同,可鉴定不同种类的矿物。

1. 结晶形状　自然界的绝大部分矿物是由晶体组成的。凡是组成物质的质点呈规律排列者为晶体,反之为非晶体。经 X 射线研究证明,晶体外表的几何形态和绝大部分物理化学性质均与其内部质点的排列规律有关。这种排列规律表现为组成结晶物质的质点,在三维空间内以固定距离作有规律格子状排列,这种构造称空间格子。组成空间格子的最小单位为平行六面体,称晶胞。晶胞的形状和大小在各晶体中可以不同,视其单位晶胞的棱长 a、b、c 和棱间夹角 α、β、γ 所决定。一般把 a、b、c 及 α、β、γ 称晶体常数。根据晶体常数的特点,可将晶体归为七大晶系,包括等轴晶系、四方晶系、斜方晶系、单斜晶系、三方晶系、六方晶系及三斜晶系。由于不同晶系的晶体内部质点排列不同,故它们所表现出的几何外形特征也不同。

2. 结晶习性　多数固体矿物为结晶体,其形状各不相同。其中有些为含水矿物,水在矿物中存在的形式直接影响到矿物的性质。按照水的存在形式,可以分为两大类:一类是加入晶格组成的,包括以水分子(H_2O)形式存在的结晶水和以 H^+、OH^- 等离子形式存在的结构水;另一类是不加入晶格的吸附水或自由水。由于各种矿物含水的存在形式不同,矿物失水的温度也不同,这种性质可以用来鉴别矿物类中药。

3. 透明度　矿物透光能力的大小称透明度。按矿物磨至 0.03mm 标准厚度时比较其透明度,分为 3 类:①透明矿物:如石英、云母等;②半透明矿物:如朱砂、雄黄等;③不透明矿物:如赭石、滑石等。透明度是鉴定矿物的特征之一。

4. 折射率　当光波由一种介质传到另一种介质时,在两种介质的分界面上将产生反射和折射。对折射而言,第 1(入射)和第 2(折射)介质的特征,可用光波在该二介质中的传播速度之比——相对折射率来表征。故折射率是鉴定透明矿物的可靠常数之一。

5. 颜色　矿物的颜色是矿物对光线中不同波长的光波均匀吸收或选择吸收所表现的性质。一般分为 3 类:①本色:矿物的成分和内部构造所决定的颜色,如朱砂。②外色:矿物混入的有色物质染成的颜色。外色的深浅与带色杂质的量及其分散程度有关,如紫石英、大青盐。③假色:在某些矿物中,有时可见变彩现象,是由于投射光受晶体内部裂解面、解理面及表面的氧化膜的反射所引起光波的干涉作用而产生的颜色,如云母、方解石。

矿物在白色毛瓷板上划过后所留下的粉末痕迹,称条痕;该粉末的颜色称条痕色。条痕色比矿物表面的颜色更为固定,因而具有鉴定意义。有的粉末颜色与矿物本身颜色相同,如朱砂;有的不同色,如自然铜本身为铜黄色而其条痕色则为黑色。大多数透明或浅色半透明矿物,条痕色都很浅,甚至为白色;而不透明或深色半透明矿物的条痕色则具有各种深色或彩色,具有鉴定意义。如中药磁石(磁铁石)和赭石(赤铁矿)的表面均为灰黑色,不易区别;但磁石的条痕色为黑色,赭石的条痕色为樱桃红色,容易区别。

用二色法描述矿物的颜色时,应把主要的、基本的颜色放在后面,次要的颜色作为形容词放在前面。

6. 光泽　矿物表面对于投射光线的反射能力称光泽。反射能力的强弱即为光泽的强度。矿物单体的光滑平面的光泽由强至弱分为金属光泽(如自然铜等)、半金属光泽(如磁石等)、金刚光泽(如朱砂等)、玻璃光泽(如硼砂等)。有的矿物的断口或集合体表面不平滑,并有细微的裂缝、小孔等,使一部分反射光发生散射或相互干扰,则可形成一些特殊的光泽,主要有油脂光泽(如硫黄等)、绢丝光泽(如石膏等)、珍珠光泽(如云母等)、土状光泽(如高岭石等)。

7. 比重　指在温度4℃时,矿物与同体积水的重量比。各种矿物的比重在一定条件下为一常数,具有鉴定意义。如石膏的比重为 2.3,朱砂为 8.09~8.20,水银为 13.6。

8. 硬度　矿物抵抗外来机械作用的能力称硬度。一般采用莫氏硬度计来确定矿物的相对硬度。它是以一种矿物与另一种矿物相互刻划,比较矿物硬度相对高低的方法。莫氏硬度计由 10 种不同的矿物组成,按其硬度由小到大分为 10 级,前面的矿物可以被后面的矿物刻划,但它们之间的等级是极不均衡的,不是成倍数和成比例的关系。这 10 种矿物的硬度级数和以压入法测得这 10 个矿物的绝对硬度(kg/mm^2)见表 18-1。

表 18-1　10 种常见矿物的硬度

矿物	滑石	石膏	方解石	萤石（氟石）	磷灰石	正长石	石英	黄玉	钢玉	金刚石
硬度/级	1	2	3	4	5	6	7	8	9	10
绝对硬度/(kg/mm^2)	2.4	36	109	189	536	759	1 120	1 427	2 060	10 060

鉴定硬度时,可取样品矿石和上述标准矿石互相刻划。例如,样品与滑石相互刻划时,滑石受损而样品不受损,与石膏相互刻划时,双方均受损,与方解石刻划时,方解石不受损而样品受损,即可确定其样品硬度为 2 级。在实际工作中,通常用指甲(约 2.5 级)、铜钥匙(约 3 级)、小刀(约 5.5 级)、石英或钢锉(约 7 级)刻划矿石,粗略估计矿物的硬度。矿物药的硬度一般不大于 7。

精密测定矿物的硬度,可用测硬仪和显微硬度计等。测定硬度时,必须在矿物单体和新解理面上试验。

9. 解理、断口　矿物受力后沿一定结晶方向裂开成光滑平面的性能称解理;所裂成的平面称解理面。解理是结晶物质特有的性质,其形成与晶体构造的类型有关,所以是矿物的主要鉴定特征。如云母可极完全解理,方解石可完全解理,而石英实际上没有解理。矿物受力后不是沿一定结晶方向断裂,断裂面是不规则和不平整的,这种断裂面称断口。断口的形状有平坦状(如高岭石)、贝壳状(如胆矾)、参差状(如青礞石等)、锯齿状(如铜等)。

解理的发育程度与断口的发育程度互为消长关系,具完全解理的矿物在解理方向常不出现断口,具不完全解理或无解理的矿物碎块上常见到断口。

10. 延展性、脆性、弹性和挠性　指矿物受压轧、锤击、弯曲、拉引等外力作用时呈现的力学性质。当矿物受到外力拉引时,能发生形变而变成细丝或在受外力锤击时能形成薄片的性质称延展性。金属矿物均具有延展性,如金丝、金箔。当矿物受到锤击时,其边缘不呈扁平状,而破碎呈粉末状的性质,称脆性。非金属矿物药大多具有这种性质,如自然铜、方解石等。弹性是指矿物在外力作用下变形,外力解除后又能恢复原状的性质,如云母。如果外力解除后,不能恢复原状的性质,称挠性,如金精石。

11. 磁性　指矿物可以被磁铁或电磁铁吸引或其本身能够吸引物体的性质。极少数矿物具有显著的磁性,如磁铁矿等。矿物的磁性与其化学成分中含有磁性元素 Fe、Co、Ni、Mn、Cr 等有关。

12. 气味　有些矿物具有特殊气味,尤其是矿物受锤击、加热或湿润时较为明显。如雄黄灼烧有砷的蒜臭;胆矾具涩味;大青盐具咸味等。有些矿物的气味可借助理化方法加以鉴别。

少数矿物药具有吸水分的能力,可以粘吸舌头或润湿的双唇,称吸湿性,如龙骨、龙齿、高岭石等。

二、矿物类中药的分类

1. 按阴离子的种类进行分类　矿物学上通常根据矿物所含主要成分的阴离子种类进行分类。《中华人民共和国药典》2020 年版按照此类方法分类。例如,硫化物类有雄黄、朱砂、自然铜等；氧化物类有磁石、赭石、信石等；碳酸盐类有炉甘石、鹅管石等；硫酸盐类有石膏、芒硝等。

2. 按阳离子的种类进行分类　矿物药的阳离子通常对药效起重要的作用。通常分为：汞化合物类，如朱砂、轻粉等；铁化合物类，如自然铜、赭石等；铅化合物类，如密陀僧、铅丹等；铜化合物类，如胆矾、铜绿等；铝化合物类，如白矾、赤石脂等；砷化合物类，如雄黄、信石等；硅化合物类，如白石英、浮石等；镁化合物类，如滑石等；钙化合物类，如石膏、寒水石等；钠化合物类，如芒硝、硼砂等。

三、矿物类中药的鉴定

依据矿物的性质，对矿物类中药的鉴定多采用性状鉴别、显微鉴别和理化鉴别等方法。

（一）性状鉴别

外形明显的中药，应注意其外形、颜色、硬度、比重、光泽、解理、断口、条痕、质地，还应注意其有无磁性及气味等。粉末状的药材，应仔细观察样品的颜色、质地、气味，有时亦需要核对矿物标本。

（二）显微鉴别

矿物的显微鉴别适用于矿物的磨片、细粒集合体的矿物药以及矿物粉末。一般利用透射偏光显微镜（简称偏光显微镜）鉴定透明的矿物，利用反射偏光显微镜鉴定不透明的矿物，主要观察其形态、透明度、颜色、光性的正负、折射率和必要的物理常数。这两种显微镜都要求将矿物磨至 0.03mm 标准厚度进行观察。

利用偏光显微镜的不同组合观察和测定矿物药折射率来鉴定和研究晶质矿物药。在单偏光镜下观察，主要特征为矿物的某些外表特征，如形态、解理、颜色、多色性、贝克线、突起、糙面等。在正交偏光镜下观察，主要特征有消光（视域内矿物呈现黑暗）及消光位、干涉色及级序等。在锥光镜下观察，主要特征有干涉图，可以测定矿物药的轴性和光性正负等。

根据矿物在偏光显微镜下所呈现的形态、光学性质和物理常数，可鉴别矿物的真伪以及炮制前后的变化。

（三）理化鉴别

由于矿物类中药的化学成分一般为无机化合物，故目前仍沿用一般的物理、化学分析方法对矿物进行定性和定量分析。随着现代科学技术的迅速发展，国内外对矿物药的鉴定已采用了许多新技术，主要有热分析法、X 射线衍射法、红外光谱法、原子发射光谱分析、原子吸收光谱法、荧光分析法、电感耦合等离子体质谱法等。光谱分析法因样品用量少，灵敏度高，能迅速、准确地定性和定量，现已较广泛地应用于矿物药成分分析测定。《中华人民共和国药典》规定了一些矿物药的含量测定，如雄黄、朱砂、芒硝等。此外，还常采用极谱分析、物相分析、核磁共振等方法来研究物质成分及化学性质。

四、矿物类中药的安全性检测

矿物类中药及矿物药的杂质中多含有砷、汞及其他有害元素。因此，应对其进行安全性检查。不同产地矿物药共存的元素、共生和伴生矿等不同，其安全性也有一定差异。在进行安全性评价时，应重视矿物药的产地、共生和伴生矿等对矿物药安全性的影响。此外，在测定重金属、砷等有害元素的含量时，还应注意有害元素赋存状态。因元素价态及存在形式不同，对人体的作用亦有差别。如 Cr^{3+} 是人体必需的微量元素，而 Cr^{6+} 却对人体有害；As^{3+} 毒性最大，而 As^{5+} 毒性降低为 As^{3+} 的 1.7%，甲基砷类毒性更弱，砷甜菜碱类和砷胆碱类则无毒。可采用裂解气相色谱、红外光谱及穆斯堡尔谱等方法对矿物药中元素赋存形式进行分析。

1. 主要成分中不包括有害元素的矿物药的安全性检测　这类矿物药主成分不包括铅、镉、砷、汞、铜等有害元素,本身无毒,如石膏、芒硝、磁石等。其有害元素是在形成过程中受环境影响而存在于矿物药中,含量一般较低;而且所含元素的种类、含量与产地的地质环境等因素有关。应加强其外源性有害元素的检查,规定铅、镉、砷、汞、铜的含量上限。此外,也应对部分矿物药(如云母等)中的氟进行限量检测。

2. 主要成分中包括有害元素的矿物药的安全性检测　这类矿物主要成分包括铅、砷、镉、汞、铜等有害元素(如朱砂、雄黄、轻粉、信石等)。除主要组成的成分外,常同时含有相同元素的其他化合物。这类矿物药中的重金属及砷的作用具有两面性:一方面表现为有效性;另一方面为毒性,过量则对人体造成危害。如砒霜(As_2O_3),既可用于治疗白血病,也能引起急性中毒。对这类药物中有效砷或重金属元素,应控制其合理的含量范围。同时,严格控制除该化合物以外的重金属或砷的含量上限。对于主要成分为难溶性汞盐、砷盐等的矿物药(如朱砂、雄黄),应加强可溶性汞盐、砷盐以及游离汞、三氧化二砷等的检查。

3. 含放射性元素的矿物药的安全性检测　龙骨、龙齿中放射性元素铀、钍、镭等相当丰富,应对其检测。

第二节　常用中药材

朱砂

Zhusha

Cinnabaris

【基原】硫化合物类矿物辰砂族辰砂的矿石。主产于湖南、贵州、四川、广西等地。以湖南新晃、沅陵县的辰砂为佳。采挖后,选取纯净者,用磁铁吸尽含铁的杂质,再用水淘去杂石和泥沙,晒干。

【性状鉴别】粒状或块状集合体,呈颗粒状或块片状。鲜红色或暗红色,条痕红色至褐红色,具光泽。体重,质脆,片状者易破碎,粉末状者有闪烁的光泽。气微,味淡。常依据不同性状分为朱宝砂、镜面砂和豆瓣砂。呈细小颗粒或粉末状,色红明亮,触之不染手者,习称"朱宝砂";呈不规则板片状、斜方形或长条形,大小厚薄不一,边缘不整齐,色红而鲜艳,光亮如镜面而微透明,质较松脆者,习称"镜面砂";块较大,方圆形或多角形,色发暗或呈灰褐色,质重而坚,不易碎者,习称"豆瓣砂"。(图18-1)

【主要成分】主要含硫化汞(HgS)等。

目前,质量评价的主要指标成分为硫化汞。

【理化鉴别】

(1) 取本品粉末,用盐酸湿润,置光洁的铜片上摩擦,铜片表面呈银白色光泽,加热烘

知识拓展:朱砂的毒性

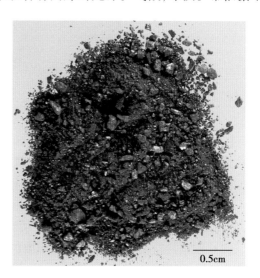

图18-1　朱砂药材图

烤,银白色即消失。

（2）取本品粉末 2g,加盐酸-硝酸（3∶1）的混合溶液 2ml 使溶解,蒸干,加水 2ml 使溶解,滤过。滤液显汞盐及硫酸盐鉴别反应。

【含量测定】按滴定法测定,含硫化汞（HgS）不得少于 96.0%。按铁盐检查法限量检查铁,供试液 10ml 与标准铁溶液 4ml 制成的对照液比较,不得更深（0.1%）。

【功效、应用及现代研究】性微寒,味甘;有毒。清心镇惊,安神,明目,解毒。用于心悸易惊,失眠多梦,癫痫发狂,小儿惊风,视物昏花,口疮,喉痹,疮疡肿毒。朱砂混悬液能延长戊巴比妥钠的催眠时间;可抑制生育,雌鼠口服后受孕率明显降低。此外,朱砂具有防腐解毒作用,外用能抑杀皮肤细菌和寄生虫。本品有毒,不宜大量服用,也不宜少量久服,以免造成蓄积中毒。急性中毒主要表现为急性胃肠炎和肾损害的症状。慢性中毒表现为黏膜损伤、胃肠炎、神经损害、肾功能损害等。

雄黄
Xionghuang
Realgar

【基原】硫化物类矿物雄黄族雄黄的矿石。主产于湖南、湖北、贵州、云南等地。全年均可采挖,采挖后,除去杂质。

【性状鉴别】为块状或粒状集合体,呈不规则块状。深红色或橙红色,条痕淡橘红色,晶面有金刚石样光泽。质脆,易碎,断面具树脂样光泽。微有特异的臭气,味淡。精矿粉为粉末状或粉末集合体,质松脆,手捏即成粉,橙黄色,无光泽。本品燃烧易熔融成红紫色液体,并产生黄白色和强烈的蒜臭气。（图 18-2）

ER-18-2

知识链接:雄黄与雌黄

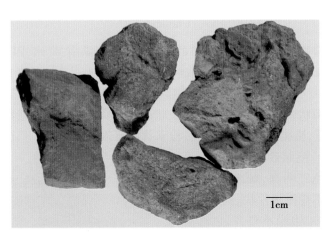

1cm

图 18-2　雄黄药材图

【主要成分】主要含二硫化二砷（As_2S_2）。

目前,质量评价的主要指标成分为二硫化二砷。

【理化鉴别】

（1）取本品粉末 10mg,加水润湿后,加氯酸钾饱和的硝酸溶液 2ml,溶解后,加氯化钡试液,生成大量白色沉淀。放置后,倾出上层酸液,再加水 2ml,振摇,沉淀不溶解（检查硫）。

（2）取本品粉末 0.2g,置坩埚内,加热熔融,产生白色或黄白色火焰,伴有白色浓烟。取玻片覆盖后,有白色冷凝物,刮取少量,置试管内加水煮沸使溶解,必要时滤过,溶液加硫化氢试液数滴,即显黄色,加稀盐酸后生成黄色絮状沉淀,再加碳酸铵试液,沉淀复溶解（检查砷）。

【含量测定】按汞、砷元素形态及价态测定法中砷形态及其价态测定法测定，含三价砷和五价砷的总量以砷（As）计，不得过 7.0%。按滴定法测定，含砷量以二硫化二砷（As_2S_2）计，不得少于 90.0%。

【功效、应用及现代研究】性温，味辛；有毒。解毒杀虫，燥湿祛痰，截疟。用于痈肿疔疮，蛇虫咬伤，虫积腹痛，惊痫，疟疾。临床上还用于治疗带状疱疹、慢性粒细胞白血病、慢性支气管炎。雄黄具有广谱抗菌作用，体外试验对金黄色葡萄球菌，铜绿假单胞菌，人型、牛型结核杆菌及多种皮肤真菌有抑制作用，且有抗日本血吸虫的作用；能诱导肿瘤细胞凋亡，抑制荷瘤小鼠的肿瘤生长。本品有毒，可经呼吸道、消化道或皮肤吸入人体，对血液系统、神经系统、肝、皮肤等都有损伤，还可诱发肿瘤。

自然铜

Zirantong

Pyritum

【基原】硫化物类矿物黄铁矿族黄铁矿的矿石。主产于四川、广东、江苏、云南等省。全年可采挖，采挖后，除去杂石。

【性状鉴别】晶形多为立方体，集合体呈致密块状。表面亮淡黄色，有金属光泽；有的黄棕色或棕褐色，无金属光泽。条痕绿黑色或棕红色。体重，质坚硬或稍脆，易砸碎，断面黄白色，有金属光泽；或断面棕褐色，可见银白色亮星。无臭无味。立方体相邻晶面上条纹相互垂直，是其重要特征。（图 18-3）

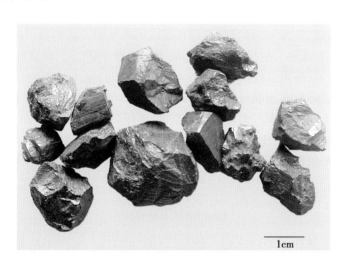

图 18-3 自然铜药材图

【主要成分】主要含二硫化铁（FeS_2）。

【理化鉴别】

（1）本品灼烧，产生蓝色火焰和二氧化硫的刺激性气体。

（2）粉末加稀盐酸，振摇，滤过，滤液加亚铁氰化钾试液，即生成深蓝色沉淀。分离，沉淀在稀盐酸中不溶，但加氢氧化钠试液，即分解成棕色沉淀。

【含量测定】按滴定法测定，含铁（Fe）应为 40.0%~55.0%。

【功效、应用及现代研究】性平，味辛。散瘀止痛，续筋接骨。用于跌打损伤，筋骨折伤，瘀肿疼痛。自然铜有促进骨折愈合的作用，药液能加快骨痂的胶原合成和促进钙、磷沉积；

此外,还具有抗真菌作用。

磁石
(Cishi;Magnetitum)

为氧化物类矿物尖晶石族磁铁矿的矿石。主产于河北、山东、辽宁等省。采挖后,除去杂石。为块状集合体,呈不规则块状,或略带方形,多具棱角。灰黑色或棕褐色,条痕黑色,具金属光泽。体重,质坚硬,断面不整齐。具磁性。有土腥气,味淡。主要含四氧化三铁 (Fe_3O_4),铁盐的鉴别反应呈阳性。磁石含铁(Fe)不得少于50.0%。性寒,味咸。镇惊安神,平肝潜阳,聪耳明目,纳气平喘。

赭石
(Zheshi;Haematitum)

为氧化物类矿物刚玉族赤铁矿的矿石。主产于河北、山西、山东、广东等地。全年可采,采挖后,除去杂石。为鲕状、豆状、肾状集合体,多呈不规则的扁平块状。暗棕红色或灰黑色,条痕樱红色或红棕色,有的有金属光泽。一面多有圆形的突起,习称"钉头",另一面与突起相对应处有同样大小的凹窝。体重,质硬,砸碎后断面显层叠状。气微,味淡。主要含三氧化二铁(Fe_2O_3)。赭石含铁(Fe)不得少于45.0%。性寒,味苦。平肝潜阳,重镇降逆,凉血止血。

信石
(Xinshi;Arsenicum Sublimatum)

为毒砂(硫砷铁矿,FeAsS)、雄黄加工制造而成或来源于天然的砷华矿石。主产于江西、湖南、广东等地。多数为加工制成,少数为选取天然的砷华矿石。商品分红信石、白信石两种,但白信石极为少见,药用以红信石为主。红信石(红砒)呈不规则的块状,大小不一。粉红色,具黄色与红色彩晕,略透明或不透明,具玻璃样光泽或无光泽。质脆,易砸碎,断面凹凸不平或呈层状纤维样的结构。无臭。本品极毒,不能口尝。白信石(白砒)为无色或白色,其余特征同上。质较纯,毒性比红砒剧烈。主要含三氧化二砷(As_2O_3)。粉末的升华物镜检可见大量四面体或八面体结晶。性热,味辛;有大毒。蚀疮去腐,平喘化痰,截疟。

轻粉
(Qingfen;Calomelas)

为升华法制成的氯化亚汞(Hg_2Cl_2)结晶,习称"甘汞"。主产于湖北、河北、湖南等地。为白色有光泽的鳞片状或雪花状结晶,或为结晶性粉末;遇光颜色缓缓变暗。气微。主要含氯化亚汞(Hg_2Cl_2),其含量不得少于99.0%。性寒,味辛;有毒。外用杀虫,攻毒,敛疮;内服祛痰,消积,逐水通便。多外用,不可过量和久用。内服宜慎;本品与水共煮,则分解成剧毒的金属汞,故忌入汤剂。

炉甘石
(Luganshi;Calamina)

为碳酸盐类矿物方解石族菱锌矿的矿石。主产于广西、四川、湖南等地。采挖后,洗净,晒干,除去杂石。为块状集合体,呈不规则的块状。灰白色或淡红色,表面粉性,无光泽,凹凸不平,多孔,似蜂窝状。体轻,易碎。气微,味微涩。主要含碳酸锌($ZnCO_3$)。炉甘石含氧化锌(ZnO)不得少于40.0%。性平,味甘。解毒明目退翳,收湿止痒敛疮。

赤石脂
(Chishizhi;Halloysitum Rubrum)

为硅酸盐类矿物多水高岭石族多水高岭石。主产于福建、河南、江苏等省。采挖后,除去杂石。为块状集合体,呈不规则的块状。粉红色、红色至紫红色,或有红白相间的花纹。质软,易碎,断面有的具蜡样光泽。吸水性强。具黏土气,味淡,嚼之无沙粒感。主要含四水硅酸铝[$Al_4(Si_4O_{10})(OH)_8 \cdot 4H_2O$]。性温,味甘、酸、涩。涩肠,止血,生肌敛疮。

青礞石
(Qingmengshi;Chloriti Lapis)

为变质岩类黑云母片岩或绿泥石化云母碳酸盐片岩。主产于河北、河南、湖南等省。采挖后,除去杂石和泥沙。黑云母片岩为鳞片状或片状集合体。呈不规则扁块状或长斜块状,无明显棱角。褐黑色或绿黑色,具玻璃样光泽。质软,易碎,断面呈较明显的层片状。碎粉主要为绿黑色鳞片(黑云母),有似星点样的闪光。气微,味淡。绿泥石化云母碳酸盐片岩为鳞片状或粒状集合体。呈灰色或绿灰色,夹有银色或淡黄色鳞片,具光泽。质松,易碎,粉末为灰绿色鳞片(绿泥石化云母片)和颗粒(主要为碳酸盐),片状者具星点样闪光。遇稀盐酸产生气泡,加热后泡沸激烈。气微,味淡。黑云母片岩主要含铁、镁、铝的硅酸盐。绿泥石化云母碳酸盐片岩主要含铁、镁、铝的硅酸盐及钙、镁的碳酸盐。性平,味甘、咸。坠痰下气,平肝镇惊。

滑石
(Huashi;Talcum)

为硅酸盐类矿物滑石族滑石,习称"硬滑石"。主产于山东、江苏、陕西、山西等省。采挖后,去净泥沙和杂石。多为块状集合体,呈不规则的块状。白色、黄白色或淡蓝灰色,有蜡样光泽。质软,细腻,手摸有滑润感,无吸湿性,置水中不崩散。气微,味淡。主要为含水硅酸镁[$Mg_3(Si_4O_{10})(OH)_2$]。性寒,味甘、淡。利尿通淋,清热解暑,外用祛湿敛疮。

石膏
Shigao
Gypsum Fibrosum

【基原】硫酸盐类矿物硬石膏族石膏的矿石。主产于湖北应城,安徽、山东、山西等地亦产。全年可采,采挖后,除去杂石和泥沙。

【性状鉴别】纤维状的集合体,呈长块状、板块状或不规则块状。白色、灰白色或淡黄色,有的半透明。条痕白色。体重,质软,纵断面具绢丝样光泽。气微,味淡。(图18-4)

【主要成分】主要为含水硫酸钙($CaSO_4 \cdot 2H_2O$)。

【理化鉴别】

(1) 取本品一小块(约2g),置具有小孔软木塞的试管内,灼烧,管壁有水生成,小块变为不透明体。

(2) 取本品粉末0.2g,加稀盐酸10ml,加热溶解,溶液显钙盐及硫酸盐的鉴别反应。

【含量测定】按重金属检测法测定,含重金属不得过10mg/kg。按砷盐检测法测定,含砷量不得过2mg/kg。按滴定法测定,含含水硫酸钙($CaSO_4 \cdot 2H_2O$)不得少于95.0%。

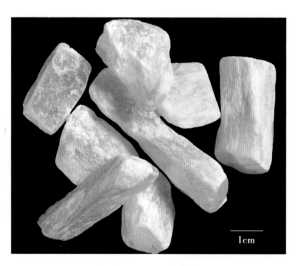

图 18-4　石膏药材图

【功效、应用及现代研究】性大寒,味甘、辛。清热泻火,除烦止渴。用于外感热病,高热烦渴,肺热喘咳,胃火亢盛,头痛,牙痛。生石膏煎剂灌胃或灌肠对于发热模型动物有解热作用;石膏可增强免疫功能,能明显增强兔肺泡巨噬细胞的吞噬能力;此外,还具有扩张血管、抗病毒、止渴等作用。

芒硝

Mangxiao

Natrii Sulfas

【基原】硫酸盐类矿物芒硝族矿物芒硝,经加工精制而成的结晶体。主产于河北、山东、河南、江苏等盐场附近。取天然产的不纯芒硝(俗称"土硝"),加水溶解、放置,使杂质沉淀,滤过,滤液加热浓缩,放冷后析出结晶,习称"朴硝"或"皮硝"。再将"朴硝"重结晶即为"芒硝"。

【性状鉴别】棱柱状、长方形或不规则块状及粒状。无色透明或类白色半透明。条痕白色。质脆,易碎,断面呈玻璃样光泽。气微,味咸。(图 18-5)

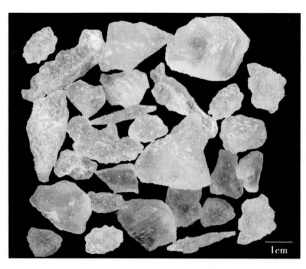

图 18-5　芒硝药材图

【主要成分】 主要为含水硫酸钠（Na$_2$SO$_4$·10H$_2$O）。

【理化鉴别】

（1）本品少许，在火焰中燃烧，火焰呈黄色。

（2）粉末水溶液显钠盐与硫酸盐的鉴别反应。

【含量测定】 按重金属检测法测定，含重金属不得过10mg/kg。按砷盐检测法测定，含砷量不得过10mg/kg。按重量法测定，含硫酸钠（Na$_2$SO$_4$）不得少于99.0%。

【功效、应用及现代研究】 性寒，味咸、苦。泻下通便，润燥软坚，清火消肿。用于实热积滞，腹满胀痛，大便燥结，肠痈肿痛；外治乳痈，痔疮肿痛。芒硝有明显的泻下及抗炎作用。硫酸钠溶液外敷创面，可加快淋巴循环，增强网状内皮细胞的吞噬功能。此外，以芒硝为主的汤剂还具有抗菌和溶石（胆结石）作用。

【附药】

玄明粉（Xuanmingfen；Natrii Sulfas Exsiccatus） 芒硝经风化干燥制得。为白色粉末，气微，味咸。有引湿性。主要含硫酸钠（Na$_2$SO$_4$）。性寒，味咸、苦。泻下通便，润燥软坚，清火消肿。用于实热积滞，大便燥结，腹满胀痛；外治咽喉肿痛，口舌生疮，牙龈肿痛，目赤，痈肿，丹毒。

胆矾

（Danfan；Chalcanthitum）

为天然的胆矾矿石或为人工制成的含水硫酸铜。主产于云南、山西、江西、广东等省亦产。全年可采制，天然者可在开采铜、铅、锌矿时选取蓝色半透明的结晶；或用硫酸作用于铜片、氧化铜而人工制得。呈不规则的块状结晶体。深蓝色或淡蓝色，微带浅绿。具玻璃样光泽，半透明至透明。条痕无色或带浅蓝色。质脆、易碎，碎块呈棱柱状。断口贝壳状。无臭，味酸涩。主要为含水硫酸铜（CuSO$_4$·5H$_2$O）。性寒，味酸、辛；有毒。涌吐，解毒，祛腐。

硫黄

（Liuhuang；Sulfur）

为自然元素类矿物硫族自然硫，采挖后，加热熔化，除去杂质即得；或用含硫矿物加工制得。主产于内蒙古、山西、陕西、四川等地。呈不规则块状，黄色或略呈绿黄色。条痕白色或淡黄色。表面不平坦，呈脂肪光泽，常有多数小孔。用手握紧置于耳旁，可闻轻微的爆裂声。体轻，质松，易碎，断面常呈针状结晶形。具特异的臭气，味淡。燃烧时易熔融，火焰蓝色，并有二氧化硫的刺激性臭气。主要含硫（S），尚含砷等杂质。性温，味酸；有毒。外用解毒杀虫疗疮，内用补火助阳通便。

龙骨

（Longgu；Os Draconis）

为古代哺乳动物如三趾马、犀类、鹿类、牛类等的骨骼化石或象类门齿的化石。前者习称"龙骨"（又称"白龙骨"），后者习称"五花龙骨"（又称"表化龙骨""花龙骨"）。主产于山西、内蒙古、陕西、甘肃等地。全年可采，挖出后，除去泥土和杂质，将骨与齿分开。龙骨呈骨骼状，或已破碎呈不规则块状。表面白色、灰白色或浅棕色，多数较光滑，有的具纵向裂隙，或具棕色条纹和斑点。质硬，不易破碎，断面不平坦，呈白色或黄色，有的中空，触之细腻如粉质，在关节处有多数蜂窝状小孔。吸湿性强，舐之粘舌。无臭无味。五花龙骨呈不规则块状，大小不一；偶可见圆柱状，或破开的圆柱状。全体呈淡灰白色或淡黄色，夹有红、白、黄、蓝、棕、黑或深浅粗细不同的纹理。表面光滑,稍有光泽,有的具小裂隙。质硬,较酥脆,易片状剥落,吸湿性强,舐之粘舌。主要含碳酸钙($CaCO_3$)、磷酸钙[$Ca_3(PO_4)_2$]。性平,味甘、涩。镇惊安神,收敛涩精。

【附药】

龙齿(Longchi;Dens Draconis) 龙骨原动物的牙齿化石。呈较完整的齿状或破碎的块状,分为犬齿及臼齿。犬齿呈圆锥状,先端较细,略弯曲,近尖端中空。臼齿呈圆柱状或方柱形,一端较细,略弯曲。多有深浅不同的棱。其中,呈青灰色或暗棕色者,习称"青龙齿",质较坚;呈黄白色者,习称"白龙齿",质地较前者硬。有的表面尚具光亮的珐琅质。断面粗糙,凹凸不平,或者有不规则的凸起棱线,有吸湿性。无臭无味。性寒,味甘、涩。镇惊安神,除烦热。

复习思考题

1. 为何条痕色在矿物类中药鉴定中具有重要意义?
2. 水飞法是矿物类药材常用的炮制方法,其目的和常用于炮制的矿物药有哪些?

中药材笔画索引

343

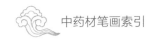中药材笔画索引

◇◇◇ 中药材拉丁名索引 ◇◇◇

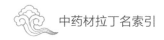

植(动)物拉丁学名索引

主要参考书目

1. 王喜军. 中药鉴定学[M]. 2 版. 北京:人民卫生出版社,2016.
2. 王喜军. 生药学[M]. 北京:中国中医药出版社,2012.
3. 王喜军. 中药鉴定学[M]. 北京:高等教育出版社,2009.
4. 肖培根. 新编中药志[M]. 北京:化学工业出版社,2002.
5. 任仁安. 中药鉴定学[M]. 上海:上海科学技术出版社,1986.
6. 徐国钧. 中药材粉末显微鉴定[M]. 北京:人民卫生出版社,1986.
7. 康廷国. 中药鉴定学[M]. 3 版. 北京:中国中医药出版社,2012.

复习思考题
答案要点

模拟试卷